科学出版社“十四五”普通高等教育本科规划教材

经络腧穴学

主 编 李 瑞 郝重耀

科 学 出 版 社

北 京

内 容 简 介

本书是科学出版社“十四五”普通高等教育本科规划教材之一。经络腧穴学是针灸推拿学专业的主干课程，也是基础入门课程，是针灸基础和临床的桥梁课程，是阐述经络的组成、循行、作用以及腧穴的分类、主治及临床应用的一门学科。本书分为上中下三篇及附录，上篇为经络腧穴概述，主要介绍经络系统的组成、作用和临床应用，以及腧穴的分类、命名、特定穴、作用和临床应用。中篇为经络腧穴各论，主要介绍十二经脉和奇经八脉的循行、病候，经穴的定位、主治、刺灸法以及人体常用的经外奇穴。下篇为经络腧穴现代研究。附录部分包括常用经络腧穴歌诀、常用腧穴穴名释义、常用古代体表标志释义等扩展知识。本书的特色是突出中医针灸思维，体现“重经典、强实训”的针灸学科特色，如增加腧穴配伍、现代研究等相关内容，以期能扩展读者知识面及阅读量。此外，本教材还采用二维码的形式，增加经典针灸医案和经络循行病候经典原文的音频诵读等内容，更方便读者学习。本教材文后附有全身经络腧穴彩图，以便学生使用。

本书可供高等中医药院校学生使用，也适用于广大从事针灸医疗、教学、科研的人员及针灸爱好者阅读。

图书在版编目（CIP）数据

经络腧穴学 / 李瑞，郝重耀主编. —北京：科学出版社，2022.8

科学出版社“十四五”普通高等教育本科规划教材

ISBN 978-7-03-072310-9

Ⅰ. ①经…　Ⅱ. ①李…　②郝…　Ⅲ. ①经络-高等学校-教材②穴位-高等学校-教材　Ⅳ. ①R224

中国版本图书馆 CIP 数据核字（2022）第 085247 号

责任编辑：刘　亚 / 责任校对：刘　芳

责任印制：赵　博 / 封面设计：蓝正设计

科学出版社 出版

北京东黄城根北街 16 号

邮政编码：100717

http://www.sciencep.com

北京富资园科技发展有限公司印刷

科学出版社发行　各地新华书店经销

*

2022 年 8 月第　一　版　开本：787×1092　1/16

2025 年 5 月第四次印刷　印张：21　插页：3

字数：565 000

定价：76.00 元

（如有印刷质量问题，我社负责调换）

编 委 会

主　　编　李　瑞　郝重耀

副 主 编　徐　立　孟宪军　王东岩　李新华　马巧琳

编　　委（以姓氏笔画为序）

马长春（长春中医药大学）
马巧琳（河南中医药大学）
王东岩（黑龙江中医药大学）
王静芝（湖北中医药大学）
冯　麟（贵州中医药大学）
白增华（辽宁中医药大学）
刘　强（甘肃中医药大学）
朱世鹏（南京中医药大学）
吴子建（安徽中医药大学）
吴向农（云南省中医医院）
张学君（福建中医药大学）
李　洋（山东中医药大学）
李　瑞（北京中医药大学）
李中正（吉首大学医学院）
李新华（河北中医学院）
杨星月（北京中医药大学）
杨雪捷（广西中医药大学）
陈晓军（浙江中医药大学）
周海燕（成都中医药大学）
孟宪军（厦门大学医学院）
林　涵（广州中医药大学）
侯玉铎（山西中医药大学）
郝重耀（山西中医药大学）
夏雷翔（江西中医药大学）
徐　立（天津中医药大学）
惠建荣（陕西中医药大学）
程　珂（上海中医药大学）

学术秘书　姜会梨（北京中医药大学）
张晶晶（山西中医药大学）

编写说明

科学出版社“十四五”普通高等教育本科规划教材《经络腧穴学》是为贯彻落实国务院办公厅印发的《关于加快中医药特色发展的若干政策措施》、教育部印发的《普通高等学校教材管理办法》等文件的精神，全面深化高等中医药教育教学改革、提升教育水平和培养质量、推进新医科建设，由科学出版社组织编写的。

经络腧穴学是针灸推拿学专业的主干课程，也是基础入门课程，主要包括经络和腧穴两大部分内容。经络将人体的五脏六腑、四肢百骸、五官九窍、皮肉筋骨联系在一起，是气血运行的通路，对于人体的生理病理及疾病的治疗预后等都有重要的指导意义。腧穴是经络脏腑之气输注于体表的部位，既能反映病候，也是针灸等治疗的施术部位。经络腧穴学是阐述经络的组成、循行、作用，以及腧穴的分类、主治及临床应用的一门学科。

本教材旨在突出中医针灸思维，体现“重经典、强实训”的针灸学科特色，在编写过程中结合实际教学需要，做出了较大创新。参考针灸古籍及现代文献，在十二经脉和任督二脉的重点腧穴中加入了腧穴配伍，加强了学习深度，也增加了临床实用性。此外，在一些重点腧穴中还加入了现代研究的内容，拓展了腧穴的主治范围，也便于学生了解现代针灸学的发展。一些常用穴中还引用了经典医案，以二维码的形式附在现代研究之后，以培养学生的临床思维。为了方便学习，本教材还加入了经络循行病候经典原文的音频诵读，也以二维码的形式附于原文之后。本教材文后附有全身经络腧穴彩图，以便学生使用。

本教材由 25 所院校的针灸教师集体撰写而成。具体编写分工为：上篇第一章由郝重耀、侯玉铎、张晶晶编写；第二章由李瑞、杨星月、姜会梨编写；中篇第三章手足太阴、阳明四经由徐立、朱世鹏、惠建荣、刘强、王静芝编写，手足少阴、太阳四经由孟宪军、吴向农、陈晓军、周海燕、白增华编写，手足少阳、厥阴四经由王东岩、杨雪捷、夏雷翔、冯麟、李中正编写；第四、五章由马巧琳、马长春、张学君、吴子建编写；下篇第六、七章由李新华、程珂、李洋、林涵编写。全书由李瑞、郝重耀进行统稿、定稿。

在教材编写的过程中，编者们力求概念清晰、知识点准确、内容丰富。本教材所录入内容既有针灸古籍记载，也有针灸现代研究，尽力处理好传承与创新的关系，保持学科知识的系统性和完整性，体现科学性、先进性和实用性。但由于编者水平有限，书中难免有不足之处，恳请读者对本教材提出宝贵意见，以便今后修订完善。

此外，为方便读者掌握经典原文的正确读音，便于学习和记忆经典原文，特邀请中国传媒大学崔伟玮、易油均同学对十二经络、奇经八脉的原文进行诵读，在此表示衷心的感谢。同时也感谢中国传媒大学播音主持艺术学院翁佳教授的大力支持。

本教材主要供高等中医药院校学生使用，也适用于广大从事针灸医疗、教学、科研的人员及针灸爱好者。

《经络腧穴学》编委会

2022 年 2 月

目　录

上　篇　经络腧穴概论

中篇 经络腧穴各论

下篇 经络腧穴现代研究

本书PPT课件

上篇　经络腧穴概论

第一章　经络概论

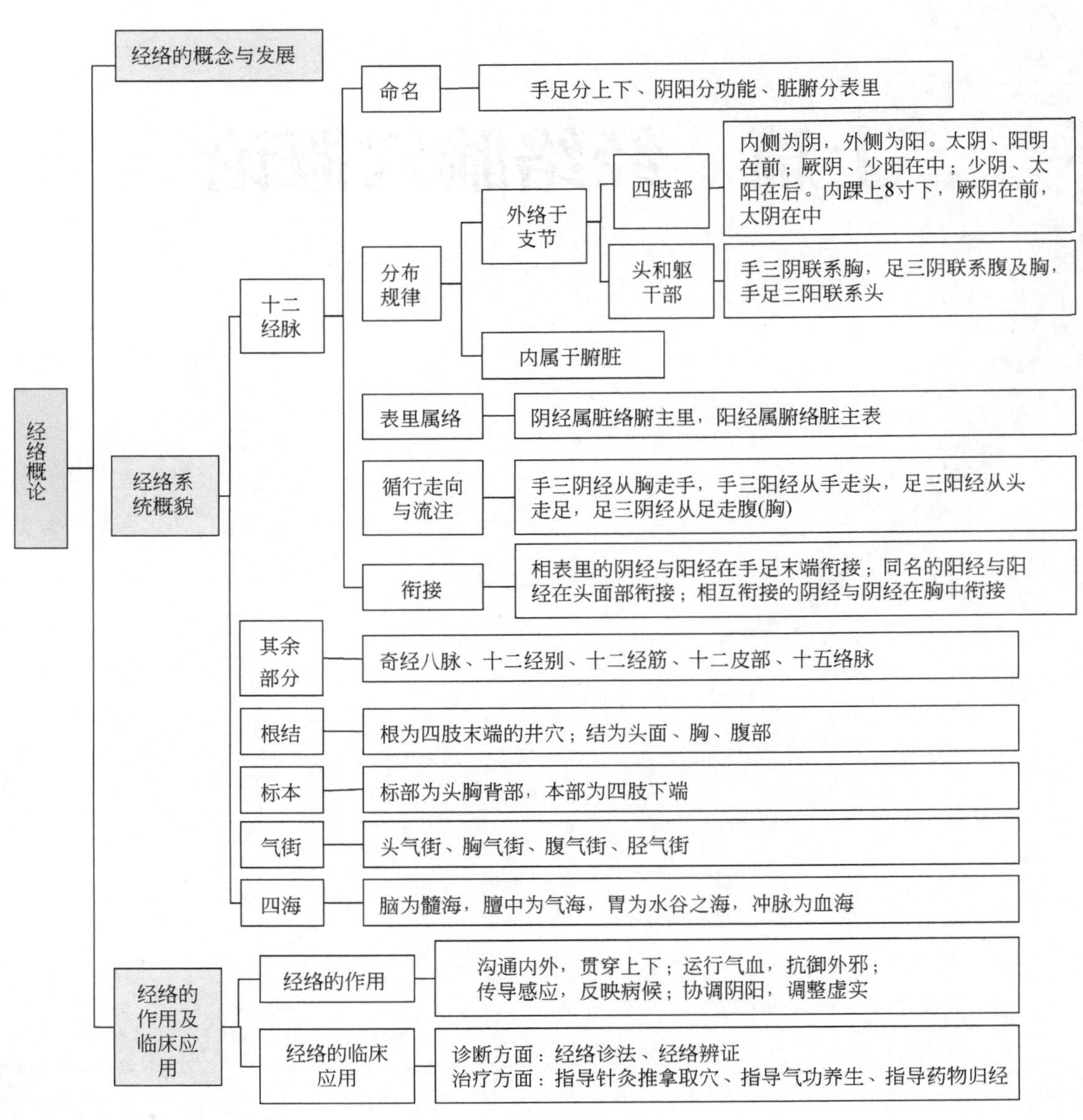

经络概论
经络的概念与发展
经络系统概貌
十二经脉
命名
手足分上下、阴阳分功能、脏腑分表里
分布规律
外络于支节
四肢部
内侧为阴，外侧为阳。太阴、阳明在前；厥阴、少阳在中；少阴、太阳在后。内踝上8寸下，厥阴在前，太阴在中
头和躯干部
手三阴联系胸，足三阴联系腹及胸，手足三阳联系头
内属于腑脏
表里属络
阴经属脏络腑主里，阳经属腑络脏主表
循行走向与流注
手三阴经从胸走手，手三阳经从手走头，足三阳经从头走足，足三阴经从足走腹(胸)
衔接
相表里的阴经与阳经在手足末端衔接；同名的阳经与阳经在头面部衔接；相互衔接的阴经与阴经在胸中衔接
其余部分
奇经八脉、十二经别、十二经筋、十二皮部、十五络脉
根结
根为四肢末端的井穴；结为头面、胸、腹部
标本
标部为头胸背部，本部为四肢下端
气街
头气街、胸气街、腹气街、胫气街
四海
脑为髓海，膻中为气海，胃为水谷之海，冲脉为血海
经络的作用及临床应用
经络的作用
沟通内外，贯穿上下；运行气血，抗御外邪；
传导感应，反映病候；协调阴阳，调整虚实
经络的临床应用
诊断方面：经络诊法、经络辨证
治疗方面：指导针灸推拿取穴、指导气功养生、指导药物归经

第一节 经络的概念与发展

经络是经脉和络脉等经络系统的简称，是运行气血、联系脏腑和体表及沟通全身各部的通道，是人体功能的调控系统。

“经”，有路径的含义，为直行的主干；“络”有网络的含义，为经脉所分出的支脉。《灵枢·脉度》指出：“经脉为里，支而横者为络，络之别者为孙。”经络纵横交错，遍布全身，以运行气血、濡养周身。

经络学阐述了人体经络的循行分布、生理功能、病理变化及其与脏腑的相互关系，是针灸学的基础，也是中医基础理论的重要组成部分。经络理论贯穿于中医的生理、病理、诊断和治疗等各个方面，对中医各科的临床实践有重要的指导作用。

见本章结尾处二维码 01

一、经络概念的形成

经络概念的产生来源于古代医家对气血运行现象的认识及长期的医疗实践。《论语·季氏》曰：“少之时，血气未定……及其壮也，血气方刚……及其老也，血气既衰。”说明“血气”的变化是生命的主要特征。《管子·水地》说：“水者地之血气，如筋脉之通流者也。”认为“血气”如自然界的水流一样，是在“筋脉”中流通的。《灵枢·经脉》将当时有关人体生理的认识做了系统而全面的论述：“人始生，先成精，精成而脑髓生，骨为干，脉为营，筋为刚，肉为墙，皮肤坚而毛发长，谷入于胃，脉道以通，血气乃行。”将精气视为人体最基本的物质，并且与脑髓有密切联系。骨、脉、筋、肉、皮肤和毛发构成了整个形体。饮食进入胃肠，化生血气，通过“脉道”而运行周身。

上述有关血气的论述多次涉及“脉”的概念。脉，本义指血管，《说文解字》解释作“血理分衺［斜］行体者”。脉，原写作“脈”，又作“衇”；马王堆汉墓帛书又演变为“温”。从字形的构造已说明，古人是将水流现象比拟血流，“脉”就是“派”的意思。

经、络名词的出现较脉为晚，它是对脉的进一步细化。经，原意为“纵丝”，有路径的含义，就是直行主线的意思，是经络系统中的主干，深而在里，贯通上下，沟通内外；络，有网络的含义，是经脉别出的分支，浅而在表，纵横交错，遍布全身。而“经络”一词首见于《汉书·艺文志》：“医经者，原人血脉、经络、骨髓、阴阳、表里，以起百病之本。”是对“脉”的概念进一步的认识。

近代发现汉墓出土的古帛书和竹简中都记载有“十一脉”，这一名称与《史记·扁鹊仓公列传》所说的仓公淳于意受其师公乘阳庆传授“黄帝、扁鹊之《脉书》”之说相符合。长沙马王堆汉墓出土的帛书就有几种文本：一种内容较简，按先“足三阳三阴脉”后“臂二阴三阳脉”排列，称为“足臂本”（《足臂十一脉灸经》）；另一种内容较详，按先六阳脉后五阴脉次序排列，称为“阴阳本”（《阴阳十一脉灸经》）。说明此时已形成了“经络”雏形，并开始运用到医疗实践中去。

在对“脉”和“血气”不断认识的基础上，古代医家结合“导引”行气、针灸感传现象、体表病理现象、腧穴主治规律及解剖观察等，相互启发，相互佐证，相互补充，不断扩大对“脉”的认识，并引入阴阳、五行等理论，逐步形成了独立的经络概念。

二、经络理论的发展

迨至《黄帝内经》（简称《内经》）时期，古代医家总结整理了当时的医学成果，形成了较为完备的经络理论体系。《灵枢·经脉》详述十二经脉的循行、病候，成为应用至今的经络理论主干，结合《经别》《经筋》《脉度》《根结》等篇和《素问》中的《脉解》《皮部论》《经络论》《骨空论》《调经论》《太阴阳明论》《阳明脉解》等篇，共同构成了经络理论体系。在这个体系中，“脉”依然是重要的核心内容，但已经被赋予新的含义，即“气血运行”的含义。在“十二经脉”的基础上，提出了“络脉”的概念，并将全身的“筋”“皮”纳入了十二经脉体系，同时阐述了气血与经脉的关系。

成书于汉代的《黄帝八十一难经》（简称《难经》）对经络学说有所阐发，特别是关于奇经八脉和原气的论述，补充了《内经》之不足。晋代王叔和《脉经·平奇经八脉病第四》系统补充了奇经八脉病候，这大大丰富了经络理论内涵。

魏晋时期皇甫谧编集的《针灸甲乙经》（简称《甲乙经》）是现存最早的针灸专著，该书全名《黄帝三部针灸甲乙经》，是汇集《素问》《九卷》《明堂孔穴针灸治要》三部书分类整理而成。《甲乙经》在晋以前医学文献的基础上，对经络进行了比较全面的整理研究，比较系统地论述了人体的十二经脉、奇经八脉、十五络脉、十二经别、十二经筋的基本内容，成为后世对经络学说研究的依据。

据考证，魏晋时期已出现了直观的经络腧穴图，称为“明堂孔穴图”，并为后世医家所重视。晋代《抱朴子》就引用过《明堂流注偃侧图》，唐代甄权曾对其进行修订，孙思邈《备急千金要方》（简称《千金方》）（652 年）加以引用，说“旧明堂图，年代久远，传写错误，不足指南，今一依甄权等新撰为定云尔……其十二经脉，五色作之；奇经八脉，以绿色为之”，说明原图是用五彩标线的，王焘《外台秘要》（简称《外台》）（752 年）中又改绘成“十二人图”（将督脉并入足太阳，任脉并入足少阴）。在后来的刻本中，这些图均未流传下来。

宋朝对经络腧穴的整理研究甚为重视，早期组织编写的《太平圣惠方》（简称《圣惠方》）（992 年），其第九十九卷称《针经》，第一百卷称《明堂灸经》，后人又称之为《明堂上经》和《明堂下经》，其中列有“十二人形”的经穴图。天圣四年（1026 年）由王惟一编成《铜人腧穴针灸图经》（简称《铜人》）三卷，书中详述手足三阴三阳经脉和督、任二脉的循行路线与腧穴，参考各家学说予以订正，并绘制经脉腧穴图。次年铸成“铜人”经穴模型两座，并以图经刻石，对统一经穴定位影响甚广。其后，北宋朝廷又组织编写《圣济总录》（约 1112 年），按经排列腧穴，为元代各书所继承，从而完成了经穴合一。

宋、金以来，对经络概念的阐述有了新的发展。何若愚《流注指微论》曰：“诸阳之经，行于脉外；诸阳之络，行于脉内。诸阴之经，行于脉内；诸阴之络，行于脉外。”他把经、络与脉作了区分，而且认为经与络是有深有浅的。金代窦默《针经指南》（1295 年）云：“络有一十五，有横络三百余，有丝络一万八千，有孙络不知其纪。”明代钱雷《人镜经附录》（1608 年）云：“十二经生十五络，十五络生一百八十系络，系络生一百八十缠络，缠络生三万四千孙络。”这一论述为以后医家所引用。

元代，滑伯仁在忽泰必烈《金兰循经取穴图解》（1303 年）的基础上编著成《十四经发挥》（简称《发挥》）（1341 年），其后医家论述经络多以此为主要依据。

明代，夏英以滑氏注解配合经脉原文编成《灵枢经脉翼》（1497 年），高武《针灸聚英》（简称《聚英》）（1529 年）也依照此书流注次序排列绘图。沈子禄编辑《经络分野》，徐之曾为之删订，又补辑《经络枢要》，总成《经络全书》（1576 年）。马玄台《黄帝内经灵枢注证发微》（1586 年）对《灵枢·经脉》的注释，以《发挥》为主要参考，其后又为张景岳《类经》（1624 年）所依据。杨继洲《针灸大成》（简称《大成》）（1601 年）为《聚英》之后的针灸专书，内载经络穴位资料更为丰富。此后，有张三锡《经络考》（1609 年）、翟良《经络汇编》（1628 年）、韦勤甫《经络笺注》（1636 年）等。在这一时期，李时珍就奇经八脉文献进行汇集和考证，著有《奇经八脉考》（简称《八脉考》）（1578 年），丰富了奇经八脉的内容。

清代，除了见于注释《内经》和针灸书中的经络内容外，经络专书较少。《医宗金鉴》（简称《金鉴》）（1744 年）“刺灸心法要诀”中载有经穴歌诀，分绘经脉图和经穴图。药物归经和运用方面在这一时期有所发展，严西亭等的《得配本草》（1761 年）、赵观澜的《医学指归》（1848 年）、姚澜的《本草分经》（1840 年）都将经络学说与药物结合起来，认为“何经之病，宜用何经之药”，是掌握药物性能的要领。温病学派叶天士、吴鞠通等注重分经辨证用药，于十二经之外更重视奇经，为经络理论在方药方面的运用做出贡献。

这一时期在运用经络理论认识和治疗疾病方面出现了新的概念——“久病入络”。叶天士在《临证指南医案》中对其有较为完善的阐述，强调“医不明治络之法，则愈治愈穷矣”，指出“是初为气结在经，久则血伤入络”。治疗当因证而异，分别采用“辛香温通法”“甘温缓柔法”“辛润缓通法”等。该理论对络病的认识影响深远，为现代医家所效法，对经络理论做出了新的贡献。

中华人民共和国成立以来，我国学者对经络学说的认识不断加深。1956 年国家将“经络的研究”列为全国自然科学发展规划的重点项目，进行临床观察、形态学研究和实验研究，取得了一定的进展。经络研究在 1985 年被列入国家“七五”攻关课题，1990 年被列为国家十二项重大基础理论研究之一，同年，WHO 宣布针灸已成为世界医学的一个重要组成部分。1998 年又被列入国家攀登项目。经过数十年的努力，经络的现代研究取得了显著的进展。大量研究表明，经络现象是客观存在的，人体体表可以观察到与经脉循行路线基本一致的线路，它与人体功能的调节密切相关，经脉和脏腑间确有相对特异性联系。2010 年，中医针灸被联合国教科文组织列入“人类非物质文化遗产代表作名录”，意味着世界对中国传统医学文化的认可，对中国针灸的传承、保护、发展具有重要和深远的意义。

见本章结尾处二维码 02

第二节 经络系统概貌

经络系统，包括十二经脉、奇经八脉、十二经别、十二经筋、十二皮部和十五络脉（图 1-2-1）。十二经脉是经络系统的主干，“内属于腑脏，外络于支节”（《灵枢·海论》），将人体内外联系成一个有机的整体。十二经别，是十二经脉在胸、腹及头部的内行支脉。十五络脉，是十二经脉在四肢部及躯干前、后、侧三部的外行支脉。奇经八脉，是具有特殊分布和作用的经脉。此外，经络的外部，筋肉也受经络支配分为十二经筋；皮部也按经络的分布分为十二皮部。现将经络系统的内容逐一介绍如下。

一、十二经脉

十二经脉是经络系统的主体，故又被称为“十二正经”，即手三阴经（肺、心包、心）、手三阳经（大肠、三焦、小肠）、足三阴经（脾、肝、肾）、足三阳经（胃、胆、膀胱）的总称。

（一）十二经脉的命名

十二经脉的名称由手足、阴阳、脏腑三部分组成。

手足：表示经脉在上、下肢分布的不同，手经表示其外行路线分布于上肢；足经表示其外行路线分布于下肢。

阴阳：表示经脉的阴阳属性及阴阳气的多寡。一阴一阳衍化为三阴三阳，以区分阴阳气的盛衰（多少）。其中阴气最盛的为太阴，其次为少阴，再次为厥阴（“两阴交尽”）；阳气最盛的为阳明（“两阳合明”），其次为太阳，再次为少阳。根据阴阳气的多少，三阴三阳之间组成对应的表里相合关系（图 1-2-2）。

脏腑：根据经脉所连属的脏腑名称而命名。

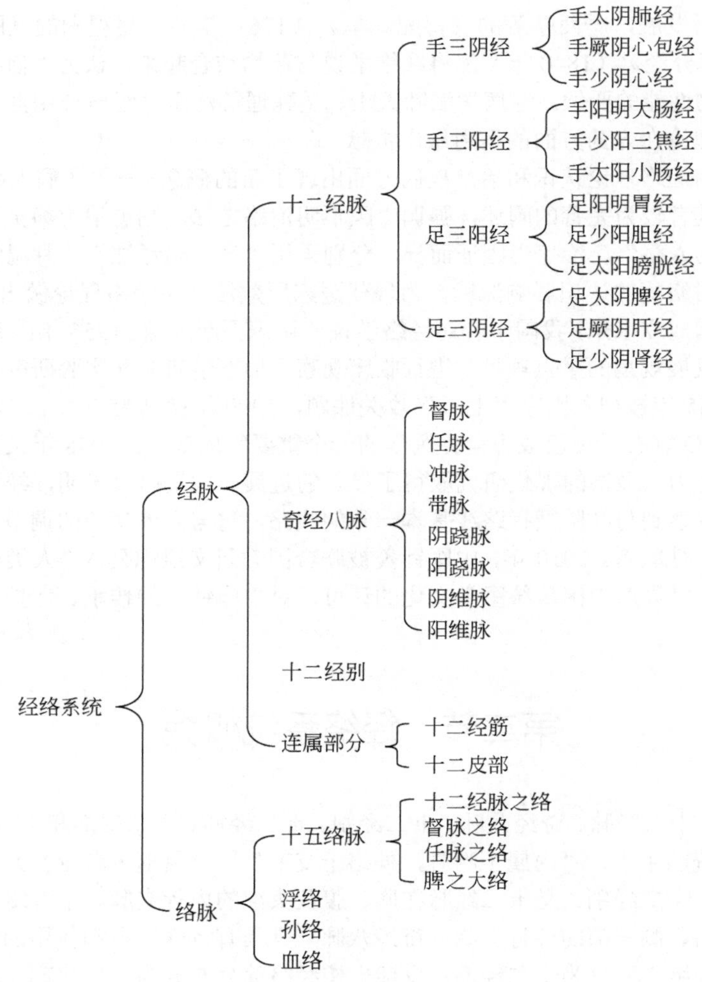

图 1-2-1 经络系统的组成

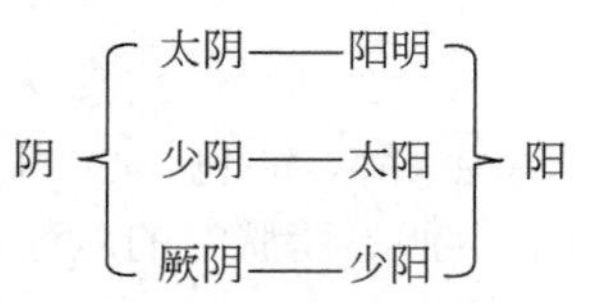

图 1-2-2 三阴三阳表里相合对应关系

按照上述命名规律，十二经脉的名称分别为手太阴肺经、手阳明大肠经、足阳明胃经、足太阴脾经、手少阴心经、手太阳小肠经、足太阳膀胱经、足少阴肾经、手厥阴心包经、手少阳三焦经、足少阳胆经、足厥阴肝经。在实际应用中，常使用简称，如手太阴肺经可称为手太阴经脉，或肺经，余经皆可仿此。

（二）十二经脉的分布规律

十二经脉是经络系统的主要内容。《灵枢·海论》概括地指出了十二经脉的分布特点：“十二经脉者，内属于腑脏，外络于支节。”在内部，十二经脉隶属于脏腑，在外部，分布于四肢、头和躯干。

（1）外行部分 十二经脉“外络于支节”。这里的“支节”，可理解为经脉在四肢、头、躯干这些体表部位的分支和穴位。一般经穴图和经穴模型都包括这些内容（图 1-2-3）。

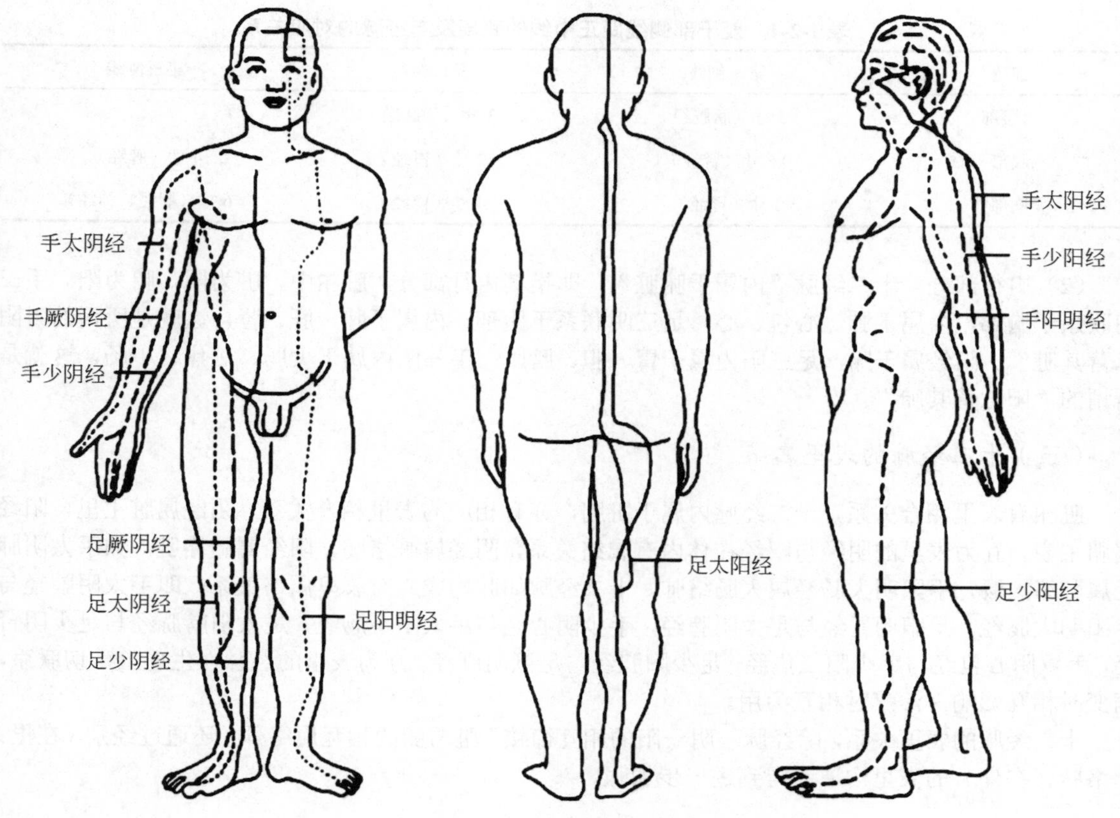

图 1-2-3 十二经脉分布概况

1）四肢部：四肢内侧面为阴，外侧面为阳。手足阴经分布于四肢的内侧，手足阳经分布于四肢的外侧。以拇指向前、小指向后的体位描述，手三阴经分布于上肢的内侧，其中，上肢内侧面前缘及大指桡侧端为手太阴，上肢内侧面中间及中指桡侧端为手厥阴，上肢内侧面后缘及小指桡侧端为手少阴；手三阳经分布于上肢的外侧，其中，分布于食指桡侧端至上肢外侧面前缘为手阳明，无名指尺侧端至上肢外侧面中间为手少阳，小指尺侧端至上肢外侧后缘为手太阳。

足三阳经分布于下肢的外侧，其中，下肢外侧面前缘及第二趾外侧端为足阳明，下肢外侧面中间及第四趾外侧端为足少阳，下肢外侧面后缘及小趾外侧端为足太阳；足三阴经分布于下肢的内侧，其中，大趾内侧端及下肢内侧面中间转至前缘为足太阴，大趾外侧端及下肢内侧面前缘转至中间为足厥阴，小趾下经足心至下肢内侧面后缘为足少阴。

十二经脉在四肢的分布规律是太阴、阳明在前，厥阴、少阳在中，少阴、太阳在后。在小腿下半部及足部，足厥阴有例外的曲折、交叉情况，即排列于足太阴之前，至内踝上 8 寸处再交叉到足太阴之后而循行于足太阴和足少阴之间。

2）头和躯干部：十二经脉在头和躯干部的分布，大致是手三阴联系胸，足三阴联系腹及胸，手足三阳联系头。阳经在头和躯干部的分布较广泛，大致情况是阳明行于身前，少阳行于身侧，太阳行于身后，在头部也是如此。分布于躯干部的经脉由内而外划分成若干侧线，这些侧线距正中线的距离及与经脉的对应关系如表 1-2-1 所示。

表 1-2-1 躯干部侧线距正中线的距离及与经脉的对应关系

部位	第一侧线	第二侧线	第三侧线
背腰部	1.5 寸（膀胱经）	3 寸（膀胱经）	
腹部	0.5 寸（肾经）	2 寸（胃经）	4 寸（脾经）
胸部	2 寸（肾经）	4 寸（胃经）	6 寸（脾经、肺经）

（2）内行部分　十二经脉“内属于腑脏”，即指其内行部分。脏腑中，脏为阴，腑为阳。手三阴联系于胸部，内属于肺、心包、心；足三阴联系于腹部，内属于脾、肝、肾，这就是所谓的“阴脉营其脏”。阳经属于腑，足三阳内属于胃、胆、膀胱；手三阳内属于大肠、三焦、小肠，这就是所谓的“阳脉营其腑”。

（三）十二经脉的表里属络

脏腑有表里相合关系，十二经脉内属于脏腑，亦有相应的表里相合关系。阴经属脏主里，阳经属腑主表，互为表里的阴经与阳经在体内有属络关系，阴经属脏络腑，阳经属腑络脏，如手太阴肺经属肺络大肠，手阳明大肠经属大肠络肺。十二经脉如此构成六对表里属络关系：即手太阴肺经与手阳明大肠经，足阳明胃经与足太阴脾经，手少阴心经与手太阳小肠经，足太阳膀胱经与足少阴肾经，手厥阴心包经与手少阳三焦经，足少阳胆经与足厥阴肝经。互为表里的经脉在生理上密切联系，病变时相互影响，治疗时相互为用。

十二经脉的表里关系，除经脉一阴一阳的相互衔接、脏与腑的相互属络外，还通过经别（在里）和络脉（在外）的表里沟通而得到进一步加强。

（四）十二经脉与脏腑、器官、组织的联络

十二经脉除了与体内的六脏六腑相属络外，还与其经脉循行分布路径上的其他脏腑和组织、器官相联系，而这种联系就为针灸取穴治疗提供了客观依据，即“经脉所过，主治所及”，详见表 1-2-2。

表 1-2-2 十二经脉与脏腑、器官、组织联络表

经脉名称	联络的脏腑	联络的器官、组织
手太阴肺经	属肺，络大肠，还循胃口	肺系（咽喉）
手阳明大肠经	属大肠，络肺	入下齿中，挟口、鼻
足阳明胃经	属胃，络脾	起于鼻，循鼻外，入上齿中，挟口环唇，循喉咙
足太阴脾经	属脾，络胃，注心中	挟咽，连舌本，散舌下
手少阴心经	属心，络小肠，上肺	出属心系，挟咽，系目系
手太阳小肠经	属小肠，络心，抵胃	循咽，至目内、外眦，入耳中，抵鼻
足太阳膀胱经	属膀胱，络肾，入络脑	起于目内眦，至耳上角
足少阴肾经	属肾，络膀胱，上贯肝，入肺中，络心	循喉咙，挟舌本
手厥阴心包经	属心包，历络三焦	
手少阳三焦经	遍属三焦，散络心包	系耳后，出耳上角，入耳中，至目锐眦
足少阳胆经	属胆，络肝	起于目锐眦，下耳后，入耳中，出耳前
足厥阴肝经	属肝，络胆，挟胃，注肺	环阴器，循喉咙，入颃颡，连目系，环唇内

（五）十二经脉的循行走向与流注

十二经脉的循行有一定的方向，或上行或下行，形成“脉行之逆顺”，其走向规律是手三阴经从胸走手，手三阳经从手走头，足三阳经从头走足，足三阴经从足走腹（胸）。这就是《灵枢·逆顺肥瘦》所说的“手之三阴从脏走手，手之三阳从手走头，足之三阳从头走足，足之三阴从足走腹（胸）”（图1-2-4）。

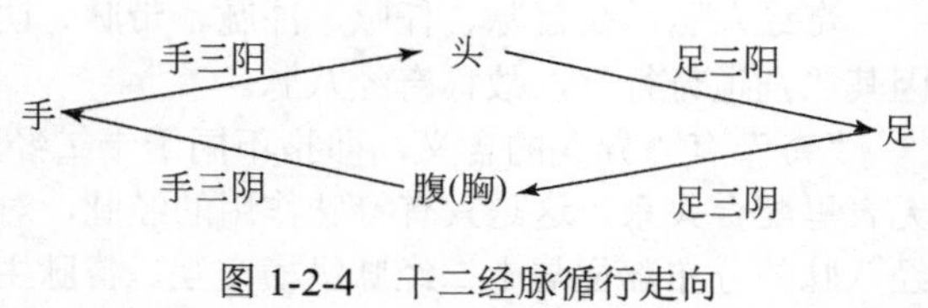

图1-2-4 十二经脉循行走向

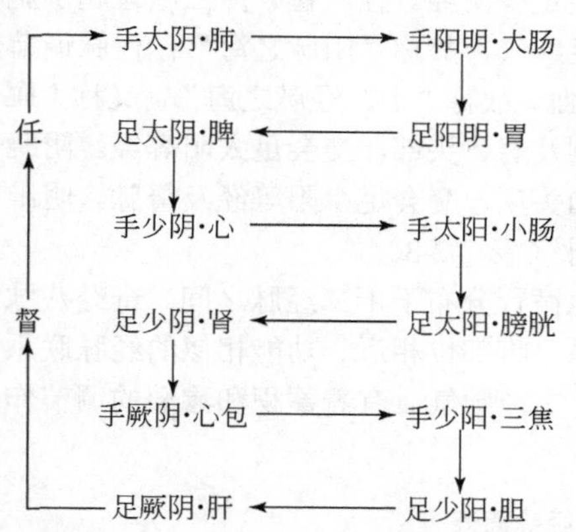

图1-2-5 十二（四）经脉循环流注关系

这种“脉行之逆顺”，后来称为“流注”。有了逆顺，十二经脉之间就可连贯起来，构成周而复始、如环无端的气血流注关系。十二经脉主运行气血，“营行脉中，卫行脉外”，营气的运行次序也就是十二经脉的循环流注顺序，而且与前后正中的督脉和任脉也相通。这种流注关系如图1-2-5所示。

（六）十二经脉的衔接

十二经脉的正常流注，除逆顺之走向外，各经脉还有相互衔接。十二经脉之间的连接，除了两经直接相连外，大多是通过分支相互连接的。其衔接的规律如下。

1）相表里的阴经与阳经在手足末端衔接：手太阴肺经在食指末端与手阳明大肠经相交接；手少阴心经在手小指末端与手太阳小肠经相交接；手厥阴心包经在无名指末端与手少阳三焦经相交接；足阳明胃经在足大趾末端内侧与足太阴脾经相交接；足太阳膀胱经在足小趾末端与足少阴肾经相交接；足少阳胆经在足大趾末端外侧与足厥阴肝经相交接。由此形成了“阴阳气交四末”的规律。

2）同名的阳经与阳经在头面部衔接：手阳明大肠经与足阳明胃经交接于鼻旁；手太阳小肠经与足太阳膀胱经交接于目内眦；手少阳三焦经与足少阳胆经交接于目外眦。由此形成了“头为诸阳之会”的生理基础。

3）相互衔接的阴经与阴经在胸中衔接：足太阴脾经与手少阴心经交接于心中；足少阴肾经与手厥阴心包经交接于胸中；足厥阴肝经与手太阴肺经交接于肺中（图1-2-6）。

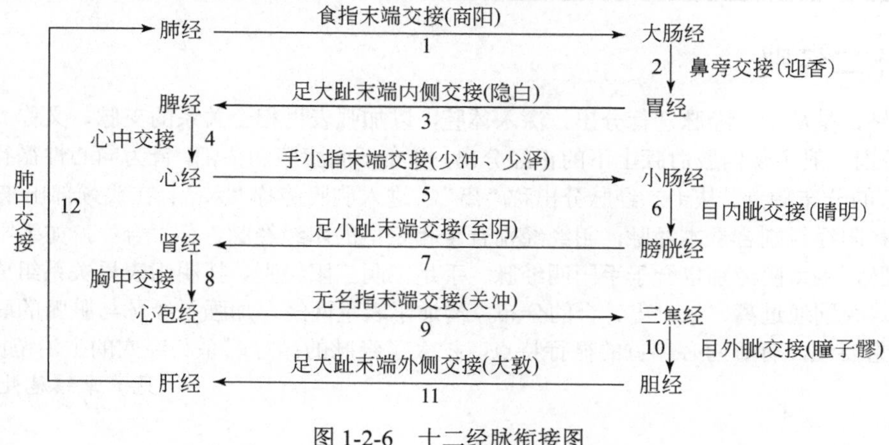

图1-2-6 十二经脉衔接图

二、奇经八脉

奇经八脉，是督脉、任脉、冲脉、带脉、阴维脉、阳维脉、阴跷脉和阳跷脉的总称，共八条。因其“别道奇行”，故称奇经八脉。

“奇”有“异”的含义，即指不同于十二经脉。奇经八脉与十二正经不同，既不直属脏腑，又无表里配合关系，这是具有特殊作用的经脉，对其余经络起统率、联络和调节气血盛衰的作用。奇经八脉的分布部位与十二经脉纵横交互。督脉主要行于后正中线，任脉主要行于前正中线，任、督脉各有本经所属腧穴，故与十二经相提并论，合称为“十四经”。其余的冲、带、跷、维六脉均交会于十二经和任、督脉的腧穴。冲脉行于腹部第一侧线，交会足少阴经。任、督、冲三脉皆起于胞中，同出会阴而异行，称为“一源三歧”。督脉总督全身阳经经气，故称“阳脉之海”；任脉调节全身阴经经气，故称“阴脉之海”；冲脉可涵蓄调节十二经气血，故称“十二经脉之海”，又称“血海”。带脉横斜行于腰腹，交会足少阳经。阳跷行于下肢外侧及肩、头部，交会足太阳等经。阴跷行于下肢内侧及眼，交会足少阴经。阳维行于下肢外侧、肩和头项，交会足少阳等经及督脉。阴维行于下肢内侧、腹部第三侧线和颈部，交会足少阴等经及任脉（表 1-2-3）。

奇经八脉除带脉横向循行外，均为纵向循行，纵横交错地循行分布于十二经脉之间。奇经八脉的主要作用体现在两方面：其一，沟通了十二经脉之间的联系，将部位相近、功能相似的经脉联系起来，起到统摄有关经脉气血、协调阴阳的作用；其二，对十二经脉气血有着蓄积和渗灌的调节作用。若喻十二经脉如江河，奇经八脉则犹如湖泊。

表 1-2-3 奇经八脉分布和交会经脉简表

八脉	分布部位	交会经脉
督脉	后正中线	足太阳、任
任脉	前正中线	足阳明、督
冲脉	腹部第一侧线	足少阴
带脉	腰腹	足少阳
阳跷脉	下肢外侧、肩、头部	足太阳、足少阳、手太阳、手阳明
阴跷脉	下肢内侧、眼	足少阴
阳维脉	下肢外侧、肩、头项	足太阳、足少阳、手太阳、手少阳、督
阴维脉	下肢内侧、腹部第三侧线、颈	足少阴、足太阳、足厥阴、任

三、十二经别

十二经别，是从十二经脉别行分出，深入体腔，以加强表里相合关系的支脉，又称“别行之正经”。十二经别一般多从四肢肘膝上下的正经分出，分布于胸腹腔和头部，皆为向心性循行，有“离、入、出、合”的分布特点。从十二经脉分出称“离”；进入胸腹腔称“入”；在头颈部出来称“出”；出头颈部后，阳经经别合于本经脉，阴经经别合于相表里的阳经经脉，称“合”，如手阳明经别合于手阳明经脉，手太阴经别也合于手阳明经脉。手足三阴三阳经别，按阴阳表里关系组成六对，称为“六合”。经别通过离、入、出、合的分布，沟通了表里两经，加强了经脉与脏腑的联系，突出了心和头的重要性，有着向心趋首的循行特点，扩大了经脉的循行联系和经穴的主治范围。

见本章结尾处二维码 03

四、十二经筋

十二经筋是以十二经脉为纲的筋肉系统，是十二经脉的外在连属部分。经筋是由经脉气血所濡养的，有联缀四肢百骸、约束骨骼、维络周身、主司运动的功能。

“筋”，《说文解字》解作“肉之力也”，意指能产生力量的肌肉；而“腱”是“筋之本”，是筋附着于骨骼的部分。全身筋肉按经络分布部位同样分成手足三阴三阳，即十二经筋。其循行分布皆为向心性走行，均起始于四肢末端，结聚于骨骼和关节部，而走向头面躯干，行于体表，有的进入胸腹腔，但不像经脉那样属络脏腑。经筋有刚筋、柔筋之分，刚（阳）筋分布于项背和四肢外侧，以手足阳经经筋为主；柔（阴）筋分布于胸腹和四肢内侧，以手足阴经经筋为主。手足三阳之筋都到达头目，手三阴之筋到胸膈，足三阴之筋到阴部。经筋的作用是约束骨骼，活动关节，保持人体正常的运动功能，维持人体正常的体位姿势。经筋为病，多为转筋、筋痛、痹证等，针灸治疗多局部取穴而泻之，如《灵枢・经筋》载：“治在燔针劫刺，以知为数，以痛为输。” 见本章结尾处二维码 04

五、十二皮部

十二皮部是以十二经脉为纲的体表皮肤分区，是经络系统最外表的部分（图 1-2-7）。它是经络机能活动反映于体表的部位，也是络脉之气散布之所在。

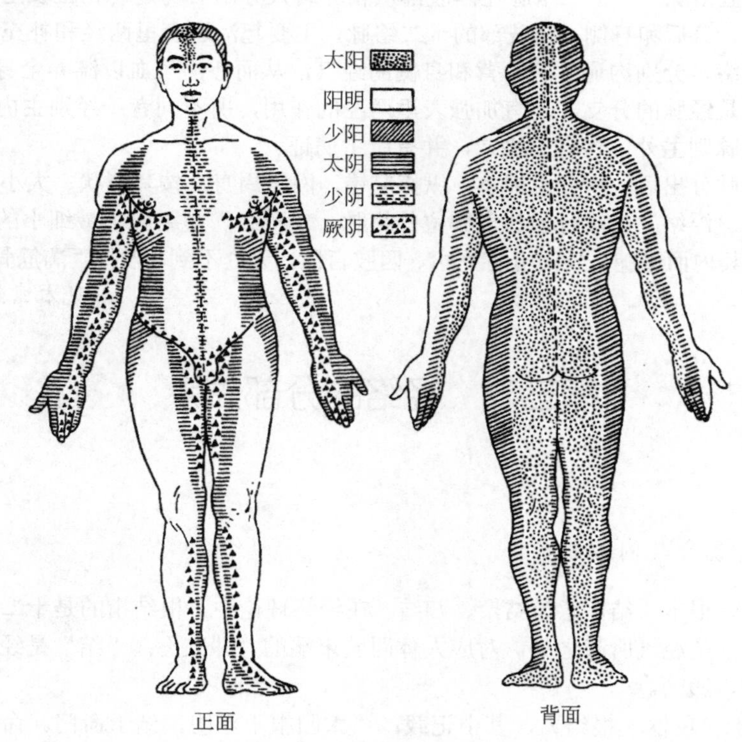

图 1-2-7　十二皮部分布

体表皮肤按手足三阴三阳划分，即形成十二皮部，正如《素问・皮部论》所指：“欲知皮部，以经脉为纪者，诸经皆然。”这是十二经脉功能活动于体表的反映部位，也是络脉之气散布之所在。由于皮部位于人体最外层，所以是机体的卫外屏障。《素问・皮部论》说：“皮者脉之部也，邪客于皮则腠理开，开则邪入客于络脉，络脉满则注于经脉，经脉满则入舍于腑脏也。”这样，皮—络—经—腑—脏，成为疾病传变的层次；而脏腑、经络的病变也可反映到皮部。因此通过外部的诊察和施治可推断与治疗内部的疾病。临床上的皮肤针、刺络、敷贴等疗法，就是皮部理论的应用。

由上可知，皮部具有抗御外邪、保卫机体和反映病候、协助诊断的作用。在诊察或治疗疾病时还可将十二皮部合为“六经皮部”。因手足同名皮部上下相通，《素问·皮部论》称为“上下同法”。又因督脉合于太阳，任脉合于少阴，所以不另有皮部。六经皮部各有专名（表1-2-4），其名称分别以“关”“阖（害）”“枢”为首，三阳以太阳为“关”，阳明为“阖”，少阳为“枢”；三阴以太阴为“关”，厥阴为“阖”，少阴为“枢”。皮部名称对于说明六经辨证的机制有重要意义。

表 1-2-4 六经皮部名称

六经	太阳	阳明	少阳	太阴	少阴	厥阴
皮部名	关枢	阖蜚	枢持	关蛰	枢儒	阖肩

六、十五络脉

十二经脉在四肢部各分出一络，再加躯干前的任脉络、躯干后的督脉络及躯干侧的脾之大络，共十五条，称“十五络脉”。十二络脉在四肢部从相应络穴分出后均走向相应表里经，躯干部三络则分别分布于身前、身后和身侧。四肢部的十二络脉，主要起沟通表里两经和补充经脉循行不足的作用；躯干部的三络，分别沟通了腹、背和身侧的经气，从而渗灌气血以濡养全身。

络脉和经别都是经脉的分支，均有加强表里两经的作用，所不同者：经别主内，无所属穴位，也无所主病证；络脉则主外，各有一络穴，并有所主病证。

络脉从十四经脉分出后，愈分愈细小，纵横交错，网络周身，按其形状、大小、深浅等的不同又有不同的名称，“浮络”为浮行于浅表部位的络脉，“孙络”是络脉中最细小的分支，“血络”则指细小的血管。其内而脏腑，外而五官九窍、四肢百骸，无处不到，发挥“濡筋骨，利关节”“渗灌诸节”的作用。

见本章结尾处二维码05

第三节 经络的分部关系

一、根结

（一）根结的概念与内容

根，意为树根、根本。结，意为结聚、归结。在经络理论中，根结指的是十二经脉经气起始和归结的部位。“根”是经气所起之处，对应人体四肢末端的“井穴”；“结”是经气所归之处，对应人体的头面、胸、腹部。

“根结”首见于《灵枢·根结》，其中记载：“太阳根于至阴，结于命门。命门者，目也。阳明根于厉兑，结于颡大。颡大者，钳耳也。少阳根于窍阴，结于窗笼。窗笼者，耳中也……太阴根于隐白，结于太仓。少阴根于涌泉，结于廉泉。厥阴根于大敦，结于玉英，络于膻中。”“命门”指目；“颡大”，指额角；“窗笼”指耳中；“太仓”指胃；“廉泉”为舌下两脉（金津、玉液）；“玉英”又作玉堂，指胸部。《灵枢·根结》记载的足六经的根结见表1-3-1。

表 1-3-1　足六经根结部位表

经脉	根	结
足太阳	至阴	命门（目）
足阳明	厉兑	颡大（额角）
足少阳	足窍阴	窗笼（耳中）
足太阴	隐白	太仓（胃）
足少阴	涌泉	廉泉（舌下两脉）
足厥阴	大敦	玉英，络膻中（胸部）

《灵枢·根结》只记载了足六经之"根结"，但从"根结"的意义及四肢末端井穴与头面胸腹的对应关系来看，手六经之"根"应为上肢末端井穴，"结"的部位与足六经大致相似。窦汉卿在《标幽赋》中记载："更穷四根三结，依标本而刺无不痊。""四根三结"指的是十二经脉以四肢末端井穴为根，以头、胸、腹三部为结。

《灵枢·根结》还记载了手足六阳经"根""溜""注""入"的部位："足太阳根于至阴，溜于京骨，注于昆仑，入于天柱、飞扬也。足少阳根于窍阴，溜于丘墟，注于阳辅，入于天容、光明也。足阳明根于厉兑，溜于冲阳，注于下陵，入于人迎、丰隆也。手太阳根于少泽，溜于阳谷，注于小海，入于天窗、支正也。手少阳根于关冲，溜于阳池，注于支沟，入于天牖、外关也。手阳明根于商阳，溜于合谷，注于阳溪，入于扶突、偏历也。"

手足六阳经之"根"，是各经脉经气的起源，为"井穴"；"溜"，是经气流经之处，多为"原穴"或"经穴"；"注"，是经气灌注之处，多为"经穴"或"合穴"；"入"，是经气归入之处，上部为颈部各阳经穴，下部为"络穴"。

《灵枢·根结》记载的六阳经的根、溜、注、入穴位见表 1-3-2。

表 1-3-2　六阳经的根、溜、注、入穴位表

经脉	根	溜	注	入	
				上	下
足太阳	至阴	京骨	昆仑	天柱	飞扬
足少阳	足窍阴	丘墟	阳辅	天容	光明
足阳明	厉兑	冲阳	足三里	人迎	丰隆
手太阳	少泽	阳谷	小海	天窗	支正
手少阳	关冲	阳池	支沟	天牖	外关
手阳明	商阳	合谷	阳溪	扶突	偏历

（二）根结理论的意义与临床应用

根结理论认为经气起于四肢末端，归于头、胸、腹部，重点强调了经气循行的起源与归结，主要反映经气运行上下两极之间的关系。根结理论所描述的经气运行方式与十二经脉的循行走向、气血流注规律不同，它阐明了人体内经气运行的另一种重要形式，通过经气运行将四肢末端与头面胸腹紧密联系在了一起。根结理论在腧穴主治中具有重要的指导意义，如五输穴、原穴等具有广泛的治疗作用就是根结理论的实际应用。

根结理论为井穴的远治作用提供了理论依据，头、胸、腹部的病证，可以取四肢根部的井穴进行治疗。如少商治咽喉肿痛，少泽治乳少，关冲治耳聋耳鸣，大敦治疝气等都是根部井穴远治作用的具体应用。四肢根部井穴还可与头、胸、腹部的相关腧穴配合使用以协同治疗疾病，如商阳配迎香治疗咽喉肿痛、鼻塞鼽衄，承泣配厉兑治疗目痛流泪、腹胀梦魇，隐白配大包治疗崩漏癫狂、胸胁疼痛，瞳子髎配足窍阴治疗目疾头痛、耳鸣耳聋等。

二、标本

（一）标本的概念与内容

“本”原意为树根，“标”原意为树梢。在经络理论中，标本指的是经脉的上部和下部，人体的头面胸背较四肢位置在上，为标部，是经气弥漫散布部位。四肢下端为本部，是经气集中的本源部位（表 1-3-3）。

表 1-3-3　十二经脉标本部位表

经脉	本		标	
	部位	对应腧穴	部位	对应腧穴
足太阳	跟以上 5 寸中	跗阳	两络命门（目）	睛明
足少阳	窍阴之间	足窍阴	窗笼（耳）之前	听会
足阳明	厉兑	厉兑	人迎、颊，夹颃颡	人迎、地仓
足太阴	中封前上 4 寸中	三阴交	背俞与舌本	脾俞、廉泉
足少阴	内踝下上 3 寸中	交信、复溜	背俞与舌下两脉	肾俞、廉泉
足厥阴	行间上 5 寸	中封	背俞	肝俞
手太阳	手外踝之后	养老	命门（目）上 1 寸	攒竹
手少阳	小指次指之间上 2 寸	中渚	耳后上角，下外眦	丝竹空
手阳明	肘骨中，上至别阳	曲池、臂臑	颜下合钳上	扶突
手太阴	寸口之中	太渊	腋内动脉	中府
手少阴	锐骨之端	神门	背俞	心俞
手厥阴	掌后两筋之间 2 寸中	内关	腋下 3 寸	天池

标本的内容见于《灵枢·卫气》，例如：“足太阳之本，在跟以上五寸中，标在两络命门。命门者，目也。”

见本章结尾处二维码 06

由此可见，“根”和“本”均指四肢末端，“结”与“标”均指头面胸腹背等部位，两者均论述了四肢与头身之间的密切关系，所指部位相近或相同，意义相似。“根”和“本”为经气始发之处；“标”和“结”为经气所归之处。其不同之处在于标本范围较根结广，“根”专指井穴，而“本”指的是四肢肘膝关节以下的一定部位。“结”在头胸腹部，“标”在头胸背部。“标本”强调经脉分布部位的上下对应，而“根结”则强调经气循行的始末。

（二）标本理论的意义与临床应用

标本理论与根结理论在意义上大致相似，均认为经气之源头在四肢末端，归结在头面躯干。两者补充说明了经气的流注运行状况，即经气运行的多样性和弥散作用，强调了人体四肢与头身的密切联系，进一步揭示了人体生命活动构成的复杂性与整体性，也为四肢肘膝关节以下腧穴的远治作用提供了理论依据，对指导针灸临床有重要意义。

《素问·五常政大论》记载：“病在上取之下，病在下取之上，病在中旁取之。”《灵枢·始终》记载："病在上者下取之，病在下者高取之，病在头者取之足，病在腰者取之腘。"这些论述都是标本理论指导的临床取穴、配穴的应用原则。

"本"部指的是四肢肘膝关节以下的部位，特定穴中的五输穴、原穴、十二经络穴、郄穴、八脉交会穴、下合穴皆在"本"部，这些腧穴的远治作用尤为突出。经脉的标本理论为分布于四肢肘膝关节以下的特定穴治疗远隔部位的病变奠定了理论基础。《四总穴歌》"肚腹三里留，腰背委中求，头项寻列缺，面口合谷收"，即为"本"部腧穴远治作用的体现。

"标"部指头胸背部。"标"部腧穴多能治疗腧穴所在部位的病证，即近治作用，如睛明主治目疾、听会主治耳疾、丝竹空主治头目病证、地仓主治面口病证等。胸背的标部腧穴多为背俞穴或募穴，能够治疗对应脏腑的病变，还可将同一脏腑的背俞穴和募穴配合应用，以发挥协同治疗作用，即俞募配穴法。

临床上也常将十二经脉标部与本部腧穴配合应用。如心俞配神门治疗心痛、惊悸、失眠、癫狂痫等心与神志疾病；听会配足窍阴治疗耳鸣、耳聋等耳疾；攒竹配养老治疗目视不明、流泪等目疾。

标本理论还可用以分析疾病证候的上下虚实。《灵枢·卫气》论标本证候治法时说："凡候此者，下者则厥，下盛则热，上虚则眩，上盛则热痛。故石［实］者绝而止之，虚者引而起之。""绝而止之"，是指对实证要用泻法断绝其根源，制止疾病的发展；"引而起之"，指对虚证要用补法引导正气，用标本理论，引导正气，使之得以振起。

三、气街

（一）气街的概念与内容

气街是指经气聚集运行的共同的横向道路，分布有头、胸、腹、胫四气街。"气街"首见于《内经》。

《甲乙经》将"四街"作"四冲"，"街""冲"皆通道也。经气运行的通道乃广义之"气街"，狭义之气街，一为腧穴名（气冲穴别称）；二为气冲穴所在的体表部位，即腹股沟动脉搏动处。

《灵枢·卫气》记载："请言气街：胸气有街，腹气有街，头气有街，胫气有街。故气在头者，止之于脑。气在胸者，止之膺与背俞。气在腹者，止之背俞与冲脉于脐左右之动脉者。气在胫者，止之于气街与承山、踝上以下。"

气街理论说明头、胸、腹、胫是经气运行的共同通道。经脉是纵向上下的通道，气街则对其进行了横向联系。气街理论从部位上联系"标"和"结"，是标本根结理论中"标"和"结"于头胸腹背腰的横向汇聚的通路。气街与"结"和"标"部位对照见表 1-3-4。

表 1-3-4 气街与"结""标"部位对照表

气街	部位	"结"	"标"
头	脑	目（命门） 耳中（窗笼） 额角（颡大）	目（命门）上 耳（窗笼）前、耳后上、角下外眦 人迎、颊、挟颃颡、颜下合钳上
胸	膺 背俞（心、肺俞）	胸部（玉英、膻中） 舌下两脉（廉泉）	背俞（心俞） 腋内动脉（肺） 腋下 3 寸（心）
腹	冲脉 背俞（肝、脾、肾俞）	胃（太仓）	背俞（肝、脾、肾俞） 舌本（脾） 舌下两脉（肾）
胫	气街（气冲）、承山、踝上以下		

此外，气街从另一个角度阐释了经脉气血的运行规律。气街是在经脉运行之中，阴阳经络于四肢部失于交通而开通的代偿性循行径路，即所谓的“络绝则径通”。《灵枢·动输》记载：“四街者，气之径路也。”《说文解字》记载：“径，步道也。”即直捷、小路、捷径。《灵枢·动输》记载：“营卫之行也，上下相贯，如环之无端，今有其卒然遇邪气，及逢大寒，手足懈惰，其脉阴阳之道，相输之会，行相失也，气何由还？岐伯曰：夫四末阴阳之会者，此气之大络也。四街者，气之径路也。故络绝则径通，四末解则气从合，相输如环。”就是说当经络中的营卫之气突遇邪气侵袭而被阻滞时，络脉绝则气街通，营卫之气可以通过开启气街的横向通道，使四末的阴阳得以交通相合，使营卫恢复正常的环流。因此气街是人体在突发情况下，经脉闭阻时气血运行的重要途径。

（二）气街理论的意义与临床应用

气街理论主要说明了经络的横向联系，体现了经络在人体各部联系形式的多样性。气街将人体自上而下分为头、胸、腹、胫四部，将各部所属的脏腑、器官、腧穴紧密联系在一起，使各部形成既相对独立又浑然一体的功能系统。头气街以脑为中心，胸气街以心、肺为中心，腹气街以肝、脾、肾及六腑为中心，脏腑之气血通过气街直达于外，灌注于经脉；经脉之气血也可由气街直达于内，充养脏腑。可以说气街是连接脏腑与经络的通道。气街又沟通了人体之前后，头气街将头的前后相连，胸气街将胸膺与上背部相连，腹气街将腹与背腰部相连，胫气街将少腹部与小腿部相连。

气街理论强调了各部气血的横向联系，故凡头、胸、腹、胫的局部病证和相应脏腑的病证，皆可取对应气街的腧穴治疗。《灵枢·卫气》中记载的气街理论除头气街外，均言明了对应的腧穴，皆为两处或两处以上。胸气街对应“膺与背俞”；腹气街对应“背俞与冲脉于脐左右之动脉者”；胫气街对应“气街与承山、踝上以下”。各气街所对应的腧穴分别位于人体的前后，气街将其与对应的脏腑相连。所以气街理论为腧穴的近治作用提供了理论依据，并明确了各气街对应腧穴的主治范围。手足三阳经及督脉均循行至头面，分别与脑、头面、五官相联系，其气输注于头面部腧穴，所以头部腧穴主治脑、头面及五官病证，具体根据腧穴所在部位有所不同，如前头和侧头部腧穴主治眼、鼻病；后头部腧穴主治神志病与头部病等。手三阴经均起于胸中，分别与肺、心、心包相联系，其气输注汇聚于胸部和背俞穴，所以胸部的腧穴和对应的背部腧穴主治肺、心病；足三阴经均循行至腹，分别与肝、脾、肾及六腑相联系，其气输注汇聚于腹部和背俞穴，所以腹部腧穴和对应的背部腧穴主治肝、脾、肾及六腑病证。腧穴的分部主治规律正是基于气街理论。如临床上胸痛、咳喘，可取胸气街之腧穴中府、肺俞等穴治疗；腹痛、腹泻，可取腹气街之腧穴中脘、天枢、胃俞、脾俞、大肠俞等穴治疗；下肢痿痹，可取胫气街之腧穴髀关、伏兔、足三里等穴治疗。

气街理论对于临床配穴也有重要指导意义。常用的俞募配穴法、前后配穴法、近部取穴法等，均以气街理论为依据。

四、四海

（一）四海的概念与内容

四海是指位于头胸腹的髓海、气海、血海、水谷之海的总称，是气血精微产生汇聚的四个重要部位。“海”，乃百川汇聚之处。经络学说认为十二经脉中运行的气血如同河流，最终归入大海，十二经脉中的气血也将归于人身的某些部位，将这些部位称为“海”。《灵枢·海论》记载：“人有髓海，有血海，有气海，有水谷之海，凡此四者，以应四海也。”故“四海”是人体内气血精髓等精微物质生成和聚集的部位。

《灵枢·海论》曰："胃者，水谷之海，其输上在气街［气冲穴］，下至三里。冲脉者，为十二经之海，其输上在于大杼，下出于巨虚之上下廉。膻中者，为气之海，其输上在于柱骨之上下，前在于人迎。脑为髓之海，其输上在于其盖，下在风府。""柱骨之上下"，指颈项部；"盖"，指巅顶部的百会穴。四海分别是髓海在脑（头部）；气海在膻中（胸部）；水谷之海在胃（上腹部）；血海在冲脉（下腹部）。《灵枢·海论》中记载的四海部位及输注穴位见表1-3-5。

表1-3-5 四海部位及输注穴位表

四海	部位	所输注腧穴	
		上输穴	下输穴
髓海（脑）	头部	百会	风府
气海（膻中）	胸部	大椎	（前在）人迎
水谷之海（胃）	上腹部	气冲	足三里
血海（冲脉）	下腹部	大杼	上巨虚、下巨虚

四海和气街具有相似之处。首先，两者都是横向划分，上下分部。四海分别位于头、胸、上腹和下腹部。气街则从上到下划分为头气街、胸气街、腹气街和胫气街。其次，两者在位置上相近，脑为髓海，对应头气街；膻中为气海，对应胸气街；胃为水谷之海，对应腹气街；冲脉为血海，对应腹气街和胫气街。

（二）四海理论的意义和临床应用

四海理论指出了四海是人体精髓、气血的化生、汇聚之处，强调了髓、气、血、水谷在维持人体生命活动中的重要作用，阐述了头、胸、上腹和下腹部的重要功能。《灵枢·海论》记载："人亦有四海、十二经水。经水者，皆注于海。"四海与十二经脉关系密切，四海为十二经脉气血之源，十二经脉气血循行流注后又汇聚于四海。四海之间紧密联系，水谷之海居中，化生气血，气海居上，主一身之气；血海居下，主一身之血；气血汇聚后又上达髓海，化生精髓，充养脑部。

四海理论在阐述人体生理功能及指导疾病诊治方面有重要意义。《灵枢·海论》曰："髓海有余，则轻劲多力，自过其度；髓海不足，则脑转耳鸣，胫酸眩冒，目无所见，懈怠安卧。"髓海有余或不足之病证可取髓海所输注之百会、风府及其他有关腧穴进行治疗。

《灵枢·海论》曰："气海有余者，则气满胸中，悗息面赤；气海不足，则气少不足以言。"可取气海所输注之大椎、人迎及其他有关腧穴进行治疗。

《灵枢·海论》曰："水谷之海有余，则腹满；水谷之海不足，则饥不受谷食。"临床上可取水谷之海所输注之气冲、足三里及其他有关腧穴进行治疗，足三里为胃之下合穴，为强壮要穴，主治水谷之海不足之病证，即虚证；气冲则主治有余之病证，即实证。

《灵枢·海论》曰："血海有余，则常想其身大，怫然不知其所病；血海不足，亦常想其身小，狭然不知其所病。"血海有余或不足会影响十二经脉、五脏六腑乃至全身功能的正常运转。临床上可取血海所输注之大杼，上、下巨虚及其他有关腧穴进行治疗，大杼主治血海虚证病候，上、下巨虚则主治血海实证病候。

见本章结尾处二维码07

四海各司其职，又相互联系，主一身之气血精髓，共同维持人体正常的生命活动。四海理论阐释了经气的组成和来源。四海之病变，主要视其不足与有余，进行补虚泻实。

第四节 经络的作用及临床应用

一、经络的作用

1. 沟通内外，贯穿上下

经络将人体的五脏六腑、四肢百骸、五官九窍、皮肉筋骨等组织器官联系在一起，使其构成一个协调统一的整体，共同协作完成人体的生命活动。十二经脉及经别向内深入体腔，联络脏腑，向外通达体表，将脏腑之间、脏腑与体表联系起来。十二经脉又与奇经八脉相通，十二经筋和十二皮部则联结了人体的筋肉皮肤。十二经脉的标本、根结加强了人体头身与四肢的上下联系，气街和四海理论则加强了人体前后的联系。十五络脉加强了经脉之间的联系，浮络、孙络遍布全身，将人体各部紧密地联系起来。故《灵枢・海论》曰：“夫十二经脉者，内属于腑脏，外络于支节。”

2. 运行气血，抗御外邪

经络是气血运行的通路，气血必须通过经络才能输布于全身，从而“内溉脏腑，外濡腠理”（《灵枢・脉度》），维持人体的正常生理活动。正如《灵枢・本脏》所言：“经脉者，所以行血气而营阴阳，濡筋骨，利关节者也。”

经气包括营气、卫气、宗气、原气等，营气行于脉中，卫气虽行于脉外，但也是按照经络的循行分布。《灵枢・本脏》曰：“卫气者，所以温分肉，充皮肤，肥腠理，司开阖者也……卫气和则分肉解利，皮肤调柔，腠理致密矣。”说明卫气有保卫机体，抗御外邪的作用。人体有无数的浮络和孙络，纵横交错，遍布全身。《素问・气穴论》说“孙络”能“以溢奇邪，以通营卫”。故外邪侵袭人体时，浮络、孙络及卫气可协同发挥抗御病邪的作用。

3. 传导感应，反映病候

当针刺或艾灸等刺激人体时，经络能够感应和传导这些刺激的信息、作用。经络传导感应的功能是通过经络中运行的经气来实现的。各种治疗刺激及信息能够随经气直达病所，发挥调整和治疗作用。针刺时的得气和气行现象就是经络传导感应现象的表现。经络的感应传导现象不是单向的，当脏腑功能失调或阴阳失衡时，亦可由经络感应并通过经络传导于体表，出现相应表现，正所谓“有诸内必形诸外”。

4. 协调阴阳，调整虚实

疾病的发生不外乎脏腑的阴阳失调，阴阳一方偏盛为实证，偏衰则为虚证。运用针刺或艾灸根据病证的虚实施以补泻手法，这种补或泻的刺激性作用可通过经络传导至病所，调整其阴阳的盛衰，达到补虚或泻实的功效，使机体阴阳处于平衡状态，正如《灵枢・刺节真邪》所言：“泻其有余，补其不足，阴阳平复”。

二、经络的临床应用

经络理论的临床应用可体现在诊断和治疗两个方面。

（一）诊断方面

1. 经络诊法

经络诊法可通过望、按、切及一些客观检测方法来进行。如《灵枢·经水》记载："审切循扪按，视其寒温盛衰而调之"，这些都是经络的诊察方法。《素问·三部九候论》说"视其经络浮沉，以上下逆从循之"，亦即此意。

在诊察某些疾病的过程中，可通过观察经络循行所过部位各种异常改变，如皮肤色泽变化、局部斑疹等，或通过按压、触摸经络循行部位寻找压痛、硬结、条索状物质等异常变化来诊断疾病。如《灵枢·经脉》记载："凡诊络脉，脉色青则寒且痛，赤则有热。胃中寒，手鱼之络多青矣；胃中有热，鱼际络赤；其暴黑者，留久痹也；其有赤有黑有青者，寒热气也；其青短者，少气也。"分经切脉是经络诊法的重要内容。如寸口脉候阴经，人迎脉候阳经，又以冲阳（趺阳）脉及太溪脉分候胃气、肾气之存亡。

近些年又出现了借助经络穴位测定仪等现代仪器检测皮肤温度、电阻、红外线热像等客观指标来进行经络诊察的方法，使检查探测方法更加多样化、客观化和现代化，对于诊断经络脏腑疾病和选穴有一定临床参考价值。

见本章结尾处二维码 08

2. 经络辨证

全身的皮肉筋骨、五脏六腑均以经络为纲。经络辨证是以经络学说为依据，对患者的症状、体征等进行综合分析，以辨病分经的辨证方法。十二经脉的循行部位及脏腑属络不同，发生病变后所表现的症状也各不相同，临床上可根据疾病的表现以判定属于何经病变，指导分经辨证。如头痛，痛在前额属阳明经，痛在侧头属少阳经，痛在后头属太阳经。再如出现心痛、心悸、上肢内侧后缘痛属心经病变，咳嗽、流涕、胸痛、上肢内侧前缘痛则属肺经病变。《素问·皮部论》记载："皮有分部，脉有经纪，筋有结络，骨有度量，其所生病各异。"故络脉、经筋也各有所主病，皮部之病变则是经络之病在体表的综合反映，总分为六经病。奇经八脉与各经相交，所主病既有本经病证又兼具所交经脉的相关病证。经络辨证，主体是分十二经（合为六经）和奇经八脉，十二经主疾病之常，奇经主疾病之变。

通过经络辨证可明确疾病的性质、发展及预后，对于其诊断和治疗有重要意义。

见本章结尾处二维码 09

（二）治疗方面

1. 指导针灸推拿取穴

《灵枢·九针十二原》曰："所言节者，神气之所游行出入也。"腧穴乃"神气"游行出入之所，可见其重要性，所以临床上运用针灸推拿治疗疾病常选腧穴作为施术部位。经络各有所属腧穴，腧穴以经络为纲，经络以腧穴为目。

临床选穴除了在病变局部取穴外还可循经取穴，即选择病变脏腑所属经络或循行所过病变部位经脉上的远部腧穴进行治疗。《四总穴歌》中"肚腹三里留""腰背委中求""面口合谷收"便是循经取穴的具体应用。"头项寻列缺"因列缺穴是手太阴肺经络穴，可治疗表里两经之病证，手阳明大肠经循行过头项部，故列缺穴可治疗头项部病证。临床上还经常将不同部位的腧穴配合应用，有远近配穴法、前后配穴法等。如胃痛可近取中脘，配合循经远取梁丘；口角㖞斜可近取地仓，循经远取合谷等。俞募配穴法是前后配穴法的一个典型实例，即将病变脏腑的俞穴和募穴配合使用以发挥协同治疗作用。这里的循经取穴是基于十四经脉的循行分布，即“经脉所过，主治所及”，俞募配穴则是基于经络学说中的气街理论。

2. 指导气功养生

李时珍《八脉考》记载：“内景隧道，惟返观者能照察之”，此句道出了经络与气功的渊源。气功锻炼者的练功感觉很可能是经络走行（特别是体表走行）的主要依据之一。反之，对经络理论的熟练掌握，有利于修习气功。练习气功时，运用意念，通过寻经找络，按照经络循行路线，吐气纳气，使气走全身，从而达到促进血液循环，增加新陈代谢等目的。五禽戏、八段锦、六字诀等养生功法都与经络密不可分，或是将经络作为锻炼的对象；或是将某些穴位作为静功意守的部位；抑或将经络作为调整气血的通道。

3. 指导药物归经

药物按照其主治性能归入某经和某几经，简称药物归经。药物归经是在分经辨证的基础上发展起来的。病证可以分经论治，那么主治这些病证的药物就被认为可归入某经或某几经。徐灵胎的《医学源流论》中记载：“如柴胡治寒热往来，能愈少阳之病。桂枝治畏寒发热，能愈太阳之病。葛根治肢体大热，能愈阳明之病。盖其止寒热、已畏寒、除大热，此乃柴胡、桂枝、葛根专长之事。因其能治何经之病，后人即指为何经之药。”近代药物书中多有归经的记载。在经络学说的指导下将药物归入经脉，为中药的临床选用提供了思路与理论依据。

见本章结尾处二维码 10

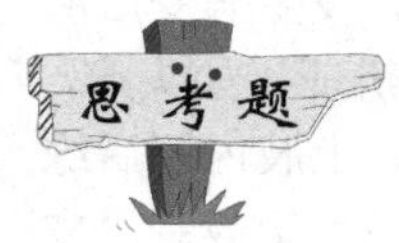

1. 如何从“血”“气”“脉”等相关理论认识经脉学说的形成？
2. 十二经脉与十五络脉有何异同？
3. 为何冲脉为“十二经脉之海”“血海”“五脏六腑之海”？
4. “标本”理论与“根结”理论有何联系与区别？
5. 简述人体的四个“气街”，并举例说明其临床应用。
6. 简述经络的作用并结合临床应用举例说明。

经络概论
拓展内容01~10

第二章　腧穴概论

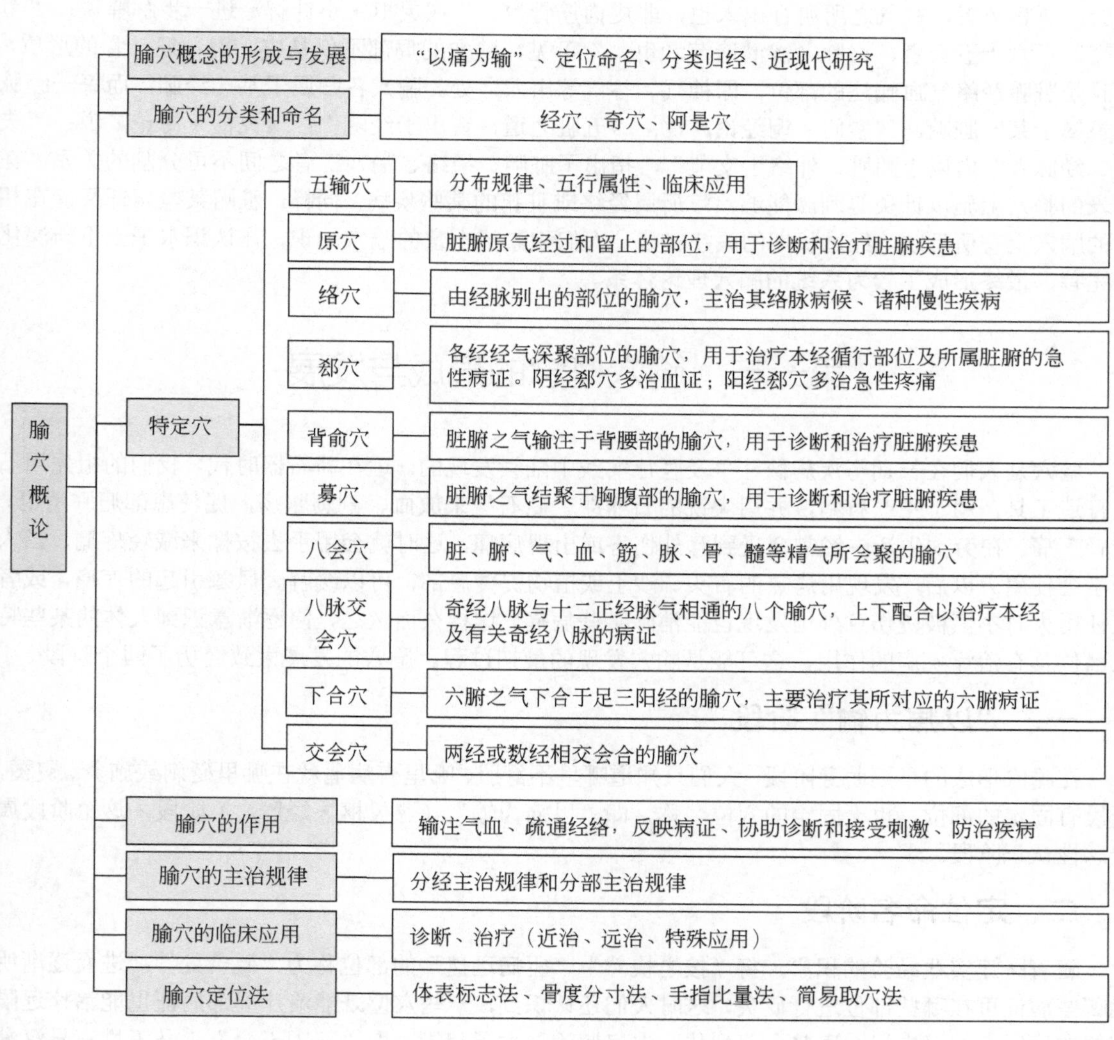
腧穴概论
腧穴概念的形成与发展
“以痛为输”、定位命名、分类归经、近现代研究
腧穴的分类和命名
经穴、奇穴、阿是穴
特定穴
五输穴
分布规律、五行属性、临床应用
原穴
脏腑原气经过和留止的部位，用于诊断和治疗脏腑疾患
络穴
由经脉别出的部位的腧穴，主治其络脉病候、诸种慢性疾病
郄穴
各经经气深聚部位的腧穴，用于治疗本经循行部位及所属脏腑的急性病证。阴经郄穴多治血证；阳经郄穴多治急性疼痛
背俞穴
脏腑之气输注于背腰部的腧穴，用于诊断和治疗脏腑疾患
募穴
脏腑之气结聚于胸腹部的腧穴，用于诊断和治疗脏腑疾患
八会穴
脏、腑、气、血、筋、脉、骨、髓等精气所会聚的腧穴
八脉交会穴
奇经八脉与十二正经脉气相通的八个腧穴，上下配合以治疗本经及有关奇经八脉的病证
下合穴
六腑之气下合于足三阳经的腧穴，主要治疗其所对应的六腑病证
交会穴
两经或数经相交会合的腧穴
腧穴的作用
输注气血、疏通经络，反映病证、协助诊断和接受刺激、防治疾病
腧穴的主治规律
分经主治规律和分部主治规律
腧穴的临床应用
诊断、治疗（近治、远治、特殊应用）
腧穴定位法
体表标志法、骨度分寸法、手指比量法、简易取穴法

腧穴是人体脏腑经络气血输注于体表的特殊部位，也是反映病证，接受刺激，治疗疾病的部位。腧穴学是研究腧穴理论的形成，腧穴的位置、主治作用，指导临床治疗的一门学科，是针灸学的重要组成部分，在针灸专业中具有十分重要的地位。

腧穴在《内经》中称作“节”“会”“气穴”“气府”“骨空”“溪”“络”“脉气所发”等；《甲乙经》中称为“孔穴”；《圣惠方》中则称为“穴道”。腧穴的“腧”与“输”义相通，有输注、转输、灌注之义；“穴”有“孔”“隙”之义。腧、俞、输三字同义。《类经·九卷》“人之四海”杨注：“输、腧、俞，本经皆通用。”但应用时各有所指。“腧穴”是指穴位的统称；“输穴”是指“五输穴”的专称，即其第三个穴位名称；“俞穴”则指脏腑之气输注于背腰部的穴位，即五脏六腑背俞穴的专称。

《灵枢·九针十二原》曰：“节之交，三百六十五会，知其要者，一言而终，不知其要，流散无穷。所言节者，神气之所游行出入也，非皮肉筋骨也。”《灵枢·小针解》进一步解释说：“节之交三百六十五会者，络脉之渗灌诸节者也。”可见，腧穴的局部不仅是皮、肉、筋、骨的形质，而且是脏腑经络气血输注的部位，即神气、谷气等出入之处。腧穴各归属于某一经脉，而每一经脉又隶属于某一脏腑。《素问·调经论》说：“五脏之道，皆出于经隧”；《灵枢·海论》说：“夫十二经脉者，内属于腑脏，外络于支节”，指出了脏腑、经络、腧穴三者之间不可分割的关系。在体表的腧穴上施以针灸等刺激能够治疗所属经络或脏腑的某些疾病。同样，脏腑某些病证又能在相应的腧穴上有所反映。经过长期的医疗实践，人们积累了丰富的腧穴知识，在认识水平上不断深化和完善，最终形成了较为系统的腧穴理论体系。

第一节　腧穴概念的形成与发展

腧穴是人们在长期与疾病做斗争及医疗实践中陆续发现的。远在新石器时代，我们的祖先用石头打造工具，用于生产狩猎，并用尖锐的石器即“砭石”来放血、割刺脓疡，促使患部痈肿消退，减轻疼痛。在劳动生活中经常会受到意外伤害或出现病痛，这时就会用手去按揉来减轻疼痛，当人们学会使用火以后，发现用烤热的石头、沙土或植物熨烫患部，可以缓解因风寒引起的疼痛，或者在使用火时不慎被烫伤意外地发现也能消除某些病痛。这样久而久之，便逐渐意识到人体的某些特殊部位具有治疗疾病的作用，这可能是腧穴发现的最初过程。腧穴的发展大致经历了四个阶段。

一、“以痛为输”阶段

在腧穴形成的早期萌芽阶段，人们只知道哪里不舒服、哪里有病痛就在哪里砭刺或施灸、熨烫，既没有固定的部位，也无固定的穴位名称，即“以痛为输”（《灵枢·经筋》）阶段，这个阶段属于感性认识阶段。

二、定位命名阶段

随着医疗实践经验的积累，将“按之快然”“驱病迅捷”的部位称为“砭灸处”，进而逐渐明确哪些病证可在哪些部位进行砭灸，这时人们还认识到，一些穴位既能治疗局部病证也能治疗远隔部位的病证。如《史记·扁鹊仓公列传》中扁鹊治虢太子尸厥，取“三阳五会”；马王堆三号汉墓出土的帛书《脉法》中“阳上于环二寸而益为一久［灸］”；《五十二病方》中“久［灸］左足中指”“久［灸］左胻”等，所指的都是刺灸部位，这是有关腧穴的早期文献记载。由此可见这时腧穴的位置和作用基本明确，人们对腧穴的位置特点和治疗作用逐渐固定化，进而发展到腧穴位置确定并加以命名。这个阶段属于从感性认识向理性认识的过渡阶段。

三、分类归经阶段

经过长期的医疗实践，发现的腧穴越来越多，人们对腧穴的部位特点、主治功能的认识更加深入。腧穴不再被认为是体表孤立的、散在的部位，人们认识到腧穴与内部的脏腑及经络等存在着某种特殊的联系，从而使人体形成一个有机的整体。随着经络学说的逐步形成，历代医家将腧穴进行了系统的整理、归经、分类。这个阶段属于理性认识阶段，现分述如下。

我国现存最早的中医学著作《内经》记载腧穴约 160 个，详细记载腧穴的部位、名称、分经、主治等内容，以及提出了五输穴、原穴、络穴、背俞穴、募穴、交会穴的理论，为腧穴学的形成与发展奠定了基础。其后《难经》又提出了八会穴，并对《内经》中提出的特定穴进行了阐发。

晋代皇甫谧根据《灵枢》《素问》《明堂孔穴针灸治要》编纂而成《甲乙经》，是我国现存最早的针灸学专著。全书共 12 卷 128 篇，其中 70 余篇专讲腧穴方面的内容，对 349 个腧穴的名称、别名、位置、取法、主治、配伍、何经脉气所发、何经所会、针刺深浅、留针时间、艾灸壮数、禁刺禁灸及误刺误灸的后果等都作了全面的论述，并对腧穴的顺序、归经进行了整理，头面躯干腧穴以分区划线排列，四肢腧穴以经脉排列。该书集晋代以前针灸学之大成，为腧穴理论的发展做出了重大贡献，成为我国最早的体系比较完整的针灸专著。

唐代是我国封建社会经济、文化的繁荣时期，医药也随之有了很大的发展。唐代名医孙思邈所著的《千金方》、《千金翼方》（简称《千金翼》）等书，发展了腧穴配伍，收集了大量经外奇穴，提出了阿是穴，扩大了腧穴的主治范围，腧穴保健灸的方法也源于此。孙氏在甄权的基础上，“旧明堂图，年代久远，传写错误，不足指南，今一依甄权等新撰为定云耳……其十二经脉，五色作之；奇经八脉，以绿色为之”，绘制了彩色的明堂三人图，即现在的经络腧穴图，可惜已亡佚。杨上善所编著的《黄帝内经太素》（简称《太素》）对《内经》原文归类注释，其中有很多关于针灸内容的章节，如在卷十九、卷二十二、卷二十三、卷三十中就有关于经络、腧穴、刺灸方法及针灸治疗各种疾病的专门记载，反映出杨上善深谙针灸学的基本理论和临床实践；《太素》在北宋后失传，后经清代杨守敬出使日本时取回由唐鉴真和尚传至日本的版本，但亦有散佚。

北宋时期的王惟一奉召于天圣四年（1026 年）重新考订黄帝明堂，对针灸腧穴进行厘定，编纂而成《铜人》三卷，详载 354 个穴位的名称、部位、主治、刺灸等内容，在个别重要穴位下还收载了历代名医针灸治验案例，并绘有十二经脉经穴图谱，由官方刊行，而且刻石立于东京汴梁（今开封）大相国寺仁济殿内，是中国针灸史上的里程碑。翌年，又铸成两尊与成人等高的铜人模型，铜人胸背前后两面可以开合，内置脏腑器官，外面镂有穴位，穴旁刻题穴名。并以黄蜡封涂铜人外表的孔穴，其内注水。如取穴准确，针入而水流出；如果取穴不准，针则不能刺入。两尊铜人，一尊于靖康二年（1127 年）被金军掠走，另一尊流落襄阳，后落入元人之手。这两尊铜人模型是我国最早的针灸模型，作为教具，提高了针灸教学效果，之后用以考核医生，这种用铜人考核医生的方法一直沿用至明代，促进了针灸教学的发展。

元代滑伯仁所著《发挥》三卷，最早将任督二脉与十二经脉相提并论，合称“十四经脉”，把全身经穴按《灵枢·经脉》循行顺序排列，称“十四经穴”，共计 354 个穴位。

明代杨继洲在家传《卫生针灸玄机秘要》的基础上，汇集了明代以前针灸医籍中的精华，撰写了《大成》十卷。其对 359 个经穴主治分门别类加以论述，充实了针灸辨证的内容，列举了辨证选穴的范例，并附有针灸医案，是一部继《内经》《甲乙经》之后的又一次总结性的针灸专著。

清代在重药轻针的影响下，针灸的发展受到制约。这一时期，李学川则提出针灸与方脉可以“左右逢源”，编撰《针灸逢源》（简称《逢源》）六卷，收集历代针灸医籍所载经穴数目，十四经穴增至361个穴位。鸦片战争以后，针灸日趋衰落。

四、近现代研究阶段

中华人民共和国成立以后，针灸学伴随着中医事业得到了相应的发展，并取得了显著成果。近几十年来，相继开展了对腧穴的多学科多层次的实验研究，如20世纪50年代研究发现经穴具有电学特性，即有低电阻、高电位的特性，之后又发现腧穴还有光学特性、红外辐射特性、声学特性等物理学特性；腧穴还有化学特性、病理学特性等。20世纪60年代以后又开展了经穴形态的研究，对361个经穴逐一作了解剖学分析及组织学研究。研究发现，经穴所在的部位不同，其解剖及组织学所见亦不相同，但到目前为止尚未发现腧穴的特异性形态结构，腧穴的实质还有待揭示。此外，还开展了腧穴的古代文献整理，出版了《中国针灸穴位通鉴》一书，这是一部收集近百部古代针灸医籍有关腧穴的内容，历经30余年几代科研人员的努力，才于20世纪90年代初完成的著作，其对每个穴位都按着穴名、出处、别名、穴名释义、部位、归经与穴性、主治病证、针法灸法与感传、局部解剖和简要结语等内容，分门别类，按历史年代编排，以示相互承袭和发展关系，是腧穴学之大成。

1990年，对腧穴的名称、定位进行了标准化、规范化，公布了中华人民共和国国家标准——《经穴部位》，腧穴再次有了国家的统一标准。1991年WHO则颁布了《针灸穴名国际标准》，经穴穴名由汉语拼音加经脉名称的英文缩写及序列号组成，标准的颁布，为推动世界针灸学术的发展，方便国际的针灸学术交流，起到了重要的作用。2003年国家中医药管理局设立《中华人民共和国针灸穴典》专项，作为一部腧穴国家标准，对腧穴学进行全面的科学总结。2006年对使用了16年的国家标准《经穴部位》进行了修订，定名为《腧穴名称与定位》。这些研究促进了腧穴学的发展。

近年来，对于腧穴特异性的研究逐渐深入，许多研究证实穴位与非穴之间、本经各穴之间、本经经穴与他经经穴之间、一般穴与特定穴之间在生物物理特性及功能主治方面存在着显著的差异性，经穴与脏腑之间从生理、病理到临床治疗都密切相关，以上发现为腧穴的作用机制提供了科学依据，对腧穴的临床应用和经验进行了不断的总结，发现了腧穴主治的一些特异性规律，深化了腧穴的认识，充实了腧穴学理论。

第二节 腧穴的分类和命名

一、腧穴的分类

人体的腧穴大体上可以分为经穴、奇穴和阿是穴三类，分述如下。

1. 经穴

凡归属于十二经脉与任、督二脉的腧穴，称为“十四经穴”，简称“经穴”。这些腧穴，因其分布在十四经脉的循行路线上，与经络、脏腑关系最为密切。经穴不仅能主治本经病证，还能治疗本经循行所联系的脏腑、器官的病证，而且能反映十四经及其所属脏腑的病证。经穴的数量随着医疗实践的不断发现、总结，经历了一个由少到多的过程。《内经》最早奠定了腧穴学的理论基础，所记载的腧穴约160个。《甲乙经》用分经分部方法详载穴名、穴位，共349穴。《千金翼》所载经穴数目与《甲乙经》相同。至《铜人》《发挥》经穴数达到354穴。其后的《大成》载经穴359穴，《逢源》经穴总数达到361穴。2006年的国家标准《腧穴名称与定位》中，经穴增加到362

穴。以下为历代代表性针灸医籍及其所载经穴总数（表 2-2-1）。

表 2-2-1 历代主要医籍十四经穴数目表

年代（公元）	作者	书名	穴名数		
			单数	双数	合计
战国 前 475～前 221 年		《内经》	约 25	约 135	约 160
三国、魏晋 256～260 年	皇甫谧	《甲乙经》	49	300	349
唐 682 年	孙思邈	《千金翼》			
宋 1026 年	王惟一	《铜人》	51	303	354
元 1341 年	滑伯仁	《发挥》			
明 1601 年	杨继洲	《大成》	51	308	359
清 1817 年	李学川	《逢源》	52	309	361

2. 奇穴

凡没有归属于十四经穴，且有具体的名称和固定的部位，又有奇效的腧穴，称“奇穴”。又因其在十四经穴以外，故又称为“经外奇穴”，《灵枢·刺节真邪》称“奇输”。奇穴是在阿是穴的基础上发展起来的，这类腧穴的主治范围比较单纯，多数对某些病证有特殊疗效，如百劳穴治瘰疬，四缝穴治小儿疳积等。

历代文献有关奇穴的记载很多。如《千金方》载有奇穴 187 个，均散见于各类病证的治疗篇中。《奇效良方》专列奇穴，收集了 26 穴。《大成》专列“经外奇穴”一门，载有 35 穴。《类经图翼》（简称《图翼》）也专列“奇俞类集”篇，载有 84 穴。《勉学堂针灸集成》（简称《集成》）则汇集了 144 个奇穴。可见历代医家对奇穴颇为重视，其数量逐渐增加，但尚未超过经穴总数。近代的《经外奇穴图谱》《经外奇穴图谱续集》《董氏奇穴》等书籍又收集了大量的奇穴，许多奇穴经临床验证确有佳效，奇穴在腧穴学中占有重要的位置。

奇穴的分布虽然较为分散，有的在十四经循行路线上；有的虽不在十四经循行路线上，但却与经络系统有着密切联系；有的奇穴并不指一个部位，是由多穴位组合而成，如十宣、八邪、八风、华佗夹脊等；有的虽名为奇穴，其实就是经穴，如胞门、子户，实际就是水道穴，四花是胆俞、膈俞四穴，灸痨穴是心俞二穴（《聚英》），四关穴为双侧合谷、太冲［《针灸大全》（简称《大全》）］，等等。

3. 阿是穴

既无具体名称，也无固定部位，而是以痛处为穴，称“阿是穴”。“阿”字《汉书·东方朔传》颜师古注，即是“痛”的意思，因按压痛处，患者会发“阿”的一声，故名为“阿是”。“阿是”之称见于唐代《千金方》：“有阿是之法，言人有病痛，即令捏［掐］其上，若里［果］当其处，不问孔穴，即得便快成［或］痛处，即云阿是，灸刺皆验，故曰阿是穴也”。因其没有固定的部位，故《扁鹊神应针灸玉龙经》（简称《玉龙经》）称“不定穴”，《医学纲目》（简称《纲目》）称“天应穴”，近代称“压痛点”，名虽异，而义皆同，其本仍始于《内经》之“以痛为输”。《灵枢·五邪》云“以手疾按之，快然乃刺之。”《素问·缪刺论》云：“疾按之应手如痛，刺之。”《素问·骨空论》亦云：“切之坚痛如筋者灸之。”可见，寻找压痛点是确定阿是穴的重要依据。如阑尾穴、胆囊穴就往往是阑尾、胆囊病变时的阿是穴。临床上，直接在阿是穴进行针刺或艾灸，具有显著效果。

而阿是穴与经穴之间亦有密切联系，如《灵枢·背腧》云“肾腧在十四焦［椎］之间，皆挟脊相去三寸所，则欲得而验之，按其处，应在中而痛解，乃其腧也”，表明经穴亦可采用寻切按压等方法定穴、揣穴。

历代医家阐述阿是穴的表现特点，可以归纳为如下几个方面：

（1）痛感　《素问·举痛论》曰：“寒气客于肠胃之间，膜原之下，血不得散，小腹急引故痛，按之血气散，痛乃止也。”《普济方·牙痛》曰：“凡蛀牙痛，必须出之，若无妙手，其痛不可忍也，无问上下，但随左右于牙关龈车骨尖相对近里，以指捻之，觉痛处是穴，以艾火灸七壮，疮敛，蛀牙自落，其验如神。”

（2）舒适感　《灵枢·癫狂》曰：“取之下胸二胁咳而动手者，与背腧以手按之立快者是也。”《灵枢·五邪》曰：“邪在肺，则病皮肤痛……背三节五脏之旁，以手疾按之，快然乃刺之。”

（3）热感　《素问·举痛论》曰：“寒气客于背俞之脉……按之则热气至，热气至则痛止矣。”

（4）其他　还可出现酸楚、胀、麻、走窜等感应，或某些特殊的现象，如皮下结节等。《素问·骨空论》云：“切之坚痛如筋者灸之”，就类似皮下结节。

阿是穴在临床上的应用十分广泛。它不仅适用于一切痛症，而且对某些内部脏器的疾患也有较好疗效，又在一定程度上反映了机体的功能障碍。在这个意义上，阿是穴是疾病的反应点，同时也是治疗疾病的刺激点。临床上，如能正确地加以运用往往可以收到事半功倍的效果。《针灸资生经》（简称《资生经》）云：“背痛……予尝于膏肓之侧，去脊骨四寸半，隐隐微痛，按之则痛甚，谩以小艾灸三壮即不疼。他日复连肩上疼，却灸肩疼处而愈，方知《千金方》之阿是穴犹信云。”总之，阿是穴是人体腧穴的重要组成部分，不能因为其无定位无定名而加以忽略。

二、腧穴的命名

腧穴各有一定的部位和命名，如《素问·阴阳应象大论》云：“论理人形，列别脏腑，端络经脉，会通六合，各从其经，气穴所发，各有处名。”可见，腧穴的名称都有一定意义，如《千金翼》亦云：“凡诸孔穴，名不徒设，皆有深意。”有关腧穴名称含义的解释在古代文献中早有记载，如《素问·骨空论》云：“譩譆，在背下侠脊旁三寸所，压之令病者呼譩譆，譩譆应手”。故命之“譩譆”穴。杨上善《太素》对十五络穴的穴名也有较完整的释义，如将“通里”注释为“里，居处也。此穴乃是手少阴脉气别通，为络居处，故曰通里也”；将“内关”注释为“手心主至此太阴少阴之内，起于别络内通心包，入于少阳，故曰内关也”。《重广补注黄帝内经素问》（简称《素问》王冰注）注释鸠尾穴，谓：“鸠尾，心前穴名也，正当心蔽骨之端，言其骨垂下如鸠鸟尾形，故以为名也”。因此，对穴名意义的理解有助于腧穴部位的记忆及功能的掌握。

腧穴名称的释义，涉及知识面比较广泛，诸如与中医基础理论、文字考证、哲学、天文、地理、乐器音律、物象形态等都有密切的关系。针灸治病必须掌握腧穴，而了解和熟悉腧穴命名的深刻含义是对腧穴理解、应用的基础，故一直为历代医家所重视；也从不同的角度对穴名进行了阐释。例如，清代程扶生《医经理解》曾对周身腧穴的命名作了概括性论述：“经曰肉之大会为谷，小会为溪，谓经气会于孔穴，如水之行而会于溪谷也；海言其所归也；渊泉言其深也；狭者为沟渎，浅者为池渚也；市府言其所聚也，室舍言其所居也；门户言其所出入也；尊者为阙堂，要会者为关梁也；丘陵言其骨肉之高起者也；髎言其骨之空阔者也；俞言其气之传输也；天以言乎其上，地以言乎其下也。”言简意赅，对学者有不少启发。十四经腧穴的命名分类简要如下。

1. 自然类

（1）以天文学上日月星辰命名　如日月、上星、璇玑、太乙、太白、天枢等。

（2）以地理名称结合腧穴的形象而命名

1）以山、陵、丘、墟来比喻腧穴的形象，如承山、大陵、梁丘、商丘、丘墟等。

2）以溪、谷、沟、渎来比喻腧穴的形象，如后溪、阳溪、合谷、水沟、支沟、四渎、中渎等。

3）以海、泽、池、泉、渠、渊来比喻腧穴的流注形象，如少海、小海、尺泽、曲泽、曲池、涌泉、经渠、太渊、清冷渊等。

4）以街、道、冲、处、市、廊来比喻腧穴的通路或处所，如气街、水道、关冲、五处、风市、步廊等。

2. 物象类

（1）以动物名称来比喻某些腧穴的形态　如鱼际、鸠尾、伏兔、鹤顶、犊鼻等。

（2）以植物名称来比喻某些腧穴的形态　如攒竹、丝竹空、禾髎等。

（3）以建筑物来比喻某些腧穴的形态　如天井、玉堂、巨阙、内关、曲垣、库房、天窗、地仓、梁门、紫宫、内庭、气户等。

（4）以什物之类来形容某些腧穴的象形或会意　如大杼、地机、颊车、阳辅、缺盆、天鼎、悬钟等。

3. 人体类

（1）以人体解剖部位来命名

1）以大体解剖名称来命名，如腕骨、完骨、大椎、曲骨、京骨、巨骨等。

2）以内脏解剖名称来命名，如心俞、肝俞、肺俞、脾俞、胃俞、肾俞、胆俞、膀胱俞、大肠俞、小肠俞等。

（2）以人体生理功能来命名

1）以一般生理功能来命名，如承浆、承泣、听会、劳宫、廉泉、关元等。

2）以气血脏腑功能来命名，如气海、血海、神堂、魄户、魂门、意舍、志室等。

（3）以治疗作用来命名　如光明、水分、通天、迎香、交信、归来、筋缩等。

（4）以人体部位和经脉分属阴阳来命名

1）以内外分阴阳来命名，如阳陵泉（外）、阴陵泉（内）等。

2）以腹背分阴阳来命名，如阴都（腹）、阳纲（背）等。

3）以经脉交会分阴阳来命名，如三阴交（阴经）、三阳络（阳经）等。

第三节　特　定　穴

特定穴，是指十四经穴中具有特殊治疗作用，并有特定名称的腧穴，包括四肢肘膝关节以下的五输穴、原穴、络穴、郄穴、八脉交会穴、下合穴，在胸腹及背腰部的背俞穴、募穴，在四肢躯干部的八会穴，以及全身经脉的交会穴，共十类。

一、五输穴

十二经脉在四肢肘膝关节以下各有五个重要腧穴，分别名为井、荥、输、经、合，合称五输穴。

五输穴按井、荥、输、经、合的顺序，从四肢末端向肘膝方向依次排列。《灵枢・九针十二原》指出："经脉十二，络脉十五，凡二十七气，以上下，所出为井，所溜为荥，所注为输，所行为经，所入为合，二十七气所行，皆在五输也。”说明经气发于五输穴之井穴，犹如水流自源而出，由小到大，由浅入深的形态，体现了经气从四末至肘膝的变化过程。井穴多位于手足之端，喻作水的源头，是经气所出的部位；荥穴多位于掌指或跖趾关节之前，喻作水流尚微，荥迂未成大流，是经气流行的部位；输穴多位于掌指或跖趾之后，喻作水流由小到大，由浅入深，是经气渐盛的部位；经穴多位于腕踝关节以上，喻作水流宽大，畅通无阻，是经气正盛的部位；合穴位于肘膝关节附近，喻作江河水流归入湖海，是经气由此深入，进而汇合于脏腑的部位。

有关五输穴的内容主要见于《灵枢·本输》，但文中仅记载了十一条经脉的五输穴，唯缺少对手少阴心经的五输穴的记述，而以心包经代之。直至晋代皇甫谧《甲乙经》方补齐了手少阴心经五输穴，使五输穴的内容得以完备。

五输穴与阴阳五行配合用以指导临床应用。根据阴阳交泰、阴阳互根、刚柔相济的理论，五输穴在临床应用时多配属阴阳五行，此理论首见于《灵枢·本输》，但只提到阴经的井穴属木，阳经的井穴属金，其余阴经或阳经的荥、输、经、合诸穴，均无明确的五行属性。《难经·六十四难》完善了五输穴的五行属性：“阴井木，阳井金；阴荥火，阳荥水；阴俞土，阳俞木；阴经金，阳经火；阴合水，阳合土。”由此可知，五输穴的五行配属是由阴井木、阳井金开始，按照五行相生规律依次排列，表明五输穴流注如水流的连续性。这种配属说明了五输穴的五行生克关系（表 2-3-1、表 2-3-2）。

表 2-3-1 六阴经五输穴五行配属表

经脉	井（木）	荥（火）	输（土）	经（金）	合（水）
手太阴肺经	少商	鱼际	太渊	经渠	尺泽
手厥阴心包经	中冲	劳宫	大陵	间使	曲泽
手少阴心经	少冲	少府	神门	灵道	少海
足太阴脾经	隐白	大都	太白	商丘	阴陵泉
足厥阴肝经	大敦	行间	太冲	中封	曲泉
足少阴肾经	涌泉	然谷	太溪	复溜	阴谷

表 2-3-2 六阳经五输穴五行配属表

经脉	井（金）	荥（水）	输（木）	经（火）	合（土）
手阳明大肠经	商阳	二间	三间	阳溪	曲池
手少阳三焦经	关冲	液门	中渚	支沟	天井
手太阳小肠经	少泽	前谷	后溪	阳谷	小海
足阳明胃经	厉兑	内庭	陷谷	解溪	足三里
足少阳胆经	足窍阴	侠溪	足临泣	阳辅	阳陵泉
足太阳膀胱经	至阴	通谷	束骨	昆仑	委中

五输穴的主治作用，首推《难经·六十八难》：“井主心下满，荥主身热，俞主体重节痛，经主喘咳寒热，合主逆气而泄。”清代廖润鸿对此作了进一步的解释，认为五输穴与五脏病机相关，故《集成》中说：“井主心下痞满（肝邪也），荥主身热（心邪也）；输主体重节痛（脾邪也），经主喘咳寒热（肺邪也），合主逆气而泄（肾邪也）。”根据上述文献记载，现将五输穴的主治作用归纳如下。

“井主心下痞满”，井穴主治肝之疾患。“心下痞满”是指心窝部痞满、郁闷而言。肝属木主疏泄，与胆相表里，其经分布胸胁。如肝失疏泄，肝气横逆则见“心下痞满”。其他由此而引起的症状，如胸胁胀满、郁郁不乐、多疑善虑、急躁易怒、癫狂、头痛头胀、呃逆、嗳气、结聚、癥瘕等，也可取用井穴，以疏肝理气解郁。又心包经井穴，位于中指尖端；肾经井穴恰在脚底足心。两者一上一下，阴水阳火相对。故每见病证急暴，惊恐，气绝，卒中，人事不省，神志不清等，取之屡效，乃具通经接气、开窍启闭之功。

“荥主身热”，荥穴主治心之疾患。心属火，“身热”为心火亢盛的主要病证之一。心与小肠为表里，其他由此而引起的病证，如热伤神明，则心烦、心悸、失眠及神昏谵语、狂躁不宁等；热伤津液，则口燥舌干；热移小肠，则溲短而黄；热伤血络，则吐血衄血；热毒炽盛，则诸疮红肿热痛及舌红、脉数等，均可取荥穴以清心安神，泄热凉血。

“俞主体重节痛”，输穴主治脾之疾患。脾属土，“体重节痛”是脾失健运，水湿阻滞为患。脾与胃相表里，其他由此而产生的病证，如脘腹胀满，食欲不振，呕吐恶心，肢体浮肿，大便溏稀，脉濡缓等，也可取用输穴，以健脾和胃，运化水湿。

“经主喘咳寒热”，经穴主治肺之疾患。肺属金，与大肠相表里。“喘咳寒热”，为邪袭肺卫，小溲不利，大便失调，脉浮等，皆可取用经穴，以宣肺解表，止咳降气。

“合主逆气而泄”，合穴主治肾之疾患。肾属水，与膀胱互为表里。“逆气”，是指气机上逆，如肾不纳气之上气咳喘等；“泄”是指二阴病变，如遗精、遗尿、大便溏泄等，均属肾气失充的疾患。其他由肾脏虚衰，真元亏损而引起的病证，如阳痿、滑胎、女子不孕、早衰、小儿五迟，脉迟细或尺弱等，可取合穴以补肾育阴。又“逆气而泄”的病证不仅与肾有关，而且与胃有关。合穴主治肾脏疾患，也可治疗胃的病变。《素问·水热穴论》曰：“肾者，胃之关也。”肾主下焦，膀胱为府。肾气化则二阴通，肾气乏则二阴闭。关闭则水积气逆，胃必填满。其中也包含此理。

五输穴的具体运用上，尚有两种不同的观点，一是《灵枢·顺气一日分为四时》的五变主五输，即四季分刺法。如“黄帝曰：余闻刺有五变，以主五输，愿闻其数。岐伯曰：人有五脏，五脏有五变，五变有五输，故五五二十五输，以应五时……藏主冬，冬刺井；色主春，春刺荥；时主夏，夏刺输；音主长夏，长夏刺经；味主秋，秋刺合。是谓五变，以主五输……病在藏者，取之井；病变于色者，取之荥；病时间时甚者，取之输；病变于音者，取之经，经满而血者；病在胃及以饮食不节得病者，取之于合”。二是《难经·七十四难》：“春刺井者，邪在肝；夏刺荥者，邪在心；季夏刺输者，邪在脾；秋刺经者，邪在肺；冬刺合者，邪在肾。”“冬刺井”及“春刺井”的不同说法，与所指的具体内容不同有关，这两种观点是从不同的角度谈五输穴的应用。此外，《内经》中尚有荥输穴、合穴用法，《灵枢·邪气脏腑病形》：“荥输治外经，合治内府。”荥穴、输穴多用于经脉等外周病变，合穴多用于内在脏腑疾患。

五输穴的补母泻子法在临床上应用广泛，最早载于《难经·六十九难》至《难经·七十五难》。根据五输穴五行配属中的生克规律，按“生我”“我生”的关系，采用“虚则补其母，实则泻其子”的补泻原则，具体应用有本经子母补泻法、异经子母补泻法等。五输穴自四肢末端至肘膝的经气变化与经络理论中的“标本”“根结”相一致，是标本、根结理论在腧穴中的实际应用，反映了腧穴在四肢与头胸腹的不同源流、治疗范围。此外，五输穴的按时取穴法在后世形成了时间疗法中的“子午流注针法”。

二、原穴

十二经脉在腕、踝关节附近各有一个重要经穴，是脏腑原气经过和留止的部位，称为“十二原”，简称“原穴”。《灵枢·九针十二原》首次提出五脏之原穴，即肺原出于太渊，心原出于大陵，肝原出于太冲，脾原出于太白，肾原出于太溪。此处的心原实为心包之原，而非心之原穴，心之原穴神门，于《甲乙经》中补齐。在《灵枢·本输》中记载的原穴，即大肠原过于合谷，胃原过于冲阳，小肠原过于腕骨，膀胱原过于京骨，三焦原过于阳池，胆原过于丘墟，同时指出了各原穴的位置。至于《灵枢·九针十二原》所载十二原中的“膏之原，出于鸠尾……肓之原，出于脖胦”，鸠尾和脖胦实际并不属于十二脏腑原穴的范畴，故后人不将其纳入原穴中（表 2-3-3）。

表 2-3-3　十二原穴表

脏腑	原穴	脏腑	原穴
肺	太渊	大肠	合谷
心	神门	小肠	腕骨
心包	大陵	三焦	阳池
脾	太白	胃	冲阳
肾	太溪	膀胱	京骨
肝	太冲	胆	丘墟

阴经五脏之原穴，即是五输穴中的输穴，所谓“阴经之输并于原”（《图翼》），“以输为原”。这与阳经六腑输穴之外另有原穴有别，阴经五脏无原穴而“以输代原”，而阳经多一原穴，其原因就在于原气与三焦关系密切，《难经·六十二难》指出：“府者，阳也。三焦行于诸阳，故置一输名曰原。”说明六腑为阳，三焦将原气分别运行于诸阳经，而阳经脉气盛长，故阳经于输穴之外多置一腧为原穴。《难经·六十六难》又进一步说明：“三焦者，原气之别使也，主通行三气，经历于五脏六腑”。三焦是原气的别使，具有把原气输送到全身的功能；原穴是原气经过和留止的部位，所以取用原穴能使三焦原气通达，从而激发原气，发挥其维护正气，抗御病邪的功能。

《灵枢·九针十二原》云：“五脏有疾也，应出十二原，十二原各有所出。明知其原，睹其应而知五脏之害矣。”通过诊察十二原穴，了解脉气盛衰情况，能够推断脏腑的疾病。故临床上常在原穴处寻找阳性反应，作为诊断脏腑疾病的依据。例如，心脏疾患多在大陵穴出现压痛；肾脏疾患则在太溪穴出现压痛等。

《灵枢·九针十二原》曰：“五脏有疾，当取之十二原。”《难经·六十六难》亦云：“五脏六腑之有病者，皆取其原也。”原穴既具有祛邪之功，又有补虚扶正的特点，故凡脏腑疾病，无论是实证还是虚证，都可取用相应的原穴来治疗，如咳嗽、气喘可取用肺之原穴太渊；腹胀、泄泻可取用脾之原穴太白等。李梴《医学入门》有“周身三百六十穴，统于手足六十六穴”之说，强调了五输穴和原穴的重要作用。由此可以看出，原穴在腧穴中具有重要作用。

三、络穴

络脉在由经脉别出的部位各有一个腧穴，称为络穴。络穴首载于《灵枢·经脉》。其中十二经脉各有一络穴，皆位于肘膝关节以下，加上任脉之络穴鸠尾，督脉之络穴长强，脾之大络大包，共有十五穴，故称为“十五络穴”（表 2-3-4）。

另外，据《素问·平人气象论》载“胃之大络，名曰虚里，贯膈络肺，出于左乳下，其动应衣，脉宗气也”，故还有“十六络”之说。

表 2-3-4 十五络穴分布表

经脉	络穴	经脉	络穴
手太阴肺经	列缺	手阳明大肠经	偏历
手厥阴心包经	内关	手少阳三焦经	外关
手少阴心经	通里	手太阳小肠经	支正
足太阴脾经	公孙	足阳明胃经	丰隆
足厥阴肝经	蠡沟	足少阳胆经	光明
足少阴肾经	大钟	足太阳膀胱经	飞扬
任脉	鸠尾	督脉	长强
脾之大络	大包		

络穴可主治络脉病候，例如，手少阴络脉病候“实则胸中支满，虚则不能言语”，即可取其络穴通里治疗。此外，络穴不仅能够治本经病，亦能治其相表里的经脉病证，因为“一络通二经”，故手太阴肺经的络穴列缺，既能治肺经的咳嗽、喘息，又能治手阳明大肠经的齿痛、头项疾患等。络穴亦可用于治疗慢性久病，“初病在经，久病在络”，血、气、痰、湿等邪气积聚日久，每每由经入络，故凡由内伤引起的诸种慢性疾病，均可选取有关络穴治疗。络穴在临床上可单独使用，也可和与其相表里经的原穴配合使用，此即“原络配穴”。

四、郄穴

郄穴是各经经气深聚部位的腧穴。“郄”，即孔隙之义。郄穴首载于《甲乙经》。郄穴共有16个。十二经脉各有一个郄穴，位于各自经脉上；奇经八脉中的阴、阳跷脉及阴、阳维脉也各有一个郄穴，合为十六郄穴（表 2-3-5）。郄穴分布在四肢部，除胃经的郄穴梁丘在膝上以外，其余均分布在肘膝关节以下。

表 2-3-5 十六郄穴表

经脉	郄穴	经脉	郄穴
手太阴肺经	孔最	手阳明大肠经	温溜
手少阴心经	阴郄	手太阳小肠经	养老
手厥阴心包经	郄门	手少阳三焦经	会宗
足太阴脾经	地机	足阳明胃经	梁丘
足少阴肾经	水泉	足太阳膀胱经	金门
足厥阴肝经	中都	足少阳胆经	外丘
阴维脉	筑宾	阳维脉	阳交
阴跷脉	交信	阳跷脉	跗阳

在临床应用上，当某脏腑有病变时，可按压郄穴进行检查以协助诊断。例如，温溜穴处有明显压痛可能为消化道穿孔，若中脘、左承满同时有压痛可能为胃穿孔，若中脘、天枢、大肠俞同时有压痛可能为肠穿孔。

郄穴常用于治疗本经循行部位及所属脏腑的急性病证。阴经郄穴多用治血证，如孔最治咳血，中都治崩漏等。阳经郄穴多用治急性疼痛，如急性胃痛取梁丘，养老治疗颈项疼痛等。郄穴可以单用，也可以与其他特定穴（如八会穴）配伍，即“郄会配穴”，如咳血，可取肺经郄穴孔最配血会膈俞；胃痛剧烈，可取胃经郄穴梁丘配腑会中脘等。

五、背俞穴

脏腑之气输注于背腰部的腧穴，称为背俞穴。背俞穴位于背腰部足太阳膀胱经的第一侧线上，依脏腑位置的高低而上下排列，分别冠以脏腑之名，故称背俞穴，共十二穴（表 2-3-6）。

表 2-3-6 十二背俞穴表

六脏	六脏背俞穴	六腑	六腑背俞穴
肺	肺俞	大肠	大肠俞
心	心俞	小肠	小肠俞
心包	厥阴俞	三焦	三焦俞
脾	脾俞	胃	胃俞
肝	肝俞	胆	胆俞
肾	肾俞	膀胱	膀胱俞

背俞穴首见于《灵枢·背腧》，载有五脏背俞穴名称和位置。《素问·气府论》提及“五脏之俞各五，六腑之俞各六”，但未列出穴名。至《脉经》才明确了肺俞、肾俞、肝俞、心俞、脾俞、大肠俞、膀胱俞、胆俞、小肠俞、胃俞 10 个背俞穴的名称和位置。此后《甲乙经》又补充了三焦俞，《备急千金要方》又补充了厥阴俞，始至完备。

《图翼》云：“五脏居于腹中，其脉气俱出于背之足太阳经，是为五脏之俞”“十二俞……皆通于脏气”。由此可知，背俞穴与脏腑有着直接的联系。因此，当脏腑器官发生病变时，在相应的背俞穴上可表现出某些异常的变化，如皮肤色泽变化，或按压有结节、条索状异物，或有压痛等，临床可依此协助诊断疾病。如胃部疾患可在脾俞、胃俞有压痛等。

背俞穴可用于治疗脏腑病证，尤其是五脏等阴部病证，多采用阳部的背俞穴。正如《素问·阴阳应象大论》所说：“善用针者，从阴引阳”“阴病治阳”。故肺病之胸闷、咳嗽、喘息等可选肺之背俞穴。六腑之气亦输注于背腰部，故六腑病证亦可选用相应的背俞穴进行治疗。

背俞穴不仅对脏腑病证有着良好的治疗作用，而且对与五脏相关的器官及皮肉筋骨病证亦有一定的治疗作用。如肝俞除主治肝病外，因肝“开窍于目”“主筋”，故亦可以治目疾及筋脉挛急等病；又如肾俞除主治肾病外，因肾“开窍于耳”“主骨生髓”，故亦可以治疗与肾有关的耳鸣、耳聋及骨病等；余皆同。

六、募穴

脏腑之气结聚于胸腹部的腧穴，称为募穴。募，募集之义，募穴均位于胸腹部，与背俞穴前后对应，其位置与所对应的脏腑位置基本一致，故又称腹募穴，共十二募穴。募穴始见于《素问·奇病论》曰：“胆虚气上溢而口为之苦，治之以胆募俞。”《难经·六十七难》曰：“五脏募皆在阴，而俞皆在阳。”但无具体穴名。至《脉经》则明确了期门、日月、巨阙、关元、章门、太仓（中脘）、中府、天枢、京门、中极 10 个募穴的名称和位置。《甲乙经》又补充了三焦募石门，后人又补充了心包募膻中，募穴始臻完备。

募穴有 6 个单穴，6 个双穴，分布于本经的（中府-肺经、日月-胆经、期门-肝经）仅 3 穴；位于他经的 9 穴，其中有 6 穴属于任脉（表 2-3-7）。

表 2-3-7 十二募穴表

六脏	腹募穴	六腑	腹募穴
肺	中府	大肠	天枢
心	巨阙	小肠	关元
心包	膻中	三焦	石门
脾	章门	胃	中脘
肾	京门	膀胱	中极
肝	期门	胆	日月

募穴可用于诊断脏腑病变，《难经・六十七难》曰："阳病行阴，故令募在阴。"因此，当脏腑器官发生病变时，在相应的募穴上可以表现出皮肤色泽改变、条索或结节，或有压痛等异常的变化，依此来诊断疾病。

募穴可用于治疗脏腑病证，尤善于治疗六腑等阳性病证。《素问・阴阳应象大论》又云："善用针者，从阴引阳""阳病治阴"。故凡属于阳性的病证、六腑病证，皆可取位于胸腹（阴）部的腹募穴治疗，如胃病多取中脘，大肠疾患多取天枢等。

背俞穴、募穴在主治性能上有共同之处，故二者除单独使用外，还常常相互配伍应用。《发挥》曰："阴阳经络，气相交贯，脏腑腹背，气相通应"，说明脏腑之气与背俞穴、募穴是相互贯通的。经气可以由阳行阴，由阴行阳，阴阳互通，腹背前后相应，从而使阴阳相对平衡和维持正常的生理功能。募穴与背俞穴腹背相对，一前一后，一阴一阳，在诊断疾病时可相互参照，在治疗脏腑病证时，则可相互协同，增强疗效，临床应用十分广泛。例如，肺病取肺之募穴中府及肺之背俞穴肺俞，胃病取胃之募穴中脘配胃之背俞穴胃俞等，是谓"俞募配穴"。此外，还可与其他特定穴配伍。例如，治疗五脏病，可采用俞原配穴；治疗六腑病，可采用募合配穴等。

由于募穴主治偏重于阳性病证（包括腑病、实证、热证），背俞穴主治偏重于阴性病证（包括脏证、虚证、寒证）；合穴主治内腑病证，偏于通降；原穴主治内脏病证，偏于扶正祛邪，故募穴与合穴配伍对于治疗腑证、实证、热证效果较好；而俞穴与原穴配伍，则对脏证、虚证、寒证较为适宜。这是取募穴与合穴、俞穴与原穴在主治上存在的共性，以相互协同增强疗效的一种配穴方法。如取肺之背俞穴肺俞与肺之原穴太渊治疗气虚喘咳；取肾之背俞穴肾俞与肾之原穴太溪治疗遗精滑泄；再如取大肠募穴天枢配伍大肠下合穴上巨虚治下痢腹痛；取胃募中脘配胃之下合穴足三里治急性胃脘痛等。

七、八会穴

八会穴，是指脏、腑、气、血、筋、脉、骨、髓等精气所会聚的腧穴。八会穴首载于《难经・四十五难》："经言八会者，何也？然：腑会太仓［中脘］、脏会季胁［章门］，筋会阳陵泉，髓会绝骨，血会膈俞，骨会大杼，脉会太渊，气会三焦外一筋直两乳内［膻中］也"（表 2-3-8）。八会穴虽在《难经》中首次出现，但却是已载录于其他经典，所谓"经言八会者"即知其前已有八会之说。八会穴与其所属的脏、腑、气、血、筋、脉、骨、髓八种脏器组织的生理功能有着密切关系。其位置则散布于胸腹、四肢等周身各处。

表 2-3-8 八会穴表

八会	八会穴	归经	其他类属
脏会	章门	足太阴脾经	脾之募穴
腑会	中脘	任脉	胃之募穴
气会	膻中	任脉	心包之募穴
血会	膈俞	足太阳膀胱经	
筋会	阳陵泉	足少阳胆经	胆之合穴、胆之下合穴
脉会	太渊	手太阴肺经	肺之输穴、肺之原穴
骨会	大杼	足太阳膀胱经	
髓会	绝骨	足少阳胆经	

八会穴可用于治疗脏、腑、气、血、筋、脉、骨、髓八类病证。《难经・四十五难》云："热病在内者，取其会之气穴也"，说明八会穴还可以治疗某些热病。

八、八脉交会穴

奇经八脉与十二正经脉气相通的八个腧穴，称为八脉交会穴，又称交经八穴，均分布于肘膝关节以下。八脉交会穴，首见于宋子华编著的《流经八穴》，被金元时期的窦汉卿收集在《针经指南》一书中。因窦氏善用此八穴而声誉倍增，故八脉交会穴又称"窦氏八穴""窦氏八法"。八脉交会穴在特定穴中占有非常重要的位置，是全身具有代表性的八个穴，李梴《医学入门》曰："八法者，奇经八穴为要，乃十二经之大会也。"又云："周身三百六十穴，统于手足六十六穴。六十六穴，又统于八穴"，指出了八脉交会穴的重要性。

八脉是指奇经八脉；交，交通、通会；会，会合、聚会。奇经八脉通过八穴与所属正经交通会合，是脉气相通之处。八脉交会的交通途径及会合部位是：公孙穴通过足太阴脾经入腹会中极、关元与冲脉交通，内关穴通过手厥阴心包络之脉，起于胸中与阴维脉交通，二穴所联系的四条经脉的经气共同会合于胃、心、胸部位；后溪穴通过手太阳小肠经交肩会于大椎与督脉交通，申脉穴通过足太阳膀胱经自申脉与阳跷脉交通，二穴所联系的四条经脉的经气共同会于目内眦、颈项、耳中、肩胛部位。足临泣穴通过足少阳胆经过季胁，循带脉、五枢、维道与带脉交通，外关穴通过手少阳三焦经循臑外上肩循天髎与阳维脉交通，二穴所联系的四条经脉的经气共同会合于目外眦、面颊、颈部、耳后、肩部。列缺穴通过手太阴肺经在喉咙与任脉交通；照海穴通过足少阴肾经自跟中与阴跷脉交通，二穴所联系的四条经脉的经气会合于咽喉、肺、胸膈部位（表 2-3-9）。

表 2-3-9 八脉交会穴表

八穴	正经	交通途径	奇经	会合部位
公孙	足太阴经	脾经入腹会中极、关元与冲脉交通	冲脉	胃、心、胸部位
内关	手厥阴经	心包经起于胸中与阴维脉交通	阴维脉	
外关	手少阳经	三焦经循臑外上肩循天髎与阳维脉交通	阳维脉	目外眦、面颊、颈部、耳后、肩部
足临泣	足少阳经	胆经过季胁，循带脉、五枢、维道与带脉交通	带脉	
后溪	手太阳经	小肠经交肩，会于大椎与督脉交通	督脉	目内眦、颈项、耳中、肩胛部位
申脉	足太阳经	膀胱经自申脉与阳跷脉交通	阳跷脉	
列缺	手太阴经	肺经在喉咙与任脉交通	任脉	咽喉、肺、胸膈
照海	足少阴经	肾经自跟中与阴跷脉交通	阴跷脉	

由于奇经与正经的经气以八穴相会通，所以八穴中的每一穴既能治正经病，又能治奇经病。如公孙通冲脉，故公孙既能治足太阴脾经病之腹胀、泄泻、四肢乏力等，又能治冲脉病之腹痛、逆气里急等；内关通阴维脉，故内关既能治手厥阴心包经病之心悸、心痛、心烦、胸闷，又能治阴维脉病之心痛、胸痛；余六穴皆同。

临床上最常用的是上、下配合以治疗本经及有关奇经八脉的病证。即公孙与内关相配，主治胃、心、胸疾患；列缺与照海相配，主治咽喉、肺、胸膈疾患；后溪与申脉相配，主治目内眦、颈项、耳中、肩胛疾患；外关与足临泣相配，主治目外眦、面颊、颈部、耳后、肩部疾患。总之，阴经四穴偏治五脏在里之疾，阳经四穴偏治六腑及肢体头面之疾。对慢性顽固性疾患采用八穴，往往能取得较满意的效果，如胃脘痛取左内关配右公孙，或右内关配左公孙，其余仿此。还有取八脉交会穴之一穴为主穴，再配数穴相应的主应配穴法；八脉交会穴配合八卦，按时取穴的“灵龟八法”，都是八脉交会穴在临床上的灵活运用。

九、下合穴

下合穴是六腑之气下合于足三阳经的六个腧穴，又称六腑下合穴。它是根据《灵枢・邪气脏腑病形》“合治内府”及《灵枢・本输》“六腑皆出足之三阳，上合于手者也”的理论提出来的，即“胃合入于三里，大肠合入于巨虚上廉，小肠合入于巨虚下廉，三焦合入于委阳，膀胱合入于委中央，胆合入于阳陵泉”。因大肠、小肠、三焦三经在上肢已有合穴，而上六穴均在下肢，为加以区别，故以“下合穴”命名（表 2-3-10）。

表 2-3-10　下合穴表

六腑	下合穴	六腑	下合穴
大肠	上巨虚	胃	足三里
小肠	下巨虚	膀胱	委中
三焦	委阳	胆	阳陵泉

六腑下合穴均位于足三阳经上，胃、胆、膀胱三腑下合穴都在本经上，与其五输穴中的合穴相同；而大肠、小肠的下合穴在胃经上，三焦的下合穴在膀胱经上。手三阳腑的下合穴，其分布和排列是有一定理论依据的。《灵枢・本输》云：“大肠、小肠皆属于胃，是足阳明也。”盖因大肠、小肠皆承受从胃腑传化而来的水谷之气，在生理上有着直接的联属关系。故大肠、小肠的下合穴皆布列于胃经。三焦，《灵枢・本输》云：“属膀胱，是孤之府也”，为中渎之府，水道所出，主通行元气。委阳，《甲乙经》云：“三焦下辅俞也……此足太阳之别络也”，膀胱为州都之官，主藏津液。三焦与膀胱一主水道，一为水府，参与水液的调节，故二者关系尤为密切，三焦下合于膀胱经的委阳穴。

下合穴主要用于治疗其所对应的六腑病证。如足三里治疗胃脘痛；下巨虚治疗小腹痛；上巨虚治疗肠痈、痢疾；阳陵泉治疗蛔厥；委阳、委中治疗三焦气化失常而引起的癃闭等。在《灵枢・邪气脏腑病形》中有较详细记载，对现今临床应用仍有指导意义。

十、交会穴

交会穴是指两经或数经相交会合的腧穴。其中主要的一经，即腧穴所归属的一经称为本经，相交会的经称为他经。

交会穴始见于《内经》，如《灵枢・寒热病》言：“三结交者，阳明、太阴也，脐下三寸关元也”。但绝大部分内容出自《甲乙经》。之后《外台》、《素问》王冰注、《铜人》、《聚英》、

《八脉考》、《大成》、《图翼》等书又不断增补，据统计，上述文献中记载的交会穴有108个。

见本章结尾处二维码

交会穴多分布在头面、躯干部位，在四肢部的较少。头、胸、腹、背是十二经脉标本根结中标与结的范围，是经气归结的部位，交会穴说明了经脉在标本之标，根结之结在头、胸、腹等部位的相互沟通、联系和汇聚的作用。此外，大部分交会穴又是奇经八脉与十二正经的交会，亦说明了奇经八脉对十二经脉的汇聚、沟通作用。

交会穴的主治特点是不但能治本经的疾病，还能兼治所交会经脉的疾病。如关元、中极是任脉经穴，又与足三阴经相交会，故既可以治任脉的疾患，又可治足三阴经的疾患；大椎是督脉经穴，又与手足三阳经相交会，它既可治督脉的疾患，又可治诸阳经的全身性疾患；三阴交是足太阴脾经的经穴，又与足少阴肾经和足厥阴肝经相交会，故其不但能治脾经病，也能治疗肝、肾两经的疾病，等等。

第四节 腧穴的作用

腧穴的作用主要表现为输注气血、疏通经络，反映病证、协助诊断和接受刺激、防治疾病三方面。

一、输注气血，疏通经络

腧穴作为脏腑经络气血输注出入的特殊部位，其功能与脏腑经络有着不可分割的关系。五脏六腑、皮肉筋骨及四肢百骸之所以能维持正常的生理功能，都需要气血的滋养濡润。而人体气血的输注出入，主要是通过经络系统而实现的，经络是人体气血运行的通道。《素问·气穴论》曰："肉之大会为谷，肉之小会为溪，肉分之间，溪谷之会，以行荣卫，以会大气。"《灵枢·九针十二原》也明确指出："所言节者，神气之所游行出入也，非皮肉筋骨也。"说明腧穴是气血输注出入的部位。人体气血的虚实盈亏，必将通过经络反映到腧穴，而通过刺激腧穴，可疏通经络，这就是所谓的腧穴"通营卫""溢奇邪"的作用。所以《千金方》云："凡孔穴在身，皆是脏腑荣卫血脉流通，表里往来，各有所主。"

二、反映病证，协助诊断

关于腧穴的诊断作用早在《内经》中就有记载，《灵枢·九针十二原》云："五脏有疾也，应出十二原，十二原各有所出，明知其原，睹其应，而知五脏之害矣"。《灵枢·邪客》有"肺心有邪，其气留于两肘；肝有邪，其气流于两腋；脾有邪，其气留于两髀；肾有邪，其气留于两腘"的记载。张介宾在《类经》中说："凡病邪久留不移者，必于四肢八溪之间有所结聚，故当于节之会处，索而刺之。"这些论述都说明腧穴在病理状态下具有反映病证的作用。临床上常通过腧穴诊察，协助诊断，如患有肺脏疾病者，常在肺俞、中府等穴处出现感觉过敏、压痛或结节；患有胃肠疾病者常在足三里、地机等穴处出现感觉过敏、压痛。

三、接受刺激，防治疾病

《素问·五脏生成》言："人有大谷十二分，小溪三百五十四名，少十二俞，此皆卫气之所留止，邪气之所客也，针石缘而去之"，指出腧穴在生理上是气血输注的部位，在病理上是邪气所客之处所，在治疗上则是针灸防治疾病的刺激点。通过给予腧穴适当的良性刺激，以通经络，调气血，平阴阳使脏腑恢复正常的生理功能，达到扶正祛邪之目的。

中医重视未病先防，早在《内经》中就提出“不治已病，治未病”的思想。唐代孙思邈则首先应用刺灸方法来预防疾病，《备急千金要方》中记载：“凡入吴蜀地游官［宦］，体上常须三两处灸之，勿令疮暂差，则瘴疠温疟毒气不能著人也。”腧穴的预防保健，古代医籍记载颇多。《纲目》云：“若要安，三里不曾干。”《扁鹊心书》谓保命之法，“灼艾第一，丹药第二，附子第三”，所灸穴位推关元、气海、命门、中脘等。现代研究也证实了某些腧穴预防疾病的作用及机制，如刺灸大椎穴或足三里穴可使白细胞吞噬指数升高，能够促进抗体形成，提高人体免疫系统的功能，以预防流行性感冒（简称流感）、流行性脑脊髓膜炎（简称流脑）等。

第五节 腧穴的主治规律

每个腧穴都有较广泛的主治范围，这与其所属经络和所在部位的不同有直接关系。无论腧穴的局部治疗作用，还是远隔部位的治疗作用，都以经络学说为依据。腧穴的主治规律一般分为分经主治和分部主治两方面。

一、分经主治规律

根据经络学说，每条经脉上所分布的穴位，都可以治疗该经循行所过的外经病和具有属络关系的脏腑病，而有些部位则是两经或三经均到达之处，故这些部位的病证则是两经和三经腧穴可共同治疗的。十四经穴的分经主治规律是：既能主治本经的病证，又能治疗二经相同的病证，或主治三经相同的病证，说明分经主治既有其特性，又有其共性。归纳起来就是“经络所过，主治所及”。现将各经腧穴主治的异同分经列表如下（表 2-5-1～表 2-5-5）。

表 2-5-1 手三阴经腧穴主治异同

<table>
<tr><th>经名</th><th>本经病</th><th>二经病</th><th>三经病</th></tr>
<tr><td>手太阴经</td><td>肺、喉病</td><td></td><td rowspan="3">胸部病</td></tr>
<tr><td>手厥阴经</td><td>心、胃病</td><td rowspan="2">神志病</td></tr>
<tr><td>手少阴经</td><td>心病</td></tr>
</table>

表 2-5-2 手三阳经腧穴主治异同

<table>
<tr><th>经名</th><th>本经病</th><th>二经病</th><th>三经病</th></tr>
<tr><td>手阳明经</td><td>前头、鼻、口、齿病</td><td></td><td rowspan="3">眼病、咽喉病、热病</td></tr>
<tr><td>手少阳经</td><td>侧头、胁肋病</td><td rowspan="2">耳病</td></tr>
<tr><td>手太阳经</td><td>后头、肩胛、神志病</td></tr>
</table>

表 2-5-3 足三阳经腧穴主治异同

<table>
<tr><th>经名</th><th>本经病</th><th>二经病</th><th>三经病</th></tr>
<tr><td>足阳明经</td><td>前头、口、齿、咽喉、胃肠病</td><td></td><td rowspan="3">神志病、热病</td></tr>
<tr><td>足少阳经</td><td>侧头、耳、项、胁肋、胆病</td><td rowspan="2">眼病</td></tr>
<tr><td>足太阳经</td><td>后头、项、背腰、脏腑病</td></tr>
</table>

表 2-5-4 足三阴经腧穴主治异同

经名	本经病	二经病	三经病
足太阴经	脾胃病		腹部病
足厥阴经	肝病	前阴病	
足少阴经	肾、肺、咽喉病		

表 2-5-5 任、督二脉腧穴主治异同

经名	本经病	二经病
任脉	中风脱证、虚寒、下焦病	神志病、脏腑病、妇科病
督脉	中风昏迷、热病、头面病	

二、分部主治规律

十四经腧穴的分部主治各有其特点，如头、面、颈项部的腧穴以治疗局部病证为主，少数腧穴可治疗全身或四肢疾患；胸腹部腧穴，大多可治疗脏腑病和急性病；背腰部腧穴大多可治疗局部病证、脏腑病和慢性病，少数能治疗下肢病；少腹部腧穴，除能主治脏腑病外，还能治疗全身疾患；四肢肘膝关节以上的腧穴，以治疗局部病证为主；肘膝至腕、踝部腧穴，主要治疗脏腑病和远端病证，还可治疗局部病证；腕、踝关节以下的腧穴，除能治疗局部病证外，还能治疗头面、五官病证，以及发热、神志病等全身疾病。归纳起来就是“腧穴所在，主治所在”。现将各部腧穴的主治范围归纳列表如下（表 2-5-6）。

表 2-5-6 腧穴的分部主治规律

分部	主治
头、面、颈项部	多治局部病证，少数可治疗全身或四肢疾患
胸腹部	多治脏腑病、急性病
背腰部	局部病证、脏腑病及慢性病，少数还可治疗下肢病
少腹部	脏腑病、全身疾患
四肢肘膝关节以上	多治局部病证
四肢肘膝至腕、踝部	多治脏腑病和远端病证，还可治局部病证
腕、踝关节以下	局部病证，还能治头面、五官病证及发热、神志病等全身疾病

从腧穴的治疗作用来看，头面躯干部腧穴以分部主治为主，四肢部腧穴以分经主治为主，而分经是从纵向的、整体的角度总结了腧穴的远治作用，分部是从横向的、局部的角度归纳了腧穴的近治作用。

第六节 腧穴的临床应用

腧穴的临床应用主要为疾病的诊断和治疗两个方面。

一、诊断

在临床上常常通过观察腧穴处皮肤的色泽、瘀点、丘疹、脱屑，肌肉的隆起、凹陷等，或者诊察腧穴处的感觉过敏、压痛、结节、凉、热、局部肌肉的坚实或虚软程度来进行协助诊断。这就是《灵枢·官能》中所说："察其所痛，左右上下，知其寒温，何经所在"的具体运用。

近年来，应用声、光、电、热、磁等物理学方法对腧穴进行诊察以协助诊断方面又有了新的进展，如经络穴位测定仪、生命信息诊断仪等仪器的开发应用。对原穴皮肤电阻进行测定，以诊断脏腑虚实寒热；对特定腧穴进行压痛检测，可诊断现代疾病，包括恶性肿瘤等。

二、治疗

腧穴是疾病的反应点，也是针灸等治法的刺激点。临床上，通过针刺、艾灸等对腧穴进行刺激，可以达到扶正祛邪、治疗疾病的目的。腧穴的治疗作用主要有以下三个方面的应用。

（一）近治

这是经穴、奇穴、阿是穴所共有的主治作用。所有腧穴均能治疗该穴所在部位及邻近组织器官的病证。如眼区的睛明、承泣、四白、球后等穴，均能治眼病；耳区的听宫、听会、耳门、翳风各穴，均能治疗耳病；胃脘部的中脘、建里、梁门诸穴均能治疗胃病；膝部的阴陵泉、阳陵泉、犊鼻、鹤顶均能治疗膝关节病痛等。《内经》中所说"以痛为输""必刺其处"即是对这种腧穴治疗局部病痛的概括。

（二）远治

这是经穴，尤其是十二经脉在四肢肘、膝关节以下腧穴主治作用的基本规律。这些腧穴，不仅能治疗局部病证，还能治疗本经循行所涉及的远隔部位的脏腑、组织、器官的病证。例如，合谷穴不仅能够治疗手部、上肢的疾患，还能治疗头面五官部位的病证；足三里穴不但是治疗下肢病证的主要腧穴，更是治疗消化系统疾病的主穴。《四总穴歌》中"肚腹三里留，腰背委中求，头项寻列缺，面口合谷收"，均是远部取穴的临床经验的概括。经穴的远治作用中，又有着"越近越近，越远越远"的特点，即与经络的循行分布及腧穴的所在部位密切相关，体现了经络的标本、根结理论在腧穴临床实际应用中的重要指导作用。

（三）特殊应用

除了上述近治和远治应用外，有些腧穴还具有双向调节、整体调节和相对特异性。双向调节是指在不同的病理状态下对某一腧穴采用不同的刺灸方法可起到两种不同的良性调节作用，使失衡的机体状态趋于正常。例如，心动过速时，针刺内关穴能减慢心率；心动过缓时，针刺内关穴又可使心率恢复正常。腹泻时，针刺天枢穴能止泻；便秘时，针刺天枢穴又能通便。有些腧穴还具有调治全身性病证的作用。如合谷、曲池、大椎穴可治疗外感发热；足三里、关元、膏肓作为强壮穴，具有提高人体防卫和免疫功能的作用。腧穴的相对特异性是指穴位与非穴或某一穴与其他穴相比，在治疗作用上的不同特点，如至阴穴矫正胎位、阑尾穴治疗阑尾炎等都体现了腧穴的相对特异性。

第七节 腧穴定位法

腧穴定位法，又称取穴法，是指确定腧穴位置的基本方法，可分为体表标志法、骨度分寸法、手指比量法和简易取穴法四种。

一、体表标志法

体表标志，主要是指分布于全身体表的骨性标志和肌性标志或皮肤组织标志等，可分为固定标志和活动标志两类，分述如下。

（一）固定标志

固定标志定位，是指利用五官、毛发、爪甲、乳头、脐窝、骨节凸起和凹陷、肌肉隆起等固定标志来取穴的方法。如鼻尖取素髎；两眉中间取印堂；两乳中点取膻中；肚脐中央取神阙；腓骨小头前下缘取阳陵泉；俯首颈部最高的第七颈椎棘突下取大椎；胸骨下端与肋软骨分歧处取中庭等。此外，肩胛冈内侧端平第三胸椎棘突，肩胛骨下角平第七胸椎棘突，髂嵴高点平第四腰椎棘突等，可作为取背腰部腧穴的定位标志。

（二）活动标志

活动标志定位，是指利用关节、肌肉、皮肤，随活动而出现的孔隙、凹陷、皱纹等活动标志来取穴的方法。如张口取耳门、听宫、听会；闭口取下关。屈肘于尺侧横纹头凹陷处取曲池；当上臂外展至水平位，肩峰前下方凹陷中取肩髃，后下方凹陷中取肩髎；拇指跷起，拇长伸肌腱和拇短伸肌腱之间的凹陷中取阳溪等，这些都是在活动状态下作为取穴定位的标志。

二、骨度分寸法

骨度分寸法，古称“骨度法”，即以骨节为主要标志测量周身各部的大小、长短，并依其尺寸按比例折算作为定穴标准的方法。杨上善说：“以此为定分，立经脉，并取空穴。”此法最早载见于《灵枢·骨度》，其所测量的人体高度为七尺五寸，其横度（两臂外展，两手伸直，以中指端为准）也为七尺五寸。

现在常用的骨度分寸法是根据《灵枢·骨度》并在医疗实践中经过修改和补充而来的。如由肘至腕，《灵枢·骨度》记载为 12.5 寸，因其与总横度 75 寸不合，故改为 12 寸；两乳之间，《灵枢·骨度》之横寸为 9.5 寸，据《甲乙经》腧穴分寸而改为 8 寸；膂骨以下至尾骶二十一节，《灵枢·骨度》作为 30 寸，今以脊椎棘突作标志为依据，不作分寸折算。

取用骨度分寸时，将设定的体表标志两端之间的长度折成为一定的等份，每一等份为一寸。不论男女老幼、高矮胖瘦，均以此标准折量作为量取腧穴定位的依据。需注意的是骨度分寸法在临床应用时应以患者本人的身材为依据。现将各部常用的骨度分寸列表、图示如下（表 2-7-1、图 2-7-1、图 2-7-2）。

表 2-7-1 常用骨度表

部位	起止点	折量寸	度量法	说明
头面部	前发际正中至后发际正中	12	直寸	用于确定头部腧穴的纵向距离
	眉间（印堂）至前发际正中	3	直寸	用于确定前或后发际及头部腧穴的纵向距离
	两额角发际（头维）之间	9	横寸	用于确定头前部腧穴的横向距离
	耳后两乳突（完骨）之间	9	横寸	用于确定头后部腧穴的横向距离
胸腹部	胸骨上窝（天突）至剑胸结合中点（歧骨）	9	直寸	用于确定胸部任脉穴的纵向距离
	剑胸结合中点（歧骨）至脐中	8	直寸	用于确定上腹部腧穴的纵向距离
	脐中至耻骨联合上缘（曲骨）	5	直寸	用于确定下腹部腧穴的纵向距离
	两肩胛骨喙突内侧缘之间	12	横寸	用于确定胸部腧穴的横向距离
	两乳头之间	8	横寸	用于确定胸腹部腧穴的横向距离
背腰部	肩胛骨内侧缘至后正中线	3	横寸	用于确定背腰部腧穴的横向距离
上肢部	腋前、后纹头至肘横纹	9	直寸	用于确定上臂部腧穴的纵向距离
	肘横纹至腕（背）侧远端横纹	12	直寸	用于确定前臂部腧穴的纵向距离
下肢部	耻骨联合上缘至髌底	18	直寸	用于确定大腿部腧穴的纵向距离
	髌底至髌尖	2	直寸	
	髌尖（膝中）至内踝尖	15	直寸	
	胫骨内侧髁下方阴陵泉至内踝尖	13	直寸	用于确定小腿内侧部腧穴的纵向距离
	股骨大转子至腘横纹（平髌尖）	19	直寸	用于确定大腿部前外侧部腧穴的纵向距离
	臀沟至腘横纹	14	直寸	用于确定大腿后部腧穴的纵向距离
	腘横纹（平髌尖）至外踝尖	16	直寸	用于确定小腿外侧部腧穴的纵向距离
	内踝尖至足底	3	直寸	用于确定足内侧部腧穴的纵向距离

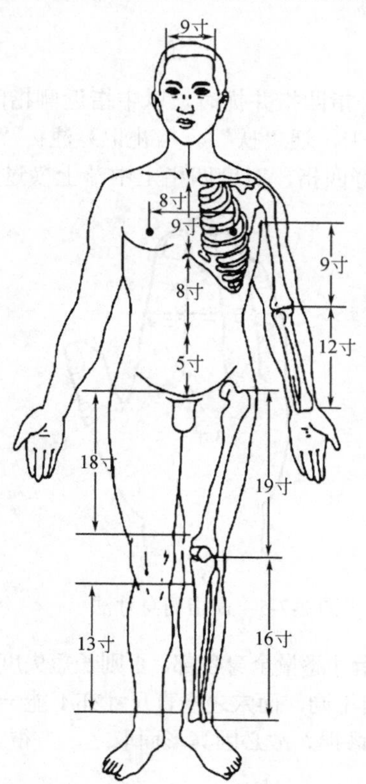

图 2-7-1 骨度分寸图（正面）

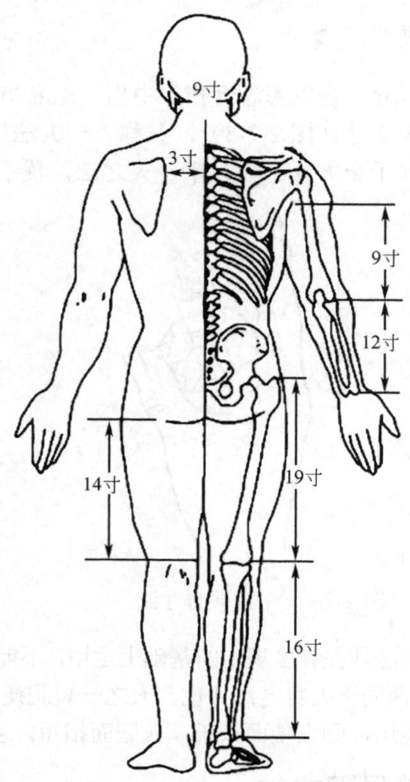

图 2-7-2 骨度分寸图（背面）

三、手指比量法

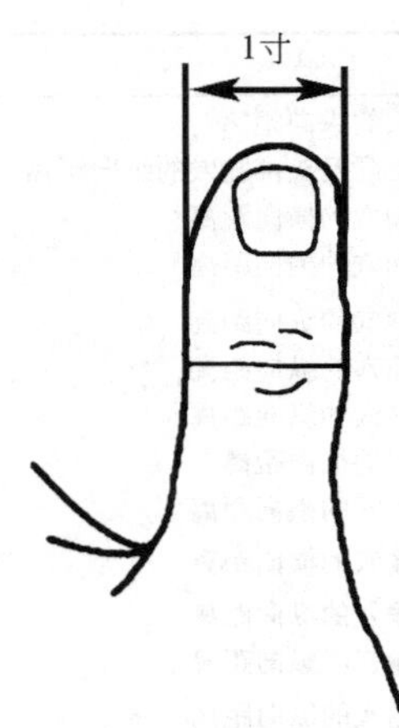

图 2-7-3 拇指同身寸法

手指比量法是以患者本人手指为标准来度量取穴的方法，又称“指寸法”“手指同身寸法”。手指比量法只是对骨度分寸法的一种比拟，不能以此为准而取代骨度分寸法，主要有拇指同身寸、中指同身寸和横指同身寸。

（一）拇指同身寸

拇指同身寸，是以患者拇指指间关节的宽度为 1 寸（图 2-7-3）。此法见于《千金方》：“手中指上第一节为一寸，亦有长短不定者，即取手大拇指第一节横度为一寸”。

（二）中指同身寸

中指同身寸，是以患者中指屈曲时，中节内侧两横纹头之间的距离为 1 寸（图 2-7-4）。此法源于《千金方》，《千金方》和《外台》中以中指末节的长度为 1 寸。《圣惠方》提出：“手中指第二节内度两横纹，相去为一寸。”后人大多以此为准，故称“中指同身寸”或“中指寸”。《大全》则作更具体的说明：“大指与中指相屈如环，取中指中节横纹上下相去长短为一寸。”

（三）横指同身寸

横指同身寸，是以患者食指、中指、无名指、小指四指并拢时，以中指近侧指间关节横纹水平的四指宽度为 3 寸（图 2-7-5），又称“一夫法”。夫，通“扶”。《礼记》注：“铺四指曰扶。”此法亦出自《千金方》：“凡量一夫之法，覆手并舒四指，对度四指上中节上横过为一夫。”

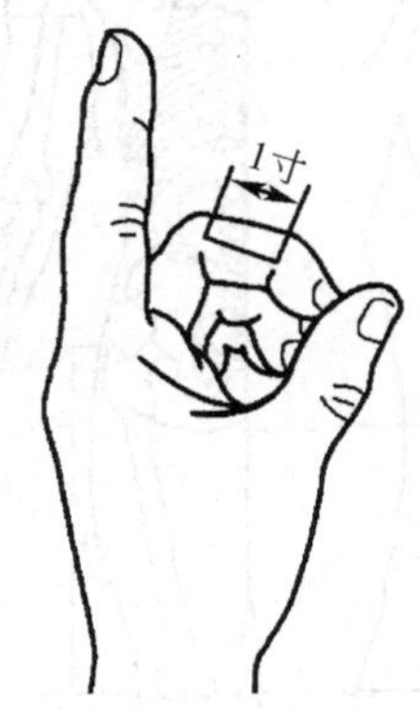

图 2-7-4 中指同身寸法

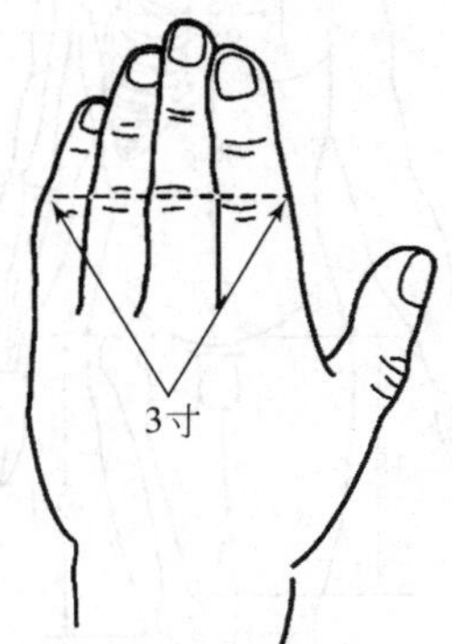

图 2-7-5 横指同身寸法

手指比量法须在骨度规定的基础上运用，不能以指寸悉量全身各部，否则长短失度。《图翼》有云：“同身寸者，谓同于人身之尺寸也。人之长短肥瘦各自不同，而穴之横直尺寸亦不能一，如今以中指同身寸法一概混用，则人瘦而指长，人肥而指短，岂不谬误？故必因其形而取之，方得其当”。

四、简易取穴法

简易取穴法是临床上常用的一种简便易行的取穴方法。如取列缺穴，以患者左右两手之虎口交叉，一手食指压在另一手腕后高骨的正中上方，当食指尖处的小凹陷便是。又如取劳宫穴，半握拳，以中指的指尖切压在掌心的第一横纹上，即为此穴。又如取风市穴，患者两手臂自然下垂，于股外侧中指尖到达之处即是。再如垂肩屈肘取章门，折耳两耳尖连线的中点取百会等。这些取穴方法都是在长期临床实践中总结出来的。当然，简便方法不是普适的，而是能简便时，方可简便。

以上，体表标志法和骨度分寸法是确定腧穴位置时的基本方法，即主要采用体表标志和骨度分寸定位，手指比量法和简易取穴法仅作为取穴应用时的配合方法。

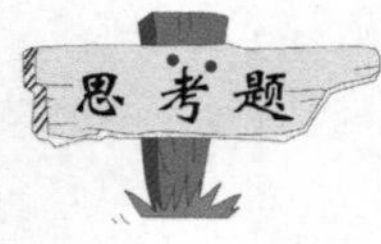

1. 在临床应用时，四种常用的腧穴定位方法如何选取？
2. 五输穴的脉气流注与经脉走向是否矛盾？如何理解？
3. 十二原穴是如何提出的？有何重要性？
4. 郄穴的应用规律有哪些？并举例说明。
5. 《难经》所载八会穴的临床意义如何？
6. 如何理解“六腑皆出足之三阳，上合于手”？
7. 如何理解“周身三百六十穴，统于手足六十六穴，六十六穴又统于八穴”？

腧穴概论
拓展内容01~07

中篇　经络腧穴各论

第三章　十二经络与腧穴

第一节　手太阴经络与腧穴

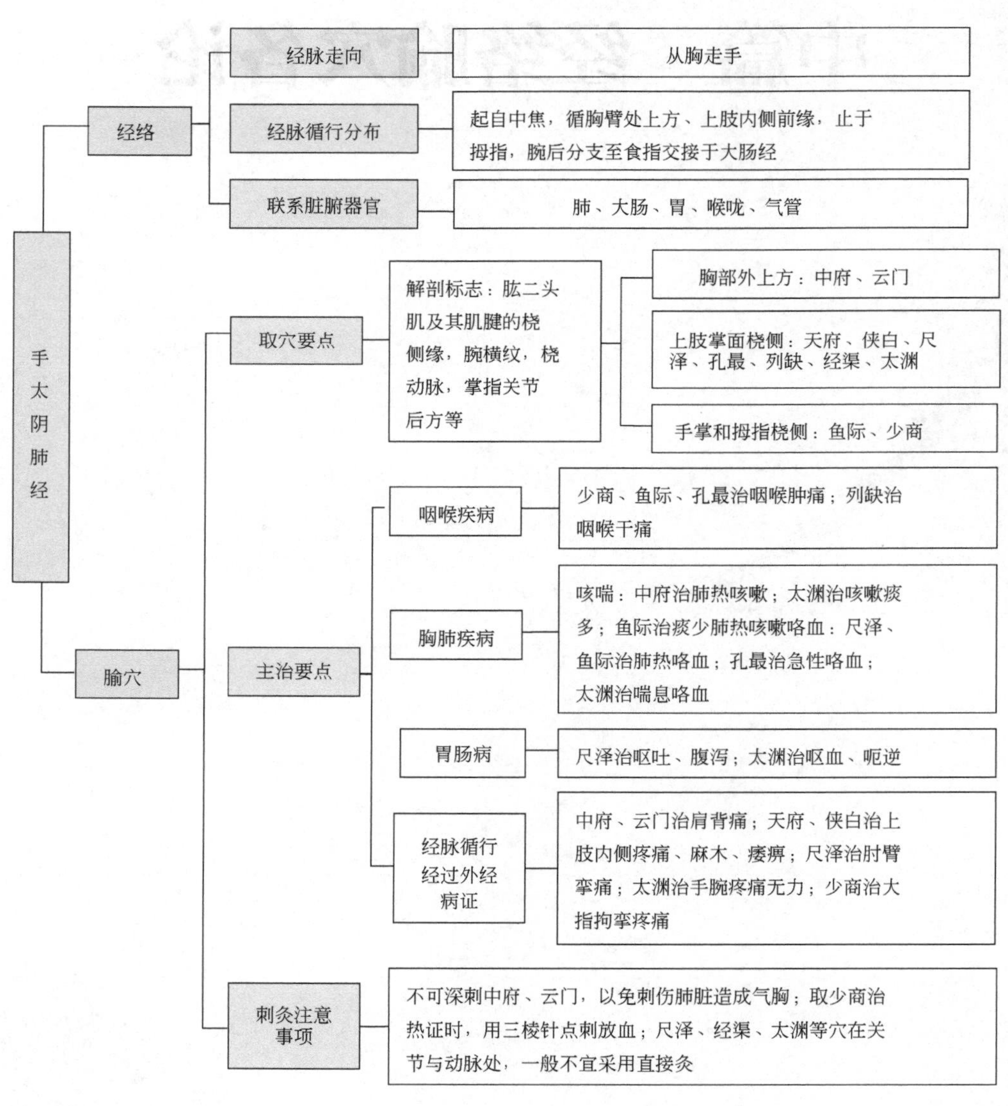

一、手太阴经络

（一）手太阴经脉

1. 经脉循行

《灵枢·经脉》：肺手太阴之脉，起于中焦[1]，下络[2]大肠，还循胃口[3]，上膈[4]属[5]肺。从肺系[6]，横出腋[7]下，下循臑[8]内，行少阴、心主之前[9]，下肘中，循臂内上骨[10]下廉[11]，入寸口[12]，上鱼，循鱼际[13]，出大指之端[14]。

其支者[15]：从腕后，直出次指内廉，出其端。（图 3-1-1）

语译见本节结尾处二维码 01

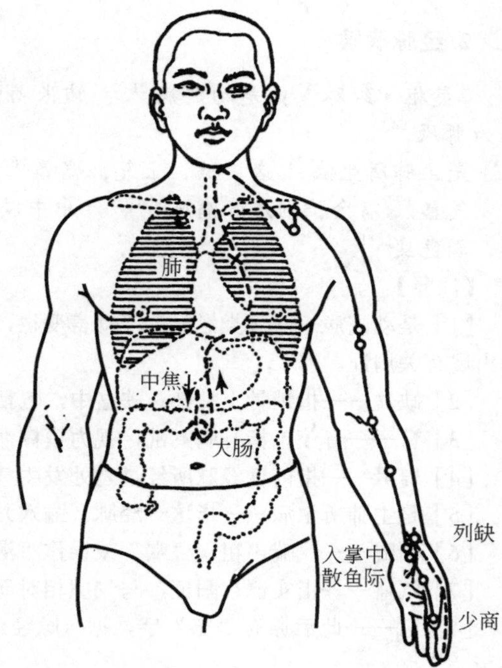

图 3-1-1　手太阴经脉、络脉循行示意图

【注释】

[1] 中焦——上腹胃脘所在部。《铜人》："中焦者，在胃中脘。主腐熟水谷，水谷精微上注于肺，肺行荣卫，故十二经脉自此为始。"《灵枢·营卫生会》："中焦亦并胃中，出上焦之后，此所受气者，泌糟粕，蒸津液，化其精微，上注于肺脉。"说明水谷入胃之后，其精微之气通过中焦散发上行。

[2] 络——网络、散络的意思。《类经》："络，联络也。"如用动词，义为网络样分布于该处。

[3] 还循胃口——循，顺沿。《发挥》："循，巡也；又依也，沿也"；《说文解字》："行顺也"。意为顺着走。胃口，指贲门部。《铜人》："谓胃之上口，贲门之位也。"

[4] 膈——膈肌，旧称膈膜。古通作"鬲"。《发挥》："膈者，隔也。凡人心下有膈膜，与脊胁周回相著，所以遮隔浊气，不使上熏于心肺也。"

[5] 属——隶属、统属。莫枚士《研经言》："以连本经之脏腑者曰'属'，以本经萦相表里之脏腑者曰'络'。"

[6] 肺系——"系"是系带的意思，指相连接的部分。肺系指肺脏的系带，即气管。《发挥》："肺系，为喉咙也。喉以候气，下接于肺。"喉咙，兼指气管而言。《难经·四十二难》："喉咙，长一尺二寸"，即指此。

[7] 腋——《铜人》："腋为肩之里也。"

[8] 臑——音闹，指上臂部。《铜人》："谓肩肘之间也。"

[9] 少阴、心主之前——指行手少阴、手厥阴二经之前。《铜人》："少阴在后，心主处中，而太阴行其前也。"

[10] 臂内上骨——指桡骨（按屈肘掌心向胸之体位）。《铜人》："为臂之上骨也。"《纲目》："臑下、掌上名曰臂。臂有二骨［指桡骨、尺骨］，今太阴脉循臂内上骨之下廉也。"

[11] 廉——指侧边，棱角部。《发挥》："廉，隅也；边也。"

[12] 寸口——桡动脉搏动处。《发挥》："手掌后高骨傍动脉为关，关前动脉为寸口。"《类经》："寸口，关前动脉也，即太渊穴处。"

[13] 鱼际——大鱼际处，又称“手鱼”。《铜人》：“鱼，谓手大指之后也，以其处如鱼之形，故曰鱼。鱼际，谓手鱼之际，有穴居此，故名曰鱼际也。”

[14] 端——末端。《类经》：“指尖也。”为井穴所在处。

[15] 支者——指由以上分出的支脉，仍属经脉部分。

2. 经脉病候

《灵枢·经脉》：是动则病[1]，肺胀满，膨膨而喘咳，缺盆[2]中痛，甚则交两手而瞀[3]，此为臂厥[4]。

是主肺所生病[5]者：咳，上气，喘喝[6]，烦心，胸满，臑臂内前廉痛厥，掌中热。

气盛[7]有余，则肩背痛风[8]，汗出中风，小便数而欠[9]；气虚[10]则肩背痛寒，少气不足以息，溺色变[11]。

【注释】

[1] 是动则病——《类经》：“动言变也，变则变常而为病也。”指这一条经脉发生异常变化就可以出现有关病证。

[2] 缺盆——指锁骨上窝部。缺盆中，包括喉咙部分。

[3] 瞀——音茂。指心胸闷乱，视力模糊而言。

[4] 臂厥——指前臂经脉所经过之处发生气血阻逆的病证。

[5] 是主肺所生病——指这一经脉（腧穴）能主治有关肺方面所发生的病证。

[6] 喘喝——气喘声粗。“喝”或误作“渴”。

[7] 气盛——指实证、阳证，与气虚相对而言。

[8] 风——此后原有“寒”字，据《脉经》《千金方》《铜人》将“寒”字删。《聚英》：“‘寒’字衍。”

[9] 欠——本义指打呵欠。《太素》：“阴阳之气，上下相引，故多欠也。”此处当引申为缺少、不足之义。小便数而欠，意指小便次数多而量少。

[10] 气虚——指虚证、阴证，与气盛相对而言。

[11] 溺色变——溺，音同尿。指小便颜色异常。

（二）手太阴络脉

《灵枢·经脉》：手太阴之别[1]，名曰列缺。起于腕上分间[2]，并[3]太阴之经，直入掌中，散入于鱼际。（图 3-1-1）

其病实则手锐[4]掌热；虚则欠𠯗[5]，小便遗数[6]。取之去腕一寸半，别走阳明也。

【注释】

[1] 别——即络脉。从本经分出的络脉，由此走向相表里的经脉。

[2] 分间——指分肉之间。当桡骨茎突后方。

[3] 并——指与经脉并列而行。

[4] 手锐——手的锐骨部，指鱼际后方。

[5] 欠𠯗——欠，呵欠；𠯗，同呿，张口。《玉篇》：“欠𠯗，张口也。”《通俗文》：“张口运气谓之欠𠯗。”虚则欠𠯗为肺气不足所致。

[6] 遗数——遗，小便不禁；数，小便频数。

（三）手太阴经别

《灵枢·经别》：手太阴之正[1]，别[2]入渊腋少阴之前，入走肺，散之大肠，上入缺盆，循喉咙，复合阳明[3]。（图 3-1-2）

【注释】

[1] 正——十二经别又称为别行之正经，即指从十二经脉分出。

[2] 别——分别，指十二经脉循行通路之外的另一通路，别道行走。这与经脉、络脉所指之别意义不同。

[3] 复合阳明——复，再也。阴经经别，合于有表里关系的阳经；阳经经别则合入本经。所以十二经别，就构成为“六合”。

（四）手太阴经筋

《灵枢·经筋》：手太阴之筋，起于大指之上，循指上行，结于鱼后[1]，行寸口外侧，上循臂，结肘中，上臑内廉，入腋下，出缺盆，结肩前髃[2]，上结缺盆，下结胸里，散贯贲[3]，合贲下，抵季胁。（图 3-1-3）

其病当所过者支转筋痛[4]，其成息贲[5]者，胁急，吐血。

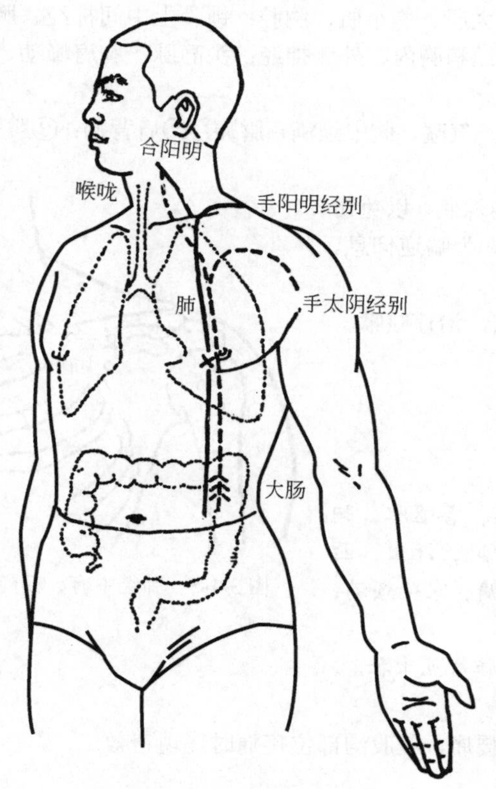

图 3-1-2　手太阴经别循行示意图

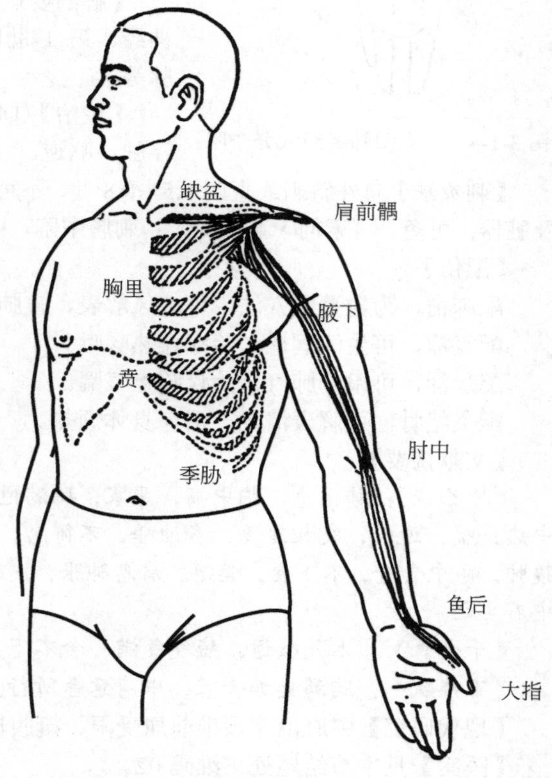

图 3-1-3　手太阴经筋循行示意图

【注释】

[1] 鱼后——鱼际的后边。

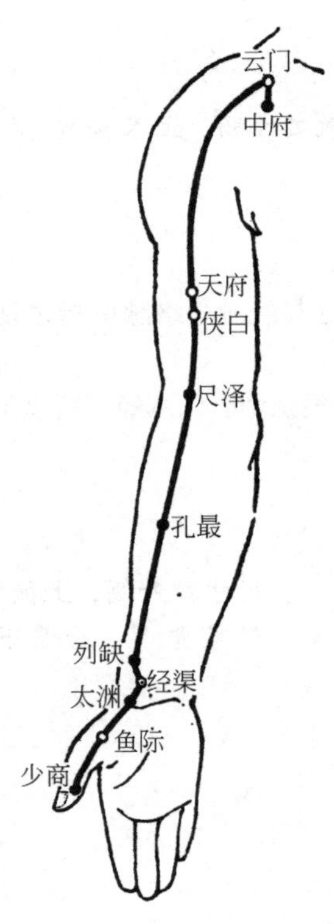

图 3-1-4　手太阴肺经经穴分布图

［2］肩前髃——即肩髃部。

［3］贲——膈肌。《太素》："贲，谓膈也。"

［4］支转筋痛——支，支撑不适；转筋，肌筋拘紧掣痛。

［5］息贲——古病名，为五积之一，属肺之积。主要症状为胁下有积块而气逆上奔。

二、手太阴肺经腧穴

本经经穴分布在胸部的外上方，上肢的掌面桡侧，手掌及拇指的桡侧，起于中府，止于少商，左右各 11 个穴。（图 3-1-4）

主治概要：胸肺、咽喉、胃肠及经脉循行部位的其他病证。

*中府　云门　天府　侠白　*尺泽　*孔最　*列缺　经渠　*太渊　*鱼际　*少商

1. 中府*Zhōngfǔ（LU1）肺之募穴，手、足太阴之交会穴

【位置】在胸部，横平第 1 肋间隙，锁骨下窝外侧，前正中线旁开 6 寸。（图 3-1-5）

【解剖要点】胸大肌、胸小肌、胸腔；锁骨上中间神经、胸前神经、第 1 肋间神经和胸内、外侧神经；头静脉，胸肩峰动、静脉等。

【主治】①咳嗽，气喘，胸中烦满，胸痛；②肩背痛；③腹痛，浮肿，呕逆。

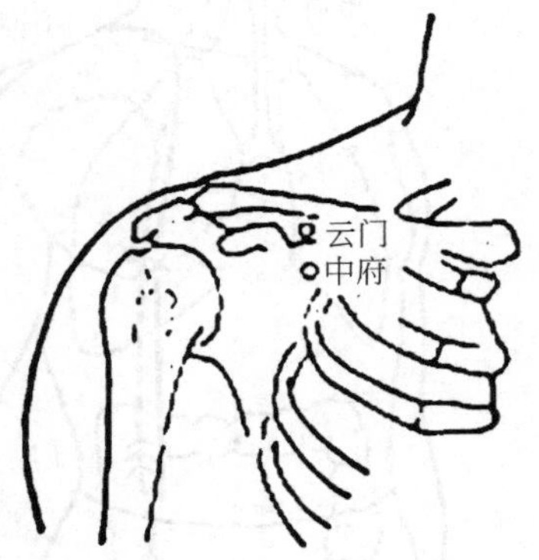

图 3-1-5　肺经中府、云门

【刺灸法】向外斜刺或直刺 0.5～0.8 寸，不可向内深刺，以免伤及脏器；可灸。《素问・刺禁论》：刺膺中陷，中肺，为喘逆仰息。

【配伍】

配肺俞，为俞募配穴法，可疏风解表、宣肺止咳，治疗咳嗽。

配复溜，可生津润燥，治疗燥热咳嗽。

配尺泽，可肃降肺气，治疗咳嗽气喘。

配灸绝骨，可解表清热，治疗身体烦热。

【文献摘要】

《甲乙经》：肺系急，胸中痛，恶寒，胸满悒悒然，善呕胆，胸中热，喘，逆气，气相追逐，多浊唾，不得息，肩背风，汗出，面腹肿，鬲中食噎，不下食，喉痹，肩息肺胀，皮肤骨痛，寒热烦满，中府主之。

《千金翼》：上气咳逆，短气气满，食不下，灸肺募五十壮。

《百症赋》：胸满更加噎塞，中府意舍所行。

【现代研究】中府治疗颈椎前屈受限、挺腹试验腰痛、腹股沟部位疼痛时屡现奇效。

【医案】见本节结尾处二维码 02。

2. 云门 Yúnmén（LU2）

【位置】在胸部，锁骨下窝凹陷中，肩胛骨喙突内缘，前正中线旁开 6 寸。（图 3-1-5）

【解剖要点】三角肌、锁胸筋膜、喙锁韧带；锁骨上中间神经，胸内、外侧神经；头静脉，胸

肩峰动、静脉支等。

【主治】①咳嗽，气喘，胸满；②胸胁彻背痛，心痛；③肩背痛。

【刺灸法】向外斜刺 0.5～0.8 寸，不可向内侧深刺，以免伤及肺脏；可灸。《甲乙经》：云门刺不可深，深则使人逆息不能食。

3. 天府 Tiānfǔ（LU3）

【位置】在臂前区，腋前纹头下 3 寸，肱二头肌桡侧缘处。（图 3-1-6）

【解剖要点】肱肌；臂外侧皮神经、肌皮神经分支；头静脉，肱动、静脉肌支。

【主治】①鼻塞，鼻衄；②咳嗽，气喘；③肩臂痛不举；④瘿气。

【刺灸法】直刺 0.5～1.0 寸。《甲乙经》：天府禁不可灸，使人逆息。

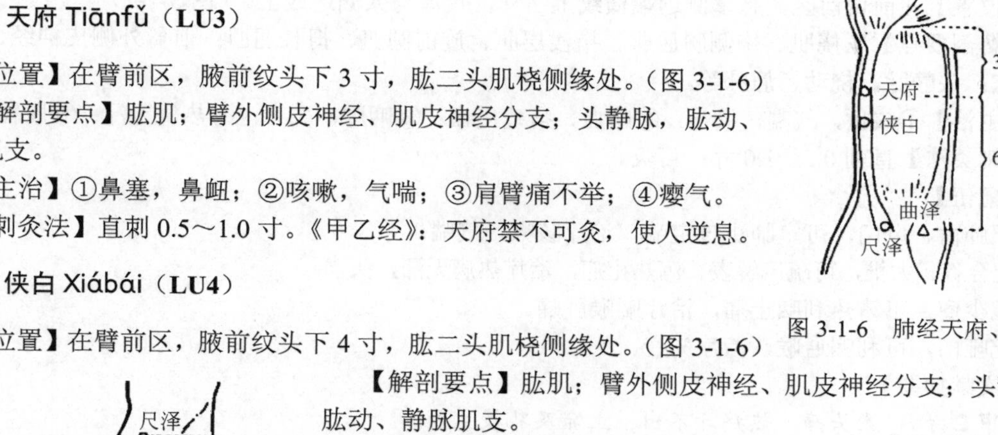

图 3-1-6　肺经天府、侠白

4. 侠白 Xiábái（LU4）

【位置】在臂前区，腋前纹头下 4 寸，肱二头肌桡侧缘处。（图 3-1-6）

【解剖要点】肱肌；臂外侧皮神经、肌皮神经分支；头静脉，肱动、静脉肌支。

【主治】①胸痛，胸闷；②咳嗽，气喘，烦满；③肩臂痛。

【刺灸法】直刺 0.5～1.0 寸；可灸。

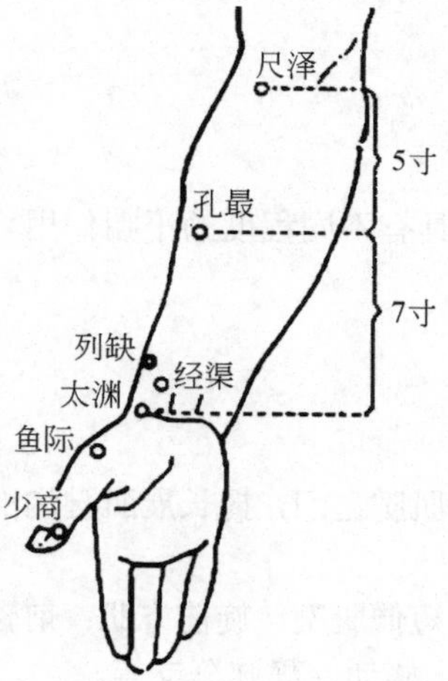

5. 尺泽*Chǐzé（LU5）合穴

【位置】在肘区，肘横纹上，肱二头肌腱桡侧缘凹陷中。（图 3-1-7）

【解剖要点】肱桡肌、肱肌；前臂外侧皮神经、桡神经；头静脉，桡侧副动、静脉前支，桡侧返动、静脉等。

【主治】①咳嗽，气喘，咯血，咽喉肿痛，胸满；②急性吐泻；③小儿惊风；④肘臂痛，半身不遂；⑤膝痛。

【刺灸法】直刺 0.8～1.2 寸，或点刺出血；可灸。《素问·刺禁论》：刺肘中内陷，气归之，为不屈伸。

图 3-1-7　肺经尺泽—鱼际

【配伍】

配合谷，可行气活络、祛瘀止痛，治疗肘臂挛痛，肘关节屈伸不利。

配肺俞，可降气止咳平喘，治疗咳嗽，气喘。

配委中，可清热化湿，治疗吐泻。

配阴陵泉，可清热理气化湿，治疗慢性湿疹。

【文献摘要】

《甲乙经》：振寒瘛疭，手不伸，咳嗽唾浊，气鬲善呕，鼓颔，不得汗，烦满，因为疭衄，尺泽主之。

《千金方》：主呕泻上下出，两胁下痛。

《肘后歌》：鹤膝肿劳难移步，尺泽能舒筋骨疼。

《灵光赋》：吐血定喘补尺泽。

《玉龙赋》：肘挛痛兮，尺泽合于曲池。尺泽理筋急之不用。

【现代研究】尺泽巨刺可显著缓解胫骨结节骨软骨炎。针刺尺泽对顽固性呃逆有效。针刺尺泽等穴可使阑尾、结肠下部、直肠的蠕动增强。

【医案】见本节结尾处二维码 03

6. 孔最* Kǒngzuì（LU6）郄穴

【位置】在前臂前区，腕掌侧远端横纹上 7 寸，尺泽与太渊连线上。（图 3-1-7）

【解剖要点】肱桡肌、桡侧腕屈肌、指浅层肌、旋前圆肌、拇长屈肌；前臂外侧皮神经、桡神经浅支；头静脉，桡动、静脉等。

【主治】①咳嗽，气喘，胸痛；②咯血，痔疮出血；③咽肿，失音；④热病无汗；⑤肘臂挛痛。

【刺灸法】直刺 0.5～1.0 寸；可灸。

【配伍】

配肺俞、风门，可宣肺止咳定喘，治疗咳嗽，气喘。

配合谷、大椎，可疏风解表、泻热止痛，治疗热病无汗，头痛。

配少商，可清热利咽止痛，治疗咽喉肿痛。

配哑门，可利咽通喉，治疗失音。

【文献摘要】

《甲乙经》：厥头痛。热病汗不出，上窌及孔最主之。

《千金方》：主臂厥热痛，汗不出，皆灸刺之，此穴可以出汗。

【现代研究】

1）孔最施以按摩、针刺、隔姜灸、穴位注射、电刺激等治疗均具有不同程度的平喘作用，可治疗支气管哮喘。

2）针刺双侧孔最对内痔、外痔、混合痔均有治疗作用。

7. 列缺*Lièquē（LU7）络穴，八脉交会穴（通任脉）

【位置】在前臂，腕掌侧远端横纹上 1.5 寸，拇短伸肌腱与拇长展肌腱之间，拇长展肌腱沟的凹陷中。（图 3-1-7、图 3-1-8）

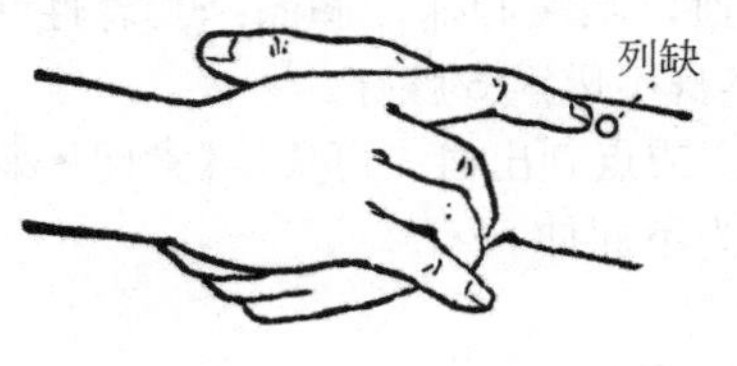

图 3-1-8 肺经列缺

【解剖要点】拇长展肌腱、拇短伸肌腱、旋前方肌；前臂外侧皮神经、桡神经浅支；头静脉，桡动、静脉分支等。

【主治】①咳嗽，气喘；②齿痛，咽干，咽痛；③偏正头痛，颈项强痛；④半身不遂，手腕疼痛无力；⑤溺血，小便涩痛，阴茎痛。

【刺灸法】向上斜刺 0.3～0.5 寸；可灸。

【配伍】

配照海，可滋阴清热、降气利咽，治疗咳喘，咽干咽痛。

配风池、风门、合谷，可疏风解表止咳，治疗感冒，咳嗽，头痛，项强。

配太渊，可通经止痛、宣肺止咳，治疗偏正头痛，咳嗽风痰。

【文献摘要】

《甲乙经》：汗出，四肢暴肿。

《千金方》：男子阴中疼痛，溺血精出，灸列缺五十壮。主寒热，掌中热。

《通玄指要赋》：咳嗽寒痰，列缺堪治。

《灵光赋》：偏正头疼泻列缺。

《杂病穴法歌》：偏正头疼左右针［左痛针右］，列缺太渊不用补；太渊列缺穴相连，能祛气痛刺两乳。

【现代研究】

1）针刺列缺后，手太阴肺经穴（经渠、列缺、孔最、尺泽、天府）和手阳明大肠经穴（温溜、手三里、曲池、手五里、臂臑）的温度均明显高于针刺前，证实列缺治疗头项疾患可一穴通两经。

2）针刺列缺可以通过增加项背部及其附近相关穴位，尤其是大杼穴区域皮肤表面血流量，改善局部组织代谢，从而使项背部气血运行恢复正常。

3）针刺列缺、气舍等穴能使地方性甲状腺肿患者颈围缩小，症状减轻，尿中排碘量减少，延长甲状腺中碘-131 的半衰期。

4）列缺可改善肺通气量，使支气管平滑肌痉挛缓解，使支气管哮喘平复。

8. 经渠 Jīngqú（LU8）经穴

【位置】在前臂前区，腕掌侧远端横纹上 1 寸，桡骨茎突与桡动脉之间。（图 3-1-7）

【解剖要点】肱桡肌腱、旋前方肌；前臂外侧皮神经、桡神经浅支；桡动、静脉等。

【主治】①咳嗽，气喘，胸痛，咽喉肿痛；②手腕疼痛无力。

【刺灸法】避开桡动脉，直刺 0.3～0.5 寸；禁直接灸。《甲乙经》：不可灸，灸之伤人神明。

9. 太渊*Tàiyuān（LU9）输穴，原穴，八会穴（脉会）

【位置】在腕前区，桡骨茎突与舟状骨之间，拇长展肌腱尺侧凹陷中。（图 3-1-7）

【解剖要点】桡侧腕屈肌腱、拇长展肌腱；前臂外侧皮神经、桡神经浅支；桡动脉掌浅支，桡动、静脉等。

【主治】①咳嗽痰多，气喘，咽喉肿痛；②无脉症；③呃逆；④手腕疼痛无力，掌中热。

【刺灸法】避开桡动脉，直刺 0.3～0.5 寸；禁直接灸。

【配伍】

配列缺、孔最，可疏风解表、宣肺止咳，治疗咳嗽，气喘，胸背痛。

配内关、冲阳、三阴交，可益心通阳、祛瘀通脉，治疗无脉症。

【文献摘要】

《千金方》：唾血振寒嗌干，太渊主之。

《玉龙赋》：咳嗽风痰，太渊、列缺宜刺。

《金鉴》：主治牙齿疼痛，手腕无力疼痛及咳嗽风痰，偏正头疼等症。

【现代研究】

1）甲状腺功能减退患者太渊穴伏安特性发生了明显改变，而肺结核患者本穴可呈高温改变。

2）以太渊为主穴，或辅以足三里、三阴交，对产后尿潴留有调节作用。

3）针刺太渊、天突等穴，能减低吸气和呼气阶段的气道阻力。

4）针刺对咯血及胆出血有显著疗效，对降低血压、调整肺功能亦有明显作用。

10. 鱼际*Yújì（LU10）荥穴

【位置】在手外侧，第 1 掌骨桡侧中点赤白肉际处。（图 3-1-7）

【解剖要点】拇短展肌、拇对掌肌、拇短屈肌；正中神经掌皮支、桡神经浅支、正中神经肌支、尺神经肌支等。

【主治】①胸闷，咳嗽，气短；②失音，咽喉疼痛；③身热，掌中热，头痛；④小儿疳积。

【刺灸法】直刺 0.5～0.8 寸，治疗小儿疳积可用割治法；可灸。《素问・刺禁论》：刺手鱼腹内陷为肿。王冰注：手鱼腹内，肺脉所流，故刺之内陷，则为肿也。

【配伍】

配合谷，可宣肺清热、利咽止痛，治疗咳嗽，咽喉肿痛，失音。

配孔最、中府，可温肺散寒、化痰平喘，治疗哮喘。

【文献摘要】

《灵枢・厥论》：肺心痛也，取之鱼际、太渊。

《甲乙经》：唾血，时寒时热，泻鱼际，补尺泽。

《金鉴》：主治牙齿痛，疟疾初起先觉发寒，伤寒汗不出等。

【现代研究】针刺鱼际对支气管哮喘急性发作具有平喘功效，即刻起效，留针 30 分钟达最佳疗效，与喷吸沙丁胺醇疗效相当。

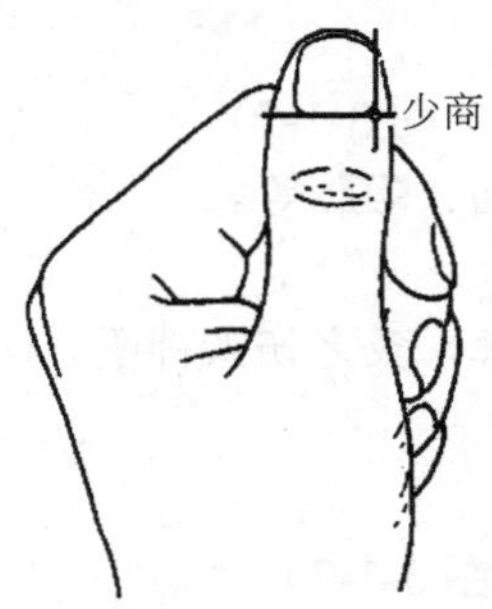

图 3-1-9 肺经少商

11. 少商*Shàoshāng（LU11）井穴

【位置】在手指，拇指末节桡侧，指甲根角侧上方 0.1 寸（指寸）。（图 3-1-9）

【解剖要点】指甲根；正中神经指掌侧固有神经之指背支；拇主要动、静脉与第一掌背动、静脉分支所形成的动、静脉网。

【主治】①咽喉肿痛，鼻衄，咳嗽，气喘；②暴仆，癫狂，癔症，小儿惊狂；③心下痞满，胸闷；④手指挛痛。

【刺灸法】直刺 0.1～0.2 寸，或点刺出血；可灸。

【配伍】

配中冲、关冲，可醒脑开窍、泄热启闭，治疗中风昏迷。

配合谷，可清热利咽，治疗咽喉肿痛。

配大敦，可镇心涤痰、泻肝清热，治疗狂证。

【文献摘要】

《千金方》：少商、大陵主咳逆喘。

《大成》：咽喉肿痛，少商、天突、合谷。

【现代研究】

1）针刺少商、水沟等穴，可使一氧化碳中毒的动物苏醒时间缩短，呼吸功能增强，血中 CO 含量下降。

2）感冒者，少商穴的超微弱发光程度左右不平衡。

3）少商点刺放血可治疗小儿腹泻。艾灸可治鼻衄。

手太阴经络与腧穴拓展内容01~03

1. 手太阴肺经为何“起于中焦”？

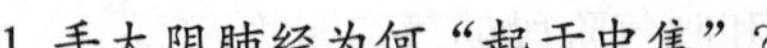

2. 如何理解“是动则病”“是主肺所生病者”？

3. 为什么列缺能主治头痛、齿痛、项强、口眼㖞斜等头项部疾病？

第二节　手阳明经络与腧穴

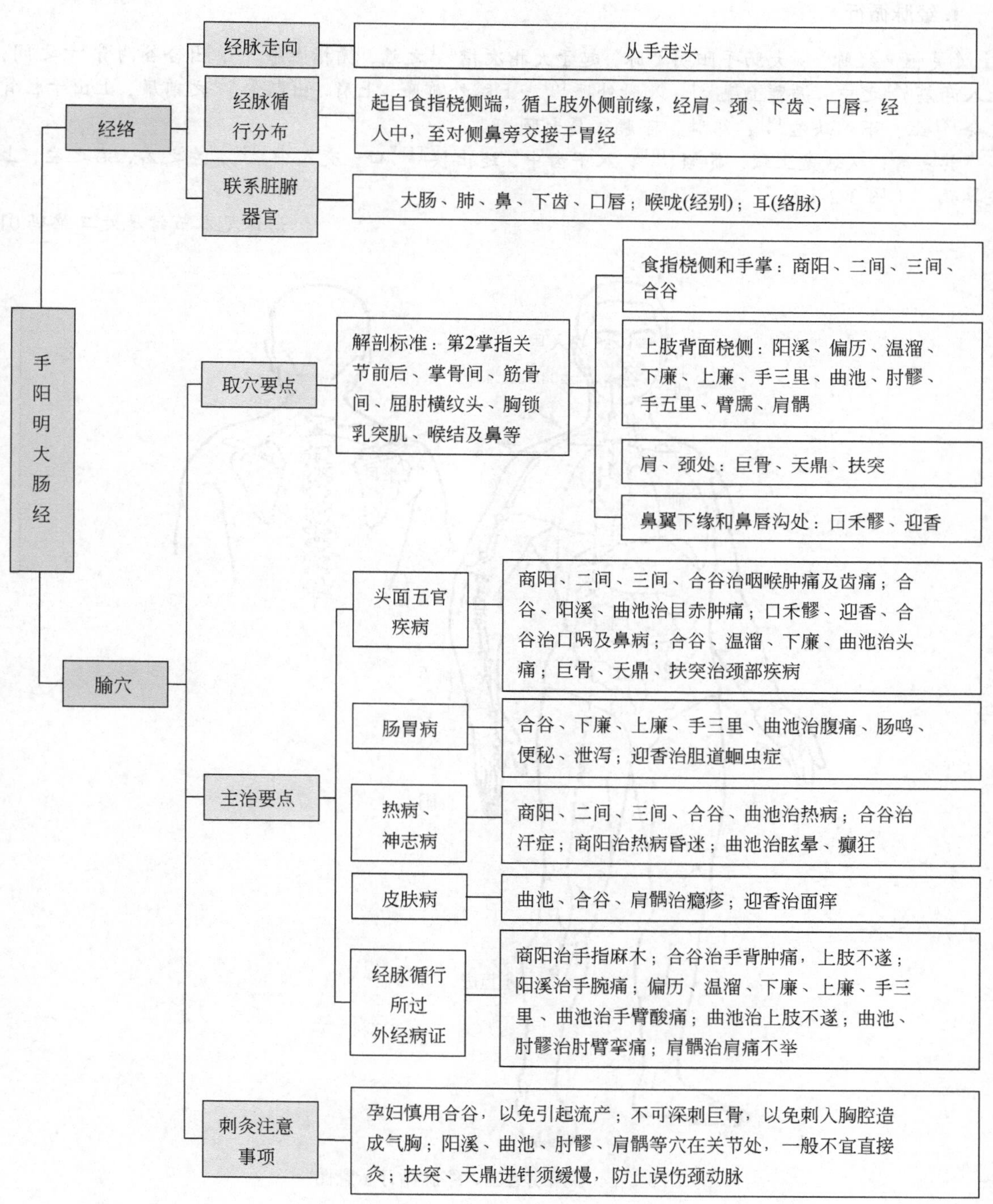

一、手阳明经络

手阳明经络音频

（一）手阳明经脉

1. 经脉循行

《灵枢·经脉》：大肠手阳明之脉，起于大指次指[1]之端，循指上廉[2]，出合谷两骨[3]之间，上入两筋[4]之中，循臂上廉[5]，入肘外廉[6]，上臑外前廉，上肩，出髃骨[7]之前廉，上出于柱骨之会[8]上，下入缺盆[9]，络肺，下膈，属大肠。

其支者，从缺盆上颈，贯颊[10]，入下齿中，还出挟[11]口，交人中[12]，左之右，右之左，上挟鼻孔。（图 3-2-1）

语译见本节结尾处二维码 01

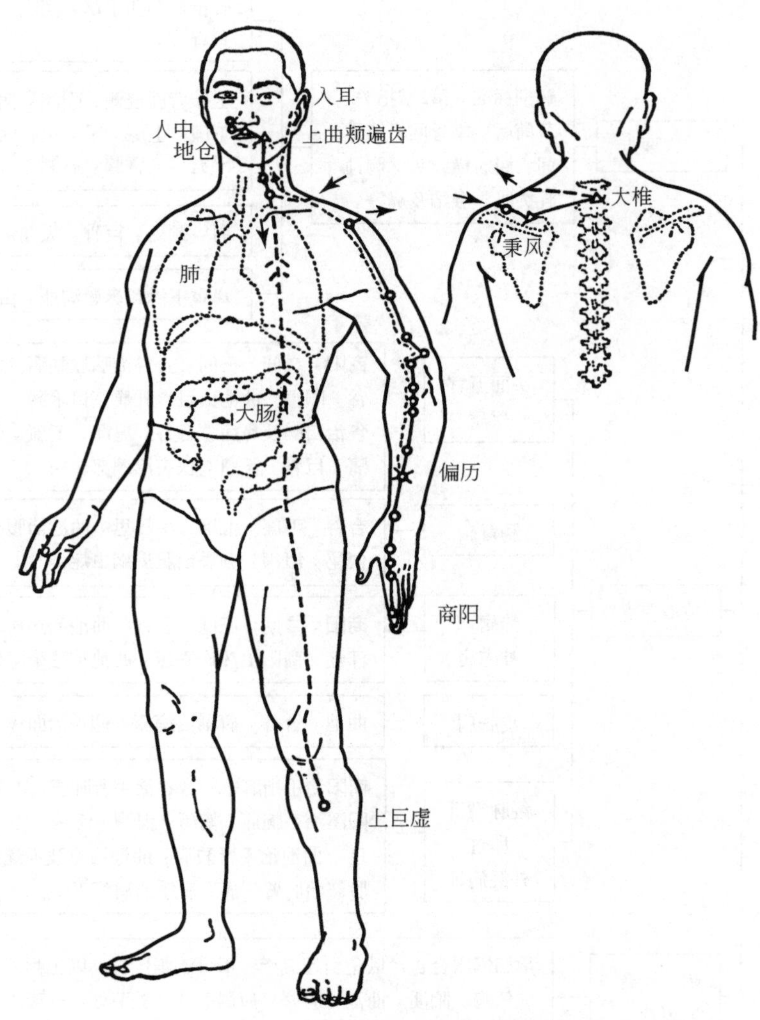

图 3-2-1 手阳明经脉、络脉循行示意图

【注释】

[1] 大指次指——大指侧的次指，即第二指，又称食指。《发挥》：“大指之次指，谓食指也。”

[2] 指上廉——食指的桡侧边。此按屈肘立掌体位描述，故称上廉。

[3] 合谷两骨——指第一、二掌骨，因其分歧，合称歧骨。中间为合谷穴，即以其开合凹陷如谷而得名。《类经》：“即大指次指后歧骨间也，俗名虎口。”

[4] 两筋——指拇长伸肌腱与拇短伸肌腱。《灵枢·本输》：“阳溪，在两筋间，陷者中。”

[5] 臂上廉——前臂桡侧，按屈肘立掌体位描述，故称上廉。指从阳溪至曲池连线处。《类经》：“循阳溪等穴以上曲池也。”《铜人》：“臂之上廉，偏历之分，手阳明之络也。”

[6] 肘外廉——肘横纹外侧，曲池部也。《灵枢·本输》：“入于曲池，在肘外辅骨［桡骨］陷者中。”

[7] 髃骨——肩胛骨肩峰部。《说文解字》：“髃，肩前也。”《太素》：“髃音隅，角也。两肩端高骨即肩角也。”其前下方凹陷为肩髃穴。《铜人》：“骨，谓肩髃之骨也，骨肩髃穴在此。”

[8] 柱骨之会——柱骨指颈椎，或锁骨，应解为锁骨；会上，指大椎或天鼎穴。《素问·气府论》：“柱骨之会各一”，王冰注：谓天鼎二穴也。《太素》：“柱骨，谓缺盆骨上极高处也。与诸脉会入缺盆之处，名曰会也。手阳明脉上至柱骨之上，复出柱骨之下入缺盆也。”这里指的是锁骨。《发挥》：“肩胛上际会处，为天柱骨……上出柱骨之会上，会于大椎。”《类经》亦云：“肩背之上，颈项之根，为天柱骨。六阳皆会于督脉之大椎，是为会上。”此处当为“上出于柱骨之会上”，之，动词，到达之义。

[9] 缺盆——锁骨上窝部；缺盆骨即指锁骨，其上有缺盆穴。马莳注：“缺盆在结喉两旁之高骨，形圆如缺盆，然乃足阳明胃经穴也。”此处指部位而言，非交会穴。

[10] 颊——王冰注：“颊，谓两旁也。”《发挥》：“耳以下曲处为颊。”

[11] 挟——古同“夹”，从物体两侧钳住。

[12] 交人中——交指左右交叉。《太素》：“交，谓相交，不相会入也”，经脉在人中穴左右交叉。《铜人》：“人中，一名水沟，在鼻柱之下。”《甲乙经》：“水沟，在鼻柱下人中，督脉、手阳明之会。”

2. 经脉病候

《灵枢·经脉》：是动则病，齿痛，颈肿。

是主津[1]所生病者，目黄[2]，口干，鼽衄[3]，喉痹[4]，肩前臑痛，大指次指痛不用。

气有余，则当脉所过者[5]热肿；虚，则寒栗不复[6]。

【注释】

[1] 津——即手阳明大肠经主“津”，手太阳小肠经主“液”。《灵枢·决气》：“腠理发泄，汗出溱溱，是谓津。”

[2] 目黄——结合经穴主病分析，此当指眼睛昏黄见症，不同于黄疸。

[3] 鼽衄——鼽，音求，为鼻流清涕。衄，指鼻出血。

[4] 喉痹——指咽喉肿痛，壅闭不通的见症。

[5] 脉所过者——指本经脉外行所过之处。

[6] 寒栗不复——指发冷颤抖，难以回温。寒栗，证名，指恶寒较甚、身形呈战栗状，即振寒。《灵枢·口问》：“寒气客于皮肤，阴气盛，阳气虚，故为振寒寒慄，补诸阳。”《素问·调经论》亦云：“阳受气于上焦，以温皮肤分肉之间，今寒气在外，则上焦不通，上焦不通，则寒气独留于外，故寒栗。”不复，即不能恢复正常体温。

（二）手阳明络脉

《灵枢·经脉》：手阳明之别，名曰偏历。去腕三寸，别走太阴，其别者，上循臂，乘[1]肩髃，

上曲颊遍齿[2]；其别者，入耳合于宗脉[3]。（图 3-2-1）

实则龋[4]、聋；虚则齿寒、痹膈[5]。取之所别也。

【注释】

[1] 乘——音成。会意字，其字形像一个人在树上。本意为登上去，亦有顺应和趁着之义。

[2] 曲颊遍齿——指下颌角呈弯曲处，络脉上行到下颌角，偏络于下齿龈。遍，原作“偏”，此据《甲乙经》改。络脉上行到下颌角，遍络于下齿龈。

[3] 宗脉——意指总脉、大脉。耳中为手足少阳、手太阳、足阳明四脉所总会。

[4] 龋——音取。龋齿，即蛀齿，俗称蛀牙。

[5] 痹膈——《太素》：“痹”作“瘅”，注作“膈中瘅热”；马莳释作“隔塞不便”，指胸膈痹阻的见症。

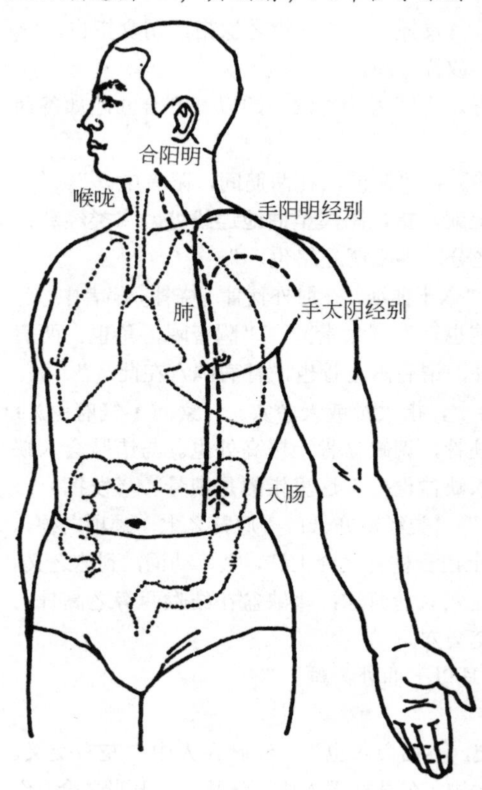

图 3-2-2 手阳明经别循行示意图

（三）手阳明经别

《灵枢·经别》：手阳明之正，从手循膺乳[1]，别于肩髃[2]，入柱骨[3]，下走大肠，属于肺，上循喉咙，出缺盆[4]，合于阳明也。（图 3-2-2）

【注释】

[1] 膺乳——膺，胸旁；乳，乳部。

[2] 肩髃——此指肩峰部。

[3] 柱骨——此处指锁骨。

[4] 出缺盆——约当扶突穴部。

（四）手阳明经筋

《灵枢·经筋》：手阳明之筋，起于大指次指之端，结于腕；上循臂，上结于肘外；上臑，结于肩髃。其支者，绕肩胛，挟脊；其直者从肩髃上颈。其支者上颊，结于頄[1]；直者上出于手太阳之前，上左角[2]，络头，下右颔[3]。（图 3-2-3）

其病当所过者支痛及转筋，肩不举，颈不可左右视。

【注释】

[1] 頄——音求，颧部，泛指面颊。《甲乙经》《太素》作“鼽”，《太素》：“鼻形谓之鼽也。”鼽，原意指鼻流清涕，作为部位名，解释为鼻旁。

[2] 角——额角，额骨结节部。

[3] 颔——《太素》作“顑”，其曰：“顑，谓牙车骨上抵颅以下者，名为顑骨。”此指颞颌关节部。

二、手阳明大肠经腧穴

本经经穴分布在上肢背面桡侧、肩、颈及面部，起于商阳，止于迎香，左右各 20 个穴。（图 3-2-4）

主治概要：头面五官病、热病、皮肤病、肠胃病、神志病及经脉循行部位的其他病证。

*商阳　二间　*三间　*合谷　*阳溪　*偏历　温溜　下廉　上廉　*手三里　*曲池　肘髎　手五里　臂臑　*肩髃　巨骨　天鼎　*扶突　口禾髎　*迎香

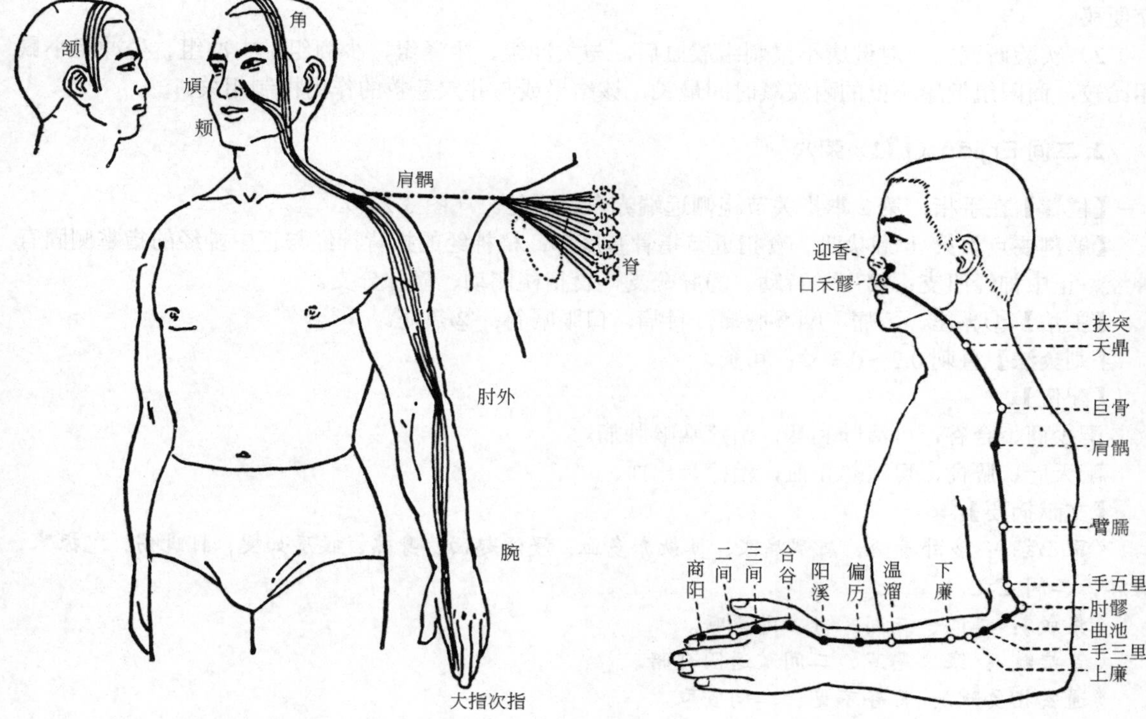

图 3-2-3　手阳明经筋循行示意图　　图 3-2-4　手阳明大肠经经穴分布图

1. 商阳*Shāngyáng（LI1）井穴

【位置】在手指，食指末节桡侧，指甲根角侧上方 0.1 寸（指寸）。（图 3-2-5）

【解剖要点】指甲根；正中神经的指掌侧固有神经之指背支；食指桡侧动、静脉，第 1 掌背动、静脉分支形成的动、静脉网。

【主治】①咽喉肿痛，齿痛，鼽衄；②中风，昏迷，热病；③耳鸣，耳聋；④手指麻木，肿痛。

【刺灸法】浅刺 0.1～0.2 寸，或点刺出血；可灸。

【配伍】

配少商、中冲、关冲，可醒脑开窍，治疗中风，中暑。

配合谷、少商，可清热泻火，治疗咽喉肿痛，目赤肿痛。

配合谷、阳谷、侠溪、厉兑、劳宫、腕骨，可发汗泻热，治疗热病汗不出。

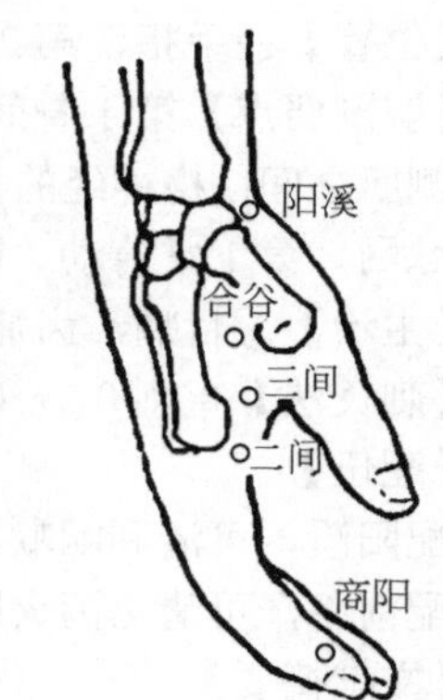

图 3-2-5　大肠经商阳—阳溪

【文献摘要】

《甲乙经》：耳中生风，耳鸣耳聋时不闻，商阳主之。

《资生经》：商阳，治喘咳支肿。

《百症赋》：寒疟兮，商阳、太溪验。

【现代研究】

1）点刺或挑刺商阳放血可清泄肺热、散结消肿，使气机宣降得畅，水液下达而肠道得润，治疗便秘。

2）实验研究发现对健康小鼠刺络放血后，与关冲组、少泽组、少商组、中冲组、少冲组小鼠相比较，商阳组健康小鼠的耐缺氧时间最长，该结果或与井穴急救的作用机制相关。

2. 二间 Èrjiān（LI2）荥穴

【位置】在手指，第2掌指关节桡侧远端赤白肉际处。（图3-2-5）

【解剖要点】第1蚓状肌、食指近节指骨基底部；桡神经的指背神经与正中神经的指掌侧固有神经、正中神经肌支；第1掌背动、静脉分支，食指桡侧动、静脉分支。

【主治】①鼻衄，齿痛，咽喉肿痛，目痛，口眼㖞斜；②热病。

【刺灸法】直刺0.2～0.3寸；可灸。

【配伍】

配少商、合谷，可清肺利咽，治疗咽喉肿痛。

配天府、膈俞，可清热止血，治疗鼻出血。

【文献摘要】

《甲乙经》：多卧善唾，肩髃痛寒，鼻鼽赤多血，浸淫起面，身热，喉痹如哽，目眦伤，忽振寒，肩疼，二间主之。

《集成》：二间、三间，疗多卧喜睡。

《百症赋》：寒栗恶寒，二间疏通阴郄暗。

《通玄指要赋》：目昏不见，二间宜取。

【现代研究】根据二间属荥穴的特性，刺之得气后，配合肩部活动，可促使局部气血运行通畅，起到祛风散寒、疏通经络、调和气血的作用，令肩周炎患者感到肩部轻松。

3. 三间*Sānjiān（LI3）输穴

【位置】在手指，第2掌指关节桡侧近端凹陷中。（图3-2-5）

【解剖要点】第1骨间背侧肌、第1蚓状肌与第2掌骨之间，食指的指浅、深屈肌腱与第1骨间掌侧肌之间；桡神经的指背神经与正中神经的指掌侧固有神经、尺神经深支、正中神经肌支；手背静脉网，第1掌背动、静脉，食指桡侧动、静脉分支。

【主治】①目痛，齿痛，咽喉肿痛；②腹胀，肠鸣，泄泻；③手背及手指肿痛。

【刺灸法】直刺0.5～0.8寸；可灸。

【配伍】

配阳溪，可清利咽喉，治疗喉痹咽如哽。

配前谷，可清热泻火明目，治疗目急痛。

【文献摘要】

《甲乙经》：寒热，唇口干，喘息，目急痛，善惊，三间主之。

《席弘赋》：更有三间肾俞妙，善除肩背浮风劳。

《百症赋》：目中漠漠，即寻攒竹三间。

《杂病十一穴歌》：头风头痛与牙疼，合谷三间两穴寻。

《杂病穴法歌》：两井两商二三间，手上诸风得其所。

【现代研究】三间治疗头面五官疾病、肢体疼痛、内科疾病等时，不论单取或配伍应用均能取得理想效果。

4. 合谷*Hégǔ（LI4）原穴

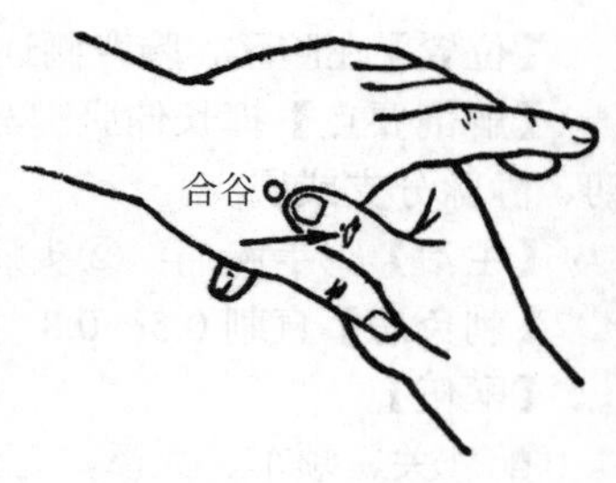

图 3-2-6　大肠经合谷

【位置】在手背，第 2 掌骨桡侧的中点处。（图 3-2-5、图 3-2-6）

【解剖要点】第 1 骨间背侧肌、拇收肌；桡神经浅支、尺神经深支的分支；手背静脉网桡侧部，第 1 掌背动、静脉分支或属支。

【主治】①头痛，头晕，感冒；②面瘫，面痛，痄腮；③目赤肿痛，咽喉肿痛，失音，鼻衄，齿痛，口噤，耳鸣，耳聋；④诸痛证；⑤热病，无汗，多汗；⑥痛经，经闭，滞产；⑦风疹，瘾疹，疔疮；⑧腹痛，便秘；⑨上肢不遂。

【刺灸法】直刺 0.5～1.0 寸，孕妇慎用；可灸。《铜人》：妇人妊娠不可刺之，损胎气。《大成》：合谷，妇人妊娠可泻不可补，补即堕胎。

【配伍】

配太冲，可镇静安神、平肝息风、益气活血、开郁止痛，治疗癫狂，头痛，高血压，亦称“开四关”。

配三阴交，可补脾胃、理肝肾、调冲任，治疗滞产，月经不调，缺乳。

配复溜，可轻清走表、温补肾阳，治疗伤寒表不解、无汗、多汗、身痛。

配足三里，可通经逐痹，治疗痿证、痹证。

配百会、风池、太冲、水沟，可养血通脉，治疗眩晕，中风昏迷等症。

【文献摘要】

《甲乙经》：痱痿、臂腕不用，唇吻不收。

《大成》：难产，合谷（补）、三阴交（泻）、太冲。

《百症赋》：天府、合谷，鼻中衄血宜追。

《四总穴歌》：面口合谷收。

《杂病穴法歌》：妇人通经泻合谷。头面耳目口鼻病，曲池合谷为之主。

《通玄指要赋》：眼痛则合谷以推之。

《肘后歌》：当汗不汗合谷泻，自汗发黄复溜凭。

【现代研究】

1）针刺合谷能持续影响面、口在大脑中的相关区域。刺激合谷能引起痛觉大面积消失：以电脉冲仪刺激右合谷穴，引起感传，发现受试者左右上肢外侧、头部、上胸部、背部及下肢最外侧痛觉完全消失，甚至于针刺入皮下出血，亦不觉痛，同时冷热觉及触觉亦伴随消失。

2）泻法针双侧合谷，治牙齿敏感症，一般一次即愈。镇痛原理是引起深部组织感受器、中枢神经及体液等因素的参与下，提高了三叉神经的痛阈，调节了牙本质小管内的电解质和增强了牙髓的保护功能，以达到脱敏的目的。同时，以合谷为主穴，采用子午流注纳子法，配伍太溪、阴谷治疗肾虚型牙痛，迅速起效。

3）双侧内关、合谷，经皮电刺激，可有效预防甲状腺手术后恶心、呕吐。

4）电针合谷能够延长宫缩持续时间、缩短平均宫缩间歇时间，从而减少难产过程中催产素的使用剂量。

5）电针合谷能促进面神经损伤家兔模型的面运动神经元超微结构的恢复，加快面神经损伤修复的进程。

【医案】见本节结尾处二维码 02

5. 阳溪* Yángxī（LI5）经穴

【位置】在腕区，腕背侧远端横纹桡侧，桡骨茎突远端，解剖学“鼻烟窝”凹陷中。（图 3-2-5）

【解剖要点】拇长伸肌腱与拇短伸肌腱之间、桡侧腕长伸肌腱前方；桡神经浅支；头静脉，桡动、静脉分支或属支。

【主治】①手腕痛；②头痛，目赤，齿痛，咽喉肿痛，耳鸣，耳聋；③癫狂，痫证。

【刺灸法】直刺 0.5～0.8 寸；可灸。

【配伍】

配外关、颊车、太溪，可清热泻火、消肿止痛，治疗牙痛，目赤肿痛等症。

配曲池、腕骨、后溪，可通调气血、疏经活络，治疗腕及上肢痹痛。

配解溪、神门，可清热利咽、宁心安神，治疗惊悸，怔忡。

【文献摘要】

《甲乙经》：热病烦心，目痛泣出，厥逆头痛，胸满不得息，阳溪主之。

《资生经》：牙痛，屈手大指本节后陷中（阳溪穴），灸三壮，初灸觉病牙痒，再灸觉牙有声，三壮止痛，永不复作，左痛灸右，右痛灸左。

《百症赋》：肩髃、阳溪，消瘾风之热极。

《席弘赋》：牙痛腰痛并咽痹，二间阳溪疾怎逃。

【现代研究】

1）临床运用阳溪治疗骨伤科病证较多，肩手综合征、踝关节扭伤、手指拘挛、腕管综合征等皆为其主治的优势病证。

2）对急性牙髓炎模型大鼠阳溪穴贴敷治疗，对早期牙髓损伤具有修复作用，从而起到了保护牙髓的作用。

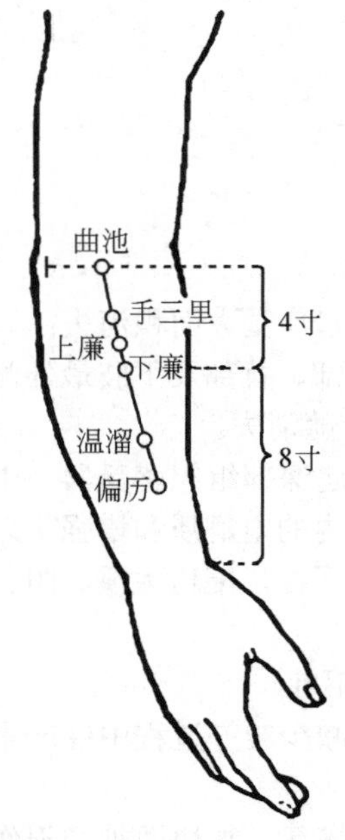

图 3-2-7　大肠经偏历—曲池

6. 偏历* Piānlì（LI6）络穴

【位置】在前臂，腕背侧远端横纹上 3 寸，阳溪（LI5）与曲池（LI11）连线上。（图 3-2-7）

【解剖要点】拇短伸肌、桡侧腕长伸肌腱、拇长展肌腱；前臂外侧皮神经、桡神经浅支和骨间后神经分支；头静脉属支。

【主治】①腹部胀满，水肿，小便不利；②耳鸣，耳聋，目赤，鼻衄，喉痛；③手臂酸痛。

【刺灸法】直刺或斜刺 0.5～0.8 寸；可灸。

【配伍】

配太渊，为原络配穴法，可疏风解表，治疗感冒，头痛，咽喉痛等症。

配水分、阴陵泉，可健脾利水，治疗水肿。

配阳溪、商阳、络却、腕骨、前谷，可疏散清热、行气利窍，治疗实邪耳鸣。

【文献摘要】

《甲乙经》：风疟，汗不出。瞶目，目䀮䀮。口僻。

《标幽赋》：刺偏历利小便，医大人水蛊。

【现代研究】以取大肠经络穴偏历为主穴，配伍列缺、三阴交、足三里，行平补平泻针法，留针 15 分钟，治疗术后尿潴留、尿路感染、水肿诸症疗效显著。

7. 温溜 Wēnliū（LI7）郄穴

【位置】在前臂，腕背侧远端横纹上 5 寸，阳溪（LI5）与曲池（LI11）连线上。（图 3-2-7）

【解剖要点】桡侧腕长伸肌腱、桡侧拇短伸肌；前臂外侧皮神经、前臂后皮神经、桡神经浅支；头静脉。

【主治】①肠鸣腹痛；②疔疮；③头痛，面肿，咽喉肿痛；④手臂酸痛。

【刺灸法】直刺 0.5～1.0 寸；可灸。

【文献摘要】

《甲乙经》：臑肘痹痛，虚则气膈满，手不举。狂仆。口齿痛。

《百症赋》：审他项强伤寒，温溜期门而主之。

【现代研究】临床上辨经刮痧，选取温溜至上廉区段为刮痧部位，配伍阿是穴，治疗桡骨茎突狭窄性腱鞘炎疗效迅速，操作简单，患者易于接受。

8. 下廉 Xiàlián（LI8）

【位置】在前臂，肘横纹下 4 寸，阳溪（LI5）与曲池（LI11）连线上。（图 3-2-7）

【解剖要点】肱桡肌、桡侧腕短伸肌、旋后肌；前臂外侧皮神经、前臂后皮神经、桡神经深支分支。

【主治】①肘臂痛，手臂不仁，半身不遂；②头痛，眩晕，目痛；③腹胀，腹痛。

【刺灸法】直刺 0.5～1.0 寸；可灸。

9. 上廉 Shànglián（LI9）

【位置】在前臂，肘横纹下 3 寸，阳溪（LI5）与曲池（LI11）连线上。（图 3-2-7）

【解剖要点】桡侧腕长伸肌腱后方、桡侧腕短伸肌、旋后肌、拇长展肌；前臂外侧皮神经、前臂后皮神经、桡神经深支穿旋后肌；浅静脉。

【主治】①肘臂痛，半身不遂，手臂麻木；②头痛；③肠鸣，腹痛，腹泻。

【刺灸法】直刺 0.5～1.0 寸；可灸。

10. 手三里* Shǒusānlǐ（LI10）

【位置】在前臂，肘横纹下 2 寸，阳溪（LI5）与曲池（LI11）连线上。（图 3-2-7）

【解剖要点】桡侧腕长伸肌、桡侧腕短伸肌、旋后肌；前臂外侧皮神经、前臂后皮神经、桡神经深支；桡侧返动、静脉分支或属支。

【主治】①手臂无力、疼痛，上肢瘫痪麻木；②腹痛，腹泻；③齿痛，颊肿。

【刺灸法】直刺 0.8～1.2 寸；可灸。

【配伍】

配中脘、足三里，可和胃通肠，治疗溃疡病，腹泻等症。

配天井、少海，可通经活络，治疗肘挛不伸。

配肾俞、委中，可舒筋止痛，治疗急性腰扭伤。

【文献摘要】

《甲乙经》：肠腹时寒，腰痛不得卧，手三里主之。

《通玄指要赋》：肩背患，责肘前之三里。

《杂病穴法歌》：手三里治舌风干。手三里治肩连脐。

【现代研究】

运用超声影像观察到手三里针刺时针尖位于浅层及筋膜旁和筋膜集中处受试者获得较强得气感，说明针刺过程中得气感与解剖学结构相关。

11. 曲池* Qūchí（LI11）合穴

【位置】在肘区，尺泽（LU5）与肱骨外上髁连线中点处。（图 3-2-7）

【解剖要点】桡侧腕长伸肌与桡侧腕短伸肌、肱桡肌；前臂后皮神经、桡神经；头静脉属支，桡侧返动、静脉，桡侧副动、静脉间吻合支。

【主治】①热病，头痛；②腹痛，吐泻，痢疾，肠痈；③咽喉肿痛，齿痛，目赤痛；④高血压，眩晕，癫狂，瘛疭；⑤瘾疹，湿疹，丹毒，疔疖；⑥手臂痹痛，上肢不遂，膝痛；⑦瘰疬。

【刺灸法】直刺 1.0～1.5 寸；可灸。

【配伍】

配大椎、外关、合谷，可清泄三阳经热，治疗诸热证。

配人迎、足三里，可通脉降浊，治疗高血压。

配外关、颊车、太溪，可清热泻火、消肿止痛，治疗牙痛，目赤肿痛等症。

配合谷、风市、血海、足三里，可通营血、祛风湿，治疗湿疹，皮肤瘙痒。

【文献摘要】

《甲乙经》：胸中满，耳前痛，齿痛，目赤痛，颈肿，寒热，渴饮辄汗出，不饮则皮干热……曲池主之。

《普济方》：治瘾疹，穴曲池，灸随年壮。

《百症赋》：半身不遂，阳陵远达于曲池。发热仗少冲曲池之津。

《玉龙赋》：肘挛痛兮，尺泽合于曲池。

《肘后歌》：腰背若患挛急风，曲池一寸五分攻。

《杂病十一穴歌》：肘膝痛时刺曲池，进针一寸是相宜，左病针右右针左，依此三分泻气奇。

【现代研究】

1）曲池在治疗消化系统疾病、感染性疾病、皮肤病、高血压及头面疾患中均有广泛应用。

2）电针高血压大鼠的曲池及足三里能使 $CD4^+$、$CD8^+$ 占 T 淋巴细胞百分比得到良性改善，在调节模型动物血压水平的同时具有改善高血压前期大鼠的免疫功能紊乱的效应。

3）电针高血压大鼠的曲池，可上调延髓头端腹外侧区（rostral ventrolateral medulla，RVML）内脑源性神经营养因子（brain-derived neurotrophic factor，BDNF），抑制异常交感神经活性，提高压力感受敏感性，可证实针刺曲池的降压机制。

12. 肘髎 Zhǒuliáo（LI12）

【位置】在肘区，肱骨外上髁上缘，髁上嵴的前缘。（图 3-2-8）

【解剖要点】肱桡肌、肱肌；前臂后皮神经；桡侧副动、静脉分支或属支。

【主治】肘臂酸痛、麻木、挛急。

【刺灸法】直刺 0.5～1.0 寸；可灸。

【文献摘要】

《甲乙经》：肩肘节酸痛，臂痛，不可屈伸，肘髎主之。

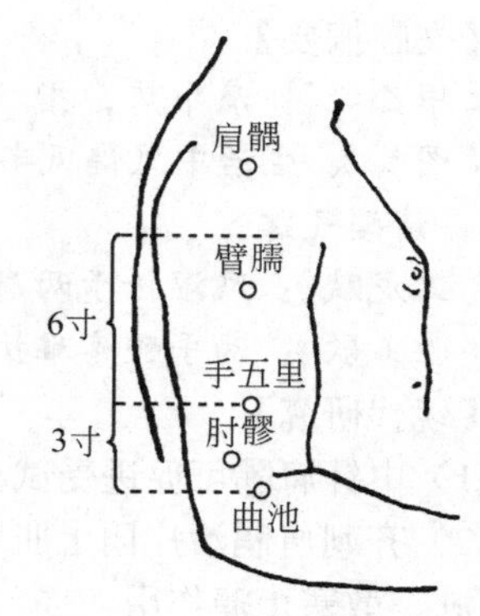

图 3-2-8　大肠经曲池—肩髃

【现代研究】李玉麟老中医仅用肘髎穴（患部对侧）治疗周围性面瘫初期，效果甚佳。用 1.5 寸毫针垂直进针 0.3～0.5 寸，得气后，顺时针拇指向前紧捻 720°，轻轻提针，针尖指向肩部，手不离针，守神行气 1 分钟，拇指再向前捻 360°，轻放针，施温针灸 10 分钟后起针。每日针 1 次，1 周为 1 个疗程。面瘫初期，针刺患侧易伤其筋肉，对治疗本病无益，以本法治之，则无此弊端。

13. 手五里 Shǒuwǔlǐ（LI13）

【位置】在臂部，肘横纹上 3 寸，曲池（LI11）与肩髃（LI15）连线上。（图 3-2-8）

【解剖要点】肱肌；臂外侧下皮神经、前臂后皮神经、桡神经；桡侧副动、静脉。

【主治】①肘臂挛痛，屈伸不利；②瘰疬。

【刺灸法】避开动脉，直刺 0.5～1.0 寸；可灸。《灵枢·本输》：阴尺动脉五里，五腧之禁也。《甲乙经》：五里，在肘上三寸，行向里大脉中央，禁不可刺，灸三壮。

14. 臂臑 Bìnào（LI14）

【位置】在臂部，曲池（LI11）上 7 寸，三角肌前缘处。（图 3-2-8）

【解剖要点】三角肌；臂外侧上、下皮神经；肱动脉肌支。

【主治】①肘臂屈伸不利，肩臂疼痛不遂，颈项拘挛；②瘰疬；③目赤肿痛，畏光，视力减退。

【刺灸法】直刺或向上斜刺 0.8～1.5 寸；可灸。

【文献摘要】

《甲乙经》：寒热颈疬适，肩臂不可举，臂臑俞主之。

【现代研究】王乐亭以金针透刺曲池、臂臑，治疗头颈部腺体疾病，包括颈部淋巴结结核、甲状腺结节、流行性腮腺炎、急性扁桃体炎和腺样体肥大等。

15. 肩髃* Jiānyú（LI15）手阳明、太阳，阳跷之交会穴

【位置】在三角肌区，肩峰外侧缘前端与肱骨大结节两骨间凹陷中。（图 3-2-9）

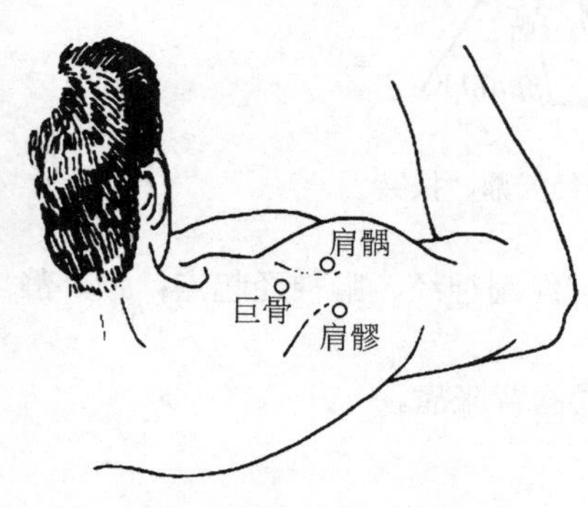

图 3-2-9　大肠经肩髃

【解剖要点】三角肌、三角肌下囊、冈上肌腱；锁骨上外侧神经、臂外侧上皮神经、腋神经分支；旋肱后动、静脉。

【主治】①肩臂挛痛，上肢不遂，手臂挛急；②瘾疹，瘰疬。

【刺灸法】直刺或向下斜刺 0.8～1.5 寸。肩周炎宜向肩关节直刺，上肢不遂宜向三角肌方向斜刺；可灸。《图翼》：此穴若灸偏风不遂，自七壮至七七壮止，不可过多，恐致臂细。若风病筋骨无力，久不差，当多灸不畏细也，然灸不如刺。

【配伍】

配肩髎、肩贞、臑俞，可活络止痛，治疗肩关节周围炎。

配阳溪，可疏风清热、调和营卫，治疗风疹。

配曲池、外关、合谷，可活血通络，治疗上肢不遂。

【文献摘要】

《甲乙经》：肩中热，指、臂痛，肩髃主之。

《图翼》：主治中风偏风半身不遂，肩臂筋骨酸痛不能上头，伤寒作热不已，劳气泄精憔悴，四肢热，诸瘿气瘰。

《玉龙赋》：风湿传于两肩，肩髃可疗。

《胜玉歌》：两手酸疼难执物，曲池合谷共肩髃。

【现代研究】

1）电针肩髃可促进受试动物肩周组织好转。

2）齐刺肩髃治疗冈上肌肌腱炎，使针刺的感应直达病所，从而起到舒筋活络、宣通气血、祛瘀消肿、散寒止痛作用。

【医案】见本节结尾处二维码 03。

16. 巨骨 Jùgǔ（LI16）

【位置】在肩胛区，锁骨肩峰端与肩胛冈之间凹陷中。（图 3-2-10）

【解剖要点】肩锁韧带、冈上肌；锁骨上外侧神经、肩胛上神经分支；肩胛上动、静脉分支或属支。

【主治】①肩臂挛痛，臂不举；②瘰疬，瘿气。

【刺灸法】直刺，微斜向外下方，进针 0.5～1.0 寸。直刺不可过深，以免刺入胸腔造成气胸；可灸。

17. 天鼎 Tiāndǐng（LI17）

【位置】在颈部，横平环状软骨，胸锁乳突肌后缘。（图 3-2-11）

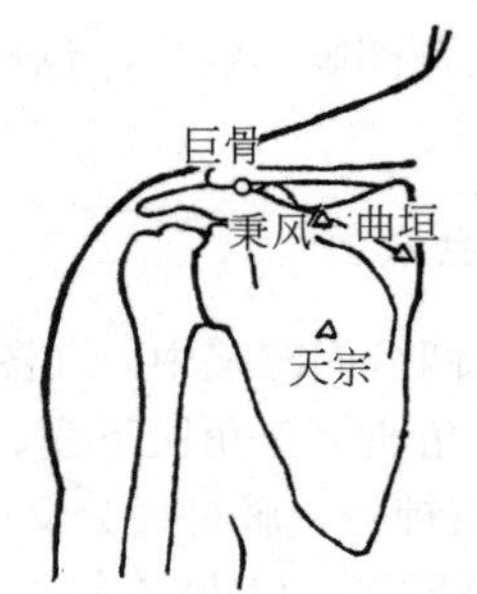

图 3-2-10 大肠经巨骨

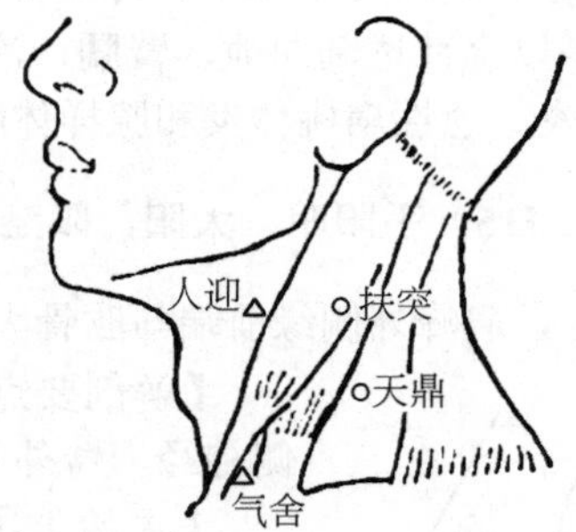

图 3-2-11 大肠经天鼎、扶突

【解剖要点】胸锁乳突肌后缘、斜角肌间隙、颈阔肌；颈横神经副神经、膈神经起点；颈外静脉，颈升动、静脉分支或属支。

【主治】①暴喑气哽，咽喉肿痛，梅核气；②瘰疬，瘿气；③胸背胀痛。

【刺灸法】直刺 0.5～0.8 寸；可灸。

18. 扶突* Fútū（LI18）

【位置】在胸锁乳突肌区，横平喉结，胸锁乳突肌前、后缘中间。（图 3-2-11）

【解剖要点】胸锁乳突肌胸骨头与锁骨头之间、颈阔肌；颈横神经；颈血管鞘。

【主治】①咽喉肿痛，暴喑；②瘿气，瘰疬；③咳嗽，气喘；④呃逆；⑤颈部手术针麻用穴。

【刺灸法】直刺 0.5～0.8 寸。注意避开颈动脉，不可过深。一般不使用电针，以免引起迷走神经反应；可灸。

【配伍】

配大椎、合谷，可清热利咽，治疗暴喑，咽喉肿痛。

配天突、天溪，可行气利咽，治疗暴忤逆气哽。

【文献摘要】

《甲乙经》：咳逆上气，咽喉鸣喝喘息，扶突主之。

《大成》：主咳嗽多唾，上气，咽引喘息，喉中如水鸡声，暴喑气哽。

【现代研究】

1）针刺扶突对于暴喑气哽有良好疗效。

2）针刺扶突可减弱或阻断大脑皮质神经元兴奋，抑制胶质细胞活化，减少 TNF-α 与星形胶质细胞的共表达，提高机体痛阈，在临床上取得了较好的镇痛效应。

19. 口禾髎 Kǒuhéliáo（LI19）

【位置】在面部，横平人中沟上 1/3 与下 2/3 交点，鼻孔外缘直下。（图 3-2-12）

【解剖要点】口轮匝肌；上颌神经的眶下神经分支、面神经颊支；上唇动、静脉。

【主治】①鼻塞，鼻塞不闻香臭，鼽衄；②口㖞，口噤。

【刺灸法】直刺或斜刺 0.3～0.5 寸；可灸。

20. 迎香* Yíngxiāng（LI20）手、足阳明之交会穴

【位置】在面部，鼻翼外缘中点旁，鼻唇沟中。（图 3-2-12）

【解剖要点】提上唇肌；上颌神经的眶下神经分支、面神经颊支；面动、静脉分支或属支。

【主治】①鼻塞，鼽衄，鼻渊，鼻息肉，鼻炎，嗅觉不灵；②口眼㖞斜，面痒，面痛；③胆道蛔虫病。

【刺灸法】略向内上方斜刺或平刺 0.3～0.5 寸；不宜灸。

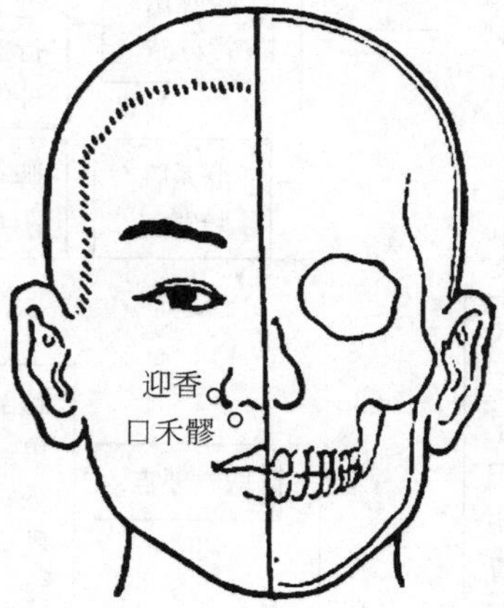

图 3-2-12　大肠经口禾髎、迎香

【配伍】

配印堂、合谷，可宣肺气、通鼻窍，治疗急慢性鼻炎。

配四白、地仓、阳白，可祛风活血通络，治疗面神经瘫痪，面肌痉挛。

【文献摘要】

《甲乙经》：鼻鼽不利，窒洞气塞，㖞僻多涕，鼽衄有痈，迎香主之。

《大成》：主鼻塞不闻香臭，偏风口㖞，面痒浮肿，风动叶落，状如虫行，唇肿痛，喘息不利，鼻㖞多涕，鼽衄骨疮，鼻有息肉。

《百症赋》：面上虫行有验，迎香可取。

《通玄指要赋》：鼻窒无闻，迎香可引。

《玉龙经》：不闻香臭从何治，须向迎香穴内攻，先补后泻分明记，金针未出气先通。

【现代研究】

1）电针迎香可提高细胞增殖抗原标志物（Ki-67）和胰岛素样生长因子-1（IGF-1）、胰岛素生长因子-1受体（IGF-1R）在嗅黏膜及嗅球的表达，也可显著提高嗅觉功能障碍模型大鼠嗅黏膜组织中FGF含量从而改善嗅觉。

2）穴位注射迎香等穴可有效下调H1R、H4R蛋白和mRNA的表达，减少炎性介质组胺生物学效应的发挥，起到治疗变应性鼻炎的作用。

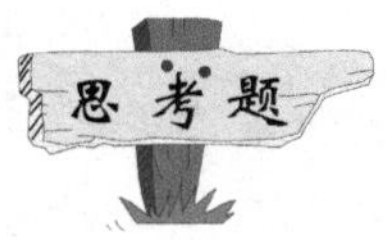

1. 试述《灵枢·经脉》中手阳明大肠经的经脉循行和病候。
2. 为什么手阳明大肠经主“津”所生病？
3. 如何理解“面口合谷收”？

手阳明经络与腧穴
拓展内容01~03

第三节 足阳明经络与腧穴

- 足阳明胃经
  - 经络
    - 经脉走向：从头走足
    - 经脉循行分布：起自鼻旁，上行鼻根，沿鼻外侧下行，入上齿，环绕口唇，交会承浆，循行过下颌、耳前，止头角；主干线从颈下胸，内行部分入缺盆，属胃络脾；外行部分循行于胸腹第2侧线，抵腹股沟处，下循下肢外侧前缘，止于第2趾外侧端；分支从膝下3寸和足背分出，分别到中指和足大趾，交接于脾经
    - 联系脏腑器官：脾、胃、鼻、上齿、口唇、喉咙；心、咽，口，目系（经别）；喉嗌（络脉）；阴器（经筋）
  - 腧穴
    - 取穴要点：解剖标志：瞳孔正下方，口角，下颌角，额角，胸锁乳突肌前缘，喉结，肋间隙，乳头，髂前上棘，髌骨外上缘，外膝眼，胫骨前嵴，外踝高点，第2跖趾关节等
      - 头面颈部：承泣、四白、巨髎、地仓、大迎、颊车、下关、头维、人迎、水突、气舍
      - 胸腹部：缺盆、气户、库房、屋翳、膺窗、乳中、乳根、不容、承满、梁门、关门、太乙、滑肉门、天枢、外陵、大巨、水道、归来、气冲
      - 下肢和足部：髀关、伏兔、阴市、梁丘、犊鼻、足三里、上巨虚、条口、下巨虚、丰隆、解溪、冲阳、陷谷、内庭、厉兑
    - 主治要点
      - 胃肠疾病：上腹部诸穴治胃痛、呕吐、纳差、腹胀、泄泻；梁丘治急性胃痛；足三里治一切脾胃肠腹病；下腹部诸穴、髀关、阴市、冲阳、解溪、内庭治腹胀、腹痛；天枢治腹胀、腹痛、便秘、泄泻；上巨虚、下巨虚治肠中切痛、肠痈、便秘、泄泻
      - 头面五官疾病：承泣、四白、头维治目疾；巨髎、内庭、厉兑治鼻衄；面部诸穴、内庭、厉兑治口㖞、齿痛；下关治耳病；头维、人迎治头痛、眩晕；颈部诸穴治咽喉肿痛、瘰疬、瘿瘤

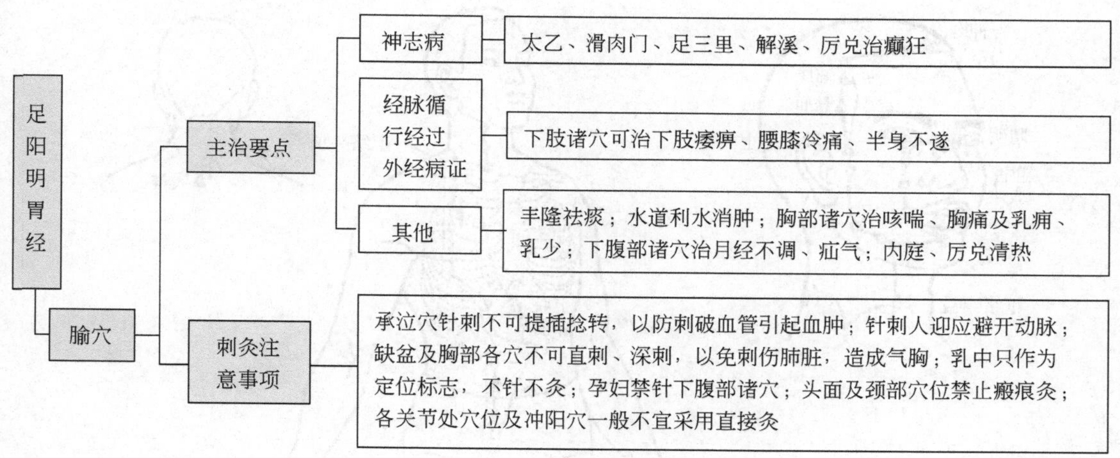

一、足阳明经络

足阳明经络音频

（一）足阳明经脉

1. 经脉循行

《灵枢·经脉》：胃足阳明之脉，起于鼻，交頞[1]中，旁约[2]太阳之脉，下循鼻外，入上齿[3]中，还出挟口[4]，环唇[5]，下交承浆，却循颐后[6]下廉，出大迎，循颊车，上耳前，过客主人[7]，循发际，至额颅[8]。

其支者，从大迎前，下人迎，循喉咙，入缺盆[9]，下膈，属胃，络脾。

其直者[10]，从缺盆下乳内廉[11]，下挟脐[12]，入气街[13]中。

其支者，起于胃口，下循腹里，下至气街中而合，以下髀关[14]，抵伏兔[15]，下入膝髌[16]中，下循胫外廉，下足跗[17]，入中指内间[18]。

其支者，下膝三寸[19]而别，以下[20]入中指外间。

其支者，别跗上，入大指间[21]，出其端。（图 3-3-1）

语译见本节结尾处二维码 01

【注释】

［1］頞——音遏。指鼻根凹陷处。《铜人》：“两目之间，鼻拗深处谓之頞中。”《发挥》：“鼻山根为頞。”

［2］约——原作“纳”，据《甲乙经》、《脉经》、《千金方》、《素问·气厥论》王冰注、《铜人》、《发挥》改。此指与足太阳经交会于睛明。《铜人》：“足太阳起目眦（睛明穴）而阳明旁行约之。”

［3］上齿——上牙床，当巨髎穴部。与手阳明的入下齿相对。

［4］还出挟口——意指进入又退出至地仓穴部。

［5］环唇——环绕口唇。

［6］却循颐后——却，退却。颐，指颊、腮部，即下颌部。《发挥》：“腮下为颔，颔中为颐。”颐后，指其两旁。

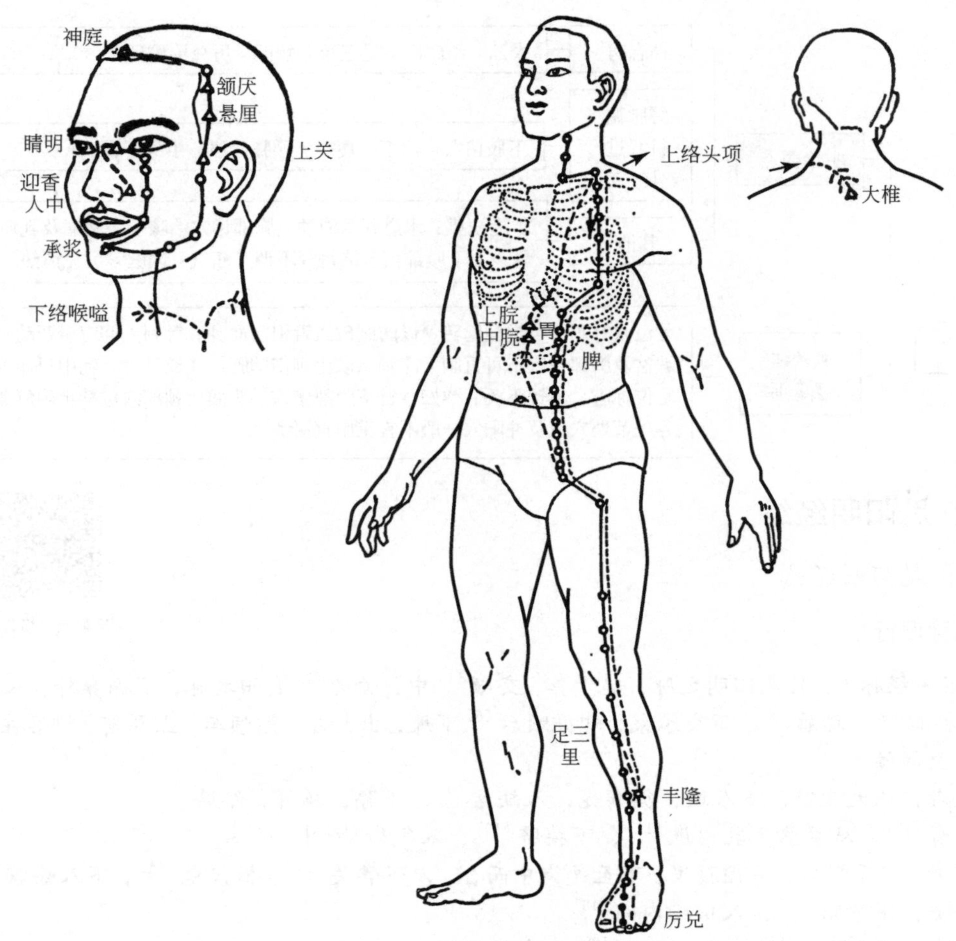

图 3-3-1 足阳明经脉、络脉循行示意图

［7］客主人——上关穴，在下关穴上方。《甲乙经》：“手少阳、足阳明之会。”程扶生《医经理解》：“少阳为主，阳明为客，如客与主人相聚。”

［8］额颅——指前额正中部。《发挥》：“囟前为发际，发际前为额颅。”此指循发际而会于督脉神庭穴。

［9］缺盆——指锁骨上窝部，其中为缺盆穴。《发挥》：“胸两傍高处为膺，膺上横骨为巨骨［锁骨］，巨骨上陷中为缺盆。”此支进入缺盆属内行支。

［10］直者——指主干，为外行有穴通路，距正中线 4 寸。

［11］乳内廉——意指乳内侧，按穴位当经乳中部。

［12］挟脐——挟，又作“侠”，义同。脐两旁，距正中线 2 寸。

［13］气街——腹股沟动脉部，穴名气冲。

［14］髀关——《说文解字》：“髀，股也”，本篇称其外侧为“髀阳”，内侧为“股阴”。髀关穴，是因近股关节部而得名。三阳经都经过髀，可知髀主要指股外侧。

［15］伏兔——大腿前方，股四头肌隆起如伏兔，故名。《医经理解》：“伏兔在膝上六寸，起肉间”。《大成》：“上有肉起如兔伏也。”

［16］膝髌——《说文解字》："膝，胫头节也。"《铜人》："髌，谓膝之盖骨也。"膝意指膝关节，而髌骨是指膝盖骨。《发挥》："狭膝解中为髌，膝解，意为膝关节。"

［17］跗——同"趺"，音肤。足背部。《铜人》："跗，谓足上也，冲阳穴在焉。"

［18］中指内间——"指"通"趾"。内间，指中趾与次趾间，下出次趾外侧端。

［19］下膝三寸——《灵枢·本输》："膝下三寸胻，骨外三里也。"此指从足三里处分出。

［20］下——《脉经》《甲乙经》《太素》《素问·阴阳离合论》《素问·痿论》等此上有"以"字，据之改。

［21］大指间——大趾与次趾之间。

2. 经脉病候

《灵枢·经脉》：是动则病，洒洒[1]振寒，善伸，数欠，颜黑，病至则恶人与火，闻木声则惕然而惊，心动，欲[2]独闭户塞牖[3]而处；甚则欲上[4]高而歌，弃衣而走，贲响[5]腹胀，是为骭厥[6]。

是主血[7]所生病者，狂，疟，温淫[8]，汗出，鼽衄，口歪，唇胗[9]，颈肿，喉痹，大腹水肿，膝膑肿痛，循膺、乳、气街、股、伏兔、骭外廉、足跗上皆痛，中指不用。气盛，则身以前皆热，其有余于胃，则消谷善饥，溺色黄；气不足，则身以前皆寒栗，胃中寒则胀满。

【注释】

［1］洒洒——寒冷貌。

［2］心动，欲——原作"心欲动"，据《素问·脉解》改，"欲"字连下读。与《脉经》《千金方》《铜人》相合。

［3］牖——音友。指窗口。

［4］上——《素问·阳明脉解》作"登"，《素问·脉解》作"乘"。

［5］贲响——《太素》："贲谓膈也。"贲响当指胸膈肠胃部作响。

［6］骭厥——指足胫部气血阻逆。

［7］主血——胃为水谷之海，化生精微，主生营血，即所谓"营出中焦"。阳明经多气多血，故主血所生病。

［8］温淫——指热性病证。

［9］唇胗——"胗"与"疹"通，指唇疡。《甲乙经》《脉经》《千金方》作"唇紧"。

（二）足阳明络脉

《灵枢·经脉》：足阳明之别，名曰丰隆。去踝八寸，别走太阴；其别者，循胫骨外廉，上络头项，合诸经之气，下络喉嗌。（图3-3-1）

其病气逆则喉痹卒瘖[1]。实则狂癫，虚则足不收，胫枯[2]。取之所别也。

【注释】

［1］卒瘖——卒，通作猝，突然；瘖，失音。

［2］足不收，胫枯——足不收，足弛缓松软无力；胫枯，胫部肌肉萎缩，气血亏虚所致。

（三）足阳明经别

《灵枢·经别》：足阳明之正，上至髀，入于腹里[1]，属胃，散之脾，上通于心，上循咽，出于口，上頞䪼[2]，还系目系[3]，合于阳明也。（图3-3-2）

【注释】

［1］腹里——腹腔之内。

［2］頞頔——頞，音饿，指鼻根、鼻梁。頔，音捉，指颧骨、眼眶下部。

［3］目系——眼后内连于脑者。

（四）足阳明经筋

《灵枢·经筋》：足阳明之筋，起于中三指[1]，结于跗上，邪[2]外上加于辅骨，上结于膝外廉，直上结于髀枢，上循胁，属脊。其直者，上循骭，结于膝；其支者，结于外辅骨，合少阳。其直者，上循伏兔，上结于髀，聚于阴器，上腹而布，至缺盆而结，上颈，上挟口，合于頄，下结于鼻，上合于太阳。太阳为目上纲[3]，阳明为目下纲[4]。其支者，从颊结于耳前。（图 3-3-3）

其病足中指支，胫转筋，脚跳坚[5]，伏兔转筋，髀前肿，㿉疝[6]，腹筋急，引缺盆及颊，卒口僻[7]，急者目不合，热则筋纵、目不开。颊筋有寒则急，引颊移口；有热则筋弛纵，缓不胜收，故僻。

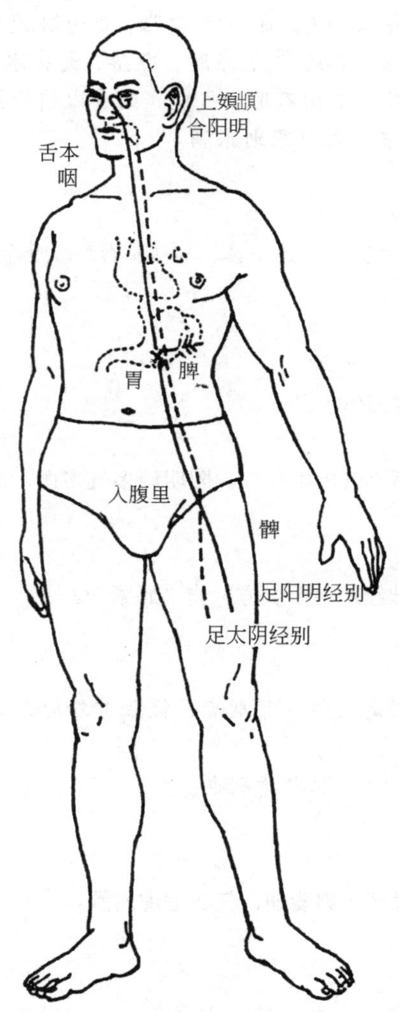

图 3-3-2　足阳明经别循行示意图

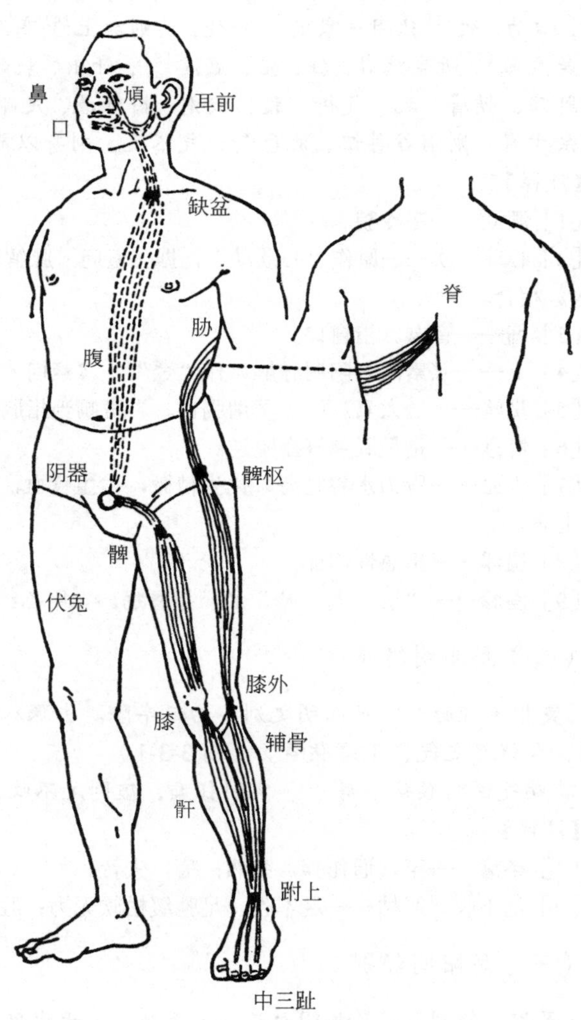

图 3-3-3　足阳明经筋循行示意图

【注释】

［1］中三指——即足次趾、中趾及无名趾。

［2］邪——通“斜”。

［3］［4］纲——原作“网”，此据《甲乙经》《太素》改。

［5］脚跳坚——足部有跳动及僵硬不适感。

［6］癀疝——音颓，又作“隤”。因疝气下颓，故名。参见足厥阴条。

［7］口僻——指口角㖞斜。

二、足阳明胃经腧穴

本经经穴分布在头面部、胸腹部、下肢和足部，起于承泣，止于厉兑，左右各 45 个穴。（图 3-3-4）

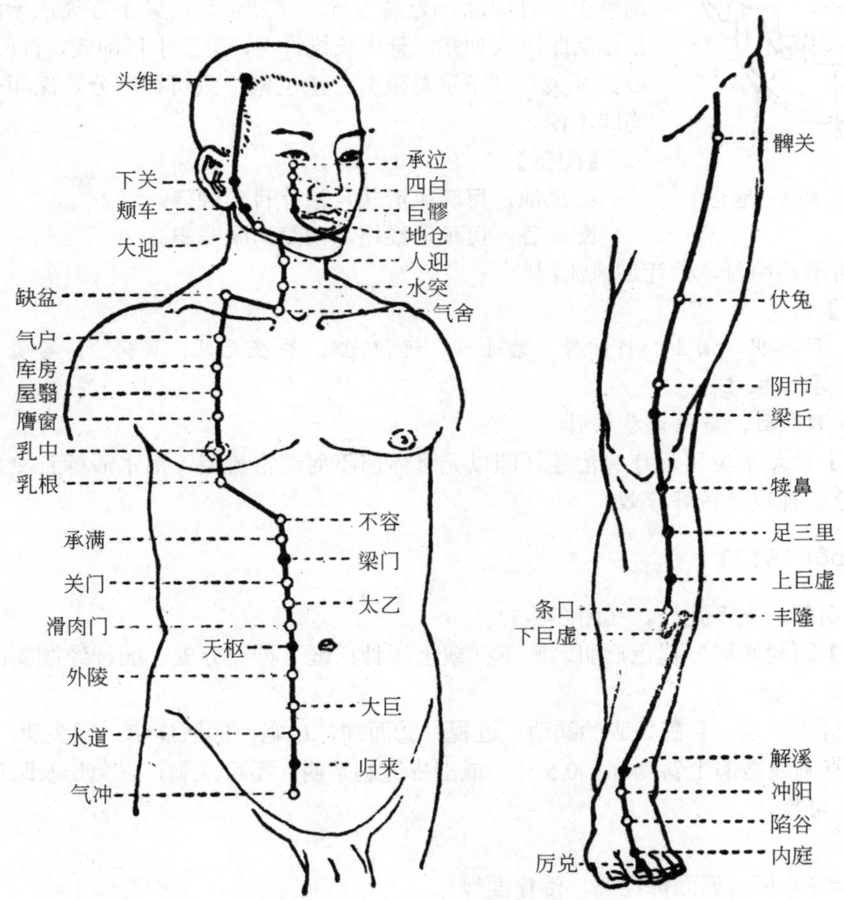

图 3-3-4　足阳明胃经经穴分布图

主治概要：胃肠、头面五官、神志病及经脉循行部位的其他病证。

*承泣　*四白　巨髎　*地仓　大迎　*颊车　*下关　*头维　*人迎　水突　气舍　缺盆　气户　库房　屋翳　膺窗　乳中　*乳根　不容　承满　*梁门　关门　太乙　滑肉门　*天枢　外陵　大巨　*水道　*归来　*气冲　髀关　*伏兔　阴市　*梁丘　犊鼻　*足三里　*上巨虚　*条口

*下巨虚 *丰隆 *解溪 冲阳 陷谷 *内庭 *厉兑

1. 承泣* Chéngqì（ST1）足阳明，阳跷、任脉之交会穴

【位置】在面部，眼球与眶下缘之间，瞳孔直下。（图 3-3-5）

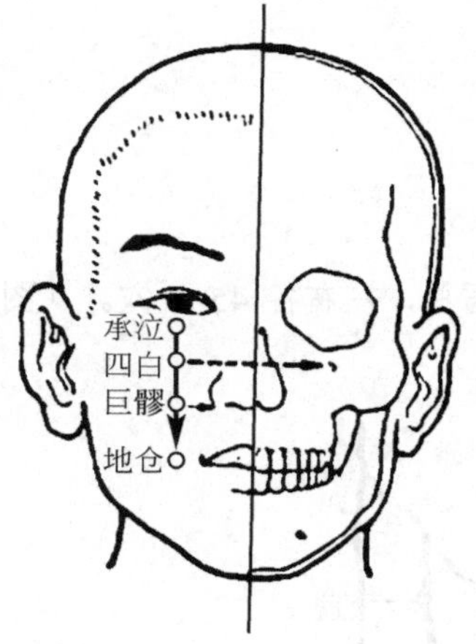

图 3-3-5 胃经承泣—地仓

【解剖要点】眼轮匝肌、眶脂体、下直肌、下斜肌；眶下神经分支、面神经颧支、动眼神经分支；眼动、静脉的分支或属支。

【主治】①目赤肿痛，流泪，夜盲，近视；②口㖞；③面肌痉挛，眼睑瞤动。

【刺灸法】嘱患者闭目，医者押手轻轻固定眼球，刺手持针，于眶下缘和眼球之间缓慢直刺 0.1～1.0 寸，不宜提插捻转，以防刺破血管引起血肿；出针后以棉签按压片刻；禁灸。《素问·刺禁论》：刺匡上陷骨中脉，为漏为盲。《外台》：禁不宜灸，无问多少，三日以后眼下大如拳，息肉长桃许大，至三十日即定，百日都不见物，或如升大。《圣济总录》：承泣穴，只可针三分，深即令人目陷，陷即不治。

【配伍】

配风池，可疏风清热，治疗目赤肿痛。

配合谷，可疏通经络，治疗口眼㖞斜。

配太冲，可清热明目，治疗迎风流泪。

【文献摘要】

《甲乙经》：目不明，泪出，目眩瞢，瞳子痒，远视𥆨𥆨，昏夜无见，目瞤动，与项口参相引，㖞僻口不能言，承泣主之。

《千金方》：目瞤动，与项口参相引。

【现代研究】针刺承泣可治疗冷泪症（即以无目赤翳障而经常流泪，泪水清稀且冷为主要表现的眼病）；治疗近视也有较好疗效。

2. 四白* Sìbái（ST2）

【位置】在面部，眶下孔处。（图 3-3-5）

【解剖要点】眼轮匝肌、提上唇肌，眶下孔或上颌骨；眶下神经分支、面神经颧支；眶下动、静脉。

【主治】①目赤肿痛，目翳，眼睑瞤动，近视；②面痛，口㖞，面肌痉挛；③头痛，眩晕。

【刺灸法】直刺或微向上斜刺 0.3~0.5 寸，或沿皮透刺睛明，不可深刺，以免伤及眼球，不可过度提插捻转；不可灸。

【配伍】

配阳白、合谷，可疏调面部经筋，治疗面瘫。

配丰隆，可涤痰通络、疏肝明目，治疗目翳，眼睑瞤动。

配迎香透刺，可通经止痛，治疗胆道蛔虫病。

【文献摘要】

《甲乙经》：目痛，口僻，戾（一作泚），目不明，四白主之。

《图翼》：头痛目眩，目赤后翳，动流泪，眼弦痒，口眼僻不能言。

【现代研究】针刺四白可治疗原发性三叉神经痛，尤其是运用电针疗法效果更佳。

【医案】见本节结尾处二维码 02

3. 巨髎 Jùliáo（ST3）足阳明、阳跷之交会穴

【位置】在面部，横平鼻翼下缘，瞳孔直下。（图 3-3-5）

【解剖要点】提上唇肌、提口角肌；上颌神经的眶下神经、面神经颊支；面动、静脉和眶下动、静脉分支或属支的吻合支。

【主治】①口㖞，眼睑瞤动，面痛；②齿痛，鼻衄，唇颊肿；③目翳，青盲。

【刺灸法】直刺 0.3~0.5 寸；可灸。

4. 地仓* Dìcāng（ST4）手足阳明、阳跷之交会穴

【位置】在面部，口角旁开 0.4 寸（指寸）。（图 3-3-5）

【解剖要点】口轮匝肌、降口角肌；三叉神经颊支、眶下支；面动、静脉的分支或属支。

【主治】①口㖞，流涎，唇缓不收；②眼睑瞤动；③面痛，齿痛。

【刺灸法】斜刺或平刺 0.5~0.8 寸，或向迎香、颊车方向透刺 1.0~2.0 寸；可灸。

【配伍】

配颊车（透刺），可牵正口僻、通经止痛，治疗三叉神经痛，面瘫。

配合谷、承浆，可舒筋定痉，治疗口角流涎。

配下关，可通调经气、疏利机关，治疗口噤不开。

【文献摘要】

《甲乙经》：足缓不收，痿不能行，不能言语，手足痿躄不能行，地仓主之。

《图翼》：主治偏风口眼歪斜，牙关不开，齿痛颊肿，目不得闭，失音不语，饮食不收，水浆漏落。

《灵光赋》：地仓能止两流涎。

《百症赋》：颊车地仓穴，正口㖞于片时。

《杂病穴法歌》：口噤歪斜流涎多，地仓颊车仍可举。

【现代研究】针刺地仓可引起第一躯体感觉皮质区和第一躯体运动皮质区的面部代表区兴奋，治疗周围性面瘫效果较好。对于小儿单纯性流涎疗效显著。

【医案】见本节结尾处二维码 03

5. 大迎 Dàyíng（ST5）

【位置】在面部，下颌角前方，咬肌附着部的前缘凹陷中，面动脉搏动处。（图 3-3-6）

【解剖要点】降口角肌、颈阔肌、咬肌；三叉神经第 3 支下颌神经的颊神经、面神经下颌支；面动、静脉。

【主治】①齿痛，口噤；②口㖞，唇缓不收；③颊肿，饮食难进。

【刺灸法】避开动脉直刺 0.3~0.5 寸，或斜向地仓方向刺；可灸。

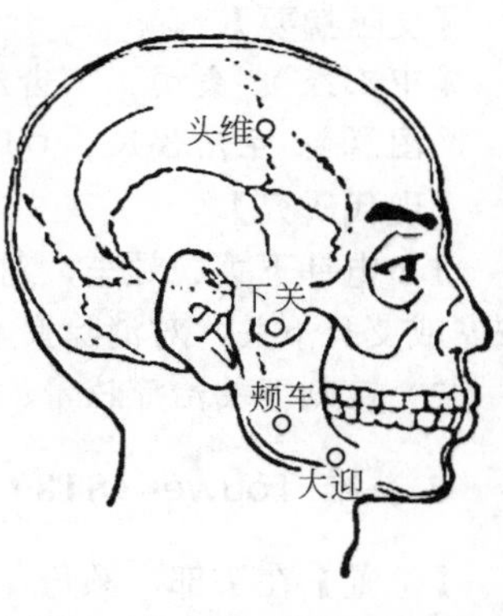

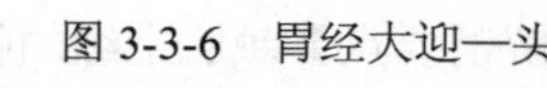
图 3-3-6　胃经大迎—头维

6. 颊车* Jiáchē（ST6）

【位置】在面部，下颌角前上方一横指（中指）。（图 3-3-6）

【解剖要点】咬肌；耳大神经分支、面神经下颌缘支分支；咬肌动、静脉。

【主治】①面瘫，口㖞；②齿痛，口噤；③颊肿。

【刺灸法】直刺0.3~0.5寸，或向地仓方向透刺1.5~2.0寸；可灸。

【配伍】

配合谷，可泻阳明热邪，治疗牙痛。

配翳风、合谷，可清热消肿，治疗痄腮。

配阳白，可祛风活血通络，治疗口㖞眼斜。

【文献摘要】

《甲乙经》：颊肿，口急，颊车骨痛，齿不可以嚼，颊车主之。

《胜玉歌》：泻却人中及颊车，治疗中风口吐沫。

《杂病穴法歌》：牙风面肿颊车神，合谷［足］临泣泻不数。

《灵光赋》：颊车可针牙齿愈。

【现代研究】针刺颊车对三叉神经脊束核痛敏细胞的诱发放电有明显抑制作用；对颞颌关节紊乱症有一定疗效。

7. 下关* Xiàguān（ST7）足阳明、少阳之交会穴

【位置】在面部，颧弓下缘中央与下颌切迹之间的凹陷中。（图3-3-6）

【解剖要点】腮腺、咬肌、翼外肌；耳颞神经分支、面神经颧支、舌神经、下牙槽神经；面横动、静脉，上颌动、静脉，脑膜中动脉和翼丛。

【主治】①面瘫，面痛；②牙关紧闭，齿痛；③耳聋，耳鸣，聤耳；④足跟痛，腿痛。

【刺灸法】直刺或斜刺0.5~1.0寸，留针时不可做张口动作；可灸。《甲乙经》：刺太深，令人耳无闻。耳中有干擿抵，不可灸。

【配伍】

配合谷，可清热止痛，治疗阳明邪热上扰之牙痛。

配听宫，可聪耳利窍，治疗耳聋。

配地仓、颊车，可通络牵正，治疗面瘫。

【文献摘要】

《甲乙经》：失欠，下齿龋，下牙痛，䪼肿，下关主之。

《图翼》：主治偏风，口眼㖞斜，耳鸣耳聋，痛痒出脓，失欠牙关脱臼。

【现代研究】

1）电针下关、颊车，对张口受限和张口咀嚼时疼痛症状能立即收效。对于慢性关节弹响，可按摩或艾灸下关，对消除弹响、缓解疼痛有效。

2）针刺下关治疗眩晕、颈部肿痛、坐骨神经痛效果较好。

8. 头维* Tóuwéi（ST8）足阳明、少阳，阳维之交会穴

【位置】在头部，额角发际直上0.5寸，头正中线旁开4.5寸。（图3-3-6）

【解剖要点】颞肌上缘的帽状腱膜、腱膜下疏松结缔组织、颅骨外膜；耳颞神经分支、面神经颞支；颞浅动、静脉额支。

【主治】①偏正头痛，眩晕；②目痛目眩，迎风流泪，视物不明；③眼睑瞤动，眼睑下垂。

【刺灸法】向后平刺0.5~0.8寸，或横刺透率谷；不可灸。《甲乙经》：禁不可灸。

【配伍】

配合谷，可通络止痛，治疗阳明经头痛。

配太冲，可疏通头部气血，治疗眩晕。

配风池，可祛风活血、通络止痛，治疗偏头痛，眼痛。

【文献摘要】

《甲乙经》：寒热，头痛如破，目痛如脱，喘逆烦满，呕吐，流汗难言，头维主之。

《百症赋》：泪出刺临泣头维之处。

《玉龙赋》：攒竹头维，治目疼头痛。

【现代研究】针刺头维可治疗偏头痛、血管神经性头痛；可使白细胞上升，对脾功能亢进而白细胞减少者有一定的疗效。

【医案】见本节结尾处二维码 04

9. 人迎* Rényíng（ST9）足阳明、少阳之交会穴

【位置】在颈部，横平喉结，胸锁乳突肌前缘，颈总动脉搏动处。（图 3-3-7）

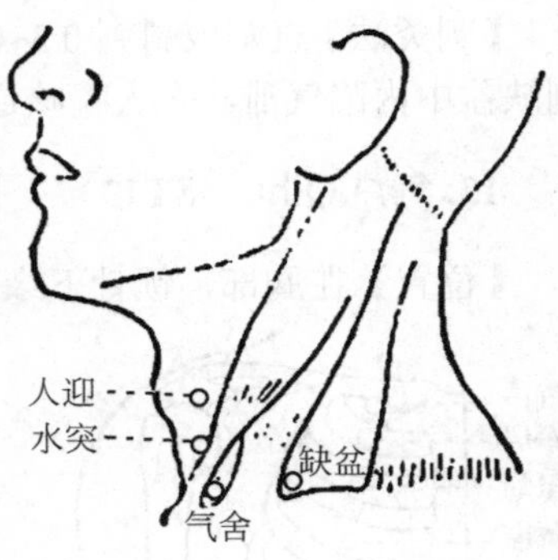

图 3-3-7　胃经人迎—缺盆

【解剖要点】颈阔肌、颈固有筋膜浅深层、胸锁乳突肌、肩胛舌骨肌、咽缩肌；颈横神经、面神经颈支；甲状腺上动、静脉的分支或属支，舌下神经袢分支。

【主治】①咽喉肿痛，胸满喘息；②瘰疬，瘿气；③头痛，眩晕，高血压；④无脉症。

【刺灸法】避开动脉直刺 0.3~0.8 寸；慎灸。《甲乙经》：禁不可灸，刺入四分，过深不幸杀人。

【配伍】

配天突，可消肿散结，治疗单纯性甲状腺肿。

配内关，可宁心安神、调和气血，治疗心悸。

配曲池、足三里、太冲，可通脉降浊、平肝潜阳，治疗高血压。

配水沟、内关，可益气养心，治疗低血压。

配太渊、内关，可益气通脉，治疗无脉症。

【文献摘要】

《灵枢·寒热病》：阳迎头痛，胸满不得息，取之人迎。

《千金方》：人迎主霍乱头痛胸满，呼吸喘鸣不得息。

【现代研究】针刺人迎治疗高血压见效快，安全无毒副作用。

10. 水突 Shuǐtū（ST10）

【位置】在颈部，横平环状软骨，胸锁乳突肌前缘。（图 3-3-7）

【解剖要点】颈阔肌、颈固有筋膜浅深层、胸锁乳突肌、肩胛舌骨肌、胸骨甲状肌；颈横神经；甲状腺。

【主治】①咳嗽，哮喘，喘息不得卧；②咽喉肿痛，瘿瘤，瘰疬；③肩肿不得顾。

【刺灸法】直刺 0.3～0.5 寸；可灸。

11. 气舍 Qìshè（ST11）

【位置】在胸锁乳突肌区，锁骨上小窝，锁骨胸骨端上缘，胸锁乳突肌胸骨头与锁骨头中间的凹陷中。（图 3-3-7）

【解剖要点】颈阔肌、胸锁乳突肌胸骨头与锁骨头之间；锁骨上内侧神经、颈横神经分支、面神经颈支；颈前静脉弓、头臂静脉。

【主治】①咳嗽，哮喘，咳逆上气；②咽喉肿痛，瘿瘤，瘰疬；③颈项强痛。

【刺灸法】直刺 0.3～0.5 寸。气舍至乳根诸穴深部有大动脉及肺、肝等重要器官，不可深刺；可灸。

12. 缺盆 Quēpén（ST12）

【位置】在颈外侧区，锁骨上大窝，锁骨上缘凹陷中，前正中线旁开 4 寸。（图 3-3-7）

【解剖要点】颈阔肌、斜方肌、肩胛舌骨肌、锁骨下肌；锁骨上中间侧神经、臂丛的锁骨上部；颈横动、静脉。

【主治】①咳嗽，哮喘；②喉痹，咽喉肿痛；③瘰疬，瘿气，颈肿；④缺盆中肿痛。

【刺灸法】直刺或斜刺 0.3~0.5 寸，不可深刺以防刺伤胸膜引起气胸；可灸。《素问・刺禁论》：刺缺盆中内陷气泄，令人喘咳逆。《图翼》：刺太深令人逆息。孕妇禁针。

13. 气户 Qìhù（ST13）

【位置】在胸部，锁骨下缘，前正中线旁开 4 寸。（图 3-3-8）

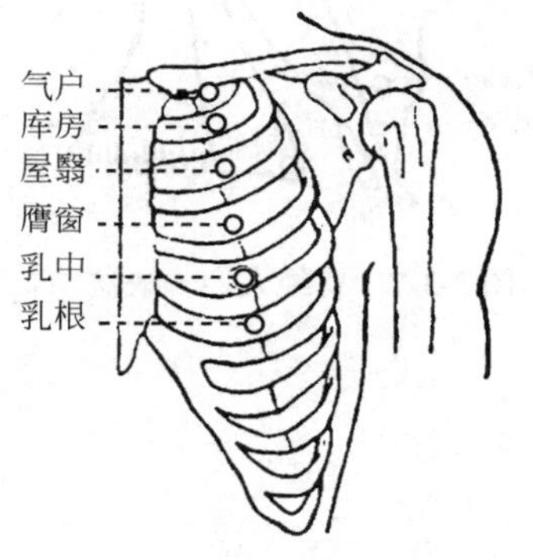

图 3-3-8　胃经胸部穴

【解剖要点】胸大肌；锁骨上中间神经；腋动脉、胸肩峰动脉。

【主治】①咳嗽，喘息；②胸胁胀满疼痛，胸背痛；③呃逆。

【刺灸法】斜刺或平刺 0.5~0.8 寸；可灸。

14. 库房 Kùfáng（ST14）

【位置】在胸部，第 1 肋间隙，前正中线旁开 4 寸。（图 3-3-8）

【解剖要点】胸大肌、胸小肌；锁骨上神经、肋间神经分支，胸内、外侧神经分支；胸肩峰动、静脉分支和属支。

【主治】①咳嗽，咳逆上气，喘息，咳唾脓血；②胸胁胀满疼痛。

【刺灸法】斜刺或平刺 0.5~0.8 寸；可灸。

15. 屋翳 Wūyì（ST15）

【位置】在胸部，第 2 肋间隙，前正中线旁开 4 寸。（图 3-3-8）

【解剖要点】胸大肌、胸小肌；第 2 肋间神经外侧皮支，胸内、外侧神经分支；胸肩峰动、静脉分支或属支。

【主治】①咳逆上气，咳吐脓血；②胸胁胀痛，身肿；③乳痈，乳癖；④皮肤疼痛不可近衣。

【刺灸法】斜刺或平刺 0.5～0.8 寸；可灸。

16. 膺窗 Yīngchuāng（ST16）

【位置】在胸部，第 3 肋间隙，前正中线旁开 4 寸。（图 3-3-8）

【解剖要点】浅筋膜、胸大肌、肋间肌；第 3 肋间神经及其外侧皮支，胸内、外侧神经，第 3 肋间神经；胸腹壁静脉属支，胸肩峰动、静脉分支或属支，第 3 肋间后动、静脉。

【主治】①咳嗽，喘息；②胸胁胀满，心胁痛；③乳痈。

【刺灸法】斜刺或平刺 0.5～0.8 寸；可灸。

17. 乳中 Rǔzhōng（ST17）

【位置】在胸部，乳头中央。（图 3-3-8）

【解剖要点】胸大肌；第 4 肋间神经外侧皮支，胸内、外侧神经分支；胸外侧动、静脉分支或属支。

【刺灸法】本穴不针不灸，一般只作为胸腹部腧穴的定位标志。《甲乙经》：禁不可灸刺，灸刺之，不幸生蚀疮，疮中有脓血清汁者可治。疮中有息肉者，若蚀疮者死。

18. 乳根* Rǔgēn（ST18）

【位置】在胸部，第 5 肋间隙，前正中线旁开 4 寸。（图 3-3-8）

【解剖要点】胸大肌；第 5 肋间神经及其外侧皮支，胸内、外侧神经分支；胸外侧动、静脉分支或属支，胸腹壁静脉属支，第 5 肋间后动、静脉。

【主治】①乳痈，乳少；②胸闷，胸痛；③咳嗽，哮喘；④小儿龟胸。

【刺灸法】斜刺或平刺 0.5~0.8 寸；可灸。

【配伍】

配膻中、少泽，可行气通乳，治疗乳房肿痛，乳汁不通，乳汁不足。

配肓门，可宽胸理气，治疗乳房痛。

【文献摘要】

《甲乙经》：乳痈，凄索寒热，不可按，乳根主之。

《千金方》：乳根，主胸下满痛。

《玉龙歌》：吼喘之症嗽痰多，若用金针疾自和，俞府乳根一样刺，气喘风痰渐渐磨。

【现代研究】针刺乳根治疗乳腺增生、急性乳腺炎效果极佳。

19. 不容 Bùróng（ST19）

【位置】在上腹部，脐中上 6 寸，前正中线旁开 2 寸。（图 3-3-9）

【解剖要点】腹直肌鞘前壁、腹直肌；第 6～8 胸神经前支的外侧皮支、前皮支、肌支；腹壁浅静脉，腹壁上动、静脉分支或属支。

【主治】①胃脘痛胀，饮食不下，食欲不振；②胸满，咳嗽；③胁痛；④吐血。

【刺灸法】直刺 0.5~0.8 寸；可灸。

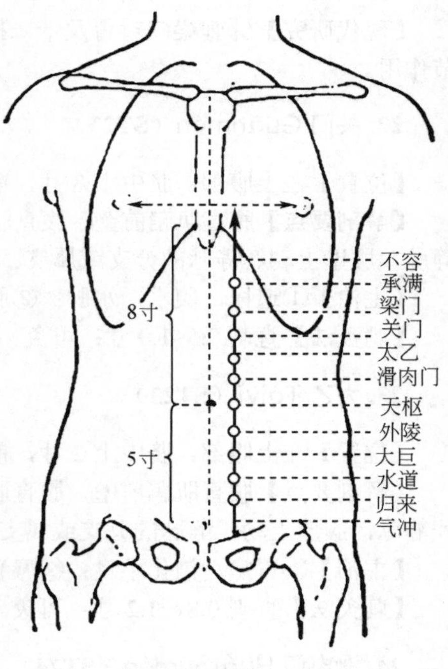

图 3-3-9　胃经腹部穴

20. 承满 Chéngmǎn（ST20）

【位置】在上腹部，脐中上 5 寸，前正中线旁开 2 寸。（图 3-3-9）

【解剖要点】腹直肌鞘前壁、腹直肌；第 6～8 胸神经前支的外侧皮支、前皮支、肌支；腹壁浅静脉，腹壁上动、静脉的分支或属支。

【主治】①胃痛，腹胀，食欲不振，饮食不下，呕逆；②胁下肿痛。

【刺灸法】直刺 0.5~1.0 寸；可灸。

21. 梁门 Liángmén（ST21）

【位置】在上腹部，脐中上 4 寸，前正中线旁开 2 寸。（图 3-3-9）

【解剖要点】腹直肌鞘前壁、腹直肌；第 7～9 胸神经前支的外侧皮支、前皮支、肌支；腹壁浅静脉，腹壁上动、静脉的分支或属支。

【主治】①胃脘痛胀，饮食不下，食欲不振，呕吐；②泄泻；③胃下垂。

【刺灸法】直刺 0.5～1.0 寸；可灸。

【配伍】

配内关，可和胃降逆止痛，治疗胃痛。

配中脘，可消食化积，治疗腹胀。

配胃俞，可益气健脾，治疗便溏，泄泻。

【文献摘要】

《甲乙经》：腹中积气结痛，梁门主之。

《大成》：主胁下积气，食饮不思，大肠滑泄，完谷不化。

【现代研究】针刺梁门对胃及十二指肠溃疡患者的胃电幅值有抑制效应；对肠功能障碍者有调节作用。

22. 关门 Guānmén（ST22）

【位置】在上腹部，脐中上 3 寸，前正中线旁开 2 寸。（图 3-3-9）

【解剖要点】腹直肌鞘前壁、腹直肌；第 7～9 胸神经前支的外侧皮支、前皮支、肌支；腹壁浅静脉，腹壁上动、静脉的分支或属支。

【主治】①遗尿，腹水，水肿；②腹痛，腹胀，不欲食；③肠鸣，泄泻，便秘。

【刺灸法】直刺 0.5~1.0 寸；可灸。

23. 太乙 Tàiyǐ（ST23）

【位置】在上腹部，脐中上 2 寸，前正中线旁开 2 寸。（图 3-3-9）

【解剖要点】腹直肌鞘前壁、腹直肌；第 8～10 胸神经前支的外侧皮支、前皮支、肌支；腹壁浅静脉，腹壁上动、静脉的分支或属支。

【主治】①胃痛，消化不良；②癫狂，吐舌；③心烦不宁，胸满。

【刺灸法】直刺 0.8～1.2 寸；可灸。

24. 滑肉门 Huáròumén（ST24）

【位置】在上腹部，脐中上 1 寸，前正中线旁开 2 寸。（图 3-3-9）

【解剖要点】腹直肌鞘前壁、腹直肌；第 8～10 胸神经前支的外侧皮支、前皮支、肌支；脐周静脉网，腹壁上动、静脉分支或属支。

【主治】①癫狂，吐舌，舌强；②胃痛，呕逆。

【刺灸法】直刺 0.8～1.2 寸；可灸。

25. 天枢* Tiānshū（ST25）大肠之募穴

【位置】在腹部，横平脐中，前正中线旁开 2 寸。（图 3-3-9）

【解剖要点】腹直肌鞘前壁、腹直肌；第 9～11 胸神经前支的外侧皮支、前皮支、肌支；脐周静脉网，腹壁上、下动、静脉的吻合支。

【主治】①绕脐腹痛，腹胀肠鸣，便秘，泄泻，痢疾；②癥瘕，月经不调，痛经，崩漏；③疝气，水肿；④热病，狂言。

【刺灸法】直刺 1.0～1.5 寸；可灸。

【配伍】

配足三里，可和胃调肠，治疗腹胀肠鸣。

配大肠俞，为俞募配穴法，可通调大肠气机，治疗功能性便秘。

配支沟，可泄热通肠、通调腑气，治疗便秘，呕吐，霍乱。

【文献摘要】

《甲乙经》：腹胀肠鸣，气上冲胸，不能久立，腹中痛濯濯，冬日重感于寒则泄，当脐而痛，肠胃间游气切痛，食不化，不嗜食，身肿侠脐急，天枢主之。

《千金方》：久冷及妇人癥瘕，肠鸣泄利，绕脐绞痛，灸天枢百壮。

《标幽赋》：虚损天枢而可取。

《百症赋》：月潮违限，天枢水泉细详。

《玉龙赋》：天枢理感患脾泄之危。

《胜玉歌》：肠鸣大便时泄泻，脐旁两寸灸天枢。

【现代研究】

1）运用天枢治疗结肠慢传输型便秘、预防骨科术后便秘屡现奇效。

2）电针天枢可调节糖尿病胃轻瘫小鼠胃肠功能，其神经机制可能包括纠正 ENS 中兴奋性和抑制性神经递质失衡，促进胶质细胞分泌神经营养因子来促进肠神经元存活。

3）天枢穴位埋线能够调节腹型肥胖。

【医案】见本节结尾处二维码 05

26. 外陵 Wàilíng（ST26）

【位置】在下腹部，脐中下 1 寸，前正中线旁开 2 寸。（图 3-3-9）

【解剖要点】腹直肌鞘前壁、腹直肌；第 10～12 胸神经前支的外侧皮支、前皮支、肌支；腹壁浅静脉，腹壁下动、静脉分支或属支。

【主治】①小腹胀满，腹中痛；②痛经；③疝气。

【刺灸法】直刺 1.0～1.5 寸；可灸。

27. 大巨 Dàjù（ST27）

【位置】在下腹部，脐中下 2 寸，前正中线旁开 2 寸。（图 3-3-9）

【解剖要点】腹直肌鞘前壁、腹直肌；第 10～12 胸神经前支的外侧皮支、前皮支、肌支；腹壁浅静脉，腹壁下动、静脉分支或属支。

【主治】①小腹胀满，腹痛；②遗精，阳痿，早泄；③小便不利，大便难；④便秘，肠痈；⑤疝气。

【刺灸法】直刺 1.0～1.5 寸；可灸。

28. 水道* Shuǐdào（ST28）

【位置】在下腹部，脐中下 3 寸，前正中线旁开 2 寸。（图 3-3-9）

【解剖要点】腹直肌鞘前壁外侧缘、腹直肌外侧缘；第 11、12 胸神经前支及肌支，第 1 腰神经前支的前皮支、外侧皮支；腹壁浅动、静脉。

【主治】①水肿，小便不利，小腹胀满；②痛经，不孕；③便秘；④疝气。

【刺灸法】直刺 1.0～1.5 寸；可灸。

【配伍】

配水分、足三里、三阴交，可健脾利水，治疗腹水。

配肾俞、秩边、三阴交，可化气行水，治疗小便不利。

配中极、三阴交，可清热通淋，治疗尿路感染，尿急，尿频。

【文献摘要】

《甲乙经》：三焦约，大小便不通，水道主之。

《千金方》：三焦膀胱肾中热气，肩背痛，灸水道。

《百症赋》：脊强兮，水道筋缩。

《玉龙歌》：水病之病最难熬，腹满虚胀不肯消，先灸水分并水道，后针三里及阴交。

【现代研究】水道治疗多囊卵巢综合征疗效显著，并可促进脊髓损伤后尿潴留膀胱尿动力。

29. 归来* Guīlái（ST29）

【位置】在下腹部，脐中下 4 寸，前正中线旁开 2 寸。（图 3-3-9）

【解剖要点】腹直肌鞘前壁外侧缘、腹直肌外侧缘；第 11、12 胸神经前支及肌支，第 1 腰神经前支的前皮支、外侧皮支；腹壁浅动、静脉分支或属支，腹壁下动、静脉分支或属支。

【主治】①疝气，少腹痛，阴茎痛；②阴挺，月经不调，闭经，带下；③奔豚气。

【刺灸法】直刺 1.0～1.5 寸；可灸。

【配伍】

配大敦，可疏肝理气、纳气归根，治疗疝气。

配三阴交、中极，可行气活血、调经种子，治疗痛经，不孕。

【文献摘要】

《甲乙经》：奔豚，卵上入，痛引茎，归来主之。

《大成》：主小腹奔豚，卵上入腹，引茎中痛，七疝，妇人血脏积冷。妇人阴中寒，归来主之。

《胜玉歌》：小肠气痛归来治。

【现代研究】

1）针刺归来治疗尿潴留、妇人腹痛疗效显著。

2）现代研究表明针灸以归来为主的相关穴位治疗输卵管性不孕具有较好的疗效，有促进性腺功能的作用。

【医案】见本节结尾处二维码 06。

30. 气冲* Qìchōng（ST30）

【位置】在腹股沟区，耻骨联合上缘，前正中线旁开 2 寸，动脉搏动处。（图 3-3-9）

【解剖要点】腹外斜肌腱膜、腹内斜肌、腹横肌；第 12 胸神经前支、第 1 腰神经前支的外侧皮支及前皮支，精索（或子宫圆韧带），髂腹股沟神经，生殖股神经生殖支；腹壁浅动、静脉。

【主治】①小腹胀痛，疝气；②阳痿，阴茎痛；③痛经，月经不调，外阴肿痛，不孕，胎产诸疾；④下肢疼痛麻木。

【刺灸法】直刺 0.5～1.0 寸；可灸。《甲乙经》：灸之不幸，使人不得息。

【配伍】

配关元、肾俞，可益肾兴阳，治疗阴茎痛，阳痿。

配血海，可活血调经，治疗月经不调。

配大敦、太冲，可疏肝理气，治疗疝痛偏坠。

【文献摘要】

《甲乙经》：腹中有大热不安，腹有大气如相侠，暴腹胀满癃，淫泺，气冲主之。

《大成》：吐血多不愈，以三棱针于气街出血，立愈。

《百症赋》：带下产崩，冲门气冲宜审。

【现代研究】针刺气冲治疗痿证具有较好疗效。

31. 髀关 Bìguān（ST31）

【位置】在股前区，股直肌近端、缝匠肌与阔筋膜张肌 3 条肌肉之间的凹陷中。（图 3-3-10）

【解剖要点】阔筋膜张肌与缝匠肌之间、股直肌、股外侧肌；股外侧皮神经、股神经肌支；旋股外侧动、静脉升支。

【主治】①腰胯疼痛，抬腿困难，腘膝内寒，下肢痿痹；②腹痛。

【刺灸法】直刺 1.0～2.0 寸；可灸。

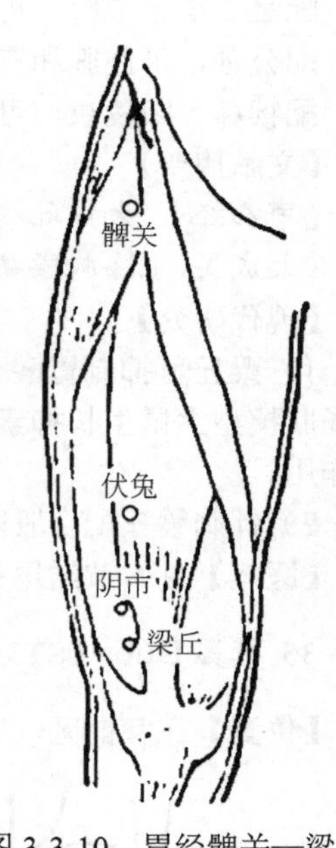

图 3-3-10　胃经髀关—梁丘

32. 伏兔* Fútù（ST32）

【位置】在股前区，髌底上 6 寸，髂前上棘与髌底外侧端的连线上。（图 3-3-10）

【解剖要点】股直肌、股中间肌；股神经前皮支、肌支，股外侧皮神经；股外侧静脉，旋股外侧动、静脉降支。

【主治】①腰胯疼痛，腰膝冷痛，股部麻木，下肢痿痹，脚气；②疝气。

【刺灸法】直刺 1.0～2.0 寸；可灸。

【配伍】

配肝俞，可温经行气，治疗寒疝。

配髀关、阳陵泉、足三里，可温经散寒，治疗膝腿冷痛无力。

【文献摘要】

《千金方》：狂邪鬼语，灸伏兔百壮。

《大成》：主膝冷不得温，风劳痹逆，狂邪，手挛缩，身瘾疹，腹胀少气，头重脚气，妇人八部诸疾。

【现代研究】针刺伏兔可调节骨骼肌细胞内钙离子浓度。

33. 阴市 Yīnshì（ST33）

【位置】在股前区，髌底上 3 寸，股直肌肌腱外侧缘。（图 3-3-10）

【解剖要点】股直肌腱与股外侧肌之间、股中间肌；股神经前皮支、肌支，股外侧皮神经；旋股外侧动、静脉降支。

【主治】①膝冷如冰，腿膝痿痹，屈伸不利，下肢不遂；②腹胀，腹痛，寒疝。

【刺灸法】直刺 1.0～1.5 寸；可灸。《甲乙经》：阴市禁不可灸。

34. 梁丘* Liángqiū（ST34）郄穴

【位置】在股前区，髌底上 2 寸，股外侧肌与股直肌肌腱之间。（图 3-3-10）

【解剖要点】股直肌腱与股外侧肌之间、股中间肌腱外侧；股神经前皮支、肌支，股外侧皮神经；旋股外侧动、静脉降支。

【主治】①急性胃痛；②乳痛；③膝痛不能屈伸，膝肿，下肢不遂。

【刺灸法】直刺 1.0～1.5 寸；可灸。

【配伍】

配足三里、中脘，可和胃理气止痛，治疗胃痛。

配公孙，可健脾和胃，治疗反酸。

配犊鼻、阳陵泉，可通经活络，治疗膝关节疼痛。

【文献摘要】

《甲乙经》：大惊乳痛，梁丘主之。

《大成》：主膝脚腰痛，冷痹不仁，跪难屈伸，足寒，大惊，乳肿痛。

【现代研究】

1）梁丘可抑制胃酸分泌。治疗胃络瘀血型慢性萎缩性胃炎疗效显著。针刺梁丘可以通过调节脑肠肽模型大鼠生长抑素及海马脑源性神经营养因子的表达水平，对抑郁型胃溃疡模型大鼠起到治疗作用。

2）针刺梁丘配合股四头肌肌力训练治疗膝关节骨性关节炎疗效显著。

【医案】见本节结尾处二维码 07

35. 犊鼻 Dúbí（ST35）

【位置】在膝前区，髌韧带外侧凹陷中。（图 3-3-11）

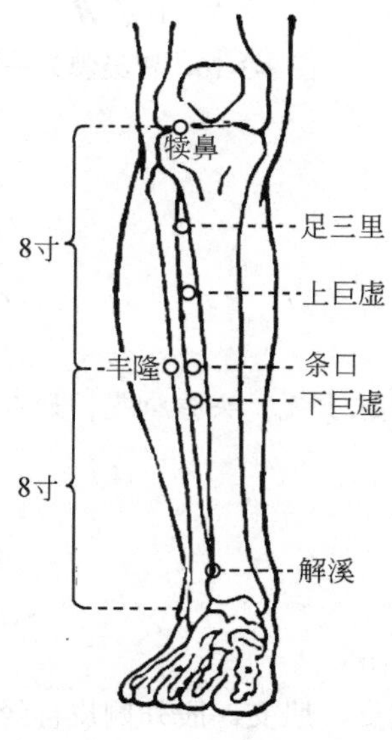

图 3-3-11 胃经犊鼻—丰隆

【解剖要点】髌韧带与髌外侧支持带之间、膝关节囊、翼状皱襞；腓肠外侧皮神经、股神经前皮支、隐神经的髌下支；膝关节动、静脉网；膝关节腔。

【主治】①膝痛不能屈伸，膝髌肿痛；②脚气。

【刺灸法】屈膝，向后内斜刺 1.0～1.5 寸；可灸。

【配伍】

配膝关、足三里、阳陵泉，可舒筋活络，治疗膝及膝下病。

配梁丘、膝眼、委中，可通经止痛，治疗膝关节痛。

【文献摘要】

《甲乙经》：膝中痛，取犊鼻，以员利针，针发而间之，针大如牦，刺膝无疑。

《大成》：主膝中痛不仁，难跪起，脚气，膝膑肿溃者不可治，不溃者可治。

《灵光赋》：犊鼻治疗风邪痛。

【现代研究】艾灸犊鼻治疗阳虚寒凝型膝骨性关节炎疗效显著。

36. 足三里* Zúsānlǐ（ST36）合穴，胃下合穴

【位置】在小腿外侧，犊鼻（ST35）下 3 寸，犊鼻（ST35）与解溪（ST41）连线上。（图 3-3-11）

【解剖要点】胫骨前肌、小腿骨间膜、胫骨后肌；腓肠外侧皮神经；胫前动、静脉分支或属支。

【主治】①胃疼，呕吐，噎膈，腹胀，腹痛，肠鸣，消化不良，泄泻，便秘，痢疾；②咳嗽痰多，气喘，鼻塞鼻干；③心悸气短，怔忡；④头痛，眩晕，失眠，癫狂，善笑，休克；⑤虚劳羸瘦，脾胃虚弱；⑥水肿，小便不利，遗尿；⑦膝胫酸痛，下肢痿痹，半身不遂，脚气；⑧产后血晕，妊娠恶阻，带下，子痫；⑨乳痈，乳房肿痛。

【刺灸法】直刺 1.0～2.0 寸；可灸。《外台明堂》：凡人年三十以上，若不灸三里，令人气上眼暗，所以三里下气也。《图翼》：小儿忌灸三里，三十外方可灸，不尔反生疾。

【配伍】

配中脘，为募合配穴，可健脾和胃、理气止痛，治疗胃痛腹胀，消化不良等消化系统疾病。

配中脘、百会、气海，可升阳举陷、健脾和胃，治疗胃下垂。

配中脘、内关，可和胃降逆，治疗反胃呕吐。

配曲池、三阴交，可降逆气、调营血，治疗高血压。

配绝骨（灸），可预防老年中风，治疗中风先兆。

配四缝，可和胃消积，治疗小儿疳积。

【文献摘要】

《灵枢・五邪》：邪在脾胃，则病肌肉痛，阳气有余，阴气不足，则热中善饥；阳气不足，阴气有余，则寒中肠鸣腹痛；阴阳俱有余，若俱不足，则有寒有热，皆调于三里。

《甲乙经》：腹中不便，取三里，盛则泻之，虚则补之。

《千金方》：三里、内庭，治肚腹之病妙。

《大成》：疗五劳羸瘦，七伤虚乏。

《聚英》：脏气虚惫，真气不足。

《杂病穴法歌》：三里、至阴催孕妊（虚补合谷）。

《灵光赋》：治气上壅足三里。

《玉龙歌》：心悸虚烦刺三里。

《玉龙赋》：欲调饱满之气逆，三里可胜。

【现代研究】

1）针灸足三里治疗慢性胃炎疗效显著，可促使胃功能趋向正常化。

2）足三里穴位注射可促进剖宫产术后胃肠功能恢复，缩短患者肠胃不适的持续时间，且无明显副作用。

3）足三里有强壮作用，为保健要穴。足三里化脓灸治疗白细胞减少症不仅能升高白细胞计数，而且可以提高自身免疫水平，从而提高患者生活质量。

4）针刺足三里等穴可能通过神经性、化学性（胃泌素、胃肠激素等）、肌源性等途径调节胃肠功能，从而治疗溃疡性结肠炎。

5）温针灸足三里能抑制血管 JAK/STAT 信号通路，从而降低 STAT1、JAK1、JAK2 表达水平及其蛋白含量，抑制下游效应表达，降低血压，这可能是温针灸保护高血压血管功能正常运转的机制之一。

6）足三里可缓解支气管痉挛；对心律不齐有调整作用，对全血系统也有调整作用。

【医案】见本节结尾处二维码 08

37. 上巨虚* Shàngjùxū（ST37）大肠下合穴

【位置】在小腿外侧，犊鼻（ST35）下6寸，犊鼻（ST35）与解溪（ST41）连线上。（图3-3-11）

【解剖要点】胫骨前肌、小腿骨间膜、胫骨后肌；腓肠外侧皮神经、腓深神经；胫前动、静脉，胫后动、静脉。如深刺可能刺中胫后动、静脉和胫神经。

【主治】①肠中切痛，肠痈，便秘，泄泻；②下肢痿痹，半身不遂，脚气。

【刺灸法】直刺1.0～1.5寸；可灸。

【配伍】

配阳陵泉、足三里，可通经活络，治疗膝痛。

配支沟、大肠俞，可和胃通肠，治疗便秘。

配天枢、曲池，可通肠止痢，治疗细菌性痢疾。

【文献摘要】

《甲乙经》：主脏气不足，偏风脚气，腰腿手足不仁，脚胫酸痛屈伸难，不能久立，风水膝肿，骨髓冷疼，大肠冷，食不化，飧泄，劳瘵，挟脐腹两胁痛，肠中切痛雷鸣，气上冲胸，喘息不能行，不能久立，伤寒胃中热。

《千金翼》：骨髓冷疼，灸上廉七十壮，三里下三寸。

【现代研究】针灸上巨虚可影响大脑中动脉血流动力学。并可以调节胃肠运动，治疗脑血管病疗效显著。

38. 条口* Tiáokǒu（ST38）

【位置】在小腿外侧，犊鼻（ST35）下8寸，犊鼻（ST35）与解溪（ST41）连线上。（图3-3-11）

【解剖要点】胫骨前肌、小腿骨间膜、胫骨后肌；腓肠外侧皮神经、腓深神经；胫前动、静脉。如深刺可能刺中腓动、静脉。

【主治】①下肢痿痹，跗肿，转筋；②肩臂痛。

【刺灸法】直刺1.0～2.0寸，可透承山；可灸。

【配伍】

配厉兑、三阴交，可温经散寒，治疗胫寒不得卧。

配承山，可通经活络，治疗肩关节周围炎。

【文献摘要】

《甲乙经》：胫痛，足缓失履，湿痹，足下热，不能久立，条口主之。

《千金方》：厉兑、条口、三阴交，主胫寒不得卧。

《天星秘诀歌》：足缓难行先绝骨，次寻条口及冲阳。

【现代研究】针刺条口治疗肩周炎临床疗效显著。

39. 下巨虚* Xiàjùxū（ST39）小肠下合穴

【位置】在小腿外侧，犊鼻（ST35）下9寸，犊鼻（ST35）与解溪（ST41）连线上。（图3-3-11）

【解剖要点】胫骨前肌、小腿骨间膜、胫骨后肌；腓肠外侧皮神经、腓深神经；胫前动、静脉。

【主治】①小肠疝气，腰脊痛引睾丸；②腹痛，泄泻，痢疾，大便脓血；③下肢痿痹；④乳痈。

【刺灸法】直刺1.0～1.5寸；可灸。

【配伍】

配阳陵泉，可理气止痛，治疗绕脐腹痛。

配天枢，可和胃调肠，治疗急性肠炎。

配中脘、关元，可分清降浊，治疗消化不良之水泻。

配下廉、丘墟，可宁神镇惊，治疗狂言。

【文献摘要】

《灵枢·邪气脏腑病形》：小肠病者，小腹痛，腰脊控睾而痛，时窘之后，当耳前热，若寒甚，若独肩上热甚，及手小指次指之间热，若脉陷者，此其候也，手太阳病也，取之巨虚下廉。

《甲乙经》：乳痈惊痹，胫重，足跗不收，跟痛，巨虚下廉主之。

【现代研究】针刺下巨虚具有保护十二指肠黏膜的作用，治疗胃肠疾病疗效显著。

40. 丰隆* Fēnglóng（ST40）络穴

【位置】在小腿外侧，外踝尖上 8 寸，胫骨前肌的外缘。（图 3-3-11）

【解剖要点】趾长伸肌、长伸肌、小腿骨间膜、胫骨后肌；腓肠外侧皮神经、腓深神经分支；胫前动、静脉分支或属支。

【主治】①咳嗽，痰多，哮喘；②头痛，眩晕，高血压；③癫狂，痫证，善笑，梅核气；④下肢痿痹肿痛；⑤大便难，小便涩；⑥咽喉肿痛。

【刺灸法】直刺 1.0～1.5 寸；可灸。

【配伍】

配肺俞、尺泽，可宣肺祛痰，治疗咳嗽痰多。

配风池，可理气化痰安神，治疗眩晕。

配强间，可祛痰通经止痛，治疗头痛难禁。

【文献摘要】

《甲乙经》：厥头痛，面浮肿，烦心，狂见鬼，善笑不休，发于外有所大喜，喉痹不能言，丰隆主之。

《千金方》：丰隆丘墟主胸痛如刺。

《玉龙歌》：痰多宜向丰隆寻（原注：灸方效）。

《百症赋》：强间丰隆之际，头痛难禁。

《玉龙赋》：丰隆肺俞，痰嗽称奇。

【现代研究】针刺丰隆可以调节脂质代谢紊乱和改善机体炎性反应状态，并且可降低胃镜检查者不良反应。

【医案】见本节结尾处二维码 09

41. 解溪* Jiěxī（ST41）经穴

【位置】在踝区，踝关节前面中央凹陷处，跗长伸肌腱与趾长伸肌腱之间。（图 3-3-12）

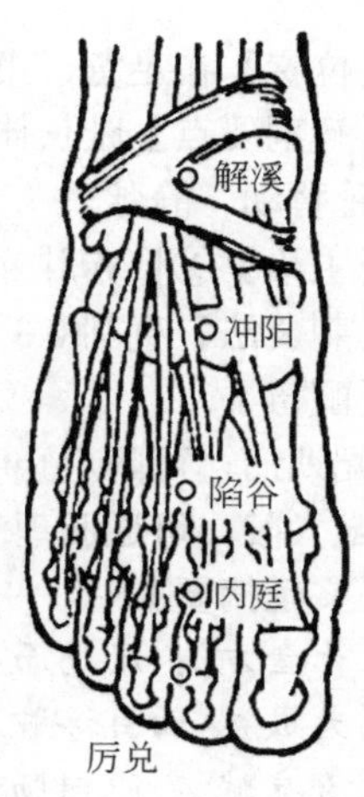

图 3-3-12　胃经解溪—厉兑

【解剖要点】跗长伸肌腱与趾长伸肌腱之间、距骨；足背内侧皮神经、腓深神经；足背皮下静脉，胫前动、静脉。

【主治】①头痛，眩晕，面赤目赤，头面浮肿；②足下垂，足踝肿痛，下肢痿痹；③癫疾悲泣，胃热谵语；④腹胀，便秘。

【刺灸法】直刺 0.5～1.0 寸；可灸。

【配伍】

配商丘、血海，可健脾理气，治疗腹胀。

配足三里、中封、冲阳，可通经活络，治疗足踝下垂。

【文献摘要】

《甲乙经》：热病汗不出，善噫，腹胀满，胃热谵语，解溪主之。

《千金方》：解溪、阳跷主癫疾。

《百症赋》：惊悸怔忡，取阳交、解溪勿误。

【现代研究】针刺解溪治疗脑卒中后足下垂具有显著疗效。

42. 冲阳 Chōngyáng（ST42）原穴

【位置】在足背，第 2 跖骨基底部与中间楔状骨关节处，可触及足背动脉。（图 3-3-12）

【解剖要点】跗长伸肌腱与趾长伸肌腱之间、短伸肌、中间楔骨；足背内侧皮神经、腓深神经；足背静脉网，足背动、静脉。

【主治】①胃疼，腹胀；②口㖞，齿痛，面肿；③足背肿痛，足痿无力。

【刺灸法】避开动脉，直刺 0.3～0.5 寸；可灸。

【配伍】

配水沟、风池、内关、阴陵泉，可祛风消肿，治疗头面浮肿。

配条口、悬钟，可舒筋活络，治疗足缓难行。

【文献摘要】

《甲乙经》：风水面胕肿，冲阳主之。

《大成》：主偏风，口眼㖞，胕肿，齿龋，发热寒，腹坚大，不嗜食，伤寒病振寒而欠，久狂，登高而歌，弃衣而走，足缓履不收，身前痛。

《长桑君天星秘诀歌》：足缓难行先绝骨，次寻条口及冲阳。

【现代研究】针刺冲阳等穴能有效改善脑卒中后足下垂患者的临床症状，增强其踝关节背屈活动能力，提高下肢运动功能及平衡能力。

43. 陷谷 Xiàngǔ（ST43）输穴

【位置】在足背，第 2、3 跖骨间，第 2 跖趾关节近端凹陷中。（图 3-3-12）

【解剖要点】趾长伸肌腱、趾短伸肌内侧、第 2 骨间背侧肌、跗收肌斜头；足背内侧皮神经；第 2 趾背动、静脉。

【主治】①目赤肿痛，面浮肢肿；②足背肿痛，足痿无力；③腹满，胸胁支满。

【刺灸法】直刺 0.3～0.5 寸；可灸。

【配伍】

配期门，可降逆止呃，治疗产后善噫。

配大陵，可通肠理气，治疗腹胀肠鸣。

【文献摘要】

《千金方》：肠鸣而痛，腹大满，善噫。

《大成》：面目浮肿及水病喜噫，肠鸣腹痛，热病无度汗不出，振寒疟疾。

《百症赋》：腹内肠鸣，下脘，陷谷能平。

【现代研究】针刺陷谷治疗顽固性呃逆疗效显著。

44. 内庭[*] Nèitíng（ST44）荥穴

【位置】在足背，第2、3趾间，趾蹼缘后方赤白肉际处。（图3-3-12）

【解剖要点】第2、3趾长、短伸肌腱之间，第2、3跖骨头之间；足背内侧皮神经的趾背神经；足背静脉网，趾背动、静脉。

【主治】①齿痛，咽喉肿痛，口㖞，鼻衄，热病；②腹痛，腹胀攻心，消谷善饥，便秘，痢疾；③足背肿痛。

【刺灸法】直刺或向上斜刺0.5～1.0寸；可灸。

【配伍】

配下关，可清热止痛，治疗牙痛。

配风池、迎香，可开窍泄热，治疗鼻衄。

配环跳，可通经活络，治疗胫痛不可屈伸。

【文献摘要】

《甲乙经》：四厥，手足闷者，使人久持之，逆冷胫痛，腹胀皮痛，善伸数欠，恶人与木音，振寒，嗌中引外痛，热病汗不出，下齿痛，恶寒目急，喘满寒栗，龂口噤僻，不嗜食，内庭主之。

《玉龙歌》：小腹胀满气攻心，内庭二穴要先针。

【现代研究】针刺内庭可以调节脂肪组织-下丘脑通路调节差异及降钙素基因相关肽阳性表达神经纤维。

【医案】见本节结尾处二维码10

45. 厉兑[*] Lìduì（ST45）井穴

【位置】在足第2趾末节外侧，距趾甲根角侧后方0.1寸。（图3-3-12）

【解剖要点】甲根；足背内侧皮神经的趾背神经；趾背动、静脉网。

【主治】①癫狂，梦魇；②热病；③面肿，齿痛，咽喉肿痛，口㖞，鼻衄；④足背肿痛；⑤胸腹胀满。

【刺灸法】直刺0.1～0.2寸，或用三棱针点刺出血；可灸。

【配伍】

配大敦，可宁心醒神，治疗喜寐。

配合谷、风池，可疏风清热，治疗热病汗不出。

配条口、三阴交，治疗胫寒不得卧。

【文献摘要】

《甲乙经》：热病汗不出，鼽衄，眩时仆，面浮肿，足胫寒，不得卧，振寒，恶人与木音，喉痹，龋齿，恶风，鼻不利，多善惊，厉兑主之。

《千金方》：厉兑、条口、三阴交，主胫寒不得卧。

《神应经》：尸厥如死及不知人事，灸厉兑（三壮）。

《百症赋》：梦魇不宁，厉兑相谐于隐白。

【现代研究】

1）厉兑作为主穴，治疗失眠多梦疗效较好。

2）急性期井穴刺血对特发性面神经麻痹临床疗效的影响：厉兑刺血，结果提示患者的面部症状包括鼓腮、鼻唇沟和微笑等表情均明显改善，治愈时间也明显缩短。

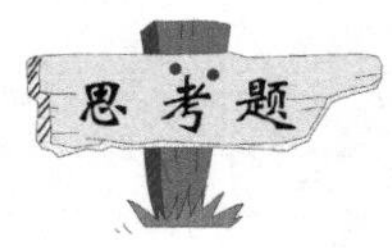

1. 为什么足阳明胃经主“血”所生病？

2. 如何从经脉理论和现代研究理解足阳明胃经经脉病候中的情志病证？

3. 足三里有哪些主治作用？结合临床举例说明。

足阳明经络与腧穴
拓展内容01~10

第四节 足太阴经络与腧穴

- 足太阴脾经
  - 经络
    - 经脉走向：从足走胸腹
    - 经脉循行分布：起自足大趾，循行于小腿内侧的中间，至内踝上8寸后循行于小腿内侧的前缘，经膝股部内侧前缘，入腹属脾络胃，上膈，经过咽，止于舌；分支从胃注心中，交接于心经
    - 联系脏腑器官：心、脾、胃、舌、咽喉；咽、舌本（经别）；阴器（经筋）
  - 腧穴
    - 取穴要点
      - 解剖标志：第1跖趾关节前后、胫骨内侧后缘、胫骨内侧髁、股内侧肌、髂外动脉、肋间等
        - 足内侧：隐白、大都、太白、公孙、商丘
        - 下肢内侧：三阴交、漏谷、地机、阴陵泉、血海、箕门、冲门
        - 胸腹部：府舍、腹结、大横、腹哀、食窦、天溪、胸乡、周荣、大包
    - 主治要点
      - 脾胃疾病：太白、公孙、商丘、三阴交、腹结、大横、腹哀治腹痛、腹胀、泄泻、便秘、痢疾、纳呆
      - 泌尿生殖系统疾病：隐白治月经过多、崩漏；三阴交、地机、血海治月经不调、崩漏、带下、阴挺、经闭、难产、产后血晕、恶露不尽、不孕等妇科疾病；三阴交、阴陵泉、箕门治阴茎痛、疝气、遗精、阳痿、小便不利、遗尿、腹股沟肿痛
      - 神志疾病：隐白治癫狂，梦魇；公孙治失眠，狂症；商丘治癫狂；三阴交治失眠
      - 经脉循行所过外经病证：商丘治足踝肿痛；三阴交、漏谷、地机、阴陵泉、血海治下肢痿痹、脚气、膝痛、腰痛
    - 刺灸注意事项：胸部诸穴不可直刺、深刺，以免刺伤心脏或肺脏造成气胸；腹部诸穴深部为胃肠，针刺到一定深度时少提插，以免损伤胃肠；各关节处穴位一般不宜采用直接灸

一、足太阴经络

（一）足太阴经脉

1. 经脉循行

《灵枢·经脉》：脾足太阴之脉，起于大指之端，循指内侧白肉际[1]，过核骨[2]后，上内踝前廉[3]，上腨[4]内，循胫骨后，交出厥阴[5]之前，上膝股内前廉，入腹，属脾，络胃，上膈，挟咽[6]，连舌本[7]，散舌下[8]。

其支者，复从胃，别上膈，注心中。（图 3-4-1）

语译见本节结尾处二维码 01

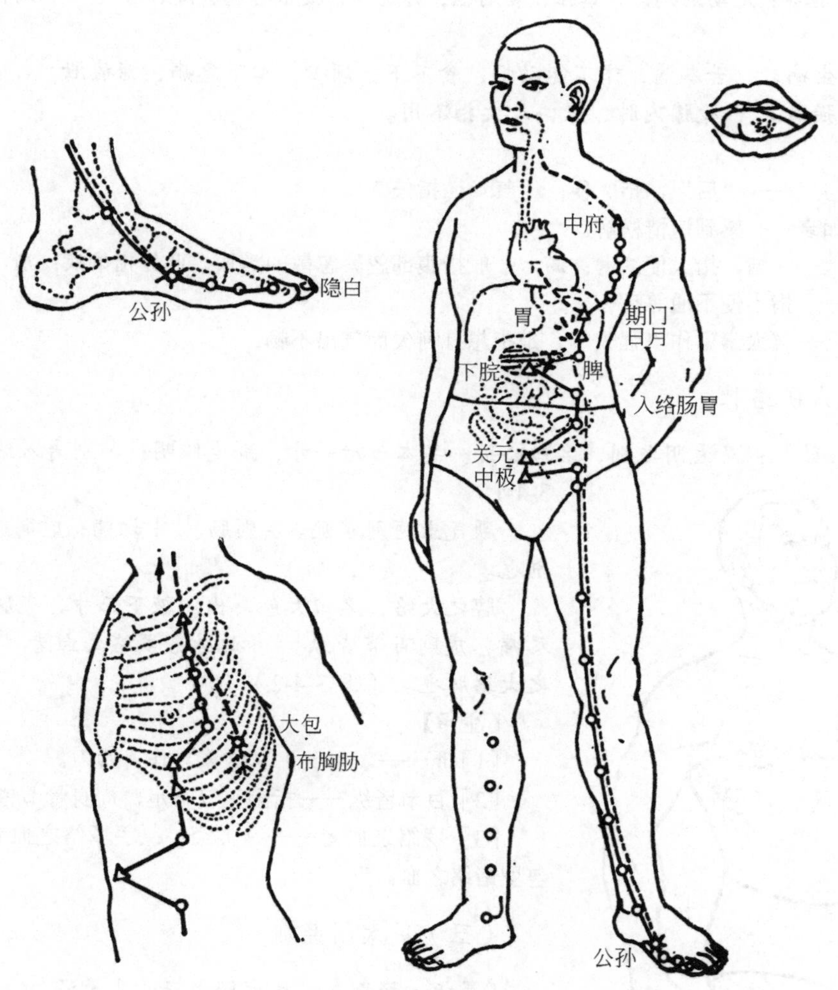

图 3-4-1　足太阴经脉、络脉循行示意图

【注释】

［1］白肉际——指足底或手掌面的边界，又称赤白肉际。

［2］核骨——指第1跖趾关节内侧的圆形突起。
［3］内踝前廉——内踝前边。
［4］腨——通作“踹”，俗称小腿肚，即腓肠肌部。《太素》：“胫后腓肠名曰踹”。
［5］厥阴——指足厥阴肝经。
［6］咽——指食管。
［7］舌本——指舌根部。《类经》：“本，根也。”
［8］舌下——舌下部。《太素》：“舌下散脉是脾经也”。《铜人》：“舌下有泉焉，乃脾之灵津也。道家饮此以延生，号曰华池。仲长统曰：漱舌下泉而咽之，名曰台仓。”

2. 经脉病候

《灵枢·经脉》：是动则病，舌本强，食则呕，胃脘痛，腹胀善噫，得后与气[1]，则快然如衰[2]，身体皆重。

是主脾所生病者，舌本痛，体不能动摇，食不下，烦心，心下急痛，溏瘕泄[3]，水闭[4]，黄疸，不能卧，强立[5]，股膝内肿、厥，足大指不用。

【注释】
［1］得后与气——“后”，指大便；“气”，指矢气。
［2］快然如衰——感到病情松解。
［3］溏瘕泄——溏，指大便溏薄；瘕，一般指腹部忽聚忽散的痞块，此处指痢疾；泄，指水泻。
［4］水闭——指小便不通等症。
［5］强立——《太素》作“强欠”。是指想打呵欠而气出不畅。

（二）足太阴络脉

《灵枢·经脉》：足太阴之别，名曰公孙。去本节后一寸，别走阳明；其别者入络肠胃。（图3-4-1）

厥气上逆则霍乱。实则肠[1]中切痛；虚则鼓胀。取之所别也。

脾之大络，名曰大包，出渊腋下三寸，布胸胁。实则身尽痛，虚则百节皆纵[2]。此脉若罗络之血者[3]，皆取之脾之大络脉也。（图3-4-2）

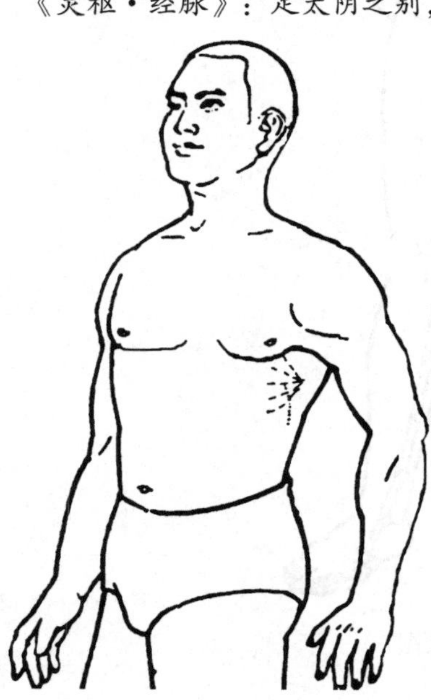
图3-4-2 脾之大络循行示意图

【注释】
［1］肠——《脉经》《太素》作“腹”。
［2］百节皆纵——指因正气不足，周身骨节皆弛缓无力。
［3］罗络之血者——《类经》：“罗络之血者，言此大络包罗诸络之血。”

（三）足太阴经别

《灵枢·经别》：足太阴之正，上至髀[1]，合于阳明。与别俱行[2]，上结于咽，贯舌本[3]。（图3-4-3）

【注释】
［1］髀——为下肢膝上部分的通称。此指股前，约当冲门、

气冲部会合入腹。

［2］与别俱行——指阴经经别与阳经经别同行。

［3］舌本——原作“舌中”，此据《甲乙经》《太素》改。

（四）足太阴经筋

《灵枢·经筋》：足太阴之筋，起于大指之端内侧，上结于内踝。其直者，结于膝内辅骨；上循阴股[1]，结于髀，聚于阴器。上腹，结于脐；循腹里，结于肋，散于胸中；其内者着于脊。（图 3-4-4）

其病足大指支，内踝痛，转筋痛，膝内辅骨痛，阴股引髀而痛，阴器纽痛，上[2]引脐与[3]两胁痛，引膺中，脊内痛。

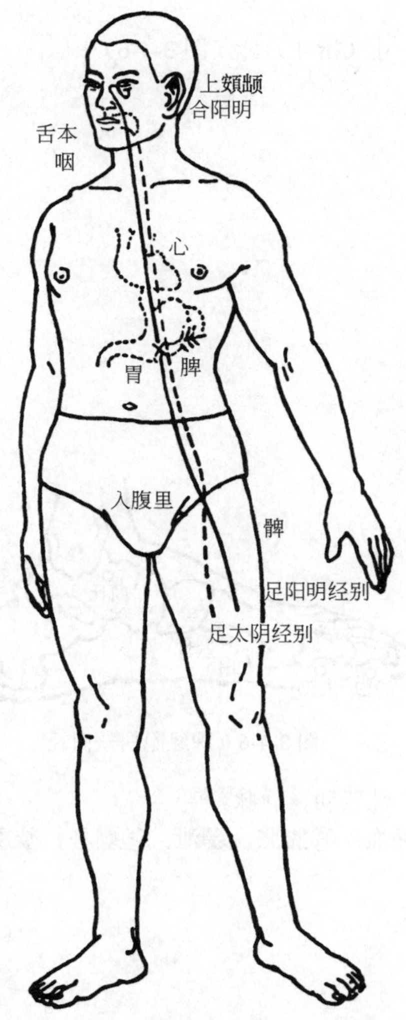

图 3-4-3　足太阴经别循行示意图

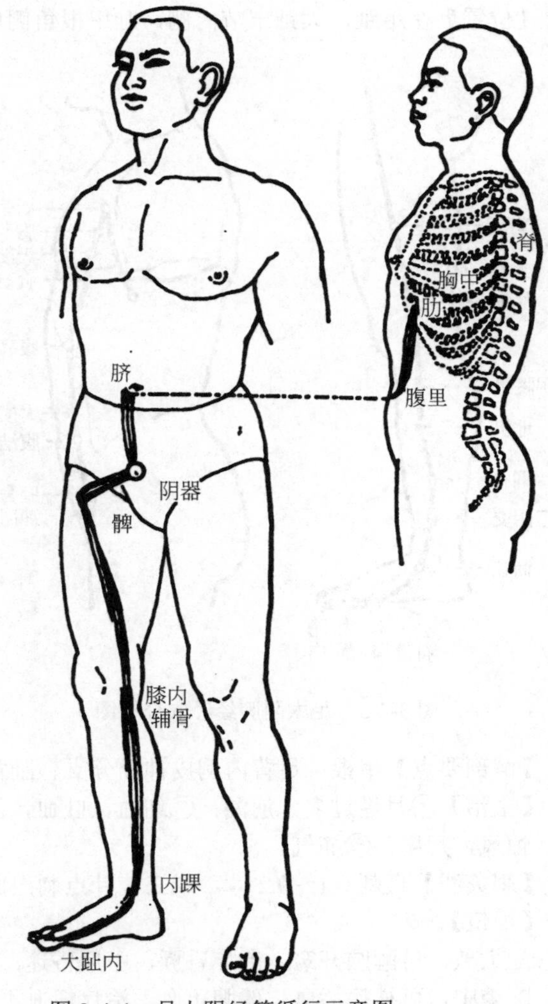

图 3-4-4　足太阴经筋循行示意图

【注释】

［1］阴股——指大腿的内侧面。

［2］上——原作“下”，据《太素》改。

［3］与——原缺，据《甲乙经》《太素》补。

二、足太阴脾经腧穴

本经经穴分布在足内侧、下肢内侧、腹部、胸部及胁肋部。起于隐白，止于大包，左右各 21 个穴。（图 3-4-5）

主治概要：脾胃病、妇科病、前阴病、神志病及经脉循行部位的其他病证。

*隐白　大都　*太白　*公孙　商丘　*三阴交　漏谷　*地机　*阴陵泉　*血海　箕门　冲门　府舍　腹结　*大横　腹哀　食窦　天溪　胸乡　周荣　*大包

1. 隐白* Yǐnbái（SP1）井穴

【位置】在足趾，大趾末节内侧，趾甲根角侧后方 0.1 寸（指寸）。（图 3-4-6）

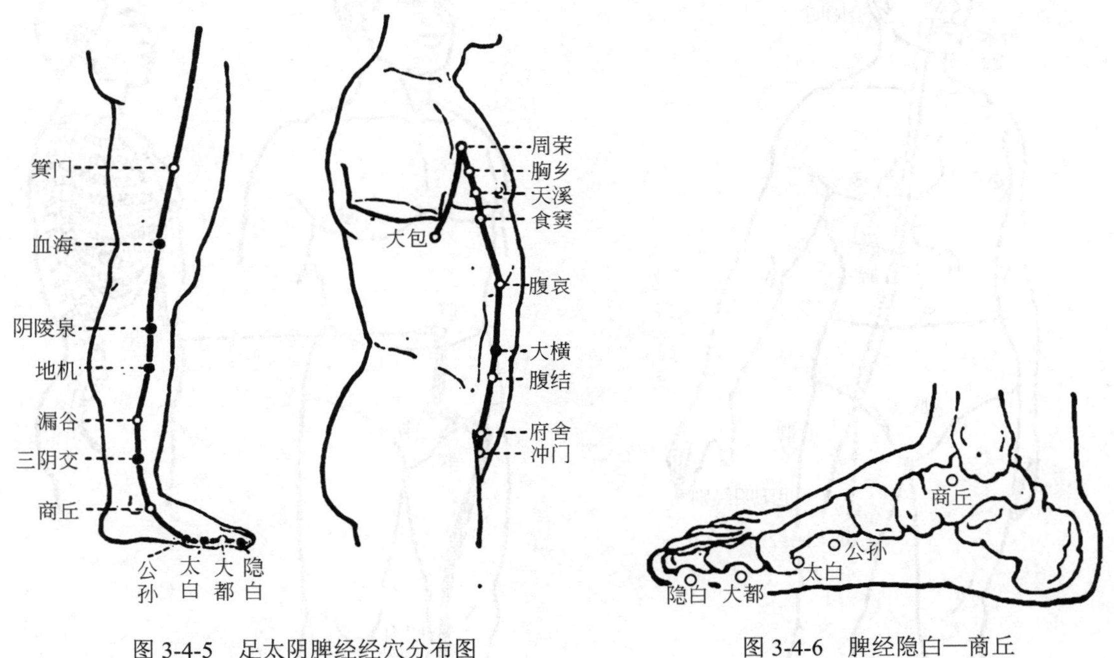

图 3-4-5　足太阴脾经经穴分布图　　图 3-4-6　脾经隐白—商丘

【解剖要点】甲根；足背内侧皮神经分支、趾背神经；趾背动、静脉。

【主治】①月经过多，崩漏；②衄血，吐血，尿血，便血；③腹胀，暴泄；④癫狂，梦魇，多梦，惊风，尸厥；⑤疝气。

【刺灸法】直刺 0.1～0.2 寸，或三棱针点刺出血；可灸。

【配伍】

配大敦，可醒脑开窍，治疗昏厥，中风昏迷，尸厥。

配委中，可祛瘀活血、健脾止血，治疗衄血不止。

配气海、血海、三阴交，可健脾益气、摄血止血，治疗月经过多。

配厉兑、神门，可清心宁神，治疗梦多。

配水沟，可醒神开窍，治疗失血之昏迷。

【文献摘要】

《甲乙经》：气喘，热病，衄不止，烦心，善悲，腹胀，逆息热气，足胫中寒，不得卧，气满胸中热，暴泄，仰息，足下寒，膈中闷，呕吐，不欲食饮。腹中有寒气。饮渴，身伏多唾。

《百症赋》：梦魇不宁，厉兑相谐于隐白。

《杂病穴法歌》：尸厥百会一穴美，更针隐白效昭昭。

【现代研究】隐白点刺放血，治疗功能性子宫出血，每日或间日 1 次，有较好效果；亦可在该穴施灸，治疗功能性子宫出血，每日 1～5 次。

【医案】见本节结尾处二维码 02

2. 大都 Dàdū（SP2）荥穴

【位置】在足趾，第 1 跖趾关节远端赤白肉际凹陷中。（图 3-4-6）

【解剖要点】第 1 趾骨基底部；足底内侧神经的趾足底固有神经；浅静脉网，足底内侧动、静脉分支或属支。

【主治】①烦心，不得卧，热病无汗；②腹胀，胃痛，呕逆，食不化，便秘；③体重肢肿。

【刺灸法】直刺 0.3～0.5 寸；可灸。《图翼》：凡妇人，不论月数及生产后未满百日，俱不宜灸。

【配伍】

配商丘、阴陵泉，可健脾利湿，治疗脾虚腹泻。

配环跳，可通经活络、行气止痛，治疗腰腿疼痛。

配攒竹、丝竹空、风池，可通经活络止痛，治疗偏正头痛。

【文献摘要】

《甲乙经》：热病汗不出且厥，手足清，暴泻，心痛腹胀，心尤痛甚，此胃心痛也；风逆暴，四肢肿，湿则唏然寒，饥则烦心，饱则眩；疟不知所苦。

《肘后方》：卒霍乱，下利不止。

《千金方》：后闭不通，灸足大都，随年壮。目眩。目系急，目上插。

《百症赋》：热病汗不出，大都更接于经渠。

《杂病十一穴歌》：更向大都针眼病。

3. 太白* Tàibái（SP3）输穴，原穴

【位置】在跖区，第 1 跖趾关节近端赤白肉际凹陷中。（图 3-4-6）

【解剖要点】踇趾展肌、短屈肌；隐神经、足底内侧神经分支；浅静脉网，足底内侧动、静脉的分支或属支。

【主治】①胃痛，食不化，腹胀，腹中切痛，泄泻，便秘，痢疾；②体重节痛，痿证；③咳嗽，痰多；④心痛脉缓，疲劳乏力，脚气。

【刺灸法】直刺 0.5～1.0 寸；可灸。

【配伍】

配公孙、大肠俞、三焦俞，可清利湿热，治疗肠鸣，腹泻。

配中渚，可健脾理气、清热通便，治疗大便难。

配阳纲，可益气扶正、振奋阳气，治疗身热。

配丰隆，可健脾益气、祛湿化痰，治疗身重倦息，面黄舌强。

【文献摘要】

《甲乙经》：热病，满闷不得卧。胸胁胀，肠鸣切痛。身重骨痿不相知。

《千金方》：主腹胀，食不化，喜呕，泄有脓血。主热病先头重，颜痛，烦闷，心身热，热争则腰痛，不可以俯仰。

《大成》：呕吐，泄泻脓血，腰痛，大便难，气逆霍乱，腹中切痛，肠鸣，膝股胻酸转筋。

【现代研究】

1）对于胎位不正、胎位异常者，艾灸太白可使腹部松弛，胎动活跃，有较好的转胎效果。

2）太白配丰隆，治疗小儿腹泻，每穴艾灸 10 分钟，大便转为正常。

4. 公孙* Gōngsūn（SP4）络穴，八脉交会穴（通冲脉）

【位置】在跖区，第 1 跖骨底的前下缘赤白肉际处。（图 3-4-6）

【解剖要点】踇趾展肌、短屈肌、长屈肌腱；隐神经的足内缘支，足底内侧神经分支；足背静脉弓属支，足底内侧动、静脉的分支或属支。

【主治】①胃痛，呕吐，消化不良，腹胀如鼓，腹中切痛，泄泻，痢疾，便血；②心痛，心悸，胸闷，心烦，失眠，体重嗜睡；③月经不调，腹中积块，胎衣不下。

【刺灸法】直刺 0.5～1.0 寸；可灸。

【配伍】

配足三里、内关、内庭，可和胃清热止血，治疗上消化道出血。

配梁门、足三里，可和胃止痛降逆，治疗胃痛吐酸。

配丰隆、中魁、膻中，可健脾化痰，治疗呕吐痰涎，眩晕不已。

配解溪、中脘、足三里，可健脾化食、和中消积，治疗饮食停滞，胃脘疼痛。

配束骨、八风，可通经活络，治疗足趾麻痛。

【文献摘要】

《千金方》：实则肠中切痛，厥，头面肿起，烦心，狂，多饮，不嗜卧；虚则鼓胀，腹中气大满，热痛不嗜食，霍乱，公孙主之。

《大成》：主寒疟，不嗜食，痫气，好太息，多寒热汗出，病至则喜呕，呕已乃衰。

《金鉴》：主痰壅胸膈，肠风下血，积块及妇人气蛊等证。

《席弘赋》：肚疼须是公孙妙，内关相应必然瘳。

《标幽赋》：脾冷胃疼，泻公孙而立愈。

《胜玉歌》：脾心痛急寻公孙。

【现代研究】

1）梁丘与公孙相配，可抑制胃酸分泌。

2）攒竹、公孙治疗顽固性呃逆可取良效。攒竹直刺或斜刺向百会方向，入穴 1～2 分（至骨），有酸胀感觉后，反复提插（幅度很小，提针时针尖不出皮肤）2～3 分钟，以眼睛湿润为度，再留针 20～30 分钟。公孙直刺 1 寸，快速捻转，频率 200～250 转/分，持续 2～3 分钟，留针 20～30 分钟。内关、足三里、公孙治疗神经性呕吐，效果良好。

【医案】见本节结尾处二维码 03

5. 商丘 Shāngqiū（SP5）经穴

【位置】在踝区，内踝前下方，舟骨粗隆与内踝尖连线中点凹陷中。（图 3-4-6）

【解剖要点】内侧（三角）韧带、胫骨内踝；隐神经；大隐静脉，内踝前动、静脉的分支或属支。

【主治】①腹胀，泄泻，便秘；②痔疾，痔瘤；③咳嗽；④舌本强痛；⑤足踝肿痛。

【刺灸法】直刺 0.3～0.5 寸；可灸。

【配伍】

配三阴交（灸），可健脾益气，治疗脾虚便秘。

配中极，可补气益精，治疗绝子。

配日月，可疏肝理气，治疗喜悲太息。

配天枢、阴陵泉，可健脾化湿，治疗腹泻，腹胀。

【文献摘要】

《甲乙经》：寒热善呕。厥头痛，面肿起。脾虚令人病寒不乐，好太息。腹满响响然，不便，心下有寒痛。阴股内痛，气痈，狐疝走上下，引少腹痛，不可俯仰上下。癫疾，狂，多食，善笑不发于外，烦心，渴。善魇梦者。绝子。小儿咳而泄，不欲食者。小儿痫瘛，手足扰，目昏口噤，溺黄。

《百症赋》：商丘痔瘤而最良。

《胜玉歌》：脚背痛时商丘刺。

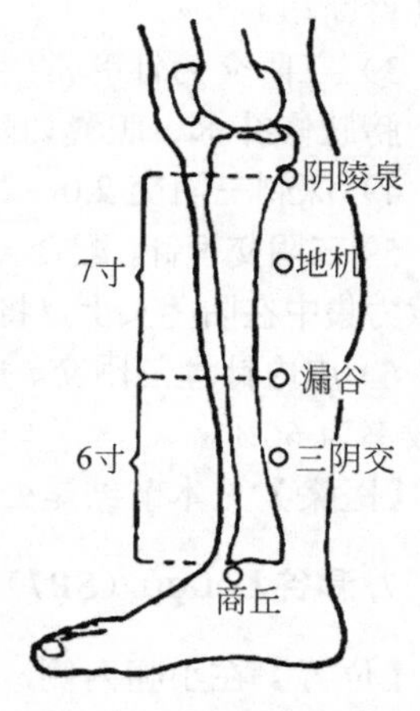

图 3-4-7　脾经三阴交—阴陵泉

6. 三阴交*Sānyīnjiāo（SP6）足太阴、少阴、厥阴之交会穴

【位置】在小腿内侧，内踝尖上 3 寸，胫骨内侧缘后际。（图 3-4-7）

【解剖要点】趾长屈肌、胫骨后肌、长屈肌；隐神经小腿内侧皮支、胫神经；大隐静脉属支，胫后动、静脉。

【主治】①月经不调，崩漏，带下，阴挺，经闭，难产，产后血晕，恶露不尽，不孕；②遗精，阳痿，阴茎痛，睾丸缩腹，疝气；③小便不利，遗尿，癃闭，淋证；④肠鸣腹胀，泄泻，便秘；⑤湿疹，瘾疹；⑥失眠，眩晕；⑦下肢痿痹，半身不遂，脚气。

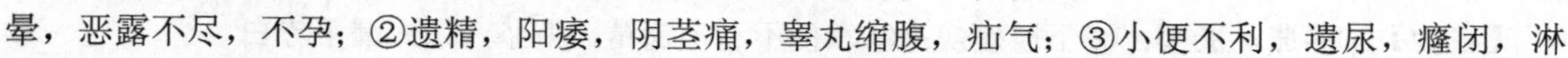

【刺灸法】直刺 1.0～1.5 寸，孕妇慎用；可灸。《铜人》：妊娠不可刺也。

【配伍】

补合谷、泻三阴交，可行气破血，治疗滞产。

配水分、阴陵泉，可健脾利水，治疗水肿。

配血海、关元，可养血调经，治疗月经不调。

配关元、百会，可益肾升阳、补气固摄，治疗遗尿。

配神门、四神聪，可宁心安神，治疗失眠。

配归来、太冲，可理气调经、升提回纳，治疗疝气偏坠。

配中脘、内关、足三里，可活血化瘀、通脉止痛，治疗血栓闭塞性脉管炎。

配阴陵泉、膀胱俞、中极，可开窍启闭、渗湿利尿，治疗癃闭。

【文献摘要】

《甲乙经》：足下热，痛不能久坐，湿痹不能行；惊不得眠。

《千金方》：卵偏大上入腹；梦泄精；女人漏下赤白及血；脾中痛不得行，足外皮痛；胫寒不得卧。

《千金翼》：产难，月水不禁，横生胎动。

《聚英》：脾胃虚弱，心腹胀满，不思饮食……疝气，小便遗失……男子阴茎痛，元藏发动，脐下痛不可忍，小儿客忤，妇人临经行房羸瘦，癥瘕，漏血不止，月水不止；妊娠胎动，横生，产后恶露不行，去血过多，血崩晕，不省人事。

《百症赋》：针三阴与气海，专司白浊久遗精。

《长桑君天星秘诀歌》：脾病血气先合谷，后刺三阴交莫迟。

《杂病穴法歌》：冷嗽只宜补合谷，三阴交泻即时住。

【现代研究】

1）三阴交、照海、膀胱俞、肾俞等对输尿管蠕动的调节作用：当电针犬的以上穴位达到一定刺激量时，可使输尿管蠕动显著增加，其机制一是针刺可直接增强输尿管的蠕动，另外则是可增加尿量。

2）在静脉肾盂造影中，同时针刺双侧三阴交、昆仑、关元，对于显示尿路细小结石、腹膜后肿块、先天性畸形及早期炎症改变均有独特的优点，可减轻患者痛苦，真实地显示病理改变，提高早期诊断率。

3）三阴交为针麻常用穴，对剖宫产、全子宫并附件截除术、卵巢囊肿摘除术、膀胱切开取石术、膀胱修补术、胆囊切除术、睾丸鞘膜翻转术、会阴切开术等皆有镇静止痛的作用。

4）深刺三阴交2.0～2.5寸，配合神门穴，并于睡前灸三阴交20分钟，对失眠有较好作用。

5）三阴交埋针，配合会阴穴按压治疗阳痿。方法为术者左手拇指按压会阴，令患者用力吸气收肛，注意力集中在阴茎头上，将揿针从三阴交向上刺入，旋转揉动，使有针感并向上传导至阴茎头。

6）皮内针埋三阴交、肩外俞，有较好的避孕作用，对45名有生育能力的妇女进行270次针刺，有效率为66%。

【医案】见本节结尾处二维码04

7. 漏谷 Lòugǔ（SP7）

【位置】在小腿内侧，当内踝尖上6寸，胫骨内侧缘后际。（图3-4-7）

【解剖要点】小腿三头肌、趾长屈肌、胫骨后肌；隐神经小腿内侧皮支、胫神经；大隐静脉和胫后动、静脉。

【主治】①腹胀，肠鸣；②下肢痿痹；③小便不利，遗精，偏坠，妇人漏下赤白。

【刺灸法】直刺1.0～1.5寸；可灸。

8. 地机*Dìjī（SP8）郄穴

【位置】在小腿内侧，阴陵泉（SP9）下3寸，胫骨内侧缘后际。（图3-4-7）

【解剖要点】腓肠肌、比目鱼肌；隐神经小腿内侧皮支、胫神经；大隐静脉和胫后动、静脉。

【主治】①腹胀，腹痛，泄泻；②月经不调，痛经，遗精；③小便不利，水肿；④腰痛，下肢痿痹。

【刺灸法】直刺1.0～1.5寸；可灸。

【配伍】

配曲泉，可活血祛瘀，治疗血瘕。

配中极、三阴交，可通经止痛，治疗痛经。

配气穴、三阴交，可理血调经，治疗月经不调。

【文献摘要】

《甲乙经》：溏瘕，腹中痛，脏痹，地机主之。

《百症赋》：妇人经事改常，自有地机血海。

【现代研究】

1）观察发现，妇科疾患常可在膝股内前廉，即三阴交至阴陵泉的脾经循行路线上出现压痛、酸楚、虚陷等阳性反应，80%以上的月经不调、痛经患者，在三阴交或地机、阴陵泉出现敏感压痛或结节样征象；带下、阴痒患者，又常在阴陵泉上下或至地机之间找到反应点。

2）曲骨、地机、三阴交治疗原发性痛经，辅以辨证配穴，温和灸关元、次髎各15分钟可有良效。

9. 阴陵泉*Yīnlíngquán（SP9）合穴

【位置】在小腿内侧，胫骨内侧髁下缘与胫骨内侧缘之间的凹陷中。（图 3-4-7）

【解剖要点】半腱肌腱、腓肠肌内侧头；隐神经小腿内侧皮支；大隐静脉和膝降动脉分支及膝下内侧动、静脉。

【主治】①小便不利，癃闭，遗尿，尿失禁；②水肿；③腹胀，黄疸，泄泻；④阴茎痛，遗精，妇人阴痛，带下；⑤膝痛。

【刺灸法】直刺 1.0～2.0 寸；可灸。

【配伍】

配气海、三阴交，可健脾益气行水，治疗小便不利。

配阳陵泉，可化气行水，治疗尿失禁，遗尿。

配水道、中极、复溜，可温阳利水，治疗水肿。

配血海、三阴交，可健脾祛湿、利水消肿，治疗下肢水肿。

【文献摘要】

《甲乙经》：溏，不化食，寒热不节。妇人阴中痛，少腹坚急痛。

《千金方》：主腹中胀，不嗜食，胁下满，腹中盛水胀逆，不得卧。遗尿失禁，出不自知，灸阴陵泉随年壮。曲泉、阴谷、阴陵泉复溜，此诸穴断小便最佳，不损阳气。又云止遗溺也。

《百症赋》：阴陵水分，去水肿之脐盈。

《玉龙赋》：阴陵，阳陵除膝肿之难熬。

《杂病穴法歌》：心胸痞满阴陵泉；胁痛只须阳陵泉；小便不通阴陵泉，三里泻下溺如注。

《长桑君天星秘诀歌》：如是小肠连脐痛，先刺阴陵后涌泉。

《席弘赋》：阴陵泉治心胸满。

【现代研究】

1）按压阴陵泉、阳陵泉可防治人工流产综合反应。在人工流产术开始或术中，可同时以拇指按压受术者右侧阳陵泉，食指置于阴陵泉，先轻后重，达到透穴目的，约 30 秒后受术者即感腹痛消失或恶心呕吐停止，症状不减轻者可用同法按压左侧阳陵泉和阴陵泉。

2）中极、阴陵泉、三阴交治疗急性尿潴留，采用提插、捻转等强刺激手法为主，促使针感上传。针中极行震颤法，重提插，促使针感向阴部放射。

【医案】见本节结尾处二维码 05

10. 血海*Xuèhǎi（SP10）

【位置】在股前区，髌底内侧端上 2 寸，股内侧肌隆起处。（图 3-4-8）

【解剖要点】股内侧肌；股神经前皮支和肌支；大隐静脉属支，股动、静脉肌支。

【主治】①月经不调，经闭，崩漏，阴痒；②湿疹，瘾疹，丹毒；③小便涩痛，淋证；④腿膝肿痛。

【刺灸法】直刺 1.0～1.5 寸；可灸。

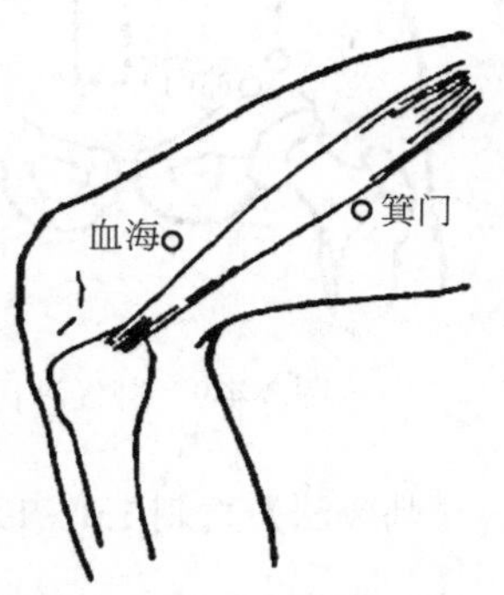

图 3-4-8　脾经血海、箕门

【配伍】

配曲池、委中、三阴交，可调和营血、清热祛瘀，治疗荨麻疹。

配隐白、大敦，可健脾益气、调血止崩，治疗血崩。

配带脉，可调经止带，治疗带下。

【文献摘要】

《甲乙经》：妇人漏下，若血闭不通，逆气胀，血海主之。

《胜玉歌》：热疮臁内年年发，血海寻来可治之。

《百症赋》：痃癖兮，冲门血海强。

《杂病穴法歌》：五淋血海通男妇。

【现代研究】针刺血海治疗慢性荨麻疹，使针尖向足心方向，得气后行快速捻转提插手法，针感以向下传导为佳，间隔 10 分钟行针 1 次。

【医案】见本节结尾处二维码 06

11. 箕门 Jīmén（SP11）

【位置】在股前区，髌底内侧端与冲门的连线上 1/3 与下 2/3 交点，长收肌和缝匠肌交角的动脉搏动处。（图 3-4-8）

【解剖要点】股内侧肌；股神经前皮支及肌支、隐神经；大隐静脉属支，股动、静脉。

【主治】①小便不通，遗尿；②腹股沟肿痛，阴囊湿疹。

【刺灸法】避开动脉，直刺 0.5～1.0 寸；可灸。

12. 冲门 Chōngmén（SP12）足太阴、厥阴，阴维之交会穴

【位置】在腹股沟区，腹股沟斜纹中，髂外动脉搏动处的外侧。（图 3-4-9）

【解剖要点】腹外斜肌腱膜、腹内斜肌、腹横肌、髂腰肌；股神经前皮支和肌支、隐神经；大隐静脉属支，股动、静脉。

【主治】①妊娠浮肿，胎气上冲，产后出血；②腹痛，尿闭，腹中积聚，疝气。

【刺灸法】直刺 0.5～0.8 寸；可灸。

13. 府舍 Fǔshè（SP13）足太阴、厥阴，阴维之交会穴

【位置】在下腹部，当脐中下 4.3 寸，前正中线旁开 4 寸。（图 3-4-9）

【解剖要点】腹外斜肌腱膜、腹内斜肌、腹横肌；第 11、12 胸神经前皮支和第 1 腰神经前支的外侧皮支，股神经；旋髂浅、深动、静脉的分支或属支。

【主治】①腹痛，积聚；②疝气。

【刺灸法】直刺 1.0～1.5 寸；可灸。

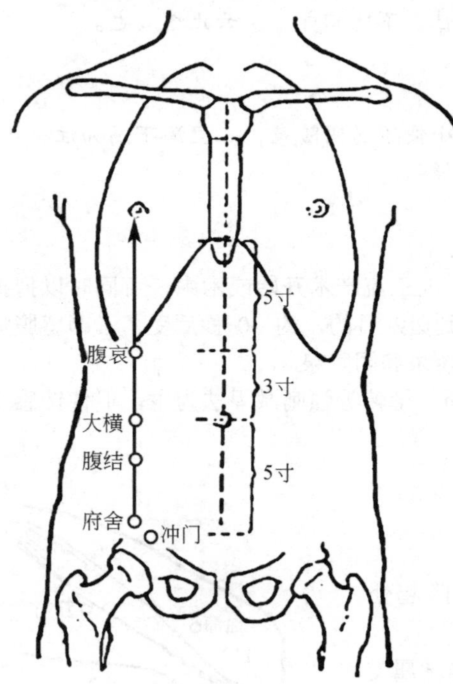

图 3-4-9 脾经冲门—腹哀

14. 腹结 Fùjié（SP14）

【位置】在下腹部，脐中下 1.3 寸，前正中线旁开 4 寸。（图 3-4-9）

【解剖要点】腹外斜肌、腹内斜肌、腹横肌；第 10～12 胸神经前支的外侧皮支和肌支；胸腹壁静脉属支，第 10～12 胸神经伴行的动、静脉。

【主治】①腹痛，便秘，泄泻；②疝气。

【刺灸法】直刺 1.0～1.5 寸；可灸。

15. 大横*Dàhéng（SP15）足太阴、阴维之交会穴

【位置】在腹部，脐中旁开 4 寸。（图 3-4-9）

【解剖要点】腹外斜肌、腹内斜肌、腹横肌；第 9～11 胸神经前支的外侧皮支和肌支；胸腹壁静脉属支，第 9～11 胸神经伴行的动、静脉。

【主治】①泄泻，便秘，腹痛；②脏躁。

【刺灸法】直刺 1.0～1.5 寸；可灸。

【配伍】

配大肠俞、支沟，可泄热通便，治疗便秘。

配关元、上巨虚，可健脾调肠，治疗泄泻，痢疾。

配水沟、合谷，可醒神清脑，治疗癔症。

【文献摘要】

《甲乙经》：大风逆气，多寒善悲，大横主之。

《百症赋》：反张悲哭，仗天冲大横须精。

【现代研究】中强度刺激大横及足三里，不留针，治疗儿童肠道蛔虫症，大多数患儿在针后一天有虫排出。随针刺次数的增加排虫率亦增加，针刺次数与疗效有关。

16. 腹哀 Fù'āi（SP16）足太阴、阴维之交会穴

【位置】在上腹部，脐中上 3 寸，前正中线旁开 4 寸。（图 3-4-9）

【解剖要点】腹外斜肌、腹内斜肌、腹横肌；第 7～9 胸神经前支的外侧皮支和肌支；胸腹壁静脉属支，第 7～9 胸神经伴行的动、静脉。

【主治】腹痛，便秘，泄泻，消化不良。

【刺灸法】直刺 1.0～1.5 寸；可灸。

17. 食窦 Shídòu（SP17）一名命关

【位置】在胸部，第 5 肋间隙，前正中线旁开 6 寸。（图 3-4-10）

【解剖要点】前锯肌、肋间外肌；第 5 肋间神经及其外侧皮支，胸长神经分支；胸腹壁静脉，第 5 肋间后动、静脉。

【主治】①胸胁胀痛；②腹胀，翻胃，食入即吐，噎膈，膈间漉漉若有水声，嗳气；③水肿，臌胀。

【刺灸法】斜刺或向外平刺 0.5～0.8 寸；可灸。

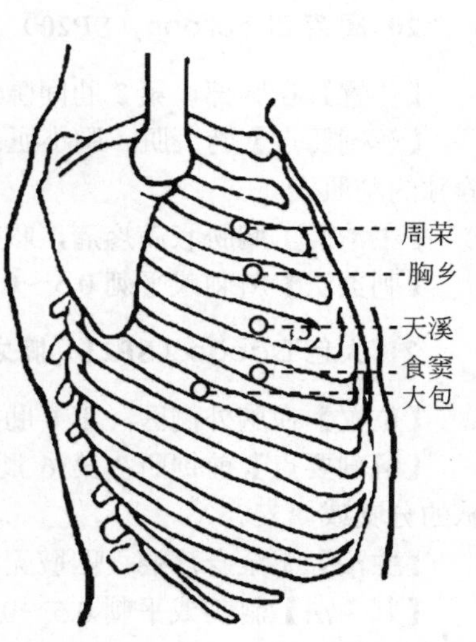

图 3-4-10　脾经食窦—大包

【配伍】

灸左食窦、配关元各 200 壮，治疗老人大便失禁。

配列缺、天突，可宽胸理气，治疗哮喘。

【文献摘要】

《千金方》：食窦主膈中雷鸣，察察隐隐，常有水声。

《图翼》：主治胸胁支满，咳唾逆气，饮不下，膈有水声。

18. 天溪 Tiānxī（SP18）

【位置】在胸外侧部，当第4肋间隙，距前正中线6寸。（图3-4-10）

【解剖要点】胸大肌、胸小肌；第4肋间神经外侧皮支，胸内、外侧神经；胸腹壁静脉属支，胸肩峰动、静脉胸肌支，胸外侧动、静脉的分支或属支。

【主治】①胸胁疼痛，咳逆上气，喉中作声；②乳痈，乳汁少。

【刺灸法】斜刺或平刺0.5～0.8寸；可灸。

【配伍】

配乳根、足三里、膻中，可理气通乳，治疗乳汁不足。

配中府，可肃降肺气，治疗咳逆上气。

【文献摘要】

《千金方》：扶突、天突、天溪，主喉鸣暴忤气哽。

《大成》：主胸中满痛，贲膺，咳逆上气，喉中作声，妇人乳肿痈。

19. 胸乡 Xiōngxiāng（SP19）

【位置】在胸部，第3肋间隙，前正中线旁开6寸。（图3-4-10）

【解剖要点】胸大肌、胸小肌；第3肋间神经外侧皮支，胸内、外侧神经分支；胸腹壁静脉属支，胸肩峰动、静脉的胸肌支，胸外侧的动、静脉分支或属支。

【主治】①胸胁胀满，胸痛引背不得卧；②咳嗽。

【刺灸法】斜刺或平刺0.5～0.8寸；可灸。

20. 周荣 Zhōuróng（SP20）

【位置】在胸部，第2肋间隙，前正中线旁开6寸。（图3-4-10）

【解剖要点】胸大肌、胸小肌；第2肋间神经外侧皮支，胸内、外侧神经；浅静脉和胸肩峰动、静脉的胸肌支。

【主治】①胸胁胀满疼痛，咳喘；②不思饮食。

【刺灸法】斜刺或平刺0.5～0.8寸；可灸。

21. 大包*Dàbāo（SP21）脾之大络

【位置】在胸外侧区，第6肋间隙，在腋中线上。（图3-4-10）

【解剖要点】前锯肌；第6肋间神经外侧皮支，胸长神经分支；胸腹壁静脉属支，胸背动、静脉的分支或属支。

【主治】①全身疼痛，四肢无力；②咳喘，胸胁胀痛。

【刺灸法】斜刺或平刺0.5～0.8寸；可灸。

【文献摘要】

《灵枢·经脉》：实则身尽痛，虚则百节尽皆纵。

《甲乙经》：大气不得息，息即胸胁中痛，实则其身尽寒，虚则百节尽纵，大包主之。

【现代研究】针刺大包、三阴交治疗肋间神经外侧皮支卡压症。坐位，取患侧三阴交，有针感后，嘱患者缓慢地做深呼吸3次，之后活动胸部，做左右旋转、侧胸及挺胸运动，并行咳嗽震胸运动，再做深呼吸3次。之后再取患侧大包，向后平刺入穴位20mm许，留针20分钟，每5分钟行针1次。

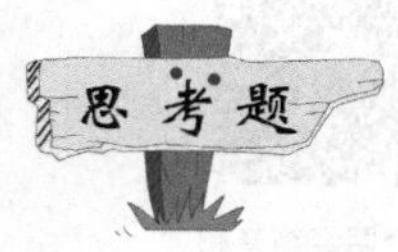

1. 本经脉联系了哪些脏腑器官？
2. 试归纳分析本经重点穴的主治规律和特点。
3. 为什么公孙能主治妇科病、胃肠病及心胸疾病等？

足太阴经络与腧穴
拓展内容01~06

第五节　手少阴经络与腧穴

- 手少阴心经
  - 经络
    - 经脉走向：从胸走手
    - 经脉循行分布：起自心中，出腋下，循上肢内侧后缘、掌内后缘，止于手小指内侧端，交手太阳小肠经
    - 联系脏腑器官：心、小肠、肺、食管、目系；喉咙、目(经别)；舌本(络脉)
  - 腧穴
    - 取穴要点：解剖标志：指甲根角、掌指关节、腕横纹、尺侧腕屈肌腱、肘横纹、肱骨内上髁、肱二头肌尺侧缘
      - 指掌部：少冲、少府
      - 前臂部尺侧腕屈肌腱桡侧缘：神门、阴郄、通里、灵道
      - 肘臂部：少海、青灵、极泉
    - 主治要点
      - 心病：极泉治心痛；阴郄治心痛、盗汗；神门、少府治心痛、心悸、心烦
      - 神志病：少海治癫狂痫；灵道治悲恐惊；神门治失眠及一切神志病
      - 经脉循行所过外经病证：极泉、少海、青灵主治上肢内侧后缘冷痛、麻木
      - 其他病证：少海治瘰疬；少府治阴痒；阴郄治吐血、衄血；通里治舌强不语
    - 刺灸注意事项：针刺极泉穴时，上肢向外展，避开腋动脉，向肩髎方向刺；少海、阴郄、神门、少府位于肘、腕、掌指关节处，不宜直接灸

一、手少阴经络

（一）手少阴经脉

1. 经脉循行

《灵枢·经脉》：心手少阴之脉，起于心中，出属心系[1]，下膈，络小肠。

其支者，从心系，上挟咽[2]，系目系。

其直者，复从心系，却上肺，下出腋下，下循臑内后廉，行太阴、心主[3]之后，下肘内，循臂内后廉，抵掌后锐骨[4]之端，入掌内后廉[5]，循小指之内，出其端。（图 3-5-1）

语译见本节结尾处二维码 01

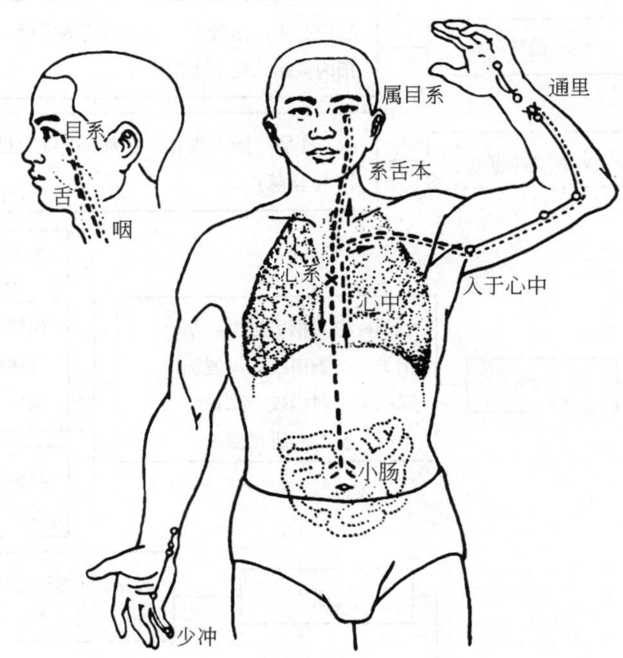

图 3-5-1 手少阴经脉、络脉循行示意图

【注释】

[1]心系——是指心与各脏腑相连的组织。主要指与心连接的大血管及其功能性联系。《发挥》：“心系有二：一则上与肺相通，而入肺两大叶间；一则由肺叶而下，曲折向后，并脊膂，细络相连，贯脊髓，与肾相通，正当七节之间。盖五脏系皆通于心，而心通五脏系也。”承淡安注曰：“心系相当于今的肺动脉。”

[2]咽——指食管。

[3]太阴、心主——指手太阴肺经和手厥阴心包经。

[4]掌后锐骨——指豌豆骨。

[5]掌内后廉——指掌心的后边（尺侧）。

2. 经脉病候

《灵枢·经脉》：是动则病，嗌[1]干，心痛，渴而欲饮，是为臂厥[2]。

是主心所生病者，目黄，胁痛，臑臂内后廉痛、厥，掌中热。

【注释】

[1]嗌——音益。《说文解字》："咽也。"按：嗌，指咽峡部分，而咽则兼指食管。

[2]臂厥——同肺经注释。指前臂本经所过处发生气血阻逆的见症。

（二）手少阴络脉

《灵枢·经脉》：手少阴之别，名曰通里。去腕一寸[1]，别而上行，循经入于心中，系舌本，属目系。取之去腕[2]后一寸，别走太阳也。（图 3-5-1）

其实则支膈[3]；虚则不能言[4]。

【注释】

[1] 一寸—原作"一寸半"，此据《太素》改。

[2] 腕——原作"掌"，此据《太素》改。

[3] 支膈——胸膈间胀满、支撑不适。

[4] 不能言——分支联系舌本，故不能言。

（三）手少阴经别

《灵枢·经别》：手少阴之正，别入于渊腋[1]两筋之间，属于心，上走喉咙，出于面[2]，合目内眦。（图 3-5-2）

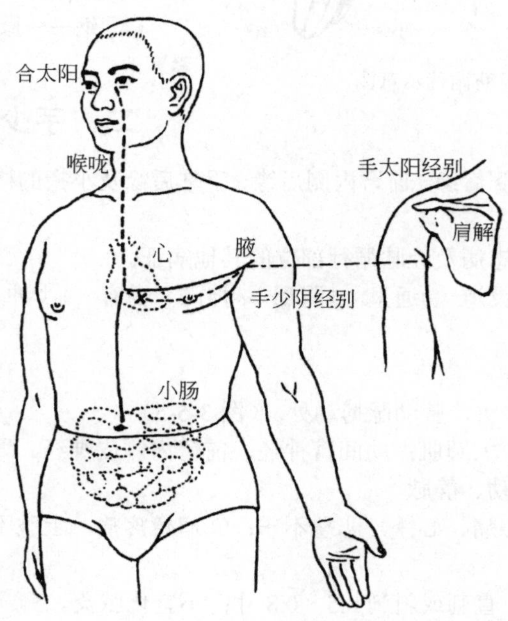

图 3-5-2　手少阴经别循行示意图

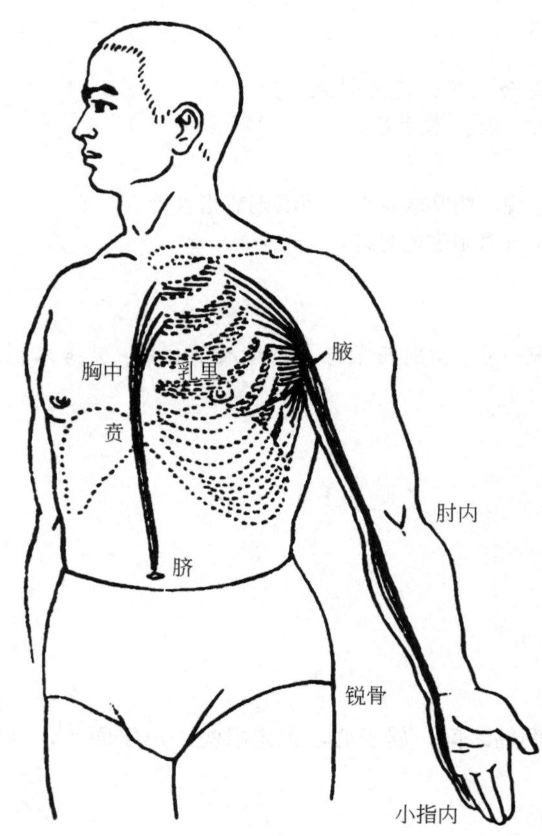

图 3-5-3 手少阴经筋循行示意图

【注释】

[1] 渊腋——指腋窝部，非胆经穴名，此处约当极泉部。

[2] 出于面——约经天容穴部与手太阳经会合后上行。

（四）手少阴经筋

《灵枢·经筋》：手少阴之筋，起于小指之内侧，结于锐骨，上结肘内廉；上入腋，交太阴，伏[1]乳里，结于胸中，循贲[2]，下系于脐。（图 3-5-3）

其病内急，心承伏梁[3]，下为肘纲[4]，其病当所过者支转筋，筋痛。

【注释】

[1] 伏——原作"挟"，此据《太素》及杨注改。

[2] 贲——原作"臂"，据《太素》《甲乙经》改。指膈肌。《太素》："贲谓膈也"。

[3] 伏梁——古病名。五积之一，为心之积。主要症状为积块见于脐上、心下，伏而不动，有如横梁，故名。

[4] 纲——原作"网"，此据《甲乙经》《太素》改。

二、手少阴心经腧穴

本经经穴分布在上臂内侧后缘，前臂内侧后缘、手掌后缘及小指的桡侧，起于极泉，止于少冲，左右各 9 个穴。（图 3-5-4）

主治概要：心、胸、神志病及经脉循行部位的其他病证。

*极泉　青灵　*少海　灵道　*通里　*阴郄　*神门　少府　*少冲

1. 极泉*Jíquán（HT1）

【位置】在腋区，腋窝中央，腋动脉搏动处。（图 3-5-5）

【解剖要点】背阔肌腱、大圆肌；肋间臂神经、前臂内侧皮神经、臂内侧皮神经、桡神经、尺神经、正中神经、臂丛；腋动、静脉。

【主治】①胸闷气短，心痛、心悸，悲愁不乐；②肩臂疼痛，上肢不遂，落枕，掌中痛；③胁肋疼痛，瘰疬。

【刺灸法】避开腋动脉，直刺或斜刺 0.5～0.8 寸；不宜化脓灸。

【配伍】

配太渊、天突，可滋阴清肺、止痛利咽，治疗咽干，咽喉肿痛。

配神门、内关、心俞，可宁心安神，治疗心痛，心悸，冠心病。

配外关、阳陵泉，可通经活络止痛，治疗胁肋痛。

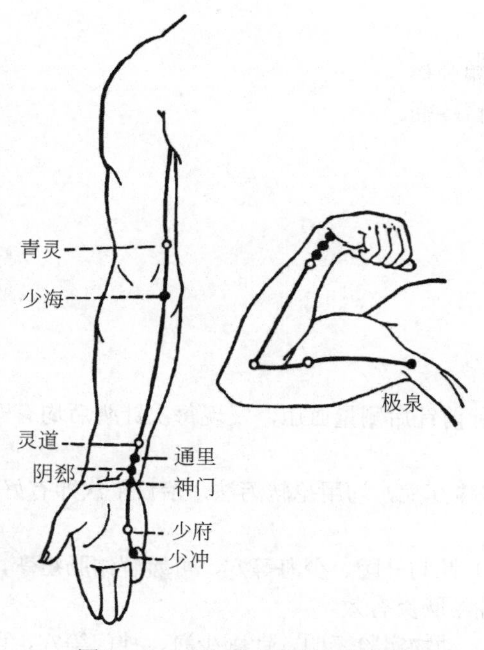

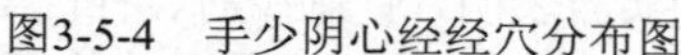
图3-5-4　手少阴心经经穴分布图

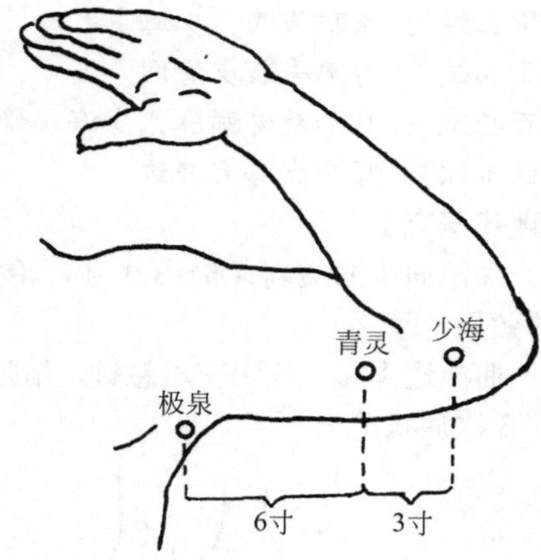

图3-5-5　心经极泉、青灵、少海

配侠白，可通脉止痛，治疗心痛，干呕烦满，肘臂冷痛。

【文献摘要】

《资生经》：治胁下满痛。治臂肘厥寒。

《大成》：主臂肘厥寒，四肢不收，心痛干呕，烦渴，目黄，胁下满痛，悲愁不乐。

【现代研究】

1）极泉有调整心率的作用。如给动物注射肾上腺素使心率减慢，针刺极泉等穴，可以减弱肾上腺素所致心率减慢的作用，使心率迅速恢复正常水平。

2）外伤性臂丛神经损伤：以极泉为主，加曲池、手三里、外关、后溪、中渚、合谷。极泉施浅刺雀啄法，使感应传至手指，其他穴位用补法。经针治 2 个疗程后，上肢有痛觉，触觉接近正常。

2. 青灵 Qīnglíng（HT2）

【位置】在臂前区，肘横纹上 3 寸，肱二头肌的内侧沟中。（图 3-5-5）

【解剖要点】臂内侧肌间隔、肱肌、肱三头肌；臂内侧皮神经、前臂内侧皮神经、正中神经、尺神经；贵要静脉，肱动、静脉，尺上副动、静脉。

【主治】①头痛，胁痛，肩臂疼痛；②目黄，目视不明。

【刺灸法】直刺 0.5～1.0 寸；可灸。

3. 少海*Shàohǎi（HT3）合穴

【位置】在肘前区，横平肘横纹，肱骨内上髁前缘。（图 3-5-5）

【解剖要点】旋前圆肌、肱肌；前臂内侧皮神经、正中神经；贵要静脉、尺侧下副动、静脉和尺侧返动、静脉。

【主治】①癫狂，痫证，心痛；②腋胁痛，肘臂挛痛麻木，手颤；③瘰疬，齿龋痛。

【刺灸法】向桡侧直刺 0.5～1.0 寸；可灸。

【配伍】

配合谷、内庭，可清泻阳明热邪，治疗牙痛，牙龈肿痛。

配后溪，可舒筋通络、活血止痛，治疗手颤，肘臂疼痛。

配外陵，可缓痉止痛，治疗痉挛性结肠炎。

【文献摘要】

《甲乙经》：风眩头痛，少海主之。

《席弘赋》：心痛手颤少海间。

《百症赋》：且如两臂顽麻，少海就傍于三里。

《胜玉歌》：瘰疬少海天井边。

【现代研究】

1）曲池向少海透刺 1.5～3.0 寸，治疗高血压，针前针后测量血压，发现每次针刺后均有即刻降压的效果。

2）曲池透少海，三阴交透悬钟，治疗神经性皮肤瘙痒症，均用捻转泻法，治疗 1 次即有好转，共治疗 3 次症状消失。

3）针刺外陵、少海等穴，可缓解结肠痉挛，对痉挛性结肠炎有效。

4）动物实验表明，针刺少海、神门等穴，可使注射肾上腺素致动物心率减慢迅速恢复至正常水平。对体液也有一定的调整作用。

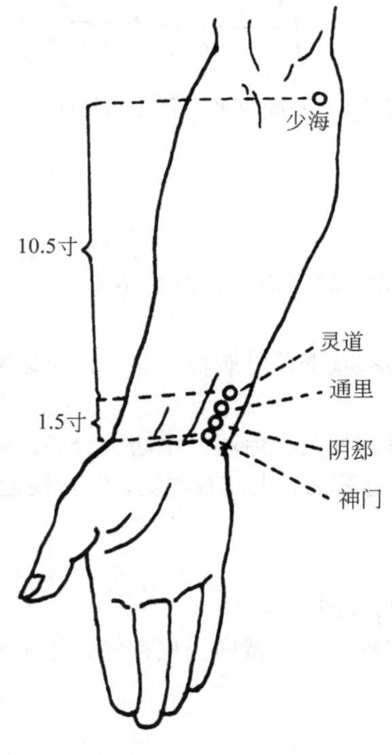

图 3-5-6　心经灵道—神门

4. 灵道 Língdào（HT4）经穴

【位置】在前臂前区，腕掌侧远端横纹上 1.5 寸，尺侧腕屈肌腱的桡侧缘。（图 3-5-6）

【解剖要点】尺侧腕屈肌、指浅屈肌、指深屈肌、旋前方肌；前臂内侧皮神经、尺神经；贵要静脉属支，尺动、静脉。

【主治】①心痛，心悸，悲恐善笑；②暴喑，舌强不语；③肘臂挛痛，手指麻木。

【刺灸法】直刺 0.3～0.5 寸；可灸。

【配伍】

配天突、天窗，可开窍启闭，治疗暴喑，口噤。

配内关，可宽胸止痛，治疗胸痹。

配水沟、合谷、巨阙，可开窍醒神，治疗癔症。

【文献摘要】

《千金方》：灵道主心痛悲恐，相引瘛疭。

《肘后歌》：骨寒髓冷火来烧，灵道妙穴分明记。

【现代研究】常用于治疗癔症、精神分裂症、尺神经麻痹、腕关节病、急性舌骨肌麻痹或萎缩等病证。

5. 通里*Tōnglǐ（HT5）络穴

【位置】在前臂前区，腕掌侧远端横纹上 1 寸，尺侧屈腕肌腱的桡侧缘。（图 3-5-6）

【解剖要点】尺侧腕屈肌腱、指浅屈肌、指深屈肌、旋前方肌；前臂内侧皮神经、尺神经；贵要静脉属支，尺动、静脉。

【主治】①暴喑，舌强不语；②心悸，怔忡，失眠，悲恐畏人；③腕臂痛。

【刺灸法】直刺 0.3～0.5 寸，不宜深刺，以免伤及尺动脉、尺神经；可灸。

【配伍】

配内关、足三里，可宽胸理气、宁心止痛，治疗心绞痛。

配金津、玉液，可通舌窍、利津液，治疗舌强不语。

配内关、心俞，可宁神志、调心气，治疗心悸，怔忡，悲恐畏人。

配廉泉、涌泉，可清心利咽、启闭开窍，治疗癔症性失音。

【文献摘要】

《千金方》：主卒痛烦心，心中懊憹，数欠频伸，心下悸，悲恐。主不能言。主遗溺。

《金鉴》：主治温病，面热无汗，懊憹，心悸，惊恐，喉痹，苦呕，暴瘖，声哑，及妇人经血过多，崩漏等证。

《百症赋》：倦言嗜卧，往通里大钟而明。

《玉龙赋》：通里疗心惊而即瘥。

【现代研究】

1）电针刺激 24 例健康人右侧通里穴观察是否存在语言区的激活，通过功能磁共振成像（fMRI）发现电针右侧通里穴能明显激活双侧语言相关脑区，为通里治疗脑卒中后失语症提供了客观依据。

2）针刺通里，可使绝大多数健康受试者心电图各波出现不同的改变。

3）针刺通里对大脑皮质功能有调整作用，脑电图可见原来α节律的波幅较低者增强，反之，则α节律减弱。可使部分癫痫大发作患者的脑电图趋于规则化。

4）小儿遗尿：以通里、大钟为主穴，配关元、中极、归来、三阴交等穴，小腹部的穴位可加灸。10 次为 1 个疗程，一般治疗 1 个疗程见效。

5）颞下颌关节炎：取双侧通里、病侧下关。先针双侧通里，得气后，边捻转针体，边让患者做张口动作，至张口自如后，再针刺病侧下关穴。上述操作后，张闭口活动明显好转。

6. 阴郄*Yīnxì（HT6）郄穴

【位置】在前臂前区，腕掌侧远端横纹上 0.5 寸，尺侧屈腕肌腱的桡侧缘。（图 3-5-6）

【解剖要点】尺侧腕屈肌腱；前臂内侧皮神经、尺神经；贵要静脉属支，尺动、静脉。

【主治】①急性心痛，惊悸；②盗汗；③吐血，衄血；④暴喑，失语。

【刺灸法】直刺 0.3～0.5 寸；可灸，不宜化脓灸。

【配伍】

配心俞、神道，可通阳行气、宁心定悸，治疗心痛，心悸，神经衰弱。

配间使、二间、厉兑，可安神定惊，治疗多惊。

配尺泽、鱼际，可清热凉血止血，治疗咳血，衄血，吐血。

配后溪、三阴交、神阙，可清虚热、敛阴液，治疗阴虚盗汗，骨蒸劳热。

【文献摘要】

《甲乙经》：凄凄寒嗽，吐血，逆气，惊，心痛，手阴郄主之。

《铜人》：治失喑不能言。

《百症赋》：阴郄、后溪，治盗汗之多出。

《标幽赋》：泻阴郄止盗汗，治小儿骨蒸。

【现代研究】

1）阴郄对实验性急性心肌缺血有显著改善作用，且与内关相当。

2）针刺阴郄可使部分癫痫大发作患者的脑电图趋向规则化。

3）阴郄有调整膀胱张力的作用，当膀胱处于紧张时，可使膀胱张力下降；膀胱松弛时，可使膀胱张力上升。

4）针刺阴郄可降血压，出针后血压可显著降低。

7. 神门*Shénmén（HT7）输穴，原穴

【位置】在腕前区，腕掌侧远端横纹尺侧端，尺侧屈腕肌腱的桡侧缘。（图 3-5-6）

【解剖要点】尺侧腕屈肌腱桡侧缘；前臂内侧皮神经、尺神经掌支、尺神经；贵要静脉属支，尺动、静脉。

【主治】①失眠，健忘；②心痛，心烦，惊悸；③癫狂病，痴呆悲哭；④目黄，胁痛，尿赤，便血。

【刺灸法】直刺 0.3～0.5 寸；可灸，不宜化脓灸。

【配伍】

配三阴交，可宁心安神，治疗失眠。

配百会、印堂、四神聪，可填髓益智，治疗健忘。

配大椎、丰隆，可醒脑安神、豁痰开窍，治疗癫狂，痫证。

配膈俞、血海，可活血止血，治疗呕血，吐血，便血。

配水沟、合谷、百会、水沟，可启闭开窍，治疗癔症。

【文献摘要】

《千金方》：主数噫，恐悸不足。呕血上气。心咳。

《大成》：主惊悸怔忡，呆痴，卒中鬼邪，恍惚振禁，小儿惊痫。

《胜玉歌》：后溪鸠尾及神门，治疗五痫立便痊。

《通玄指要赋》：神门去心性之呆痴。

《百症赋》：发狂奔走，上脘同起于神门。

【现代研究】

1）针刺神门能明显地改善冠心病患者的左心功能，对冠心病、心绞痛有显著的治疗作用。在心电图上观察，可使 P 波、R 波、P-R 间期和 Q-T 间期的持续时间延长。血清胆固醇、三酰甘油、高密度脂蛋白、低密度脂蛋白、高密度脂蛋白的主要载体、低密度脂蛋白的主要载体、血糖均较针前显著降低。

2）针刺神门对大脑皮质功能也有一定的影响。重刺激，多引起运动从属时值增大，即大脑皮质运动区内发展抑制过程，但对健康人影响较小。轻刺激，半数在大脑皮质引起兴奋过程，半数引起抑制过程，健康人只有少数引起抑制过程。

【医案】见本节结尾处二维码 02。

8. 少府 Shàofǔ（HT8）荥穴

【位置】在手掌，横平第 5 掌指关节近端，第 4、5 掌骨之间。（图 3-5-7）

【解剖要点】掌腱膜，第 4、5 指浅、深屈肌腱之间，第 4 蚓状肌，第 4 骨间背侧肌；尺神经掌支、指掌侧固有神经（尺神经分支）；指掌侧总动、静脉。

【主治】①心悸，胸痛；②善笑，悲恐善惊；③阴痒，阴痛；④小便不利，遗尿；⑤小指挛痛，掌中热；⑥痈疡，疔疮。

【刺灸法】直刺 0.3～0.5 寸；可灸，不宜化脓灸。

【配伍】

配足三里，可行气利水，治疗小便不利，癃闭。

配蠡沟，可清热利咽、宁心止痛，治疗阴痒，嗌中有气如息肉状。

配通里、内关、大陵，可益心通脉，治疗心律不齐。

【文献摘要】

《甲乙经》：舌卷不能言，善笑。

《千金方》：主数噫恐悸，气不足。主阴痛。实时挺长，寒热，阴暴痛，遗尿；偏虚则暴痒气逆，卒疝，小便不利。

《肘后歌》：心胸有病少府泻。

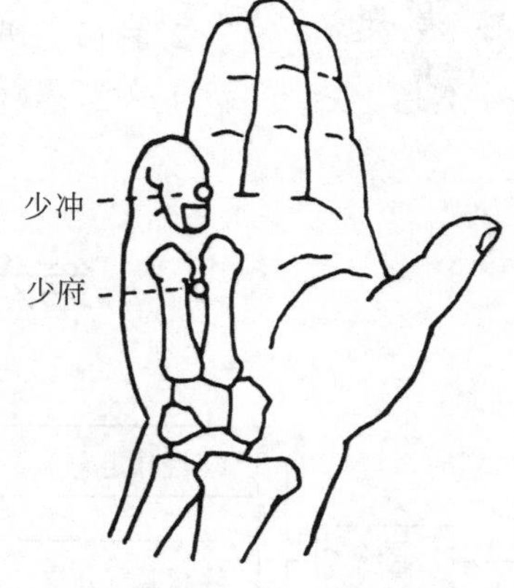

图 3-5-7　心经少府、少冲

【现代研究】

1）针刺左侧少府穴，在行针和出针时使左侧大脑前动脉的舒张期最大血流速度增加，出针时左侧大脑前动脉的平均血流速度加快。

2）少府常用于治疗心绞痛、心律不齐、癔症、阴道及阴部瘙痒、肋间神经痛、臂神经痛等病证。

9. 少冲*Shàochōng（HT9）井穴

【位置】在手指，小指末节桡侧，指甲根角侧上方 0.1 寸（指寸）。（图 3-5-7）

【解剖要点】指甲根；尺神经的指掌侧固有神经指背支；指掌侧固有动、静脉指背支形成的动、静脉网。

【主治】①昏迷，癫狂；②心痛，心悸；③热病。

【刺灸法】直刺 0.1～0.2 寸，或点刺出血；可灸。

【配伍】

配心俞、内关，可清心安神定志，治疗心痛，心悸，癫狂。

配风府、十宣、合谷，可醒脑开窍，治疗中风昏迷。

【文献摘要】

《千金方》：主酸咽。主胸痛口热。主心痛而寒。主太息烦满，少气悲惊。

《图翼》：主治热病烦满，上气，心火炎上，眼赤，血少呕吐血沫，及心痛冷痰少气，悲恐善惊，口热咽酸，胸胁痛，乍寒乍热，臂内后廉痛，手挛不伸。

《百症赋》：发热仗少冲曲池之津。

《玉龙歌》：胆寒心虚病如何？少冲二穴最功多。

《玉龙赋》：又若心虚热壅，少冲明于济夺。

【现代研究】

1）心绞痛：用钢笔尾端等圆钝物按压或指压少冲，每次 3～5 分钟，连续按压，多数患者心绞痛症状可以缓解。

2）针刺少冲、少商等穴，可使 CO 中毒动物血中 CO 含量迅速减少，动物苏醒时间较对照组明显缩短。

1. 手少阴心经病候中“是主心所生病”为何没有心病？
2. 神门、阴郄、通里、灵道，四穴在定位、主治上有何不同？
3. 如何理解“心系”？

手少阴经络与腧穴
拓展内容01~02

第六节 手太阳经络与腧穴

- 手太阳小肠经
  - 经络
    - 经脉走向：从手走头
    - 经脉循行分布：起于小指尺侧，循上肢外侧后缘上行至肩、颈、颊，至目锐眦，入耳中。一条支脉至目内眦，接膀胱经
    - 联系脏腑器官：小肠、心、咽、胃、耳、目
  - 腧穴
    - 取穴要点：解剖标志：第5掌指关节，三角骨，尺骨茎突，尺骨鹰嘴，肱骨内上髁，肩胛冈，喉结，胸锁乳突肌，下颌角
      - 掌指部：少泽、前谷、后溪、腕骨
      - 前臂背面尺侧：阳谷、养老、支正、小海
      - 肩胛部：肩贞、臑俞、天宗、秉风、曲垣、肩外俞、肩中俞
      - 头颈部：天窗、天容、颧髎、听宫
    - 主治要点
      - 神志疾病：后溪、小海治癫狂病；阳谷、支正治癫狂
      - 头面五官疾病：少泽治头痛、咽喉肿痛、耳聋、耳鸣；前谷、后溪、腕骨治头痛、目赤肿痛、耳聋、耳鸣；养老治目视不明；天窗、天容治耳聋，耳鸣；颧髎治口㖞、齿痛；听宫治诸耳疾
      - 热病、黄疸：少泽治热病昏迷；后溪治疟疾；后溪、腕骨治黄疸
      - 经脉循行部位的其他疾病：少泽、小海等穴治上肢背面尺侧疼痛、麻木等；肩胛部诸穴治疗肩胛局部疼痛、活动受限等；天窗、天容治疗颈项强痛
      - 其他：少泽、前谷治妇人无乳，口干；后溪治盗汗；腕骨治消渴；支正治疥疮、生疣
    - 刺灸注意事项：肩贞、臑俞不宜向胸侧深刺；秉风、肩外俞、肩中俞慎勿深刺，以免损伤肺脏，引起气胸；前谷、后溪、腕骨、阳谷、颧髎、听宫均不宜用直接灸，会影响面部美观和关节活动

一、手太阳经络

（一）手太阳经脉

1. 经脉循行

《灵枢·经脉》：小肠手太阳之脉，起于小指之端，循手外侧上腕，出踝[1]中，直上循臂骨[2]下廉，出肘内侧两骨之间[3]，上循臑外后廉，出肩解[4]，绕肩胛，交肩上，入缺盆，络心，循咽，下膈，抵胃，属小肠。

其支者，从缺盆循颈，上颊，至目锐眦[5]，却[6]入耳中。

其支者，别颊，上䪼[7]，抵鼻，至目内眦（斜络于颧）[8]。（图 3-6-1）

语译见本节结尾处二维码 01

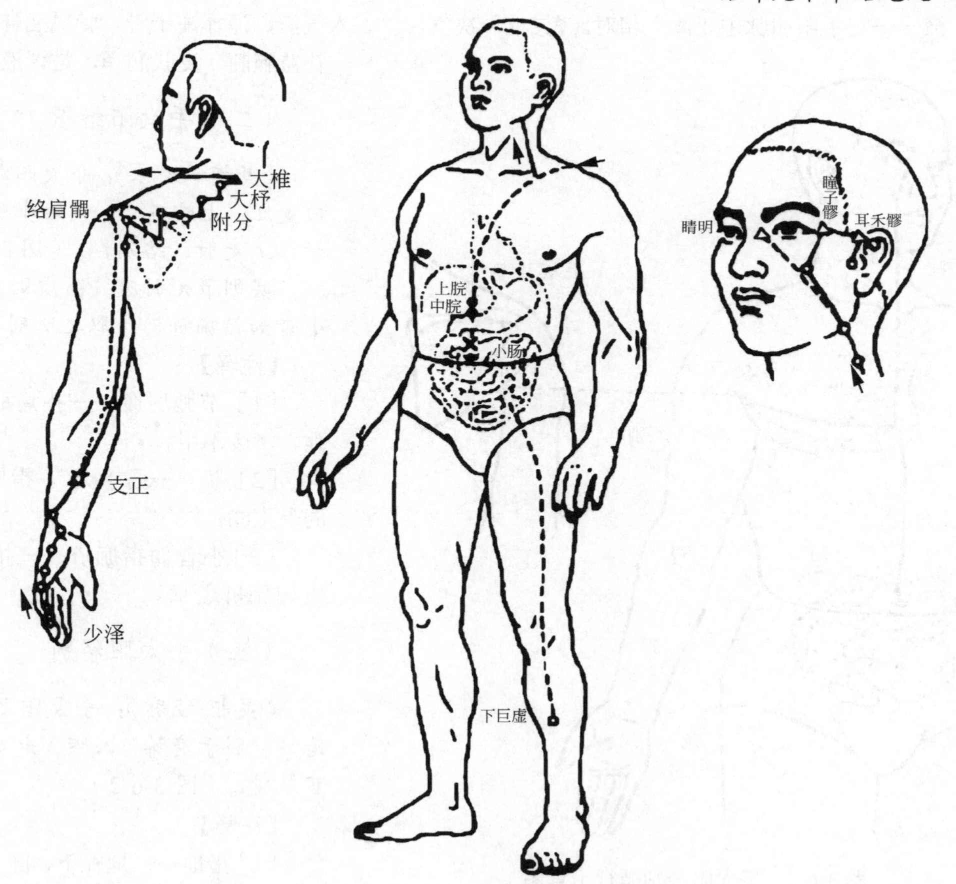

图 3-6-1　手太阳经脉、络脉循行示意图

【注释】

［1］踝——此指尺骨小头隆起处。

［2］臂骨——尺骨。

［3］两骨之间——当为尺骨鹰嘴与肱骨内上髁之间。

［4］肩解——肩关节。《类经》："肩后骨缝曰肩解。"《发挥》："脊两旁为膂，膂上两角为肩解，肩解

下成片骨为肩胛。”

［5］目锐眦——外眼角。

［6］却——去而复回谓之却。《发挥》承淡安注：“却，是退转的意思。”

［7］䪼——音桌，眼眶下方颧骨部。《发挥》：“目下为䪼”。

［8］斜络于颧——《太素》《发挥》无此四字，疑为注文。

2. 经脉病候

《灵枢·经脉》：是动则病，嗌痛，颔[1]肿，不可以顾，肩似拔，臑似折。

是主液[2]所生病者：耳聋，目黄，颊肿，颈、颔、肩、臑、肘、臂外后廉痛。

【注释】

［1］颔——下巴，指颏下结喉上两侧肉之软处。

［2］液——与手阳明脉主“津”相对。《灵枢·决气》：“谷入气满，淖泽注于骨，骨属屈伸，泄泽，补益脑髓，皮肤润泽，是谓液。”

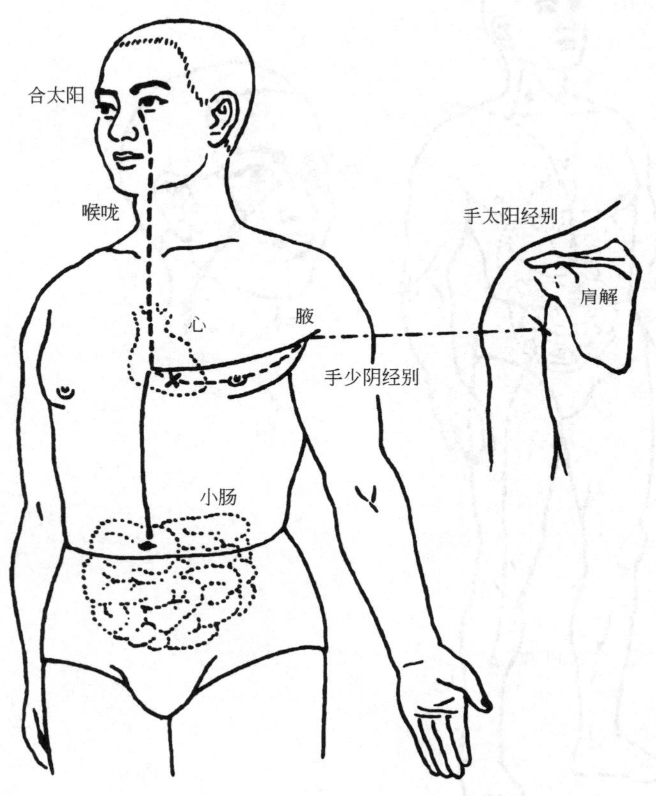

图 3-6-2 手太阳经别循行示意图

（二）手太阳络脉

《灵枢·经脉》：手太阳之别，名曰支正。上腕五寸，内注少阴；其别者，上走肘，络肩髃。（图 3-6-1）

实则节弛肘废[1]；虚则生肬[2]，小者如指痂疥[3]。取之所别也。

【注释】

［1］节弛肘废——指肩肘关节松弛、痿废不用。

［2］肬——通“疣”，指皮肤表面的赘生物。

［3］小者如指痂疥——指疣之多生如痂疥之状。

（三）手太阳经别

《灵枢·经别》：手太阳之正，指地[1]，别于肩解，入腋，走心，系小肠[2]也。（图 3-6-2）

【注释】

［1］指地——地在下，自上而下故称指地。《太素》：“地，下也……手之六经，唯此一经下行，余并上行向头。”《类经》：“手太阳内行之脉，别于肩解，入腋走心，系于小肠，皆自上而下，自外而内，故曰指地。”

［2］系小肠——此经未记“上行向头”的一支，应与各经别一致，上合于手太阳，并与手少阴经别同行。

（四）手太阳经筋

《灵枢·经筋》：手太阳之筋，起于小指之上，结于腕，上循臂内廉，结于肘内锐骨[1]之后，弹之应小指之上，入结于腋下。其支者，后走腋后廉[2]，上绕肩胛，循颈，出足太阳之筋前，结于耳后完骨。其支者，入耳中；直者，出耳上，下结于颔，上属目外眦。（图 3-6-3）

其病小指支，肘内锐骨后廉痛，循臂阴，入腋下，腋下痛，腋后廉痛，绕肩胛引颈而痛，应耳中鸣痛，引颔目瞑，良久乃得视[3]。颈筋急则为筋瘘[4]，颈肿，寒热在颈者。

【注释】

［1］肘内锐骨——肱骨内上髁。

［2］后走腋后廉——《甲乙经》作"从腋走后廉"。顾氏《校记》云："'走'上'后'字误，当依《圣济总录》作'别'。"即为"别走腋后廉"，似可。

［3］良久乃得视——眼睛睁不开，需要较长时间适应才能睁眼视物。

［4］筋瘘——即"鼠瘘"，相当于颈部淋巴结核等证。

二、手太阳小肠经腧穴

本经经穴分布在上肢的背面尺侧及肩、颈、面部，起于少泽，止于听宫，左右各 19 个穴。（图 3-6-4）

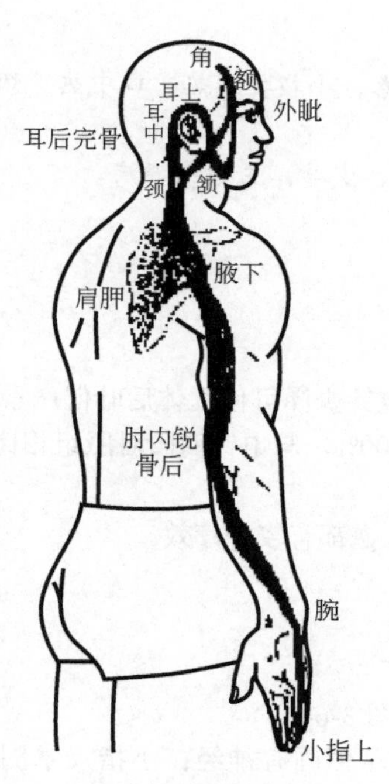

图 3-6-3　手太阳经筋循行示意图

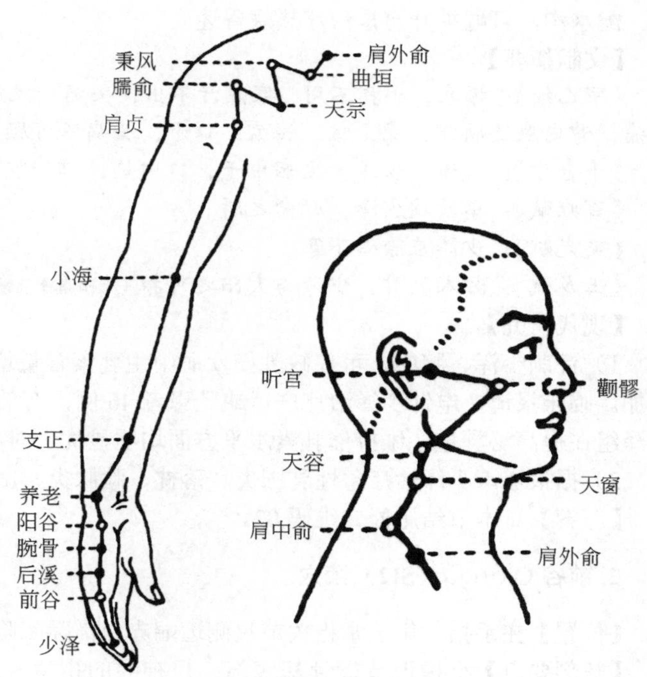

图 3-6-4　手太阳小肠经经穴分布图

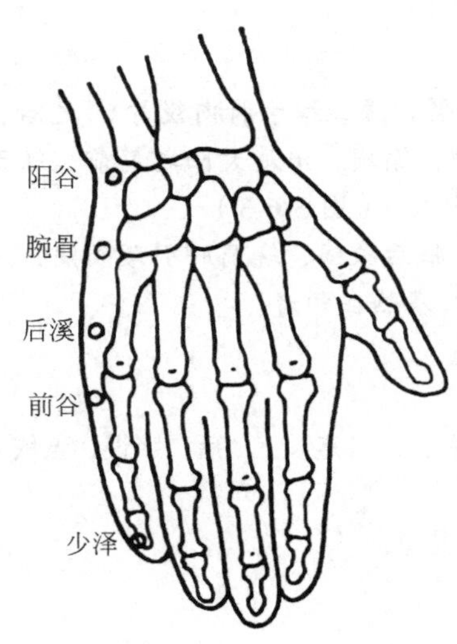

图 3-6-5 小肠经少泽—阳谷

主治概要：头、项、耳、目、咽喉病，热病，神志病，以及经脉循行部位的其他病证。

*少泽 前谷 *后溪 *腕骨 阳谷 *养老 *支正 小海 *肩贞 臑俞 *天宗 秉风 曲垣 肩外俞 肩中俞 天窗 天容 *颧髎 *听宫

1. 少泽*Shàozé（SI1）井穴

【位置】在手指，手小指末节尺侧，指甲根角侧上方 0.1 寸（指寸）。（图 3-6-5）

【解剖要点】指甲根；尺神经指掌侧固有神经指背支；小指尺掌侧动、静脉指背支的动、静脉网。

【主治】①乳痈，乳少，乳汁不通；②中风，昏迷，热病；③头痛，目翳，咽喉肿痛；④颈项强痛，寒热无汗。

【刺灸法】直刺 0.1～0.2 寸；或点刺出血。

【配伍】

配膻中、乳根，可泌液通乳，治疗乳汁分泌不足。

配乳根、阿是穴，可清热消肿，治疗乳痈。

配天容，可清热利咽，治疗咽喉肿痛。

配水沟，可醒神开窍，治疗热病昏迷。

【文献摘要】

《甲乙经》：振寒，小指不用，寒热汗不出，头痛，喉痹，舌卷，小指之间热，口中热，烦心，心痛，臂内廉及胁痛，聋，咳，瘛疭，口干，头痛不可顾。

《千金方》：太溪，少泽，主咽中干，口中热，唾如胶。曲池、少泽，主瘛疭癫疾。

《百症赋》：攀睛攻少泽，肝俞之所。

《灵光赋》：少泽应除心下寒。

《玉龙赋》：妇人乳肿，少泽与太阳之可推（太阳指瞳子髎）。

【现代研究】

1）针刺少泽、膻中，可使缺乳妇女血中生乳素含量增加。电针少泽可使垂体后叶催产素分泌增加。临床报道，电针少泽治疗产后缺乳患者 46 例，有效率为 100%。与电针商阳对照组相比较，少泽组在提高泌乳量、维持催乳素水平方面均明显优于对照组。

2）据报道，少泽治疗急性乳腺炎、落枕、睑腺炎、虚寒性呃逆都有较好疗效。

【医案】见本节结尾处二维码 02。

2. 前谷 Qiángǔ（SI2）荥穴

【位置】在手指，第 5 掌指关节尺侧远端赤白肉际凹陷中。（图 3-6-5）

【解剖要点】小指近节指骨基底部；尺神经的指背神经及指掌侧固有神经；小指尺掌侧动、静脉。

【主治】①头痛，目痛，耳鸣，咽喉肿痛；②颈项强痛；③热病无汗；④乳痈，乳少。

【刺灸法】直刺 0.2～0.3 寸；可灸。

【配伍】

配听宫，可通窍聪耳，治疗耳鸣，耳聋。

配外关、阳谷，可通经活络，治疗手小指麻木。

【文献摘要】

《甲乙经》：臂不可举，头项痛，咽肿不可咽。热病汗不出。狂，互引癫疾。目中白翳，目痛泣出，甚者如脱。

《千金方》：前谷，委中主尿赤难。

3. 后溪*Hòuxī（SI3）输穴，八脉交会穴（通督脉）

【位置】在手内侧，第 5 掌指关节尺侧近端赤白肉际凹陷中。（图 3-6-5）

【解剖要点】小指展肌、小指短屈肌；尺神经手背支、掌支，指掌侧固有神经；皮下浅静脉，小指尺掌侧固有动、静脉。

【主治】①头项强痛，腰背痛，手指及肘臂挛痛；②癫狂痫；③目赤肿痛，耳聋，咽喉肿痛；④盗汗，疟疾。

【刺灸法】直刺 0.5～0.8 寸，或向合谷方向透刺；可灸。

【配伍】

配大椎、间使，可清热截疟，治疗疟疾。

配天柱，可舒筋止痛，治疗颈项强痛。

配翳风、听宫，可聪耳通窍，治疗耳鸣，耳聋。

配劳宫，可泄热退黄，治疗黄疸。

配申脉，可通经止痛，治疗头痛，落枕，腰背痛。

【文献摘要】

《甲乙经》：肩臑肘臂痛，头不可顾，烦满身热，恶寒，目赤痛眦烂，生翳膜，暴痛，鼽衄，发聋，臂重痛，肘挛痂疥，胸中引臑，泣出而惊，颈项强，身寒，头不可以顾，后溪主之。

《百症赋》：后溪环跳，腿疼刺而即轻。治疸消黄，谐后溪劳宫而看。阴郄后溪，治盗汗之多出。

《胜玉歌》：后溪鸠尾及神门，治疗五痫立便痊。

《通玄指要赋》：头项痛，拟后溪以安然。

《肘后歌》：胁肋腿痛后溪妙。

《拦江赋》：后溪专治督脉病，癫狂此穴治还轻。

【现代研究】

1）面肌痉挛：后溪透刺劳宫，单向捻针直至患者感到胀痛难忍即停止行针。同时配合缪刺，即根据痉挛部位在健侧面部选取不同的穴位。面部所有穴位均用轻而浅刺法，不行针，留针 30 分钟。

2）急性荨麻疹：后溪直刺 13～20mm，得气后行捻转泻法，留针 30 分钟，每隔 5 分钟运针 1 次，每日治疗 1 次。有息风潜阳、活血通络、散邪止痒的作用。

3）灸后溪治疗睑腺炎，行雀啄灸，可引郁热之气外发，火就燥之义。

4）踝关节扭伤：针后溪得气后，嘱患者活动患部，可减轻疼痛。

5）合谷透刺后溪治疗咽喉肿痛，直刺合谷向后溪透刺 4～6cm，上下提插 3 次，至出现酸麻胀痛或触电样向食、中指放射即可将针体退出，不留针。同时，后溪透刺合谷，又能治疗腰椎间盘突出症。

6）针刺后溪，又可用于小儿脑瘫、小儿痫证。

【医案】见本节结尾处二维码 03。

4. 腕骨*Wàngǔ（SI4）原穴

【位置】在腕区，第5掌骨底与三角骨之间的赤白肉际凹陷中。（图3-6-5）

【解剖要点】小指展肌、豆掌韧带；前臂内侧皮神经，尺神经掌支、手背支；浅静脉，尺动、静脉分支或属支。

【主治】①消渴，黄疸，热病，疟疾；②耳鸣，目翳，目流冷泪；③惊风，瘛疭；④头项强痛，颔肿，指挛，腕痛。

【刺灸法】直刺0.3～0.5寸；可灸。

【配伍】

配足三里、脾俞，可增液消渴，治疗消渴。

配通里，可清热安神定惊，治疗高热，惊风，瘛疭。

配太冲、阳陵泉，可清肝利胆，治疗黄疸，胁痛。

配通里、听宫，可清热开窍，治疗耳鸣，耳聋。

【文献摘要】

《甲乙经》：偏枯，臂腕发痛，肘屈不得伸，又风头痛，涕出，肩臂颈痛，项急，烦满惊，五指掣不可屈伸，战栗，腕骨主之。消渴，痉互引。

《通玄指要赋》：固知腕骨祛黄。

《杂病穴法歌》：腰连腿疼腕骨升，三里降下随拜跪（补腕骨，泻足三里）。

《玉龙赋》：腕骨疗手腕之难移。脾虚黄疸，腕骨中脘何疑。

【现代研究】

1）小儿惊风：以腕骨为主穴治疗小儿高热引起的惊风抽搐，施泻法，片刻惊止而苏。继而点刺曲池、大椎、上巨虚，均行泻法。

2）落枕：取患侧腕骨，直刺0.3～0.5寸，采用提插捻转手法，得气后小指抖动3次为度乃出针，出针后用棉球轻按针孔，然后嘱患者做颈椎旋转等运动。

3）针刺腕骨可使不蠕动或蠕动减弱的结肠下部及直肠的蠕动增强。

4）临床报道，针刺腕骨治疗疟疾、暴聋、小儿惊风、泄泻等疗效可靠，认为可治疗多种顽疾。

5. 阳谷 Yánggǔ（SI5）经穴

【位置】在腕后区，尺骨茎突与三角骨之间的凹陷中。（图3-6-5）

【解剖要点】尺侧腕伸肌腱的前方；尺神经手背支；贵要静脉、尺动脉腕背支。

【主治】①头痛，目赤肿痛，耳鸣，耳聋；②颈颔肿，疥疮；③癫疾，发狂；④热病无汗；⑤腕臂痛。

【刺灸法】直刺0.3～0.5寸；可灸。

【配伍】

配印堂、合谷，可缓急止痉，治疗小儿瘛疭。

配筑宾、通谷，可安神定志，治疗狂，癫疾。

配正营，可活络止痛，治疗上牙痛。

【文献摘要】

《甲乙经》：热病汗不出，胸痛不可息，颔肿寒热，耳鸣聋无所闻。牙龋痛。

《百症赋》：阳谷侠溪，颔肿口噤并治。

6. 养老*Yǎnglǎo（SI6）郄穴

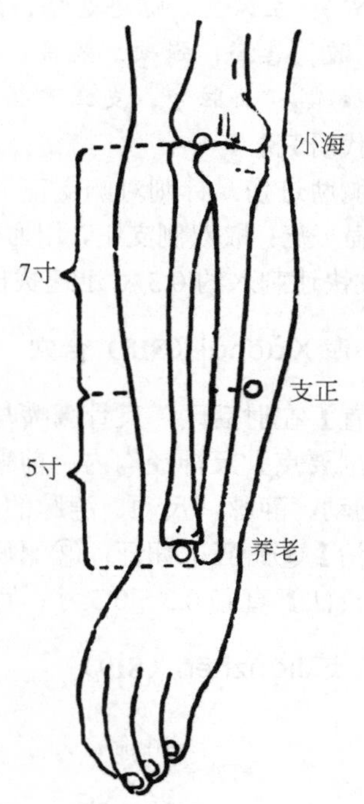

图 3-6-6　小肠经养老、支正、小海

【位置】在前臂后区，腕背横纹上 1 寸，尺骨头桡侧凹陷中。（图 3-6-6）

【解剖要点】尺侧腕伸肌腱；前臂内侧皮神经、前臂后皮神经、尺神经手背支；贵要静脉属支，腕背动、静脉网。

【主治】①目视不明；②急性腰痛；③耳聋，耳鸣，齿痛；④头痛项强，肩背、肘臂酸痛。

【刺灸法】以掌心向胸姿势，直刺或斜刺 0.5～0.8 寸；可灸。

【配伍】

配肩髃，可舒筋活络，治疗肩背、肘臂疼痛。

配风池，可祛风止痛，治疗头痛，面痛，落枕。

配天柱、膈俞、光明、风池，可清头明目，治疗视力减退。

【文献摘要】

《甲乙经》：肩痛欲折，臑如拔，手不能自上下，养老主之。

《大成》：主肩臂酸疼，肩欲折，臂如拔，手不能自上下，目视不明。

《百症赋》：目觉𥆧𥆧，急取养老、天柱。

【现代研究】

1）足跟痛：取同侧养老，掌心向胸，针尖朝肘方向斜刺 1 寸左右，行捻转泻法，酸胀感向肘部放散；同时令患者跺患足，直至疼痛消失或减轻为止。每 10 分钟行针 1 次，留针 30 分钟后出针。

2）落枕：取同侧养老，屈肘向胸，刺入 0.5 寸左右，得气后施以捻转泻法，并令患者做前屈、后伸、左右旋转颈部活动。

7. 支正*Zhīzhèng（SI7）络穴

【位置】在前臂后区，腕背侧远端横纹上 5 寸，尺骨尺侧与尺侧腕屈肌之间。（图 3-6-6）

【解剖要点】尺侧腕屈肌、指深屈肌、前臂骨间膜；前臂内侧皮神经、尺神经；贵要静脉属支，尺动、静脉。

【主治】①头痛项强，目眩；②肘臂酸痛；③疥疮，疣；④热病，癫狂易惕，惊恐善忘。

【刺灸法】直刺 0.5～0.8 寸；可灸。

【配伍】

配神门，可安神定志，治疗癫狂，心痛，咽干，臂痛。

配肩髎，可舒筋通络，治疗肩臂疼痛，手指挛急。

配三焦俞，可行气止痛，治疗目眩头痛。

【文献摘要】

《甲乙经》：风疟。振寒寒热，颈项肿，实则肘挛，头项痛，狂易，虚则生疣，小者痂疥，支正主之。

《大成》：主风虚，惊恐悲愁，癫狂，五劳，四肢虚弱，肘臂挛难屈伸，手不握，十指尽痛，热痛先腰颈酸，喜渴，强项，疣目。

《百症赋》：目眩兮，支正飞扬。

【现代研究】

1）胸胁迸伤：针刺对侧支正，同时嘱患者做深吸气，疼痛很快减轻至消失。1 次治愈。

2）扁平疣：取双侧支正，用血管钳钳住普通大头针（垂直方向），在酒精灯上烧至发红发白后，对准穴位快速刺入约 0.3 寸迅速拔出，患者立即有较强的酸痛、烧灼感，贴上创可贴即可。

8. 小海 Xiǎohǎi（SI8）合穴

【位置】在肘后区，尺骨鹰嘴与肱骨内上髁之间的凹陷中。（图 3-6-6）

【解剖要点】尺神经沟内；前臂内侧皮神经尺侧支、臂内侧皮神经、尺神经；贵要静脉属支，尺侧上副动、静脉，尺动、静脉的尺侧返动、静脉后支吻合成的动、静脉网。

【主治】①癫狂，痫证；②瘰疬；③头痛，颈项强痛，肘臂疼痛。

【刺灸法】直刺 0.3～0.5 寸；可灸。

9. 肩贞*Jiānzhēn（SI9）

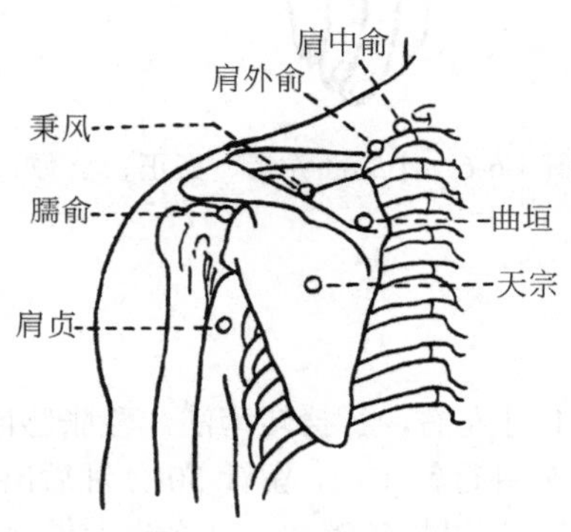

图 3-6-7 小肠经肩部七穴

【位置】在肩胛区，肩关节后下方，腋后纹头直上 1 寸。（图 3-6-7）

【解剖要点】三角肌后缘、肱三头肌长头、大圆肌、背阔肌腱；第 2 肋间神经外侧皮支、臂外侧上皮神经、桡神经。

【主治】①肩背疼痛，手臂麻痛不举；②耳鸣，耳聋；③瘰疬。

【刺灸法】直刺 1.0～1.5 寸，或向前腋缝方向透刺；可灸。

【配伍】

配肩髃，可舒筋通络，治疗肩臂疼痛，上肢瘫痪。

配完骨，可聪耳通窍，治疗耳鸣。

配膻中，可宽胸理气，治疗乳房肿痛。

【文献摘要】

《甲乙经》：寒热，项疬适，耳鸣无闻，引缺盆肩中热痛，麻痹不举，肩贞主之。

《资生经》：治风痹手臂不举。肩中热痛。

【现代研究】坐骨神经痛：取肩贞，左病取右，右病取左。取 28 号 3 寸毫针，快速进针，针尖向极泉穴方向斜刺，得气后，行捻转泻法，并嘱其活动患肢，待疼痛缓解后，留针 20 分钟，其间行针 1～2 次。

10. 臑俞 Nàoshū（SI10）手足太阳、阳维、阳跷之交会穴

【位置】在肩胛区，腋后纹头直上，肩胛冈下缘凹陷中。（图 3-6-7）

【解剖要点】三角肌、冈下肌；锁骨上外侧神经；肩胛上动、静脉分支或属支，旋肱后动、静脉分支或属支。

【主治】①颈项强痛，肩臂疼痛；②气喘，瘰疬。

【刺灸法】直刺 1.0～1.5 寸；可灸。

11. 天宗*Tiānzōng（SI11）

【位置】在肩胛区，肩胛冈中点与肩胛骨下角连线上 1/3 与下 2/3 交点凹陷中。（图 3-6-7）
【解剖要点】斜方肌、冈下肌；第 4 胸神经后支的皮支、肩胛上神经分支；第 4 胸神经伴行的动、静脉，旋肩胛动、静脉分支或属支。
【主治】①肩胛疼痛，肩臂痛；②乳痈，乳癖；③咳嗽，气喘。
【刺灸法】直刺 0.5～1.0 寸；可灸。
【配伍】
配臑会、臑俞，可舒筋通络止痛，治疗肩臂疼痛。
配膻中，可理气消肿散结，治疗乳痈，乳癖。
配肩井、肾俞，可行气通乳，治疗乳腺增生。
【文献摘要】
《甲乙经》：肩重肘臂痛，不可举，天宗主之。
《大成》：主肩臂酸疼，肘外后廉痛，颊颔肿。
【现代研究】
1）回乳：天宗针刺得气后用泻法，行针 1 分钟后各加一火罐，30 分钟后起罐出针。
2）顽固性网球肘：以患侧天宗为中心，采取齐刺法，得气后行捻转泻法。同时常规取曲池、手三里和阿是穴针刺，针刺完毕后用 TDP（神灯）照射局部，每次治疗 30 分钟。
【医案】见本节结尾处二维码 04。

12. 秉风 Bǐngfēng（SI12）手足少阳，手太阳、阳明之交会穴

【位置】在肩胛区，肩胛冈中点上方冈上窝中。（图 3-6-7）
【解剖要点】斜方肌、冈上肌；第 2 胸神经后支的皮支、肩胛上神经分支；第 2 胸神经伴行的动、静脉，肩胛上动、静脉分支或属支。
【主治】肩胛疼痛，手臂酸麻。
【刺灸法】直刺 0.5～1.0 寸；可灸。

13. 曲垣 Qūyuán（SI13）

【位置】在肩胛区，肩胛冈内侧端上缘凹陷中。（图 3-6-7）
【解剖要点】斜方肌、冈上肌；第 2、3 胸神经后支的皮支，肩胛上神经肌支；第 2、3 胸神经伴行的动、静脉，肩胛上动、静脉，肩胛背动、静脉分支或属支。
【主治】肩胛、项背疼痛。
【刺灸法】直刺或向外下方斜刺 0.5～1.0 寸；可灸。

14. 肩外俞 Jiānwàishū（SI14）

【位置】在脊柱区，第 1 胸椎棘突下，后正中线旁开 3 寸。（图 3-6-7）
【解剖要点】斜方肌、菱形肌；第 1、2 胸神经后支的皮支，肩胛背神经肌支；第 1、2 胸神经伴行的动、静脉，颈横动、静脉分支或属支。
【主治】肩背疼痛，颈项强急。
【刺灸法】向外斜刺 0.5～0.8 寸，不宜直刺深刺；可灸。

15. 肩中俞 Jiānzhōngshū（SI15）

【位置】在脊柱区，第 7 颈椎棘突下，后正中线旁开 2 寸。（图 3-6-7）

【解剖要点】斜方肌、菱形肌；第 8 颈神经后支、第 1 胸神经后支的皮支，副神经、肩胛背神经；颈横动、静脉。

【主治】①肩背疼痛；②咳嗽，气喘；③目视不明。

【刺灸法】直刺或向外斜刺 0.5～0.8 寸，不宜深刺；可灸。

16. 天窗 Tiānchuāng（SI16）

【位置】在颈部，横平喉结，胸锁乳突肌的后缘。（图 3-6-8）

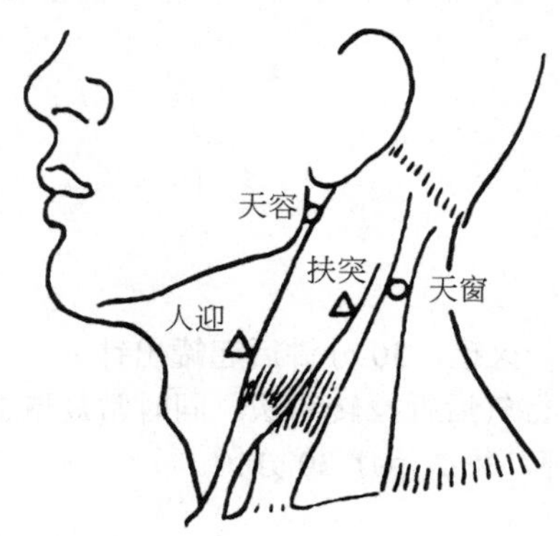

图 3-6-8 小肠经天窗、天容

【解剖要点】胸锁乳突肌后缘，肩胛提肌，头、颈夹肌；耳大神经、枕小神经；颈外静脉，颈升动、静脉分支或属支。

【主治】①颈项强痛；②耳鸣，耳聋，咽喉肿痛，暴喑。

【刺灸法】直刺 0.5～0.8 寸；可灸。

17. 天容 Tiānróng（SI17）

【位置】在颈部，下颌角后方，胸锁乳突肌的前缘凹陷中。（图 3-6-8）

【解剖要点】面动脉后方、二腹肌腱、茎突舌骨肌；耳大神经、副神经、迷走神经、舌下神经、颈上神经节；颈内、外静脉，面动、静脉。

【主治】①颈项强痛；②耳鸣，耳聋；③咽喉肿痛，瘿气，梅核气。

【刺灸法】直刺 0.5～0.8 寸，不宜深刺；可灸。

18. 颧髎*Quánliáo（SI18）手少阳、太阳之交会穴

【位置】在面部，颧骨下缘，目外眦直下凹陷中。（图 3-6-9）

【解剖要点】颧肌、咬肌、颞肌；上颌神经的眶下神经分支，面神经的颧支、颊支，三叉神经的下颌神经分支；面横动、静脉分支或属支。

【主治】口眼㖞斜，眼睑瞤动，齿痛，面痛，颊肿。

【刺灸法】直刺 0.2～0.3 寸，或斜刺 0.5～1.0 寸；可灸。

【配伍】

配翳风、合谷，可清热镇痛，治疗面痛，面肿。

配肝俞、太冲，可疏肝解痉，治疗面肌痉挛。

配下关、内庭，可通经止痛，治疗上牙痛。

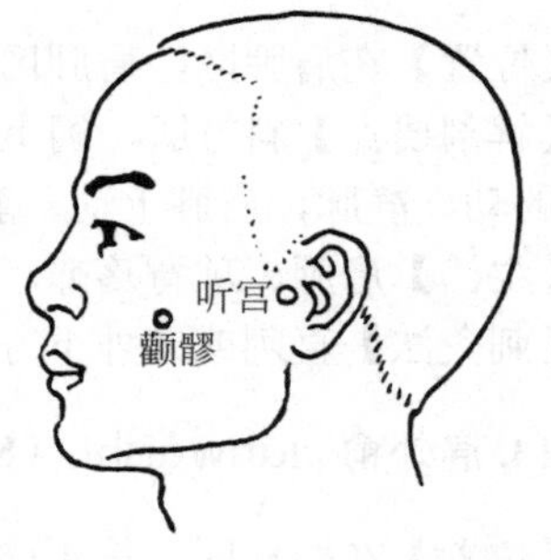

图 3-6-9 小肠经颧髎、听宫

【文献摘要】

《甲乙经》：𩓐肿，唇痈，颧髎主之。目赤黄，颧髎主之。

《大成》：主口㖞，面赤目黄，眼瞤动不止，𩓐肿齿痛。

《百症赋》：目眩兮，颧髎大迎。

【现代研究】面肌痉挛：以双侧颧髎、阳陵泉为主穴。眼周抽搐者加四白、瞳子髎、鱼腰，口角抽搐者加水沟、地仓，紧张生气加重者加太冲、三阴交，失眠加重者加神门、内关，遇风加重者加合谷、外关（以上均取患侧）。颧髎直刺 1 寸，阳陵泉直刺 1.5 寸，得气后用泻法或平补平泻法；其余穴位均用平补平泻手法。留针 2 小时。

19. 听宫*Tīnggōng（SI19）手少阳、太阳，足少阳之交会穴

【位置】在面部，耳屏正中与下颌骨髁状突之间的凹陷中。（图 3-6-9）

【解剖要点】外耳道软骨；耳颞神经；颞浅动、静脉耳前支的分支或属支。

【主治】①耳鸣，耳聋，聤耳，齿痛，面痛，口噤不开；②癫狂痫。

【刺灸法】微张口，直刺 0.5～1.0 寸；可灸。

【配伍】

配翳风、外关，可聪耳开窍，治疗耳鸣，耳聋，聤耳。

配颊车、合谷，可清泻阳明之热，治疗齿痛。

配中渚、哑门，可益聪开窍，治疗聋哑。

【文献摘要】

《甲乙经》：耳聋填填如无闻，𧝒𧝒嘈嘈若蝉鸣，㝷㝷鸣，听宫主之。

《大成》：主失音，癫疾，心腹满，聤耳，耳聋如物填塞无闻，耳中嘈嘈侬侬蝉鸣。

《百症赋》：听宫脾俞，祛残心下之悲凄。

【现代研究】落枕：取听宫、绝骨（一侧病变取同侧，双侧受累取双侧）。取坐位，以 28 号 1.5 寸毫针直刺，行提插捻转手法使之得气，以针感向患处扩散为佳。同时嘱患者活动颈部，尤以活动受限处为主，幅度由小渐大。留针 15 分钟，其间每隔 5 分钟行针 1 次。

【医案】见本节结尾处二维码 05。

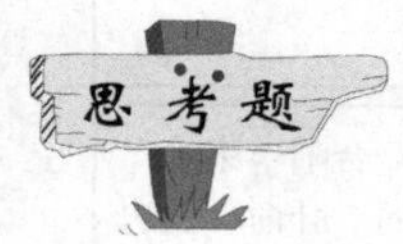

1. 结合经脉循行和腧穴主治，如何理解手太阳小肠经为“肩脉”？
2. 试述《灵枢·经脉》中手太阳小肠经的经脉循行和病候。
3. 如何理解手太阳小肠经“主液所生病”？

手太阳经络与腧穴
拓展内容01~05

第七节　足太阳经络与腧穴

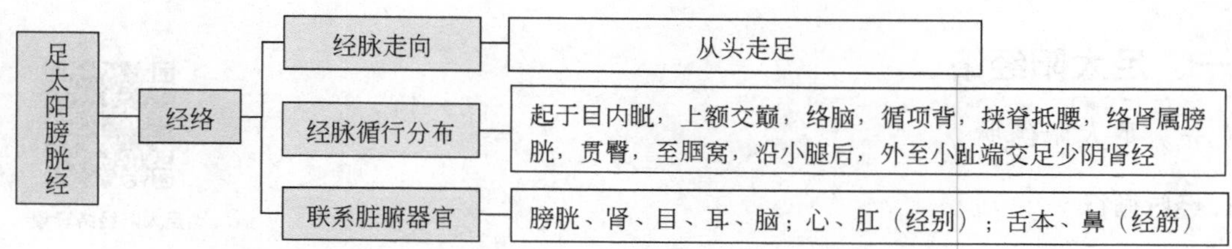

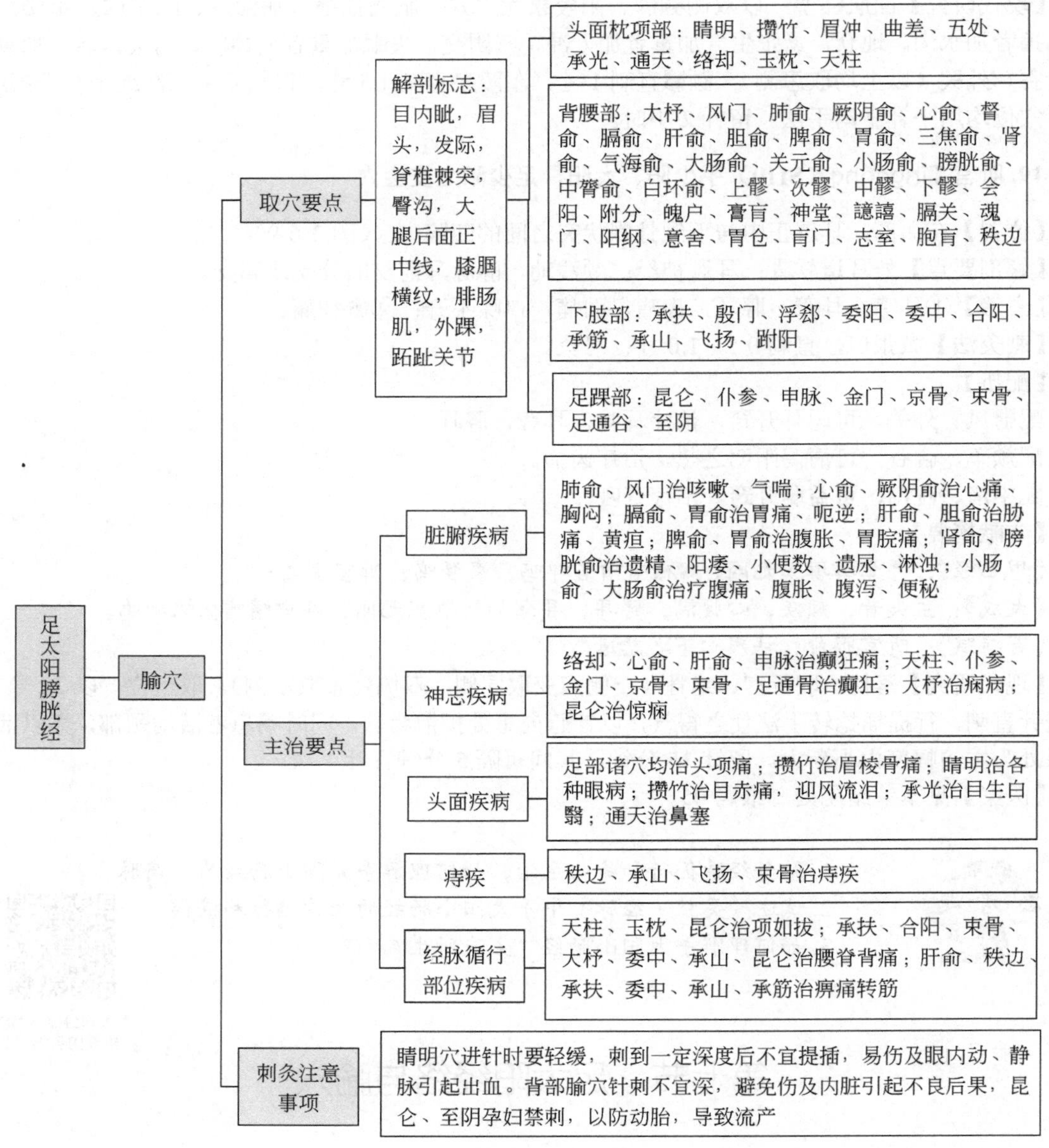

一、足太阳经络

（一）足太阳经脉

足太阳经络音频

1. 经脉循行

《灵枢·经脉》：膀胱足太阳之脉，起于目内眦，上额，交巅[1]。

其支者，从巅至耳上角[2]。

其直者，从巅入络脑[3]，还出别下项，循肩髆内[4]，挟脊抵腰中，入循膂[5]，络肾，属膀胱。

其支者，从腰中，下挟脊[6]，贯臀[7]，入腘中。

其支者，从膊内左右别下贯胛[8]，挟脊内[9]，过髀枢[10]，循髀外[11]后廉下合腘中，以下贯腨[12]内，出外踝之后，循京骨[13]至小指外侧。（图 3-7-1）

语译见本节结尾处二维码 01

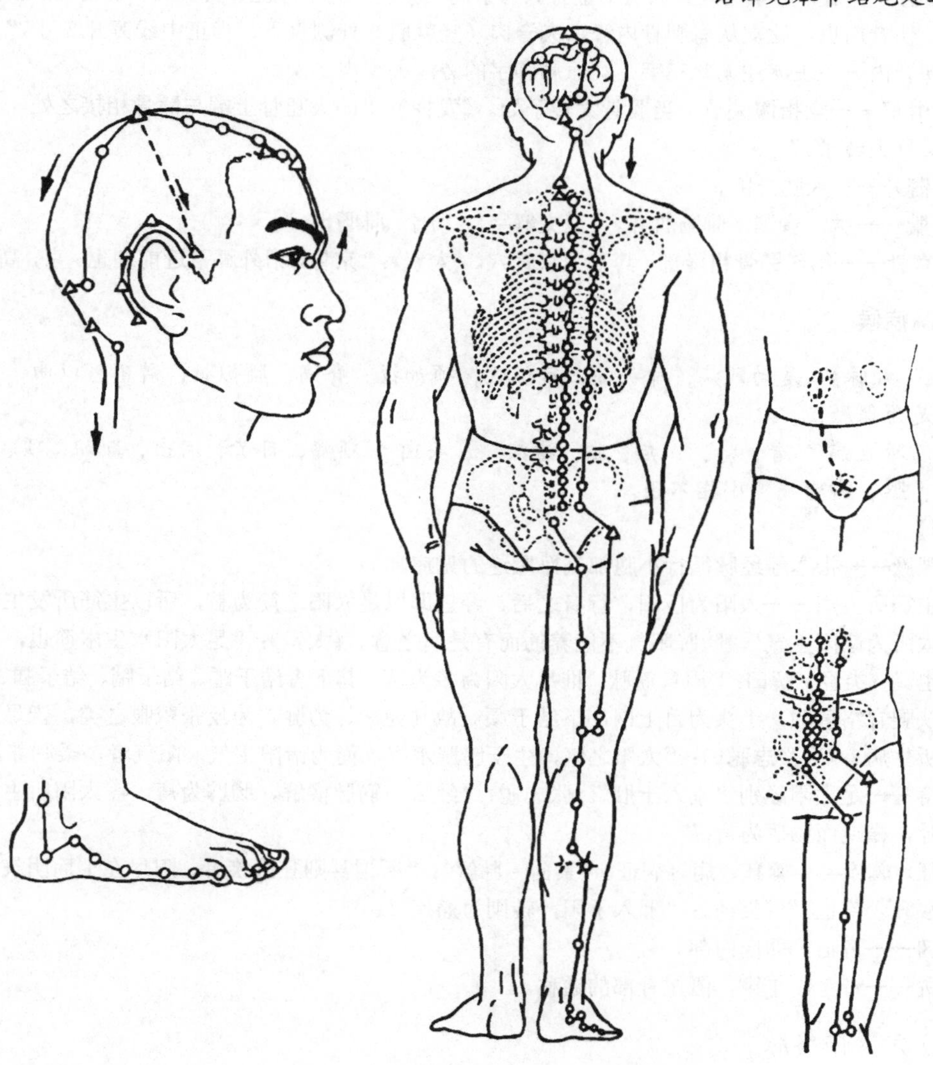

图 3-7-1　足太阳经脉、络脉循行示意图

【注释】

［1］交巅——指头顶最高处，百会穴处。《太素》："巅，顶也。顶上有骨空（孔），太阳入骨空络脑还出边。"《发挥》："发际前为额，脑上为巅。"

［2］耳上角——指耳上方。《发挥》承淡安注：耳上角指耳壳的上部。

［3］脑——颈之上为头部，头内为脑，颈后部称为项。经脉自百会入内络脑而内行。

［4］肩膊内——意指肩胛部。内，指内侧。

［5］膂——夹脊两旁的肌肉。此说挟脊，抵腰中，入循膂，络肾，指当肾俞部进入深部联络肾脏。《类经》："膂，同吕，脊骨曰吕，象形也。又曰夹脊两旁肉也。"

[6] 挟脊——此支从肾俞处分出挟脊下行，经过八髎、会阳至会阴部，故称此为会阴之脉。

[7] 贯臀——《发挥》："臀，尻也。"指通过臀下当承扶穴部，直下经殷门，至委中。

[8] 贯胛——胛，应从《太素》、《千金方》、《素问·厥论》等王冰注、《铜人》、《发挥》改作胂。《太素》："胂，侠脊肉也。此支从肩胛骨内缘，夹脊肉（竖棘肌）外侧直下，当正中线旁开3寸。"

[9] 挟脊内——王冰注无此三字，疑原属胂字的旁注夹脊肉之误。

[10] 髀枢——意指髋关节，当股骨大转子处。《发挥》："即大腿骨上端与髋骨相接之处。今称为环跳部分。又称大转子。"

[11] 髀外——大腿外侧。

[12] 腨——腨，音涮，腓肠肌部。《说文解字》："腨，腓肠也。"

[13] 京骨——第5跖骨粗隆部，其下为京骨穴。《太素》："京骨，谓外踝下近前高也。京，高大也。"

2. 经脉病候

《灵枢·经脉》：是动则病，冲头痛，目似脱，项如拔，脊痛，腰似折，髀不可以曲，腘如结，腨如裂，是为踝厥[1]。

是主筋所生病[2]者，痔[3]，疟，狂，癫疾[4]，头囟[5]项痛，目黄，泪出，鼽衄，项、背、腰、尻[6]、腘、腨、脚皆痛，小指不用。

【注释】

[1] 踝厥——指本经经脉循行小腿部气血厥逆的见症。

[2] 主筋所生病——太阳为巨阳，行身之后，经筋即以足太阳之筋为首，所以主筋所发生的病证。《内经》"太阳为诸阳主气"，膀胱阳气不能养筋而有是病之意。《太素》："足太阳水生木筋也，故足太阳脉主筋者也。"《类经》解曰："周身筋脉，惟足太阳为多为巨，其下者结于踵、结于踹、结于腘、结于臀。其上者，挟腰脊络肩项，上头为目上网，下结于頄。故凡为挛、为弛、为反张戴眼之类，皆足太阳之水亏而主筋所生病者。"张志聪曰："太阳之气，生于膀胱水中，而为诸阳主气，阳气者，柔则养筋。"

[3] 痔——足太阳经别"别入于肛"。张志聪："经云：筋脉横解，肠辟为痔。盖太阳所主之筋，膀胱所生之脉，横逆而肠癖为痔。"

[4] 狂，癫疾——癫狂、痫等病证。《素问·脉解》："所谓甚则狂颠疾者，阳尽在上而阴气从下，下虚上实，故狂颠疾也。"《类经》："邪入于阳，转则为巅疾。"

[5] 囟——音信，即囟门部。

[6] 尻——音考，平声，骶尾骨部的通称。

（二）足太阳络脉

《灵枢·经脉》：足太阳之别，名曰飞阳[1]，去踝七寸，别走少阴。

实则鼽窒[2]，头背痛；虚则鼽衄[3]。取之所别也。（图3-7-1）

【注释】

[1] 飞阳——穴名作"飞扬"。

[2] 鼽窒——指鼻塞不通气。

[3] 鼽衄——鼽，指鼻流清涕；衄，指流鼻血。

（三）足太阳经别

《灵枢·经别》：足太阳之正，别入于腘中，其一道[1]下尻五寸，别入于肛，属于膀胱，散之肾，循膂，当心入散；直者，从膂上入于项[2]，复属于太阳。（图3-7-2）

【注释】

［1］一道——即一条或一支。

［2］项——约当天柱穴部。

（四）足太阳经筋

足太阳之筋，起于足小指，上结于踝，邪上结于膝，其下循足外踝，结于踵，上循跟，结于腘。其别者，结于腨外[1]，上腘中内廉，与腘中并上结于臀，上挟脊上项；其支者，别入结于舌本；其直者，结于枕骨，上头下颜，结于鼻；其支者，为目上纲[2]，下结于頄；其支者，从腋后外廉，结于肩髃；其支者，入腋下，上出缺盆，上结于完骨；其支者，出缺盆，邪上出于頄。（图 3-7-3）

其病小指支，跟肿[3]痛，腘挛[4]，脊反折[5]，项筋急，肩不举，腋支，缺盆中纽痛，不可左右摇。

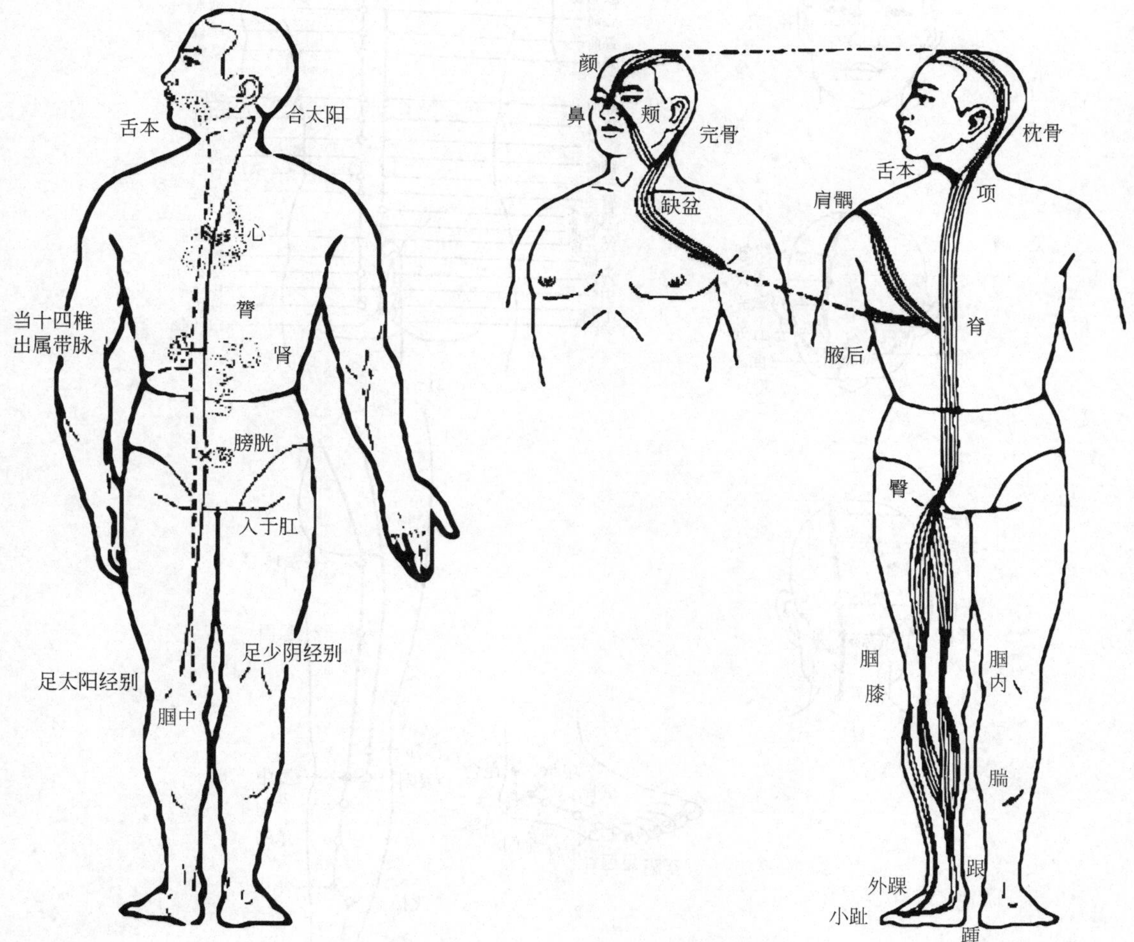

图 3-7-2　足太阳经别循行示意图

图 3-7-3　足太阳经筋循行示意图

【注释】

［1］腨外——腨原作踹，据《太素》《甲乙经》改。腨外应作腨内，以与下“内廉”相一致。

［2］目上纲——纲原作网，据《甲乙经》《太素》改。上眼睑称目上纲，下眼睑称目下纲。

［3］肿——《甲乙经》《太素》作踵，指足跟底部；跟，则指跟腱部。

［4］挛——《甲乙经》此下有急字。

［5］脊反折——指脊柱强直、角弓反张。

二、足太阳膀胱经腧穴

本经经穴分布在头面部、项部、背腰部、下肢后外侧部及足部，起于睛明，止于至阴，左右各67个穴。（图 3-7-4）

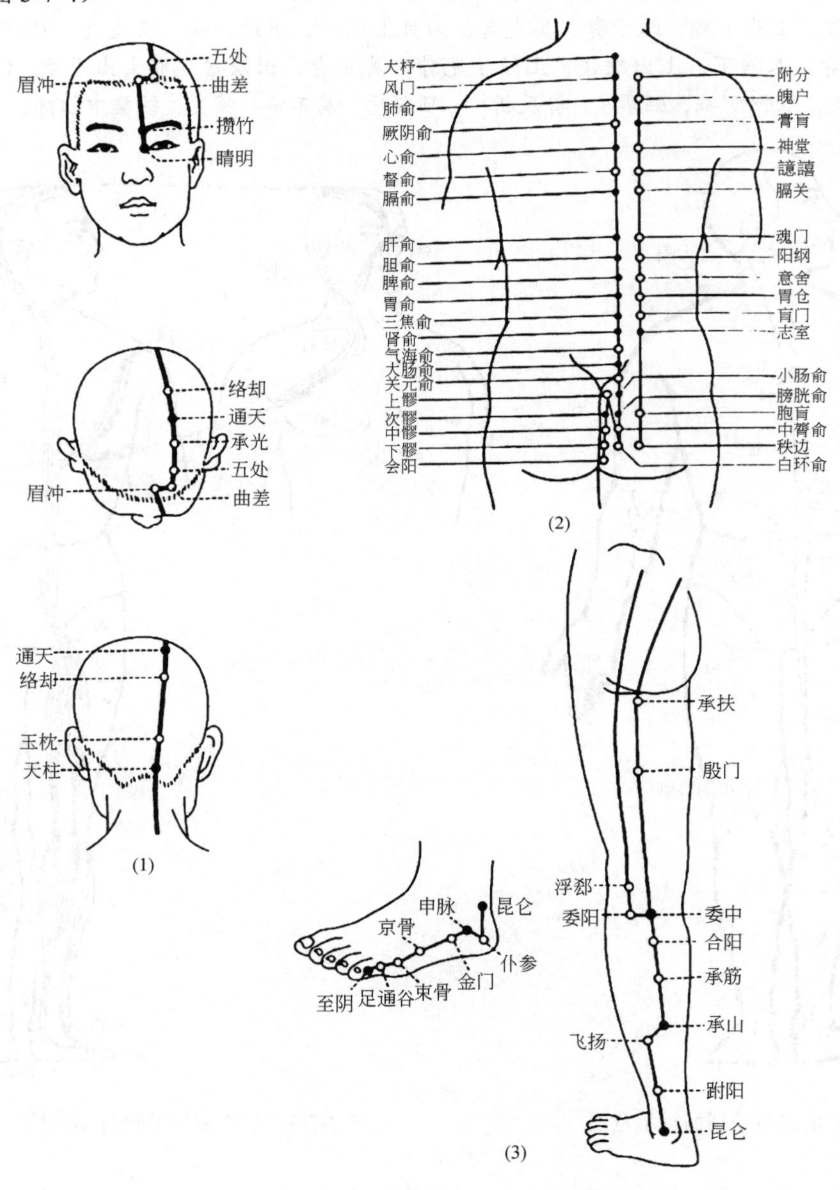

图 3-7-4　足太阳膀胱经经穴分布图

主治概要：头面、项背、下肢疾病及神志病，背部第一侧线的背俞穴及第二侧线相平的腧穴主治与其相关的脏腑病证。

*睛明　*攒竹　眉冲　曲差　五处　承光　*通天　络却　玉枕　*天柱　*大杼　*风门　*肺俞　厥阴俞　*心俞　督俞　*膈俞　*肝俞　*胆俞　*脾俞　*胃俞　三焦俞　*肾俞　气海俞　*大肠俞　关元俞　*小肠俞　*膀胱俞　中膂俞　白环俞　上髎　*次髎　中髎　下髎　会阳　*承扶　殷门　浮郄　*委阳　*委中　附分　魄户　*膏肓　神堂　譩譆　膈关　魂门　阳纲　意舍　胃仓　肓门　*志室　胞肓　*秩边　合阳　承筋　*承山　*飞扬　跗阳　*昆仑　仆参　*申脉　金门　*京骨　束骨　足通谷　*至阴

1. 睛明*Jīngmíng（BL1）手足太阳、足阳明，阴跷、阳跷之交会穴

【位置】在面部，目内眦内上方眶内侧壁凹陷中。（图 3-7-5）

【解剖要点】眼轮匝肌、泪小管上方、内直肌和筛骨眶板之间；三叉神经眼支的滑车上神经，眼神经及动眼神经的分支；内眦动、静脉及眼动、静脉的分支或属支。

【主治】近视，目视不明，目赤肿痛，迎风流泪，夜盲，色盲，目翳。

【刺灸法】嘱患者闭目，医者押手轻轻固定眼球，刺手持针，于眶内侧壁和眼球之间，靠近但勿紧贴眶内侧壁缓慢直刺 0.5～1.0 寸，不宜提插捻转，以防刺破血管引起血肿；不宜灸。

【配伍】

配合谷、光明，可明眼目、降眼压，治疗青光眼，眼疾。

配肝俞、光明，可调肝养血明目，治疗目视不明，近视。

配合谷、四白、头临泣，可清热明目，治疗目赤肿痛。

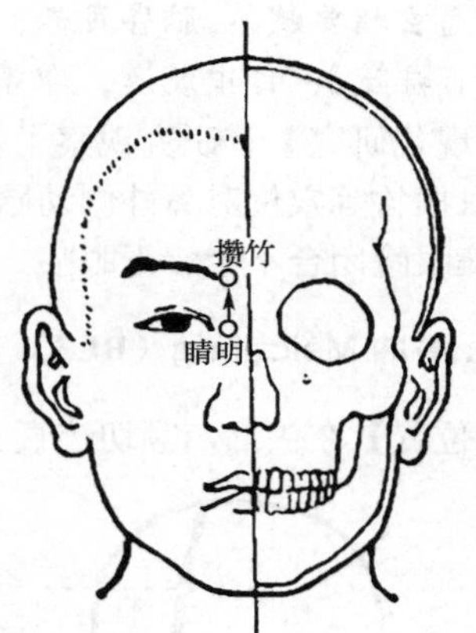

图 3-7-5　膀胱经睛明、攒竹

【文献摘要】

《铜人》：治攀睛，翳膜覆瞳子。

《大成》：主目远视不明，恶风泪出……小儿疳眼，大人气眼冷泪。

《灵光赋》：睛明治眼努肉攀，耳聋气闭听会间。

《百症赋》：观其雀目肝气，睛明行间而细推。

《玉龙赋》：睛明太阳鱼尾，目症凭兹。

【现代研究】通过经颅多普勒超声观察，有研究认为针刺睛明对椎-基底动脉血流动力学产生影响，对改善双侧椎动脉低流速型、双侧小脑下后动脉有良好的作用。睛明对干眼症、视疲劳、动眼神经麻痹、急性腰扭伤有较好的治疗效果。

2. 攒竹*Cuánzhú（BL2）

【位置】在面部，眉头凹陷中，额切迹处。（图 3-7-5）

【解剖要点】眼轮匝肌；额神经的滑车上神经，面神经颞支、颧支；眶上动、静脉分支或属支。

【主治】①头痛，眉棱骨痛，目视不明，目赤肿痛，眼睑瞤动，眼睑下垂，迎风流泪；②面瘫，面痛；③呃逆；④腰痛。

【刺灸法】平刺 0.5～0.8 寸；可灸。

【配伍】

配风池、合谷，可祛风清热、消肿止痛，治疗头痛。

配列缺、颊车，可通经活络，治疗面瘫、面肌痉挛。

配鱼腰、太阳，可清热明目，治疗急性结膜炎。

【文献摘要】

《甲乙经》：头风痛，鼻鼽衄，眉头痛，善嚏，目如饮脱。

《大成》：主目䀮䀮，视物不明，泪出目眩，瞳子痒，目瞢，眼中赤痛及睑瞤动不得卧，颊痛，面痛，尸厥癫邪，神狂鬼魅，风眩，嚏。

《玉龙歌》：眉间疼痛苦难当，攒竹沿皮刺不妨，若是眼昏皆可治，更针头维即安康（原注：攒竹宜泻，头维入一分，沿皮透两额角，疼泻，眩晕补）。

《胜玉歌》：目内红痛苦皱眉，丝竹攒竹亦堪医。

《通玄指要赋》：脑昏目赤，泻攒竹以便宜。

《百症赋》：目中漠漠，即寻攒竹三间。

【现代研究】有研究观察了刺络放血包括攒竹在内的穴位对重度面瘫患者的治疗作用，发现刺络放血攒竹等穴位对鼻外侧动脉阻力指数、舒张末期及收缩期峰值的血流速度方面产生影响。攒竹对面瘫眼睑闭合不全、干眼症、呃逆、眶上神经痛、Meige 综合征有较好的治疗效果。

3. 眉冲 Méichōng（BL3）

【位置】在头部，额切迹直上入发际 0.5 寸。（图 3-7-6）

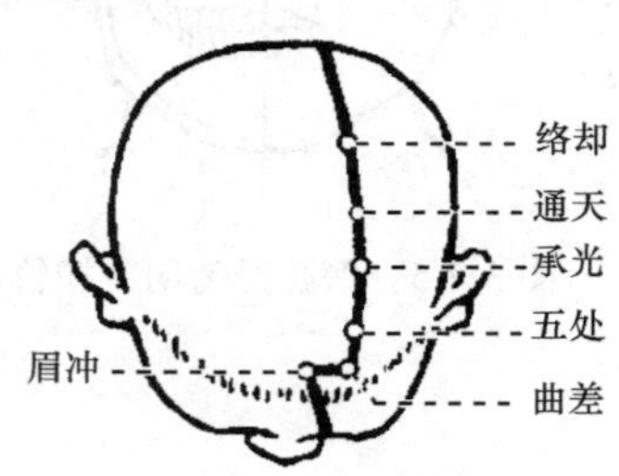

图 3-7-6 膀胱经眉冲—络却

【解剖要点】枕额肌额腹、腱膜下疏松组织、颅骨外膜；滑车上神经；滑车上动、静脉。

【主治】①头痛，眩晕，鼻塞；②癫痫。

【刺灸法】平刺 0.3～0.5 寸；可灸。

4. 曲差 Qūchā（BL4）

【位置】在头部，前发际正中直上 0.5 寸，旁开 1.5 寸。（图 3-7-6）

【解剖要点】枕额肌额腹、腱膜下疏松组织、颅骨外膜；滑车上神经；滑车上动、静脉。

【主治】①头痛；②目视不明，目痛，鼻塞，鼻衄。

【刺灸法】平刺 0.5～0.8 寸；可灸。

5. 五处 Wǔchù（BL5）

【位置】在头部，前发际正中直上 1 寸，旁开 1.5 寸。（图 3-7-6）

【解剖要点】枕额肌额腹、腱膜下疏松组织、颅骨外膜；滑车上神经；滑车上动、静脉。

【主治】①头痛，目眩，目视不明；②癫痫，小儿惊风。

【刺灸法】平刺 0.3～0.5 寸；可灸。

6. 承光 Chéngguāng（BL6）

【位置】在头部，前发际正中直上 2.5 寸，旁开 1.5 寸。（图 3-7-6）

【解剖要点】帽状腱膜、腱膜下疏松组织、颅骨外膜；眶上神经；眶上动、静脉。

【主治】①头痛，眩晕，癫痫；②目视不明，目眩，鼻塞多涕；③热病无汗。
【刺灸法】平刺 0.3～0.5 寸；可灸。

7. 通天*Tōngtiān（BL7）

【位置】在头部，前发际正中直上 4 寸，旁开 1.5 寸。（图 3-7-6）
【解剖要点】帽状腱膜、腱膜下疏松组织、颅骨外膜；眶上神经、耳颞神经、枕大神经；眶上动、静脉，枕动、静脉，颞浅动、静脉的神经和血管间的吻合网。
【主治】①鼻塞，鼻渊，鼻衄；②头痛，眩晕。
【刺灸法】平刺 0.3～0.5 寸；可灸。
【配伍】
配风池、昆仑，可祛风清热镇痛，治疗头重眩晕。
配迎香、上星，可清热通窍，治疗鼻渊，鼻疮。
配水沟、内关，可回阳固脱，治疗虚脱。
【文献摘要】
《甲乙经》：头项痛重，暂起僵仆，鼻窒鼽衄，喘息不得通，通天主之。
《千金方》：瘿气面肿，灸通天五十壮。
《百症赋》：通天去鼻内无闻之苦。

8. 络却 Luòquè（BL8）

【位置】在头部，前发际正中直上 5.5 寸，旁开 1.5 寸。（图 3-7-6）
【解剖要点】帽状腱膜、腱膜下疏松组织、颅骨外膜；枕大神经；枕动、静脉。
【主治】①头痛，眩晕；②癫狂痫；③耳鸣，鼻塞，目视不明；④项肿，瘿瘤。
【刺灸法】平刺 0.3～0.5 寸；可灸。

9. 玉枕 Yùzhěn（BL9）

【位置】在头部，横平枕外隆凸上缘，后发际正中旁开 1.3 寸。（图 3-7-7）
【解剖要点】枕额肌枕腹、腱膜下疏松组织、颅骨外膜；枕大神经；枕动、静脉。
【主治】①头痛，眩晕；②目痛如脱，视物不明，不能远视，鼻塞。
【刺灸法】平刺 0.3～0.5 寸；可灸。

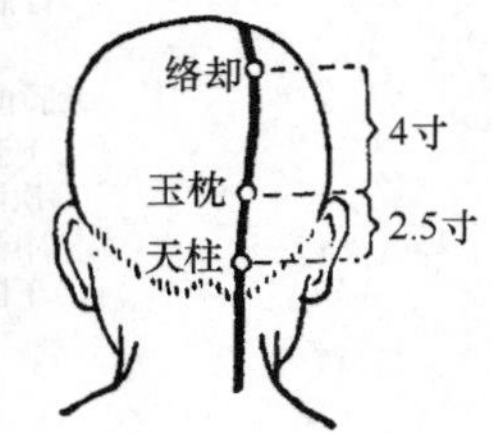

图 3-7-7 膀胱经络却、玉枕、天柱

10. 天柱*Tiānzhù（BL10）

【位置】在颈后区，横平第 2 颈椎棘突上际，斜方肌外缘凹陷中。（图 3-7-7）
【解剖要点】斜方肌、头夹肌的内侧头、半棘肌；第 3 颈神经后支内侧支、枕大神经；皮下静脉。
【主治】①头痛，眩晕，足不任身；②目赤肿痛，目视不明，鼻塞；③项强，肩背痛；④小儿惊厥。
【刺灸法】直刺或斜刺 0.5～0.8 寸，不可向内上方深刺；可灸。
【配伍】
配行间，可平肝息风，治疗足不任身。

配颈夹脊穴，可疏经通络，治疗颈椎病。

配后溪、悬钟，可舒筋活络止痛，治疗落枕，颈项强痛。

配天枢，可缓急止痉，治疗小儿惊厥。

【文献摘要】

《甲乙经》：咽肿难言，天柱主之。

《千金方》：天柱，主不知香臭。

《大成》：项强不可回顾。

《百症赋》：项强多恶风，束骨相连于天柱。目觉䀮䀮，急取养老天柱。

【现代研究】动物研究发现，电针天柱等穴位可以降低颈椎退变椎间盘的白细胞介素IL-1α、IL-6表达，这可能是针刺天柱穴治疗颈椎病有效的机制之一。天柱对颈源性头痛、椎动脉型颈椎病、颈性高血压有较好的治疗效果。

11. 大杼*Dàzhù（BL11）八会穴（骨会），手足太阳之交会穴

【位置】在脊柱区，第1胸椎棘突下，后正中线旁开1.5寸。（图3-7-8）

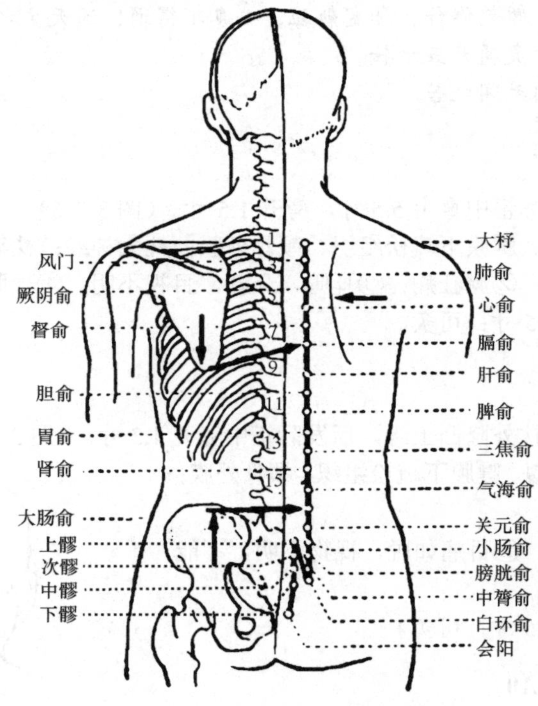

图3-7-8　膀胱经背腰第一侧线穴

【解剖要点】斜方肌、菱形肌、上后锯肌、颈夹肌、竖脊肌；第1、2胸神经后支的内侧皮支和肌支及伴行的肋间后动、静脉背侧支的内侧皮支。

【主治】①头痛，项强不可俯仰，肩背酸痛，腰痛；②咳嗽，发热，感冒；③热病汗不出。

【刺灸法】斜刺0.5～0.8寸；可灸。

【配伍】

配夹脊、绝骨，可强筋骨、通经络、调气血，治疗颈椎病，项背筋急酸痛不得屈伸。

配列缺、尺泽，可宣肺行气、止咳平喘，治疗咳嗽，气喘。

配风池、风门、肺俞，可清热解表，治疗感冒。

【文献摘要】

《甲乙经》：颈项痛不可以俯仰，头痛振寒，瘛疭，气实则胁满，侠脊有寒气，热，汗不出，腰背痛，大杼主之。

《千金方》：主僵仆不能久立，烦满里急，身不安席。

《席弘赋》：大杼若连长强寻，小肠气痛即行针。

《肘后歌》：风痹痿厥如何治？大杼曲泉真是妙。

《胜玉歌》：五疟寒多热更多，间使大杼真妙穴。

【现代研究】

1）针刺或电针大杼可治疗牙痛，用泻法，一般留针 20 分钟或牙痛消失为止。

2）艾条温针灸大椎、大杼治疗颈性眩晕。二穴合用可调节骨的生理机能，使血运改善，颈部肌力增强，促进组织修复。

3）大杼刺络拔罐治疗膝关节痛，用三棱针点刺出血，辅以火罐，对各种原因引起的膝关节痛均有效，可起到针至痛消的作用。

4）针刺大杼配合艾灸神阙治疗口腔溃疡，可调整机体的代谢功能，维持机体内环境的平衡。

12. 风门*Fēngmén（BL12）足太阳、督脉之交会穴

【位置】在脊柱区，第 2 胸椎棘突下，后正中线旁开 1.5 寸。（图 3-7-8）

【解剖要点】斜方肌、菱形肌、上后锯肌、颈夹肌、竖脊肌；第 2、3 胸神经后支的内侧皮支和肌支及伴行的肋间后动、静脉背侧支的内侧皮支及分支。

【主治】①伤风，咳嗽；②发热，头痛，项强，胸背痛。

【刺灸法】斜刺 0.5～0.8 寸；可灸。

【配伍】

配肩井、天柱、后溪，可舒筋通络镇痛，治疗肩背疼痛，肋间神经痛。

配合谷、外关、列缺，可解表清热，治疗发热，咳嗽。

配曲池、血海、三阴交，可清热凉血，治疗荨麻疹。

【文献摘要】

《甲乙经》：风眩头痛，鼻不利，时嚏，清涕自出，风门主之。

《铜人》：治伤寒颈项强。

《大成》：主发背痈疽，身热，上气喘气，咳逆胸背痛。

《行针指要歌》：或针嗽，肺俞风门须用灸。

《玉龙赋》：风门主伤冒寒邪之嗽。

【现代研究】动物实验表明，埋针于风门等穴的皮下，对哮喘模型大鼠的 IL-4 含量和嗜酸粒细胞数量产生降低的效应，这种效应能够使模型大鼠哮喘症状获得改善。风门对支气管哮喘、神经根型颈椎病、风寒感冒有较好的治疗效果。

13. 肺俞*Fèishū（BL13）背俞穴

【位置】在脊柱区，第 3 胸椎棘突下，后正中线旁开 1.5 寸。（图 3-7-8）

【解剖要点】斜方肌、菱形肌、上后锯肌、竖脊肌；第 3、4 胸神经后支的内侧皮支和肌支及伴行的肋间后动、静脉背侧支的内侧皮支及分支或属支。

【主治】①咳嗽，气喘，咳血，鼻塞；②骨蒸潮热，盗汗；③皮肤瘙痒，痤疮，瘾疹。

【刺灸法】斜刺 0.5～0.8 寸；可灸。

【配伍】

配中府，为俞募配穴法，可疏风解表、宣肺止咳，治疗咳嗽。

配膏肓、三阴交，可补虚损、清虚热，治疗骨蒸潮热，盗汗。

配曲池、血海，可祛风邪、和营血、化瘀滞，治疗皮肤瘙痒，荨麻疹。

配列缺，可宣肺理气，治疗百日咳。

【文献摘要】

《甲乙经》：癫疾憎风，时振寒，不得言，得寒益甚，身热狂走，欲自杀，目反妄见，瘛疭泣出，死不知人。肺气热，呼吸不得卧，上气呕沫，喘，气相追逐，胸满胁膺急，息难，振栗，脉鼓，气隔，胸中有热，支满不嗜食，汗不出，腰脊痛。

《资生经》：凡有喘与哮者，为按肺俞，无不酸疼，皆为缪刺肺俞，令灸而愈。

《玉龙赋》：丰隆，肺俞，痰嗽称奇。

《百症赋》：咳嗽连声，肺俞须迎天突穴。

【现代研究】在一般治疗的前提下，应用肺俞穴位贴敷的方法（由麻黄、杏仁、生石膏、川贝母、金银花等药物制成），观察其对慢性阻塞性肺疾病、慢性支气管炎、慢性荨麻疹、变态反应性鼻炎等产生的影响。结果表明，贴敷肺俞穴对血氧饱和度、二氧化碳分压、氧分压、炎症因子白细胞计数（WBC）、TNF-α等方面产生影响，从而有益于症状的缓解。

【医案】见本节结尾处二维码 02。

14. 厥阴俞 Juéyīnshū（BL14）背俞穴

【位置】在脊柱区，第 4 胸椎棘突下，后正中线旁开 1.5 寸。（图 3-7-8）

【解剖要点】斜方肌、菱形肌、竖脊肌；第 4、5 胸神经后支的内侧皮支和肌支及伴行的肋间后动、静脉背侧支及分支或属支。

【主治】①心痛，心悸，胸满烦闷，胸痛引背；②咳嗽，胸闷；③呕吐。

【刺灸法】斜刺 0.5～0.8 寸；可灸。

15. 心俞*Xīnshū（BL15）背俞穴

【位置】在脊柱区，第 5 胸椎棘突下，后正中线旁开 1.5 寸。（图 3-7-8）

【解剖要点】斜方肌、菱形肌下缘、竖脊肌；第 5、6 胸神经后支的内侧皮支及伴行的动、静脉，肌支相应的肋间后动、静脉背侧支的分支或属支。

【主治】①心痛，心悸，心烦；②失眠，健忘，梦遗；③癫狂痫；④咳嗽，盗汗，吐血。

【刺灸法】斜刺 0.5～0.8 寸；可灸。

【配伍】

配膈俞、内关，可宽胸理气、活血祛瘀，治疗胸痹心痛，胸痛彻背。

配神门、三阴交，可调心脾、宁心神，治疗健忘，失眠，惊悸，梦遗。

配肾俞、三阴交，可宁心安神、益肾固摄，治疗梦遗。

【文献摘要】

《甲乙经》：寒热心痛，循循然与背相引而痛。

《大成》：呕吐不下食，健忘。

《图翼》：主泻五脏之热。

《玉龙赋》：心俞、肾俞，治腰肾虚乏之梦遗。

《胜玉歌》：遗精白浊心俞治。

《百症赋》：风痫常发，神道须还心俞宁。

【现代研究】研究观察艾灸包含心俞在内的穴位联合药物治疗对慢性心力衰竭大鼠心功能及心肌组织 IL-18、磷酸化蛋白激酶 B 表达水平的影响，实验发现艾灸联合药物可以改善慢性心力衰竭大鼠的心功能，降低心肌组织中 IL-18 表达和升高磷酸化蛋白激酶 B。心俞对心律失常、冠心病、心绞痛、慢性心力衰竭、围绝经期失眠有较好的治疗效果。

16. 督俞 Dūshū（BL16）

【位置】在脊柱区，第 6 胸椎棘突下，后正中线旁开 1.5 寸。（图 3-7-8）

【解剖要点】斜方肌、竖脊肌；第 6、7 胸神经后支的内侧皮支及伴行的动、静脉，肌支相应的肋间后动、静脉背侧支的分支或属支。

【主治】①心痛，胸闷，气喘；②腹痛，腹胀，呃逆；③脊背痛。

【刺灸法】斜刺 0.5～0.8 寸；可灸。

17. 膈俞*Géshū（BL17）八会穴（血会）

【位置】在脊柱区，第 7 胸椎棘突下，后正中线旁开 1.5 寸。（图 3-7-8）

【解剖要点】斜方肌、背阔肌、竖脊肌；第 7、8 胸神经后支的内侧皮支及伴行的动、静脉，肌支相应的肋间后动、静脉背侧支的分支或属支。

【主治】①吐血，衄血，尿血，便血；②风疹，瘾疹；③胃脘痛，噎膈，呕吐，呃逆，饮食不下；④咳嗽，气喘，潮热，盗汗。

【刺灸法】斜刺 0.5～0.8 寸；可灸。

【配伍】

配中脘、内关，可宽胸利气，治疗胃痛，呃逆，呕吐。

配肺俞、膻中，可调理肺气、止咳平喘，治疗咳嗽，气喘。

配内关、足三里、巨阙，可降逆止呃，治疗呃逆。

配足三里、三阴交，可健脾统血、和营补血，治疗贫血。

配曲池、三阴交、血海，可祛风清热、活血止痒，治疗荨麻疹，皮肤瘙痒。

【文献摘要】

《甲乙经》：背痛恶寒，脊强俯仰难，食不下，呕吐多涎，膈俞主之。

《千金方》：心痛如锥刀刺，气结，灸膈俞七壮。

《大成》：主心痛，周痹，吐食翻胃，骨蒸，四肢怠惰。

《图翼》：此血会也，诸血病者，皆宜灸之，如吐血衄血不已，虚损昏晕，血热妄行，心肺二经呕血，脏毒便血不止。

【现代研究】

1）刺激膈俞可通过神经反射抑制迷走神经的异常兴奋，从而缓解膈肌痉挛。

2）针刺心俞等穴治疗冠心病，能降低总胆固醇、三酰甘油、全血比黏度、血浆黏度、红细胞聚集指数、红细胞沉降率、血细胞比容、红细胞的电泳时间，并能提高每分输出量、心搏量、射血分数。

3）膈俞对老年性皮肤瘙痒、湿疹、荨麻疹、带状疱疹后遗神经痛、冠心病、心绞痛有较好的治疗效果。

【医案】见本节结尾处二维码 03。

18. 肝俞*Gānshū（BL18）背俞穴

【位置】在脊柱区，第 9 胸椎棘突下，后正中线旁开 1.5 寸。（图 3-7-8）

【解剖要点】斜方肌、背阔肌、下后锯肌、竖脊肌；第 9、10 胸神经后支的皮支及伴行的动、静脉，肌支及相应的肋间后动、静脉的分支或属支。

【主治】①胁肋痛，黄疸，口苦；②目赤，目视不明，夜盲；③吐血，衄血；④眩晕，癫狂痫。

【刺灸法】斜刺 0.5～0.8 寸；可灸。

【配伍】

配百会、太冲，可平肝潜阳、清热明目，治疗头昏头痛，眩晕。

配肾俞、太溪，可滋阴养血、补益肝肾，治疗健忘，失眠。

配四神聪、内关、太冲，可安神定志，治疗癫狂。

配解溪，可清肝明目，治疗目生白翳。

【文献摘要】

《甲乙经》：目䀮䀮，生白翳，咳引胸痛，筋寒热，唾血短气，鼻酸，肝俞主之。

《千金翼》：主肝风腹胀，食不消化，吐血……不欲食，鼻衄……胁下痛，少腹急，灸百壮。主目不明，灸二百壮。

《百症赋》：攀睛攻少泽、肝俞之所。

《玉龙赋》：目昏血溢，肝俞辨其实虚。

《胜玉歌》：肝血盛兮肝俞泻。

【现代研究】

1）观察麦粒灸“肝俞”对原发性肝癌癌前病变期大鼠肝功能及肝脏组织形态的影响，发现能够降低原发性肝癌模型大鼠血清丙氨酸氨基转移酶、天冬氨酸氨基转移酶、γ-谷氨酰转肽酶含量，保护肝脏。

2）肝俞对乳腺增生、眼睑下垂、高血压眼病、肝硬化腹水、帕金森异动症、神经性耳鸣、小儿脑瘫等有较好的治疗效果。

19. 胆俞*Dǎnshū（BL19）背俞穴

【位置】在脊柱区，第 10 胸椎棘突下，后正中线旁开 1.5 寸。（图 3-7-8）

【解剖要点】斜方肌、背阔肌、下后锯肌、竖脊肌；第 10、11 胸神经后支的皮支及伴行的动、静脉，肌支及相应的肋间后动、静脉的分支或属支。

【主治】①黄疸，口苦，呕吐，食不化，胁肋痛；②肺痨，潮热；③腋下肿。

【刺灸法】斜刺 0.5～0.8 寸；可灸。

【配伍】

配阳陵泉，太冲，可疏肝理气和胃，治疗呕吐，腹痛。

配四白、阴陵泉，可杀虫止痛，治疗胆道蛔虫病。

配日月、胆囊，可疏肝利胆，治疗胆囊炎。

配阳陵泉、侠溪，可清热利咽，治疗口苦，咽痛。

【文献摘要】

《甲乙经》：胸满呕无所出，口苦舌干，饮食不下，胆俞主之。

《大成》：主头痛，振寒汗不出，腋下肿胀，口苦舌干，咽痛干呕吐，骨蒸劳热食不下，目黄。

《百症赋》：目黄兮，阳纲、胆俞。

【现代研究】

1）观察比较慢性胆囊炎患者与健康受试者的胆的俞募穴红外温度，发现慢性胆囊炎患者胆俞、募穴及下合穴的红外温度与胆囊疾病相关，其特定穴具有反映脏腑病证的特异性。

2）胆俞对抑郁症、乳腺增生症、带状疱疹后遗神经痛、黄疸、胆囊炎等有较好的治疗效果。

20. 脾俞*Píshū（BL20）背俞穴

【位置】在脊柱区，第11胸椎棘突下，后正中线旁开1.5寸。（图3-7-8）

【解剖要点】背阔肌、下后锯肌、竖脊肌；第11、12胸神经后支的皮支及伴行的动、静脉，肌支及相应的肋间、肋下动、静脉的分支或属支。

【主治】①腹胀，水肿，黄疸，胃痛，呕吐，食欲不振；②泄泻，痢疾，便血；③癥瘕，积聚；④贫血，衄血，崩漏；⑤疲乏，消瘦，四肢酸痛。

【刺灸法】直刺0.5～1.0寸；可灸。

【配伍】

配胃俞、章门，可健脾和胃，治疗胃痛，腹胀，脾胃虚弱。

配膈俞、大椎，可扶脾统血、清热止血，治疗吐血，便血。

配足三里、三阴交，可清热利湿、健脾养肝，治疗黄疸，胁肋疼痛。

配隐白、大敦，可健脾固摄，治疗月经过多。

【文献摘要】

《甲乙经》：咳而呕，鬲寒，食不下，寒热，皮肉肤痛，少气不得卧，胸满支两胁，鬲上兢兢，胁痛腹填，胸脘暴痛，上气，肩背寒痛，汗不出，喉痹，腹中痛，积聚，默然嗜卧，怠惰不欲动，身常湿湿，心痛无可摇者，脾俞主之。

《百症赋》：听宫、脾俞，祛残心下之悲凄。

《金鉴》：小儿慢脾风证。

【现代研究】

1）艾灸脾俞治疗小儿慢性腹泻，提高了患者的免疫球蛋白A、M、G及分泌型免疫球蛋白A水平，可能是治疗小儿慢性腹泻，调整脾胃功能的重要原因之一。

2）脾俞对小儿厌食症、糖尿病胃肠疾病、肝硬化腹水、慢性疲劳综合征等有较好的治疗效果。

【医案】见本节结尾处二维码04。

21. 胃俞*Wèishū（BL21）背俞穴

【位置】在脊柱区，第12胸椎棘突下，后正中线旁开1.5寸。（图3-7-8）

【解剖要点】胸腰筋膜浅层、背阔肌腱膜、竖脊肌；第12胸神经和第1腰神经后支的皮支及伴行的动、静脉，肌支及相应的动、静脉的分支或属支。

【主治】①胃脘痛，呕吐，腹胀，肠鸣，完谷不化；②疳疾；③胸胁痛。

【刺灸法】直刺0.5～1.0寸；可灸。

【配伍】

配中脘、足三里，可和胃降逆，治疗胃痛，呕吐。

配内关、梁丘，可和胃止痛，治疗胃痉挛，胃痛，腹痛。

配气海、百会、足三里，可益气升提，治疗胃下垂。

配中脘、内关、三阴交，可健脾和胃，治疗胃阴不足。

【文献摘要】

《甲乙经》：胃中寒胀，食多身体羸瘦，腹中满而鸣。

《大成》：主霍乱，胃寒，腹胀而鸣，翻胃呕吐，不嗜食，多食羸瘦，目不明，腹痛，胸胁支满。

《图翼》：小儿羸瘦食少。

《百症赋》：胃冷食而难化，魂门、胃俞堪责。

【现代研究】

1）针刺胃俞对于功能性消化不良大鼠可明显调节其胃排空率和胃泌素，改善疾病状态，这可能与其靶向性调节下丘脑代谢产物肌醇和丙氨酸有关。

2）胃俞对慢性萎缩性胃炎、复发性口腔溃疡、小儿厌食、功能性消化不良、肠易激综合征、失眠、顽固性呃逆等有较好的治疗效果。

22. 三焦俞 Sānjiāoshū（BL22）背俞穴

【位置】在脊柱区，第1腰椎棘突下，后正中线旁开1.5寸。（图3-7-8）

【解剖要点】背阔肌腱膜、胸腰筋膜浅层、竖脊肌；第1、2腰神经后支的皮支及伴行的动、静脉和肌支及相应腰动、静脉背侧支分支或属支。

【主治】①水肿，小便不利；②腹胀，肠鸣，泄泻，痢疾，水谷不化；③腰脊强痛，下肢无力。

【刺灸法】直刺0.5～1.0寸；可灸。

23. 肾俞*Shènshū（BL23）背俞穴

【位置】在脊柱区，第2腰椎棘突下，后正中线旁开1.5寸。（图3-7-8）

【解剖要点】背阔肌腱膜、胸腰筋膜浅层、竖脊肌；第2、3腰神经后支的皮支及伴行动、静脉，肌支及相应腰动、静脉背侧支分支或属支。

【主治】①遗精，阳痿，月经不调，带下；②水肿，小便不利，遗尿；③耳鸣，耳聋；④头晕，目眩，气喘，贫血；⑤腰痛，下肢不遂无力，脚膝拘急。

【刺灸法】直刺0.5～1.0寸；可灸。

【配伍】

配殷门、委中，可行气通经，治疗腰膝酸痛。

配关元俞、关元、三阴交，可温补肾阳，治疗遗精，阳痿，遗尿。

配听宫、翳风，可益肾聪耳，治疗耳鸣，耳聋。

配关元、三阴交，可壮元阳、助运化、利水湿，治疗腰膝酸软，小便不利，水肿。

【文献摘要】

《甲乙经》：寒热食多，身羸瘦，两胁引痛，心下贲痛，心如悬，下引脐少腹急痛，热，面黑，目䀮䀮，久喘咳，少气，溺浊赤，肾俞主之。

《千金方》：肾俞、内关，主面赤热。

《大成》：主虚劳羸瘦，耳聋肾虚，水脏久冷，心腹䐜满胀急，两胁满引少腹急痛。

《玉龙赋》：老者便多，命门兼肾俞而着艾。心俞，肾俞，治腰肾虚乏之梦遗。

《通玄指要赋》：肾俞把腰疼而泻尽。

《百症赋》：胸膈停留瘀血，肾俞巨髎宜征。

【现代研究】

1）温针灸大鼠“肾俞”，可促进老年雌性大鼠雌二醇、孕酮水平升高。

2）肾俞对耳鸣、小儿遗尿、绝经后骨质疏松症、慢性疲劳综合征、尿失禁、急性腰扭伤、围绝经期抑郁症、膝关节炎、弱精子症不育、哮喘、腰椎间盘突出症、阿尔茨海默病等有较多的临床应用。

24. 气海俞 Qìhǎishū（**BL24**）

【位置】在脊柱区，第 3 腰椎棘突下，后正中线旁开 1.5 寸。（图 3-7-8）

【解剖要点】背阔肌腱膜、胸腰筋膜浅层、竖脊肌；第 3、4 腰神经后支的皮支及伴行动、静脉，肌支及相应腰动、静脉分支或属支。

【主治】①腰痛，腿膝不利；②腹胀，肠鸣，痔疾；③痛经，崩漏，阳痿。

【刺灸法】直刺 0.5～1.0 寸；可灸。

25. 大肠俞*Dàchángshū（**BL25**）背俞穴

【位置】在脊柱区，第 4 腰椎棘突下，后正中线旁开 1.5 寸。（图 3-7-8）

【解剖要点】背阔肌腱膜、胸腰筋膜浅层、竖脊肌；第 4、5 腰神经后支的皮支及伴行动、静脉，肌支及相应动、静脉的分支或属支。

【主治】①腰腿痛；②腹胀，泄泻，便秘，痢疾，痔疾。

【刺灸法】直刺 0.5～1.2 寸；可灸。

【配伍】

配至阳、腰阳关，可强筋骨、利腰膝，治疗腰脊骶髂疼痛。

配天枢、上巨虚，可健脾消积止泄，治疗泄泻，痢疾。

配委中、膈俞放血，可活血祛瘀、清热止痒，治疗急性荨麻疹。

配次髎，可通利下焦，治疗大小便不禁。

配支沟、上巨虚、承山、照海，可调肠腑、清积热，治疗便秘。

【文献摘要】

《千金方》：治风，腹中雷鸣，肠澼泄利，食不消化，小腹绞痛，腰脊疼强，或大小便难，不能饮食。

《大成》：主脊强不得俯仰，腰痛，腹中气胀，绕脐切痛，多食身瘦。

【现代研究】针刺便秘模型大鼠大肠俞可以使首粒粪便排出时间缩短，粪便含水量增加，粪便长度增加，血清中生长抑素含量极显著降低，5-羟色胺含量显著下降，这可能是针刺大肠俞改善便秘的部分原因。大肠俞对肠易激综合征、腰椎管狭窄症、腰椎间盘突出症、功能性便秘、溃疡性结肠炎等有较好的治疗效果。

26. 关元俞 Guānyuánshū（**BL26**）

【位置】在脊柱区，第 5 腰椎棘突下，后正中线旁开 1.5 寸。（图 3-7-8）

【解剖要点】胸腰筋膜浅层、竖脊肌；第 5 腰神经和第 1 骶神经后支的皮支及伴行的动、静脉，第 5 腰神经后支的肌支。

【主治】①腹胀，泄泻，小便不利，尿频，遗尿；②月经不调，赤白带下；③腰痛，下肢麻痹。

【刺灸法】直刺 0.5～1.2 寸；可灸。

27. 小肠俞*Xiǎochángshū（**BL27**）背俞穴

【位置】在骶区，横平第 1 骶后孔，骶正中嵴旁开 1.5 寸。（图 3-7-8）

【解剖要点】臀大肌内侧缘、竖脊肌腱；臀中皮神经、臀下神经属支和相应脊神经后支的肌支。

【主治】①遗精，遗尿，尿血，带下，淋浊，疝气；②腹痛，泄泻，便秘，痢疾；③消渴；④腰痛，膝痛。

【刺灸法】直刺 0.8～1.2 寸；可灸。

【配伍】

配大横、下巨虚，可清热祛湿，治疗肠炎，泄泻，痢疾。

配关元、中极、三阴交、复溜，可壮肾益精行水，治疗下元不足，遗精，遗尿，尿浊，茎中痛。

配归来、地机、阴陵泉，可清热利湿，治疗白带，盆腔炎。

【文献摘要】

《甲乙经》：小腹痛控睾引腰脊，疝痛、上冲心，腰脊强，溺黄赤，口干，小肠俞主之。

《灵光赋》：大小肠俞大小便。

28. 膀胱俞*Pángguāngshū（BL28）背俞穴

【位置】在骶区，横平第 2 骶后孔，骶正中嵴旁开 1.5 寸。（图 3-7-8）

【解剖要点】臀大肌、竖脊肌腱；臀中皮神经、臀下神经属支和相应脊神经后支的肌支。

【主治】①小便不利，尿频，遗尿，遗精；②泄泻，便秘；③腰脊强痛。

【刺灸法】直刺 0.8～1.2 寸；可灸。

【配伍】

配中极、阴陵泉，可清热利湿，治疗癃闭，小便赤涩。

配肾俞、筋缩、腰眼，可通经活络、强健腰膝，治疗腰脊强痛，腰肌劳损。

配阴廉、血海，可祛风清热、活血止痒，治疗阴部瘙痒，淋浊。

配肾俞、曲骨、三阴交，可利水通淋，治疗前列腺炎。

【文献摘要】

《甲乙经》：腰脊痛强引背、少腹，俯仰难，不得仰息，脚痿重，尻不举，溺赤，腰以下至足清不仁，不可以久坐，膀胱俞主之。

《千金方》：膀胱俞主坚结积聚。

《大成》：主小便赤黄，遗溺。

《百症赋》：脾虚谷以不消，脾俞膀胱俞觅。

【现代研究】

1）膀胱过度活动症患者与健康者比较，膀胱俞的红外辐射温度明显低于健康志愿者，说明了膀胱俞与膀胱经气相关特异性明显。

2）膀胱俞对女性慢性尿路感染、尿潴留、马尾神经损伤、小儿神经性尿频、慢性腰腿痛等病证有较好的临床疗效。

【医案】见本节结尾处二维码 05。

29. 中膂俞 Zhōnglǚshū（BL29）

【位置】在骶区，横平第 3 骶后孔，骶正中嵴旁开 1.5 寸。（图 3-7-8）

【解剖要点】臀大肌、骶结节韧带；臀中皮神经、臀下神经的属支；臀上、下动、静脉分支或属支。

【主治】①痢疾，疝气；②腰脊强痛；③消渴。

【刺灸法】直刺 0.8～1.2 寸；可灸。

30. 白环俞 Báihuánshū（BL30）

【位置】在骶区，横平第 4 骶后孔，骶正中嵴旁开 1.5 寸。（图 3-7-8）

【解剖要点】臀大肌、骶结节韧带、梨状肌；臀中和臀下皮神经、骶神经丛；臀上、下动、静脉分支或属支，骶静脉丛。

【主治】①遗精，带下，月经不调，遗尿，疝气；②腰骶疼痛。

【刺灸法】直刺 0.8～1.2 寸；可灸。

31. 上髎 Shàngliáo（BL31）

【位置】在骶区，正对第 1 骶后孔中。（图 3-7-8）

【解剖要点】胸腰筋膜浅层、竖脊肌、第 1 骶后孔；臀中皮神经、第 1 骶神经；骶外侧动、静脉的后支。

【主治】①月经不调，带下，阴挺，遗精，阳痿，小便不利；②腰脊冷痛。

【刺灸法】直刺 1～1.5 寸；可灸。

32. 次髎*Cìliáo（BL32）

【位置】在骶区，正对第 2 骶后孔中。（图 3-7-8）

【解剖要点】竖脊肌、第 2 骶后孔；臀中皮神经、第 2 骶神经；骶外侧动、静脉的后支。

【主治】①月经不调，痛经，带下；②遗精，阳痿；③小便不利，遗尿，尿闭，小便淋漓；④腰痛，下肢痿痹。

【刺灸法】直刺 1.0～1.5 寸；可灸。

【配伍】

配关元、三阴交，可调理下焦、活血调经，治疗月经不调，带下。

配上髎、合谷、三阴交，可用于催产。

配环跳、阳陵泉、委中、昆仑，可通经活络止痛，治疗腰腿痛。

【文献摘要】

《甲乙经》：腰痛怏怏不可以俯仰，腰以下至足不仁，入脊，腰背寒，次髎主之。女子赤白沥，心下积胀。

《铜人》：治疝气下坠，腰脊痛不得转摇，急引阴器，痛不可忍，腰以下至足不仁，背膝寒，小便赤淋，心下坚胀。

【现代研究】

1）观察电针次髎对内毒素血症模型大鼠生存率和血清炎性因子的影响。结果显示，可降低血清中 TNF-α、IL-1β、IL-6 水平，提高致死性内毒素血症模型大鼠的存活率，并降低全身重度炎性反应模型大鼠血清炎性因子的水平，具有全身性抗炎效应。

2）次髎对尿潴留、脊髓损伤、腰椎间盘突出症、腰椎管狭窄症、前列腺增生、原发性痛经等病证有较好的临床疗效。

33. 中髎 Zhōngliáo（BL33）

【位置】在骶区，正对第 3 骶后孔中。（图 3-7-8）

【解剖要点】臀大肌、竖脊肌；臀中皮神经、第 3 骶神经；骶外侧动、静脉的后支。

【主治】①月经不调，带下；②便秘，泄泻，小便不利；③腰痛，下肢痿痹。

【刺灸法】直刺 1.0～1.5 寸；可灸。

34. 下髎 Xiàliáo（BL34）

【位置】在骶区，正对第 4 骶后孔中。（图 3-7-8）

【解剖要点】臀大肌、竖脊肌；臀中皮神经、臀下神经、第 4 骶神经；臀上、下动、静脉分支或属支，骶外侧动、静脉的后支。

【主治】①小腹痛，肠鸣，泄泻，便秘，大便下血，小便不利；②痛经，白带过多；③腰痛不得转侧，尾骶痛。

【刺灸法】直刺 1.0～1.5 寸；可灸。

35. 会阳 Huìyáng（BL35）

【位置】在骶区，尾骨端旁开 0.5 寸。（图 3-7-8）

【解剖要点】臀大肌、提肛肌腱；臀中皮神经、臀下神经；臀下动、静脉分支或属支。

【主治】①泄泻，痢疾，便血，痔疾；②阳痿，阴痒，带下；③尾骶痛。

【刺灸法】直刺 0.8～1.2 寸；可灸。

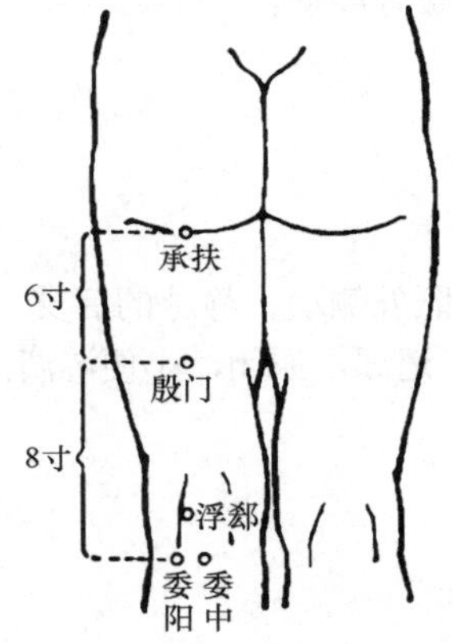

图 3-7-9 膀胱经承扶—委中

36. 承扶*Chéngfú（BL36）

【位置】在股后区，臀沟的中点。（图 3-7-9）

【解剖要点】臀大肌、股二头肌长头及半腱肌；股后皮神经、臀下皮神经分支、股后皮神经本干、坐骨神经；坐骨神经并行动，静脉。

【主治】①腰腿痛，会阴痛，下肢痿痹；②痔疾，大便难，小便不利。

【刺灸法】直刺 1.0～2.5 寸；可灸。

【配伍】

配环跳、悬钟，可舒筋活络止痛，治疗下肢痿痹。

配秩边、承山，可清热通便，治疗便秘。

【文献摘要】

《甲乙经》：阴包有寒，小便不利，承扶主之。

《千金方》：主腰脊尻臀阴股寒痛。

《大成》：久痔尻臀肿。

【现代研究】电针承扶能有效治疗脑卒中偏瘫患者下肢伸肌痉挛状态，提高患者的生活能力。承扶对坐骨神经痛、腰椎间盘突出症、外痔、梨状肌综合征、坐骨神经痛等病证有较好的临床疗效。

37. 殷门 Yīnmén（BL37）

【位置】在股后区，臀沟下 6 寸，股二头肌与半腱肌之间。（图 3-7-9）

【解剖要点】股二头肌长头、半腱肌；股后皮神经、坐骨神经；坐骨神经并行动、静脉，股深动脉穿支。

【主治】腰腿痛，下肢痿痹。

【刺灸法】直刺 1.0～2.0 寸；可灸。

38. 浮郄 Fúxì（BL38）

【位置】在膝后区，腘横纹上 1 寸，股二头肌腱的内侧缘。（图 3-7-9）

【解剖要点】股二头肌腱内侧、腓肠肌外侧头；股后皮神经、腓总神经腓肠外侧皮神经；膝上外动、静脉。

【主治】膝腘痛麻挛急，腿肚转筋。

【刺灸法】直刺 1.0～1.5 寸；可灸。

39. 委阳*Wěiyáng（BL39）三焦下合穴

【位置】在膝部，腘横纹上，股二头肌腱的内侧缘。（图 3-7-9）

【解剖要点】股二头肌、腓肠肌外侧头、腘肌；股后皮神经、腓总神经、腓肠外侧皮神经。

【主治】①小腹胀满，水肿，小便不利；②腰脊强痛，下肢挛痛。

【刺灸法】直刺 1.0～1.5 寸；可灸。

【配伍】

配殷门、太白、阴陵泉、行间，可健脾祛湿、舒筋通络，治疗腰痛不可俯仰。

配三阴交、昆仑，可调三焦、利膀胱，治疗面肿，腹水。

配志室、膀胱俞，可化气行水，治疗小便不利。

【文献摘要】

《灵枢》：三焦病者，腹气满，小腹尤坚，不得小便，窘急，溢则水留，即为胀。候在足太阳之外大络，大络在太阳少阳之间，亦见于脉，取委阳。

《甲乙经》：筋急痛，不得大小便，腰痛引腹，不得俯仰，委阳主之。

《百症赋》：委阳天池，腋肿针而速效。

【现代研究】委阳对坐骨神经痛、腰椎间盘突出症、膝骨性关节炎、腓总神经炎等病证有较好的临床疗效。

40. 委中*Wěizhōng（BL40）合穴，膀胱下合穴

【位置】在膝后区，腘横纹中点。（图 3-7-9）

【解剖要点】腓肠肌内、外侧头；股后皮神经、胫神经；小隐静脉，腘动、静脉，腓肠动脉。

【主治】①腰痛，下肢痿痹；②腹痛，吐泻；③小便不利，遗尿；④丹毒，瘾疹，皮肤瘙痒，疔疮；⑤下肢痿痹，半身不遂；⑥衄血不止，自汗盗汗，发眉脱落。

【刺灸法】直刺 1.0～1.5 寸，或用三棱针点刺腘静脉出血；可灸。《素问・刺禁论》：刺郄中大脉，令人仆脱色。

【配伍】

配肾俞、腰阳关，可强腰舒筋、活络止痛，治疗腰腿痛，坐骨神经痛。

配曲池、风市，可祛风清热、凉血解毒，治疗湿疹，疔疮。

配阳陵泉、悬钟，可补髓强筋、活血通络，治疗下肢痿痹。

配十宣、水沟，可清热醒神，治疗中暑。

【文献摘要】

《灵枢》：膀胱病者，小腹偏肿而痛，以手按之，即欲小便而不得，肩上热若脉陷，及足小趾外廉及胫踝后皆热，取委中。

《甲乙经》：腰痛挟脊至头几几然，目䀮䀮，委中主之。
《千金方》：癫疾反折，委中主之。
《百症赋》：背连腰痛，白环委中曾经。
《通玄指要赋》：腰脚疼，在委中而已矣。
《胜玉歌》：委中驱疗脚风缠。

【现代研究】

1）观察委中刺络放血对腰椎间盘突出症术后综合征的疗效及对凝血指标的影响，发现刺络放血后，凝血酶原时间水平升高，纤维蛋白原水平降低，说明委中刺络放血可改善患者血液循环状态。

2）委中对腰椎间盘突出症、腰三横突综合征、急性腰扭伤、下肢静脉曲张等病证有较好的临床疗效。

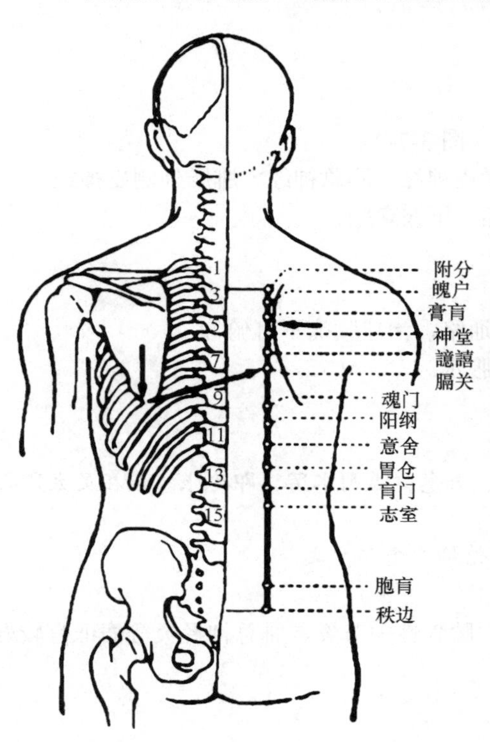

图 3-7-10　膀胱经背腰第二侧线穴

41. 附分 Fùfēn（BL41）手足太阳之交会穴

【位置】在脊柱区，第 2 胸椎棘突下，后正中线旁开 3 寸。（图 3-7-10）

【解剖要点】斜方肌、菱形肌、上后锯肌、竖脊肌；第 2、3 胸神经后支的皮支和伴行的动、静脉，肌支和相应的肋间后动、静脉背侧支的分支或属支，肩胛背神经；肩胛背动、静脉。

【主治】颈项强痛，肩背拘急，肘臂麻木。

【刺灸法】斜刺 0.5～0.8 寸；可灸。

42. 魄户 Pòhù（BL42）

【位置】在脊柱区，第 3 胸椎棘突下，后正中线旁开 3 寸。（图 3-7-10）

【解剖要点】斜方肌、菱形肌、上后锯肌、竖脊肌；第 3、4 胸神经后支的皮支和伴行的动、静脉，肌支和相应的肋间后动、静脉背侧支的分支或属支，肩胛背神经；肩胛背动、静脉。

【主治】①咳嗽，气喘，肺痨，咳血；②肩背痛，项强。

【刺灸法】斜刺 0.5～0.8 寸；可灸。

43. 膏肓*Gāohuāng（BL43）

【位置】在脊柱区，第 4 胸椎棘突下，后正中线旁开 3 寸。（图 3-7-10）

【解剖要点】斜方肌、菱形肌、竖脊肌；第 4、5 胸神经后支的皮支和伴行的动、静脉，肌支和相应的肋间后动、静脉背侧支的分支或属支，肩胛背神经；肩胛背动、静脉。

【主治】①咳嗽，气喘，咯血，盗汗，肺痨；②健忘，遗精；③羸瘦，虚劳；④肩胛背痛。

【刺灸法】斜刺 0.5～0.8 寸；可灸。

【配伍】

配足三里、膈俞，可健脾生血补虚，治疗骨蒸劳热，盗汗。

配天突、大椎，可理肺降气平喘，治疗胸闷喘咳。

配百会、神门，可补虚安神，治疗失眠，心悸，健忘。

配足三里、关元，常灸可健壮身体。

【文献摘要】

《千金方》：膏肓俞无所不治，主羸瘦虚损，梦中失精，上气咳逆，狂惑忘误。

《铜人》：发狂健忘。

《灵光赋》：膏肓岂止治百病，灸得玄功病须愈。

《行针指要歌》：或针劳，须向膏肓及百劳。

《玉龙赋》：膏肓补虚劳。

【现代研究】

1）艾灸肺纤维化大鼠“膏肓”等穴位，发现可使肺系数明显减少，肺组织病理学显示肺泡炎及肺纤维化程度均明显减轻。

2）膏肓对慢性疲劳综合征、肩关节周围炎、乳腺增生等病证有较好疗效。

44. 神堂 Shéntáng（BL44）

【位置】在脊柱区，第 5 胸椎棘突下，后正中线旁开 3 寸。（图 3-7-10）

【解剖要点】斜方肌、菱形肌、竖脊肌；第 5、6 胸神经后支的皮支和伴行的动、静脉，肌支和相应的肋间后动、静脉背侧支的分支或属支，肩胛背神经；肩胛背动、静脉。

【主治】①心痛，心烦，失眠；②咳嗽，气喘，胸闷。

【刺灸法】斜刺 0.5～0.8 寸；可灸。

45. 譩譆 Yìxǐ （BL45）

【位置】在脊柱区，第 6 胸椎棘突下，后正中线旁开 3 寸。（图 3-7-10）

【解剖要点】斜方肌、菱形肌、竖脊肌；第 6、7 胸神经后支的皮支和伴行的动、静脉，肩胛背神经，第 6 胸神经后支的肌支和相应的肋间后动、静脉背侧支的分支或属支；肩胛背动、静脉。

【主治】①咳嗽，气喘，目眩，鼻衄；②疟疾，热病；③肩背痛。

【刺灸法】斜刺 0.5～0.8 寸；可灸。

46. 膈关 Géguān（BL46）

【位置】在脊柱区，第 7 胸椎棘突下，后正中线旁开 3 寸。（图 3-7-10）

【解剖要点】斜方肌、菱形肌、竖脊肌；第 7、8 胸神经后支的皮支和伴行的动、静脉，肌支和相应的肋间后动、静脉背侧支的分支或属支，肩胛背神经；肩胛背动、静脉。

【主治】呕吐，呕逆，嗳气，食不下，噎闷。

【刺灸法】斜刺 0.5～0.8 寸；可灸。

47. 魂门 Húnmén（BL47）

【位置】在脊柱区，第 9 胸椎棘突下，后正中线旁开 3 寸。（图 3-7-10）

【解剖要点】背阔肌、下后锯肌、竖脊肌；第 9、10 胸神经后支的外侧皮支和伴行的动、静脉，肌支和相应的肋间后动、静脉背侧支的分支或属支。

【主治】胸胁痛，呕吐，泄泻，黄疸。

【刺灸法】斜刺 0.5～0.8 寸；可灸。

48. 阳纲 Yánggāng（BL48）

【位置】在脊柱区，第 10 胸椎棘突下，后正中线旁开 3 寸。（图 3-7-10）

【解剖要点】背阔肌、下后锯肌、竖脊肌；第 10、11 胸神经后支的外侧皮支和伴行的动、静脉，肌支和相应的肋间后动、静脉背侧支的分支或属支。

【主治】①肠鸣，泄泻，腹痛；②黄疸，消渴。

【刺灸法】斜刺 0.5～0.8 寸；可灸。

49. 意舍 Yìshè（BL49）

【位置】在脊柱区，第 11 胸椎棘突下，后正中线旁开 3 寸。（图 3-7-10）

【解剖要点】背阔肌、下后锯肌、竖脊肌；第 11、12 胸神经后支的外侧皮支和伴行的动、静脉，肌支和相应的肋间后动、静脉背侧支的分支或属支。

【主治】腹胀，肠鸣，泄泻，呕吐，食欲不振，饮食不下。

【刺灸法】斜刺 0.5～0.8 寸；可灸。

50. 胃仓 Wèicāng（BL50）

【位置】在脊柱区，第 12 胸椎棘突下，后正中线旁开 3 寸。（图 3-7-10）

【解剖要点】背阔肌、下后锯肌、竖脊肌、腰方肌；第 12 胸神经、第 1 腰神经后支的外侧皮支和伴行的动、静脉，肌支和相应的动、静脉背侧支的分支或属支。

【主治】胃脘痛，腹胀，小儿食积，便秘。

【刺灸法】斜刺 0.5～0.8 寸；可灸。

51. 肓门 Huāngmén（BL51）

【位置】在腰区，第 1 腰椎棘突下，后正中线旁开 3 寸。（图 3-7-10）

【解剖要点】背阔肌腱膜、竖脊肌、腰方肌；第 1、2 腰神经后支的外侧皮支和伴行的动、静脉，肌支；第 1 腰背动、静脉背侧支的分支或属支。

【主治】①腹痛，腹胀，痞块，便秘，消化不良；②乳疾。

【刺灸法】斜刺 0.5～0.8 寸；可灸。

52. 志室* Zhìshì（BL52）

【位置】在腰区，第 2 腰椎棘突下，后正中线旁开 3 寸。（图 3-7-10）

【解剖要点】背阔肌腱膜、竖脊肌、腰方肌；第 1、2 腰神经后支的外侧皮支和伴行的动、静脉，肌支和相应的腰背动、静脉背侧支的分支或属支。

【主治】①遗精，阳痿，阴肿，月经不调；②遗尿，小便不利，水肿；③腰脊强痛。

【刺灸法】直刺 0.5～1.0 寸；可灸。

【配伍】

配肾俞、关元、膏肓，可补肾益精、壮阳固涩，治疗阳痿，遗精。

配命门、委中，可强壮腰膝、活血祛瘀，治疗腰膝疼痛。

配肾俞、水分、复溜，可益肾利水，治疗水肿。

【文献摘要】

《甲乙经》：腰痛脊急，胁中满，小腹坚急，志室主之。

《大成》：梦遗失精，淋沥。

【现代研究】志室对肾绞痛、急性腰肌损伤等病证有较好的临床疗效。

53. 胞肓 Bāohuāng（BL53）

【位置】在骶区，横平第 2 骶后孔，骶正中嵴旁开 3 寸。（图 3-7-10）

【解剖要点】臀大肌、臀中肌；臀上皮神经、臀中皮神经、臀上神经；臀上动、静脉。

【主治】①小便不利，癃闭，阴肿；②腹胀，肠鸣，便秘；③腰脊痛。

【刺灸法】直刺 0.8～1.2 寸；可灸。

54. 秩边* Zhìbiān（BL54）

【位置】在骶区，横平第 4 骶后孔，骶正中嵴旁开 3 寸。（图 3-7-10）

【解剖要点】臀大肌、臀中肌、臀小肌；臀中皮神经，臀下皮神经，臀上、下神经；臀上、下动、静脉。

【主治】①腰腿痛，下肢痿痹；②痔疾，便秘，小便不利；③阴肿，阴痛。

【刺灸法】直刺 1.5～3.0 寸；可灸。

【配伍】

配阳陵泉、委中，可行气活血、舒筋通络，治疗下肢痿痹。

配支沟、承山，可疏调三焦肠腑，治疗大小便不利。

配曲泉、阴廉，可舒肝胆、清湿热、理下焦，治疗阴肿、阴痛。

【文献摘要】

《甲乙经》：腰痛骶寒，俯仰急难，阴痛下重，不得小便，秩边主之。

《千金方》：秩边、胞肓主癃闭下重，大小便难。

《大成》：主五痔发肿，小便赤，腰痛。

【现代研究】

1）动物实验发现，针刺秩边等穴可使大鼠少弱精症模型精液密度升高、黄体生成素水平降低、睾酮水平升高，说明秩边对大鼠少弱精症均有疗效。

2）秩边对腰椎间盘突出症、坐骨神经痛、少弱精症、尿潴留、强直性脊柱炎、前列腺增生、勃起功能障碍等病证有较好的临床疗效。

55. 合阳 Héyáng（BL55）

【位置】在小腿后区，腘横纹下 2 寸，腓肠肌内、外侧头之间。（图 3-7-11）

【解剖要点】腓肠肌、腘肌；股后皮神经、腓肠内侧皮神经、胫神经；小隐静脉，胫动、静脉。

【主治】①腰脊强痛，下肢痿痹；②疝气，崩漏。

【刺灸法】直刺 1.0～2.0 寸；可灸。

56. 承筋 Chéngjīn（BL56）

【位置】在小腿后区，腘横纹下 5 寸，腓肠肌两肌腹之间。（图 3-7-11）

【解剖要点】腓肠肌、比目鱼肌；腓肠内侧皮神经、胫神经；小隐静脉，胫后动、静脉，腓动、静脉。

【主治】①痔疾；②腰腿拘急疼痛，腓肠肌痉挛，小腿麻木转筋。

【刺灸法】直刺 0.3～0.5 寸；可灸。《素问·刺禁论》：刺踹肠内陷，为肿。

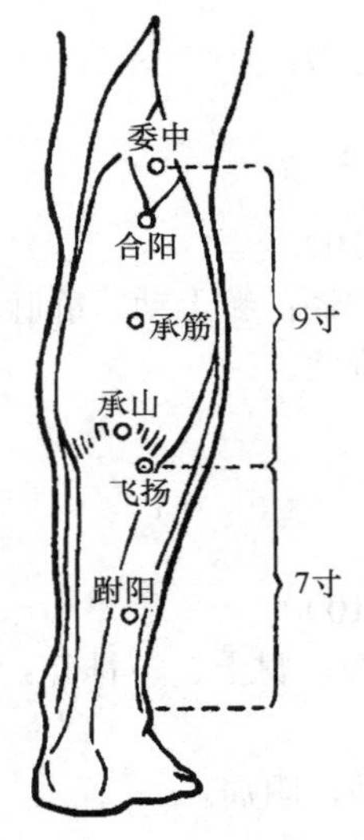

图 3-7-11 膀胱经合阳—跗阳

57. 承山*Chéngshān（BL57）

【位置】在小腿后区，腓肠肌两肌腹与肌腱交角处。（图3-7-11）

【解剖要点】腓肠肌、比目鱼肌；腓肠内侧皮神经、胫神经；小隐静脉，胫后动、静脉。

【主治】①痔疾，脱肛，便秘；②腰腿拘急疼痛，脚气，腿肚转筋。

【刺灸法】直刺 1.0～2.0 寸；可灸。

【配伍】

配环跳、阳陵泉，可舒筋活血通络，治疗腓肠肌痉挛，下肢痿痹。

配大肠俞、秩边，可理气清热、通调肠腑，治疗便秘。

配长强、百会、二白，可通肠导滞，治疗痔疾。

【文献摘要】

《甲乙经》：鼽衄，腰脊痛，脚踹酸重，战栗不能久立，踹如裂，脚跟急痛，足挛引少腹，喉咽痛，大便难，䐜胀，承山主之。

《千金方》：治脚转筋……灸承山，随年壮，神验。

《通玄指要赋》：筋转而痛，泻承山而在早。

《百症赋》：刺长强于承山，善主肠风新下血。

《玉龙歌》：九般痔漏最伤人，必刺承山效若神。

《杂病穴法歌》：脚若转筋眼发花，然谷承山法自古。

【现代研究】

1）观察电针承山对混合痔术后疼痛的止痛效果发现，电针后疼痛视觉模拟评分低于对照的药物组，说明承山对痔疮术后有止痛作用。

2）承山对脑卒中后足下垂、急性腰扭伤、运动性疲劳、老年人不安腿综合征、胃痉挛等病证有较好的临床疗效。

58. 飞扬*Fēiyáng（BL58）络穴

【位置】在小腿后区，昆仑直上 7 寸，腓肠肌外下缘与跟腱移行处。（图 3-7-11）

【解剖要点】小腿三头肌、趾长屈肌；腓肠外侧皮神经、胫神经；胫后动、静脉。

【主治】①头痛，目眩，鼻塞，鼻衄；②腰背痛，腿软无力；③痔疾。

【刺灸法】直刺 1.0～1.5 寸；可灸。

【配伍】

配百会、后溪，可醒脑开窍，治疗癫狂，痫证。

配中极、膀胱俞，可利水通淋，治疗膀胱炎，癃闭。

配长强、白环俞，可通肠导滞，治疗痔疾。

【文献摘要】

《甲乙经》：腰痛，颈项痛，历节汗出而步失履，寒复不仁，腨中痛。

《千金方》：飞扬太乙滑肉门主癫疾狂吐舌。

《铜人》：头目眩，逆气，鼽衄。

【现代研究】

1）经颅多普勒观测，针刺飞扬对大脑中动脉血流动力学变化的影响发现，飞扬对双侧大脑中动脉的血流动力学有负性影响，可降低大脑中动脉的血流速度，提示临床治疗缺血性脑血管疾病时应慎用飞扬穴。

2）飞扬对腰椎间盘突出症、慢性腰肌劳损、膝关节骨性关节炎、肩周炎等病证有较好的临床疗效。

59. 跗阳 Fūyáng（BL59）阳跷脉郄穴

【位置】在小腿后区，昆仑直上 3 寸，腓骨与跟腱之间。（图 3-7-11）

【解剖要点】腓骨短肌、䠞长屈肌；腓肠神经、胫神经的分支；小隐静脉，胫后动、静脉的肌支。

【主治】①头痛，头重，癫疾；②腰腿痛，下肢痿痹，外踝肿痛。

【刺灸法】直刺 0.8～1.2 寸；可灸。

60. 昆仑*Kūnlún（BL60）经穴

【位置】在踝区，外踝尖与跟腱之间的凹陷中。（图 3-7-12）

【解剖要点】跟腱前方的疏松结缔组织；腓肠神经；小隐静脉，腓动、静脉分支和属支。

【主治】①头痛，项强，目眩，鼻衄；②腰痛，足跟肿痛；③难产；④癫痫，小儿惊风。

【刺灸法】直刺 0.5～0.8 寸，孕妇慎用；可灸。《大成》：妊妇刺之落胎，主妇人孕难，胞衣不出。

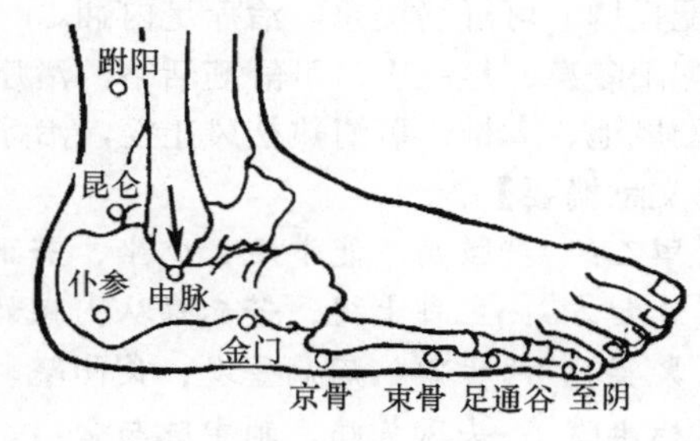

图 3-7-12 膀胱经昆仑—至阴

【配伍】

配风池、后溪，可清头目、安神志，治疗头痛，惊痫。

配丘墟、申脉、太溪，可活络止痛，治疗足跟痛。

配次髎、会阳、三阴交，可消肿止痛，治疗阴部肿痛。

配肾俞、关元俞、阿是穴，可舒筋通经，治疗腰背痛。

【文献摘要】

《甲乙经》：痓，多汗，腰痛不能俯仰，目如脱，项如拔。女子孕难，若胞不出。

《通玄指要赋》：大抵脚腕痛，昆仑解愈。

《灵光赋》：住喘却痛昆仑愈。

《玉龙赋》：太溪、昆仑、申脉，最疗足肿之迍。

【现代研究】

1）针刺昆仑联合拉玛泽呼吸减痛法在产妇分娩疼痛中的应用效果发现，对第 1 产程和第 2 产程疼痛程度、总产程时间产生影响，说明这种方法在产妇的分娩疼痛干预中，能有效减轻产妇的分娩疼痛、缩短产程。

2）昆仑对踝关节扭伤、坐骨神经痛等有较好的治疗效果。

61. 仆参 Púcān（BL61）

【位置】在跟区，昆仑直下，跟骨外侧，赤白肉际处。（图 3-7-12）
【解剖要点】跟骨；腓肠神经；小隐静脉属支、腓肠神经跟外侧支和腓动、静脉的跟支。
【主治】①下肢痿痹，足跟痛；②癫痫，晕厥。
【刺灸法】直刺 0.3～0.5 寸；可灸。

62. 申脉*Shēnmài（BL62）八脉交会穴（通阳跷脉）

【位置】在踝区，外踝尖直下，外踝下缘与跟骨之间凹陷中。（图 3-7-12）
【解剖要点】腓骨长肌腱、腓骨短肌腱、距跟外侧韧带；腓肠神经分支；小隐静脉，外踝前动、静脉。
【主治】①痫证日发，癫狂；②失眠，嗜卧，眼睑闭睁困难，复视，呵欠不止；③头痛，项强，眩晕；④腰腿痛，足外翻。
【刺灸法】直刺 0.3～0.5 寸；可灸。
【配伍】
配丘墟，可舒筋缓急，治疗足内翻。
配阳陵泉、足三里，可舒筋活络，治疗下肢痿痹。
配风池、大椎，可清热祛风止痉，治疗癫痫。
【文献摘要】
《甲乙经》：腰痛不能举足，少坐，若下车踬地，胫中熇熇然。
《千金方》：主目上视，若赤痛从内眦始。
《聚英》：洁古曰：痫病昼发，灸阳跷。
《标幽赋》：头风头痛，刺申脉与金门。
《杂病穴法歌》：头风目眩项捩强，申脉金门手三里。
【现代研究】
1）利用血氧依赖性磁共振成像技术，观察针刺申脉引发的脑功能变化的规律和激活脑区的定位信息。观察健康志愿者的申脉穴在行针及留针不同针刺状态下的脑功能变化图像，发现针刺申脉主要激活边缘系统（丘脑、扣带回、海马旁回）和额叶、颞叶等脑区，在行针过程中首先激活对侧脑区，留针后逐渐由对侧延伸到双侧，部分解释了申脉治疗失眠等心境障碍性疾病时的作用机制。
2）申脉对失眠、踝关节功能障碍、眼肌痉挛、眶下神经痛等病证有较好的临床疗效。

63. 金门 Jīnmén（BL63）郄穴

【位置】在足背，外踝前缘直下，第 5 跖骨粗隆后方，骰骨下缘凹陷中。（图 3-7-12）
【解剖要点】腓骨长肌腱及小趾展肌；足背外侧皮神经；足外侧缘静脉（小隐静脉）。
【主治】①头痛，癫痫，小儿惊风；②腰痛，下肢痹痛，外踝肿痛。
【刺灸法】直刺 0.3～0.5 寸；可灸。

64. 京骨*Jīnggǔ（BL64）原穴

【位置】在跖区，第 5 跖骨粗隆前下方，赤白肉际处。（图 3-7-12）
【解剖要点】小趾展肌；足背外侧皮神经；足外侧缘静脉。
【主治】①头痛，项强，目翳；②癫痫；③腰腿痛。

【刺灸法】直刺 0.3～0.5 寸；可灸。

【配伍】

配申脉，可清热止血，治疗鼻衄。

配风池、天柱，可祛风舒筋止痛，治疗头痛项强。

配大钟、大陵，可安神定志，治疗惊恐。

【文献摘要】

《甲乙经》：癫疾狂，妄行，振寒。鼻衄血不止，淫泺，头痛，目白翳…目赤眦烂无所见，痛从内眦始。善自啮颊，偏枯，腰髀枢痛，善摇头。

《大成》：主头痛如破，腰痛不可屈伸，身后侧痛。心痛。

【现代研究】

1）单用京骨透涌泉，或结合麦肯基疗法治疗颈型颈椎病的临床疗效比较，根据视觉模拟评分（VAS），结合组评分低于单纯针刺法，值得在临床上推广运用。

2）京骨对背肌筋膜炎、膝关节骨性关节炎、足趾麻木等病证有较好的临床疗效。

65. 束骨 Shùgǔ（BL65）输穴

【位置】在跖区，第 5 跖趾关节的近端，赤白肉际处。（图 3-7-12）

【解剖要点】小趾展肌、小趾对跖肌腱、小趾短屈肌；足背外侧皮神经、趾足底固有神经；足背静脉弓的属支，趾底固有动、静脉。

【主治】①头痛，项强，目眩，癫狂；②腰腿痛。

【刺灸法】直刺 0.2～0.5 寸；可灸。

66. 足通谷 Zútōnggǔ（BL66）荥穴

【位置】在足趾，第 5 跖趾关节的远端，赤白肉际处。（图 3-7-12）

【解剖要点】小趾近节趾骨底的跖侧面；足背外侧皮神经；足背静脉弓的属支，趾足底固有动、静脉。

【主治】①头痛，项强，目眩，鼻衄；②癫狂。

【刺灸法】直刺 0.2～0.3 寸；可灸。

67. 至阴*Zhìyīn（BL67）井穴

【位置】在足趾，小趾末节外侧，趾甲根角侧后方 0.1 寸。（图 3-7-12）

【解剖要点】甲根；足背外侧皮神经的趾背神经；趾背动、静脉网。

【主治】①胎位不正，难产，胞衣不下；②头痛，目痛，鼻塞，鼻衄。

【刺灸法】直刺 0.1～0.5 寸，或点刺出血；矫正胎位不正用灸法。

【配伍】

配三阴交，可调冲任、理胞宫，矫正胎位不正，治疗胞衣不下，难产。

配风池、攒竹，可祛风邪、清头目，治疗头痛，目痛。

配太阳、列缺，可通经止痛，治疗偏头痛。

【文献摘要】

《甲乙经》：头重鼻衄及瘛疭，汗不出，烦心，足下热，不欲近衣，项痛，目翳，鼻及小便皆不利，至阴主之。

《大成》：目生翳，鼻塞头痛，风寒从小趾起…失精，目痛，大眦痛。

《杂病穴法歌》：妇人通经泻合谷，三里至阴催孕妊。

《肘后歌》：头面之疾针至阴。

《席弘赋》：脚膝肿时寻至阴。

《百症赋》：至阴屋翳，疗痒疾之疼多。

【现代研究】观察胎位不正孕妇应用艾灸至阴及胸膝卧位的联合矫正的效果，其矫正的总有效率、阴道分娩率高于单纯应用艾灸至阴；而剖宫产率、低体重儿出生率、早产儿出生率低于单纯应用艾灸至阴穴组。至阴对胎位异常、缺乳等病证有较好的临床疗效。

1. 如何理解足太阳膀胱经主“筋”所生病？
2. 试分析、归纳足太阳膀胱经经穴主治规律和特点。
3. 背俞穴分布、主治有何规律？与华佗夹脊穴有何不同？
4. 腰背疼痛症患者采用循经近取和远取，应当选取哪些穴位？

足太阳经络与腧穴拓展内容01~05

第八节 足少阴经络与腧穴

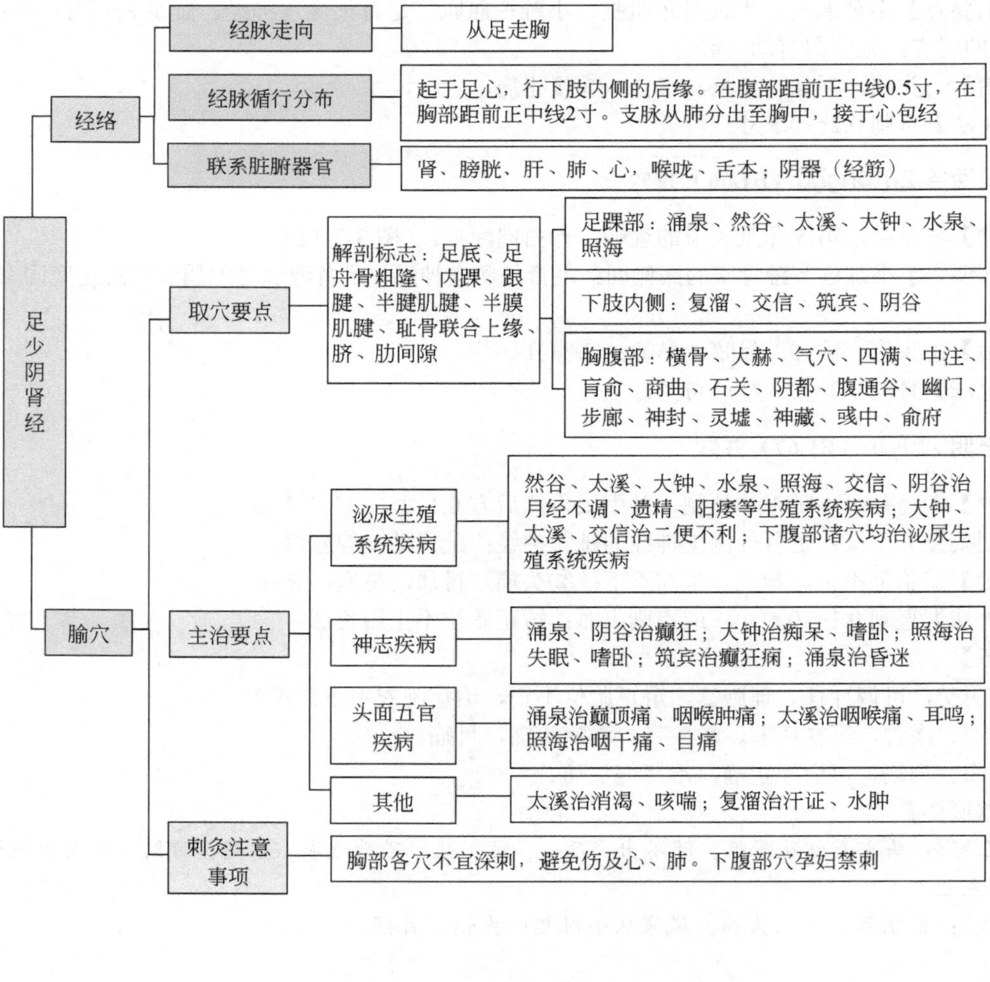

- 足少阴肾经
  - 经络
    - 经脉走向：从足走胸
    - 经脉循行分布：起于足心，行下肢内侧的后缘。在腹部距前正中线0.5寸，在胸部距前正中线2寸。支脉从肺分出至胸中，接于心包经
    - 联系脏腑器官：肾、膀胱、肝、肺、心，喉咙、舌本；阴器（经筋）
  - 腧穴
    - 取穴要点：解剖标志：足底、足舟骨粗隆、内踝、跟腱、半腱肌腱、半膜肌腱、耻骨联合上缘、脐、肋间隙
      - 足踝部：涌泉、然谷、太溪、大钟、水泉、照海
      - 下肢内侧：复溜、交信、筑宾、阴谷
      - 胸腹部：横骨、大赫、气穴、四满、中注、肓俞、商曲、石关、阴都、腹通谷、幽门、步廊、神封、灵墟、神藏、彧中、俞府
    - 主治要点
      - 泌尿生殖系统疾病：然谷、太溪、大钟、水泉、照海、交信、阴谷治月经不调、遗精、阳痿等生殖系统疾病；大钟、太溪、交信治二便不利；下腹部诸穴均治泌尿生殖系统疾病
      - 神志疾病：涌泉、阴谷治癫狂；大钟治痴呆、嗜卧；照海治失眠、嗜卧；筑宾治癫狂痫；涌泉治昏迷
      - 头面五官疾病：涌泉治巅顶痛、咽喉肿痛；太溪治咽喉痛、耳鸣；照海治咽干痛、目痛
      - 其他：太溪治消渴、咳喘；复溜治汗证、水肿
    - 刺灸注意事项：胸部各穴不宜深刺，避免伤及心、肺。下腹部穴孕妇禁刺

一、足少阴经络

（一）足少阴经脉

1. 经脉循行

《灵枢·经脉》：肾足少阴之脉，起于小指之下，邪走足心[1]，出于然谷[2]之下，循内踝之后，别入跟中[3]，上踹内[4]，出腘内廉[5]，上股内后廉，贯脊[6]属肾，络膀胱。

其直者，从肾上贯肝膈，入肺中，循喉咙，挟舌本。

其支者，从肺出，络心[7]，注胸中。（图 3-8-1）

语译见本节结尾处二维码 01

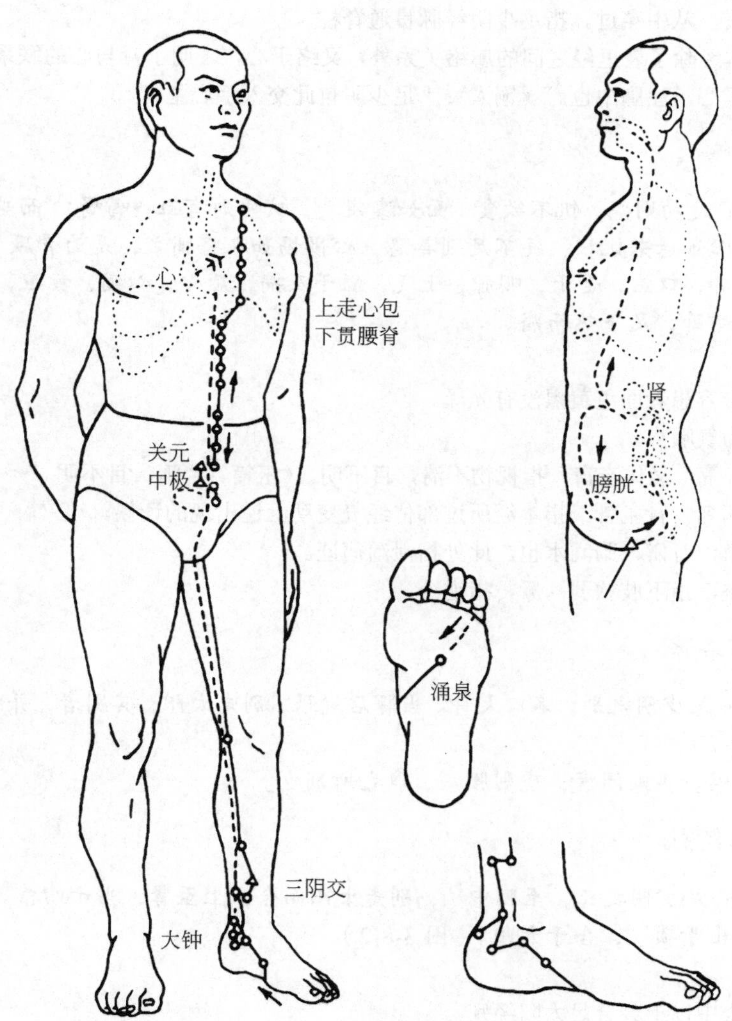

图 3-8-1　足少阴经脉、络脉循行示意图

【注释】

[1] 邪走足心——邪通“斜”，从小趾下斜行走向足心涌泉穴。《普济方针灸》：“足心，涌泉穴分也。”

[2] 然谷——指舟骨粗隆。《太素》：“然骨在内踝下近前起骨是也。”

[3] 别入跟中——意指分出一支进入脚跟中。《太素》：“少阴脉行至内踝之后，别分一道入骨陷中也。”此与本经络脉大钟“当踝后绕跟”的记载相符合。《铜人》：（内踝之后）“太溪穴分也”“大钟在此跟中。足少阴之络。别入太阳之络”。意指从内踝之后太溪穴处分出一支，经跟部大钟穴与足太阳络交通。

[4] 上踹内——此上原有“以”字，据《发挥》《聚英》删，亦与《灵枢・经脉》行文及文意相符。踹，通“腨（音涮）”；腓肠肌，腨内即指小腿肚内侧。《太素》：“胫后腓肠名为腨”。《铜人》：“谓胫之鱼腹也”。《甲乙经》：“筑宾，在足内踝上分中”。

[5] 腘内廉——腘窝内侧。《铜人》：“阴谷居此腘内廉。”

[6] 贯脊——贯，从中穿过。指足少阴经脉贯通脊柱。

[7] 络心——本经除了表里经之间的属络关系外，又络于心，表明了肾与心的联系。《太素》：“从肺下行，循心系，络于心，注胸中也。”《铜人》：“足少阴自此交入手心主。”

2. 经脉病候

《灵枢・经脉》：是动则病，饥不欲食，面如漆柴[1]，咳唾则有血，喝喝[2]而喘，坐而欲起，目𥆧𥆧[3]如无所见，心如悬若饥状，气不足则善恐，心惕惕如人将捕之，是为骨厥[4]。

是主肾所生病者，口热，舌干，咽肿，上气，嗌干及痛，烦心，心痛，黄疸，肠澼[5]，脊股内后廉痛，痿厥[6]，嗜卧，足下热而痛。

【注释】

[1] 漆柴——形容患者面色黄黑没有光泽。

[2] 喝喝——为气喘声。

[3] 𥆧𥆧——音荒，又作音盲，指视物不清，目不明。《玉篇》：“𥆧，目不明。”

[4] 骨厥——病名。肾主骨，指本经所过部位经气变动上逆出现的证候。

[5] 肠澼——澼，音僻，肠间水也。此处指泄泻病证。

[6] 痿厥——痿，指下肢软弱；厥，指逆冷。

（二）足少阴络脉

《灵枢・经脉》：足少阴之别，名曰大钟。当踝后绕跟，别走太阳；其别者，并经上走于心包下，外贯腰脊。（图 3-8-1）

其病气逆则烦闷。实则闭癃；虚则腰痛。取之所别也。

（三）足少阴经别

《灵枢・经别》：足少阴之正，至腘中[1]，别走太阳而合，上至肾，当十四椎[2]，出属带脉[3]；直者，系舌本，复出于项[4]，合于太阳。（图 3-8-2）

【注释】

[1] 腘中——委中以上会合足太阳经别。

[2] 十四椎——第二腰椎。

[3] 带脉——带脉从十四椎横出。

[4] 项——约当天柱穴部。

（四）足少阴经筋

《灵枢·经筋》：足少阴之筋，起于小指之下，入足心[1]，并太阴之经，邪走内踝之下，结于踵，与足太阳[2]之筋合，而上结于内辅骨之下，并太阴[3]之经而上，循阴股，结于阴器，循膂内挟脊[4]，上至项，结于枕骨，与足太阳之筋合。（图 3-8-3）

其病足下转筋，及所过而结者皆痛及转筋，病在此者，主痫瘛及痉[5]，在外者不能俛，在内者不能仰。故阳病者腰反折不能俛，阴病者不能仰。

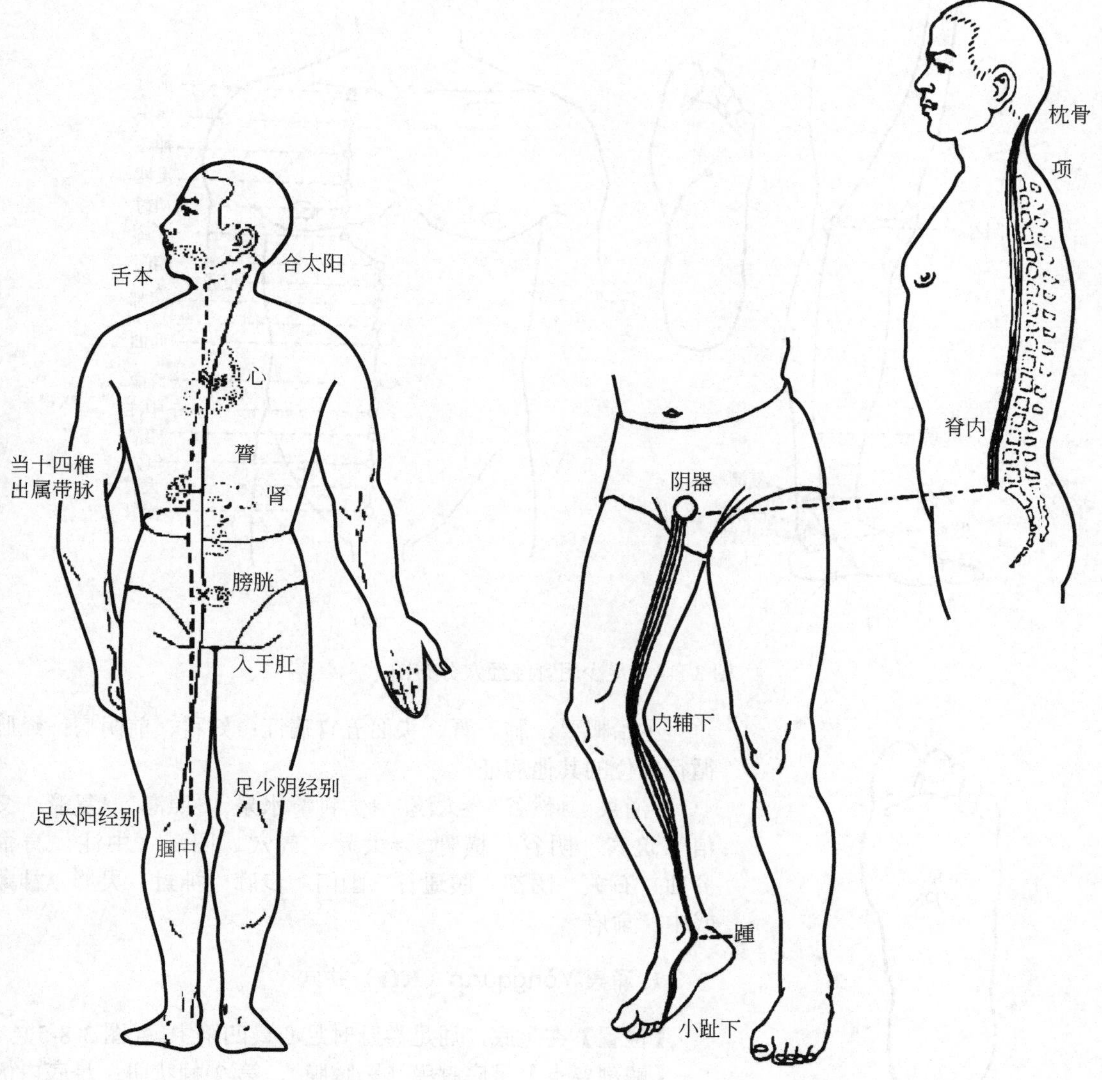

图 3-8-2　足少阴经别循行示意图　　图 3-8-3　足少阴经筋循行示意图

【注释】

[1] 入足心——三字原无，据《甲乙经》补。

[2] 足太阳——三字原文为“太阳”二字，据《太素》改。

［3］太阴——此指足太阴。

［4］循膂内挟脊——原作“循脊内挟膂”，据《甲乙经》改。

［5］痫瘈及痉——痫，音闲，癫痫；瘈，音赤，原作瘛，瘈疭，抽搐之义；痉，痉挛强直。

二、足少阴肾经腧穴

本经经穴分布在足底、下肢内侧面、胸腹第一侧线，起于涌泉，止于俞府，左右各27个穴。（图3-8-4）

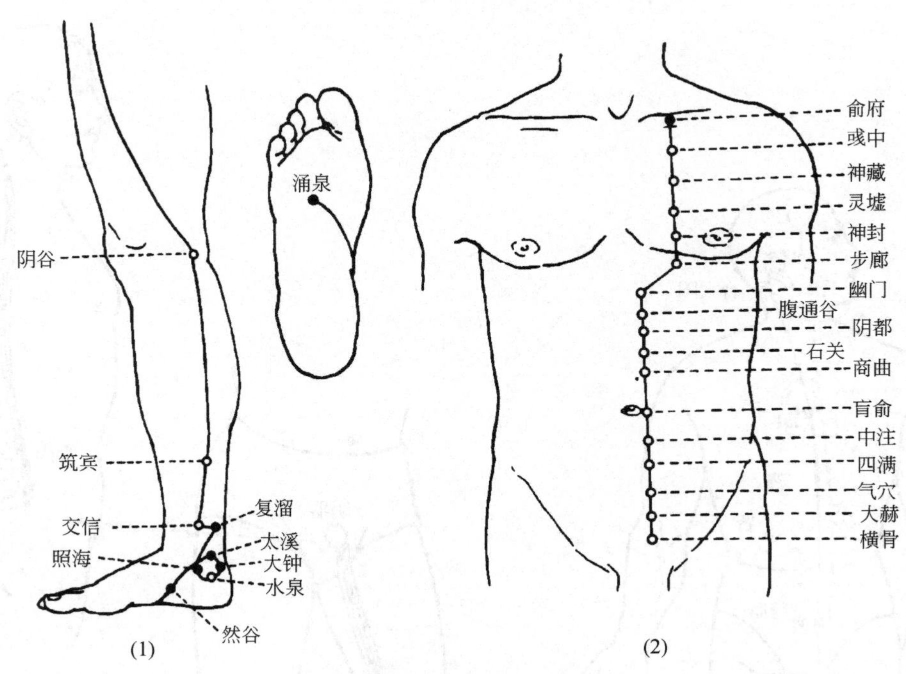

图3-8-4　足少阴肾经经穴分布图

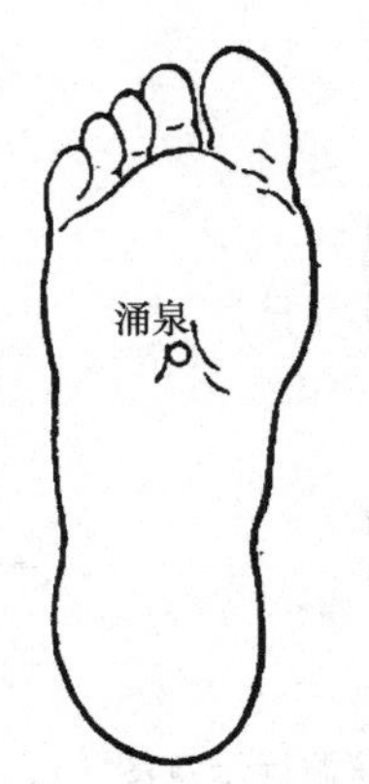

图3-8-5　肾经涌泉

主治概要：肺、肾、头面五官病证；妇科、前阴病；经脉循行部位的其他病证。

*涌泉　*然谷　*太溪　*大钟　水泉　*照海　*复溜　交信　筑宾　阴谷　横骨　*大赫　气穴　四满　中注　肓俞　商曲　石关　阴都　腹通谷　幽门　步廊　神封　灵墟　神藏　彧中　俞府

1. 涌泉*Yǒngquán（KI1）井穴

【位置】在足底，屈足卷趾时足心最凹陷中。（图3-8-5）

【解剖要点】足底腱膜（跖腱膜）、第2蚓状肌；足底内侧神经分支、第2趾足底总神经；第2趾足底总动、静脉。

【主治】①巅顶痛，眩晕；②癫痫，昏厥，癔证，惊风，心烦，失眠；③大便难，小便不利；④咽喉肿痛，咳嗽，气喘，舌干；⑤足心热，下肢瘫痪，腰脊痛，发热。

【刺灸法】直刺 0.5～0.8 寸；可灸。

【配伍】

配百会、水沟，可苏厥回阳救逆，治疗昏厥，癫痫。

配四神聪、神门，可清心安神，治疗失眠。

配环跳，可清热祛风，治疗风疹。

配关元、丰隆，可降气祛痰止咳，治疗虚劳咳嗽。

【文献摘要】

《灵枢·热病》：热病挟脐急痛，胸胁满，取之涌泉与阴陵泉。

《铜人》：治腰痛大便难，心中结热，风疹风痫，心痛不嗜食。

《杂病穴法歌》：劳宫能治五般痫，更刺涌泉疾若挑。

《通玄指要赋》：胸结身黄，取涌泉而即可。

《百症赋》：厥寒厥热涌泉清。行间涌泉，主消渴之肾竭。

【现代研究】

1）复苏升压，针涌泉、水沟、合谷，可使 CO 中毒患者苏醒，症状迅速消失。低血压（中毒性休克、出血性休克），针双涌泉有较好的升压作用，5 分钟即可升压 10～15mmHg，留针 1 小时，较肌内注射升压药维持时间长，认为针刺对心脏复苏有作用。

2）涌泉为主温针灸，治疗肾精亏虚型血管性痴呆，可明显改善患者的临床症状和认知功能，降低其血清 IL-8、TNF-α、Livin 水平，临床疗效显著。

3）睡前灸涌泉配合热水泡足治疗失眠疗效显著。此外，夜间中药外敷涌泉还可改善老年性咳嗽。

【医案】见本节结尾处二维码 02。

2. 然谷*Rángǔ（KI2）荥穴

【位置】在足内侧，足舟骨粗隆下方，赤白肉际处。（图 3-8-6）

【解剖要点】𧿹展肌、趾长屈肌腱；隐神经小腿内侧皮支、足底内侧神经皮支、足底内侧神经；足背静脉网属支，足底内侧动、静脉。

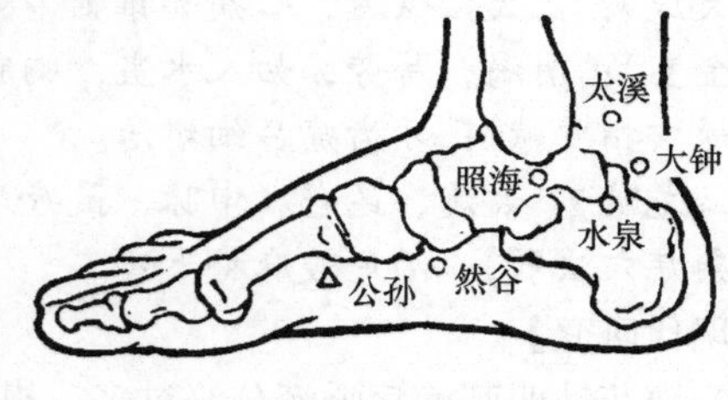

图 3-8-6　肾经然谷—照海

【主治】①月经不调，阴挺，阴痒，白浊，遗精，阳痿，小便不利；②黄疸，消渴，泄泻；③咳血，咽喉肿痛；④小儿脐风，口噤不开；⑤下肢痿痹，足跗痛。

【刺灸法】直刺 0.5～1.0 寸；可灸。

【配伍】

配血海、三阴交，可祛湿活血止痒，治疗阴痒，白浊。

配肾俞、关元俞、关元，可益肾固精，治疗遗精，阳痿。

配心俞、肾俞、中极、三阴交，可宁心固阳，治疗虚阳自脱。

【文献摘要】

《甲乙经》：痓互引身热，然谷主之。

《百症赋》：脐风须然谷而易醒。

《通玄指要赋》：然谷泻肾。

《杂病穴法歌》：脚若转筋眼发花，然谷承山法自古。

【现代研究】

1）点按然谷治疗足底筋膜炎疗效明显；中药外敷联合温针灸治疗急性运动性踝关节损伤临床效果较好，能快速缓解疼痛，改善症状。

2）针刺健康青年然谷对双侧大脑后动脉血流动力学具有负性调整作用，可降低收缩期最大血流速度。

3）艾灸然谷在改善肝硬化患者腹胀症状方面具有确切的疗效。

4）针刺对原发性高血压有降压作用，亦多用于治疗肾炎、膀胱炎、不孕症、糖尿病等。

3. 太溪*Tàixī（KI3）输穴，原穴

【位置】在踝区，内踝尖与跟腱之间的凹陷中。（图 3-8-6）

【解剖要点】胫骨后肌腱，趾长屈肌腱与跟腱、跖肌腱之间，踇长屈肌；隐神经的小腿内侧皮支，胫神经；大隐静脉的属支，胫后动、静脉。

【主治】①月经不调，不孕，遗精，阳痿，小便频数，腰膝酸软；②头痛，眩晕，健忘，失眠；③咽喉疼痛，齿痛，耳聋，耳鸣；④咳嗽，气喘，胸痛，咳血；⑤内踝肿痛，足跟痛，下肢厥冷，腰脊痛。

【刺灸法】直刺 0.5～1.0 寸；可灸。

【配伍】

配神门，可交通心肾、宁心安神，治疗失眠。

配飞扬，为原络配穴法，可滋阴补肾，治疗头痛目眩。

配肾俞、志室、关元，可温肾壮阳，治疗阳痿，遗精，肾虚腰痛。

配阳溪、承浆、颊车，可通经止痛，治疗下牙痛。

【文献摘要】

《甲乙经》：热病汗不出，默默嗜卧，溺黄，少腹热，嗌中痛，腹胀内肿，涎心痛如锥针刺，太溪主之。热病烦心，足寒清多汗，先取然谷，后取太溪，大指间动脉，皆先补之。

《大成》：主久疟咳逆，心痛如锥刺，心脉沉，手足寒至节。

《金鉴》：消渴，房劳，妇人水蛊，胸胁胀满。

《通玄指要赋》：牙齿痛吕细堪治。

《玉龙赋》：太溪、昆仑、申脉，最疗足肿之迍。

《杂病穴法歌》：两足酸麻补太溪。

【现代研究】

1）梅花针叩刺治疗唾液分泌过多：梅花针叩刺华佗夹脊穴，由下而上三次；再坐位，头微后仰，梅花针叩刺人迎、太溪各七次。

2）太溪可改善肺呼吸功能，配郄门、鱼际可改善因开胸而引起的纵隔摆动，配刺列缺可增强肾泌尿功能。

3）针刺轻度认知障碍患者太溪的即刻效应可直接影响认知活动相关脑区的神经元活动，调节病理性失衡的认知回路。

4）电针太溪能够有效提高儿童孤独症神经发育障碍的临床疗效，减轻孤独症临床症状，促进各项功能发育，且对小儿抽动症疗效确切。

5）针刺太溪对自发性高血压具有一定降压效应，可能与脑区葡萄糖代谢的影响有关。同时，多用于治疗支气管哮喘，肾炎，膀胱炎，慢性喉炎，神经衰弱，贫血，下肢瘫痪等。

【医案】见本节结尾处二维码 03。

4. 大钟*Dàzhōng（KI4）络穴

【位置】在跟区，内踝后下方，跟骨上缘，跟腱附着部前缘凹陷中。（图 3-8-6）

【解剖要点】跖肌腱和跟腱的前方、跟骨；隐神经的小腿内侧皮支；大隐静脉属支，胫后动脉内踝支、跟支构成的动脉网。

【主治】①月经不调，癃闭，便秘；②足跟痛，腰脊强痛；③失眠，嗜卧，痴呆；④咳血，气喘。

【刺灸法】直刺 0.3～0.5 寸；可灸。

【配伍】

配太溪、神门，可滋阴安神，治疗心悸、失眠。

配中极、三阴交，可清热益肾，治疗尿闭。

配郄门，可宁心安神，治疗惊恐畏人，神气不足。

【文献摘要】

《甲乙经》：喘，少气不足以息，腹满，大便难，时上走，胸中鸣，胀满，口舌干，口中吸吸，善惊，咽中痛，不可纳食，善怒，恐不乐。腰脊相引如解，实则闭癃，凄凄，腰脊痛宛转，目循循嗜卧，口中热，虚则腰痛，寒厥少阴痛。

《千金方》：主惊恐畏人，神气不足。烦心满呕。

《考穴编》：足跟肿痛。

《标幽赋》：端的处，用大钟治心内之呆痴。

《百症赋》：倦言嗜卧，往通里，大钟而明。

【现代研究】

1）针刺左侧大钟对于右侧脑梗死恢复期患者，可以降低交感神经活性和迷走神经活性，降低总的自主神经功能，提高交感神经与自主神经的平衡张力，同时还具有一定的针刺遗留效应。

2）温针灸大钟为主治疗髓海不足型痴呆有效，可以改善患者的认知功能和生活能力。

3）以独补大钟加拔罐和 TDP 照射是治疗虚性腰痛（棘上韧带损伤）的简便有效的方法。

4）针刺大钟治疗足跟痛具有显著的临床疗效。此外，临床多用大钟治疗尿潴留，哮喘，咽痛，神经衰弱等。

5. 水泉 Shuǐquán（KI5）郄穴

【位置】在跟区，太溪（KI3）直下 1 寸，跟骨结节内侧凹陷中。（图 3-8-6）

【解剖要点】跟骨内侧面；隐神经的小腿内侧皮支，足底内、外侧神经和跟内侧支；大隐静脉属支，胫后动、静脉。

【主治】①月经不调，痛经，阴挺；②小便不利；③目视不明；④足跟痛，下肢疼痛麻木，腹痛。

【刺灸法】直刺 0.3～0.5 寸；可灸。

【配伍】

配气海、三阴交，可调经血、理下焦，治疗月经不调，痛经。

配承山、昆仑，可舒筋通络止痛，治疗足跟痛。

配阴谷，可益肾固摄，治疗小便不利，尿失禁。

【文献摘要】

《甲乙经》：月水不来而多闭，心下痛，目𥆨𥆨不可远视，水泉主之。

《大成》：女子月事不来，来即心下多闷痛，阴挺出，小便淋沥，腹中痛。

《百症赋》：月潮违限，天枢、水泉细详。

《考穴编》：踝骨痛，偏坠。

【现代研究】水泉多用于治疗闭经、子宫脱垂、附件炎、膀胱炎、前列腺炎等。

6. 照海*Zhàohǎi（KI6）八脉交会穴（通阴跷脉）

【位置】在踝区，内踝尖直下 1 寸，内踝下缘边际凹陷中。（图 3-8-6）

【解剖要点】胫骨后肌腱；隐神经小腿内侧皮支；大隐静脉属支，跗内侧动、静脉的分支或属支。

【主治】①咽干咽痛，音哑，口干，目赤肿痛；②痫证夜发，惊恐不宁，癔症，失眠，嗜卧；③五淋，小便不利，便秘；④月经不调，痛经，阴挺，赤白带下，疝气；⑤足外翻，半身不遂。

【刺灸法】直刺 0.5～0.8 寸；可灸。

【配伍】

配列缺，为八脉交会穴配穴，可滋阴清热利咽，治疗咽喉干痛。

配中极、三阴交，可调经活血止带，治疗月经不调，痛经，赤白带下。

配水泉、气海，可益气固脱，治疗子宫脱垂。

配申脉，可调理跷脉，治疗失眠，嗜卧，运动平衡失调。

【文献摘要】

《甲乙经》：目痛引眦，少腹偏痛，背伛瘛疭，视昏嗜卧。惊，善悲不乐，如堕坠，汗不出，面尘黑，病饮不欲食。偏枯不能行，大风默默，不知所痛，视如见星，溺黄，小腹热，咽干。

《大成》：洁古曰：痫病夜发灸阴跷，照海穴也。

《标幽赋》：阴跷（照海）阳维（外关）而下胎衣。必准者，取照海治喉中之闭塞。

《玉龙赋》：照海、支沟，通大便之秘。取内关于照海，医腹疾之块。

《通玄指要赋》：四肢之懈惰，凭照海以消除。

【现代研究】

1）照海有明显的促进肾脏排水利尿的作用，对肾炎患者配太溪，可使血压降低，尿蛋白减少及酚红排泄量增加，使排尿总量增加，水尿排泄加快。

2）照海捻转针刺手法对肝肾阴虚型干眼症患者有较好的疗效，可显著改善眼部症状、提高生活质量、增加泪液分泌量及延长泪膜破裂时间。

3）针刺照海联合左氧氟沙星治疗急性化脓性扁桃体炎，不仅能够有效地杀灭致病细菌，同时能够及早改善患者的临床症状及体征，且能够降低药物不良反应的发生率。

4）泻照海补申脉，对脑卒中患者下肢平衡功能的恢复具有促进作用。同时亦多用于治疗慢性咽喉炎、扁桃体炎、子宫脱垂、便秘、神经衰弱、癔症、癫痫等。

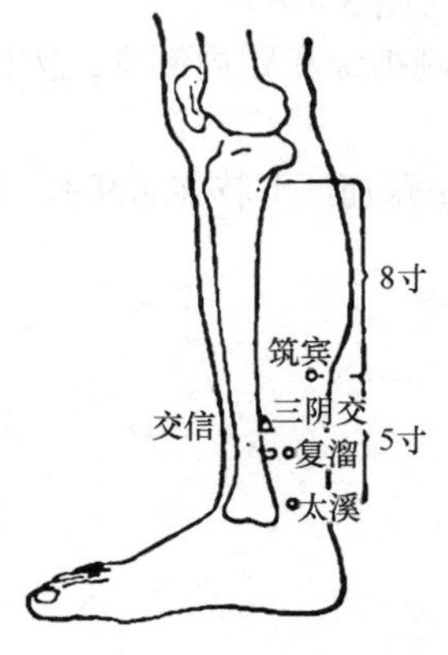

图 3-8-7　肾经复溜、交信、筑宾

7. 复溜*Fùliū（KI7）经穴

【位置】在小腿内侧，内踝尖上 2 寸，跟腱的前缘。（图 3-8-7）

【解剖要点】跖肌腱、跟腱前方、踇长屈肌；隐神经小腿内侧皮支，胫神经；大隐静脉属支，胫后动、静脉。

【主治】①自汗，盗汗，热病无汗，汗出不止；②口干舌燥；③水肿，癃闭，泄泻，腹胀；④腿肿，足痿，下肢瘫痪，腰脊强痛。

【刺灸法】直刺 0.5～1.0 寸；可灸。

【配伍】

配合谷，可调和营卫，治疗多汗，无汗或少汗。

配水分、水道、中极，可分利水道、通络消肿，治疗腹水，下肢浮肿。

配阴谷、然谷，可益肾敛液，治疗痰涎。

配劳宫，可清心泻热，治疗善怒。

【文献摘要】

《甲乙经》：心如悬，阴厥，脚腨后廉急，不可前却，血痈肠便脓血，足跗上痛，舌卷不能言，善笑，足痿不收履……及大气涎出，鼻孔中痛，腹中常鸣，骨寒热无所安，汗出不休。风逆四肢肿。嗌干，腹痛，坐卧目䀮䀮，善怒多言。

《金鉴》：主治血淋，气滞腰痛。

《百症赋》：复溜祛舌干口燥之悲。

《胜玉歌》：脚气复溜不须疑。

《灵光赋》：复溜治肿如神医。

《玉龙赋》：伤寒无汗，攻复溜宜泻；伤寒有汗，取合谷当随。

【现代研究】针刺复溜对经行水肿、输卵管积水均有疗效。多用于治疗肾炎、睾丸炎、功能性子宫出血、尿路感染、下肢瘫痪等。对老年人足跟痛亦疗效显著。

8. 交信 Jiāoxìn（KI8）阴跷脉郄穴

【位置】在小腿内侧，内踝尖上 2 寸，胫骨内侧缘后际凹陷中。（图 3-8-7）

【解剖要点】趾长屈肌、胫骨后肌后方、踇长屈肌；隐神经小腿内侧皮支、胫神经；大隐静脉属支，胫后动、静脉。

【主治】①月经不调，崩漏，阴挺，阴痒，睾丸肿痛，疝气；②五淋，泄泻，便秘，泻痢赤白；③股膝胫内侧痛。

【刺灸法】直刺 0.5～1.0 寸；可灸。

【配伍】

配百会、关元、子宫，可升阳益气固脱，治疗子宫脱垂，崩漏。

配水道、地机、三阴交，可健脾胃、理胞宫，治疗月经不调，赤白带下。

配水道、中极，可行气利水，治疗癃闭。

【文献摘要】

《甲乙经》：气癃，㿗疝阴急，股枢腨内廉痛。

《千金方》：主泄痢赤白漏血，又主气淋。

《图翼》：女子漏血不止，阴挺，月事不调，小腹痛，盗汗。

《百症赋》：女子少气漏血，不无交信、合阳。

《肘后歌》：腰膝强痛交信凭。

【现代研究】交信多用于治疗功能性子宫出血，痢疾，肠炎等。

9. 筑宾 Zhùbīn（KI9）阴维脉郄穴

【位置】在小腿内侧，太溪（KI3）直上 5 寸，比目鱼肌与跟腱之间。（图 3-8-7）

【解剖要点】小腿三头肌；隐神经小腿内侧皮支、胫神经；浅静脉，胫后动、静脉。

【主治】①癫狂；②小儿脐疝；③呕吐涎沫，吐舌；④小腿内侧痛；⑤小便不利。

【刺灸法】直刺 1.0～1.5 寸；可灸。

【配伍】

配膀胱俞、三阴交，可调理下焦、清热利湿，治疗尿赤，尿痛。

配百会、水沟，可醒脑开窍、安神定志，治疗癫狂，痫证。

【文献摘要】

《甲乙经》：大疝绝子，筑宾主之。

《外台》：癫疾，呕吐。

《考穴编》：脚软无力。

【现代研究】筑宾多用于治疗肾炎、膀胱炎、睾丸炎、腓肠肌痉挛等。

10. 阴谷 Yīngǔ（KI10）合穴

【位置】在膝后区，腘横纹上，半腱肌肌腱外侧缘。（图 3-8-8）

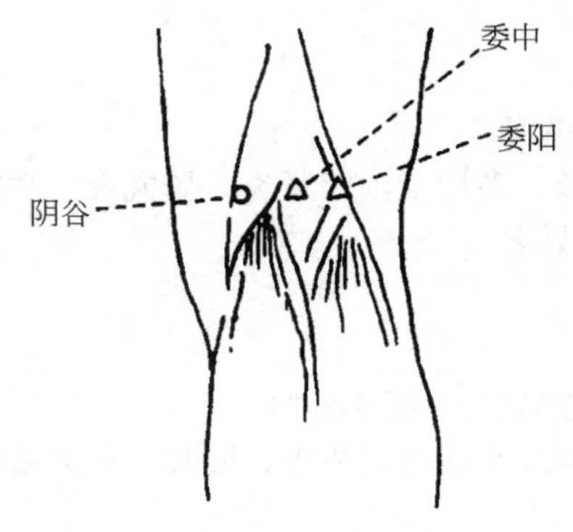

图 3-8-8 肾经阴谷

【解剖要点】半膜肌腱与半腱肌腱之间、腓肠肌内侧头；股后皮神经；皮下静脉，膝上内侧动、静脉分支或属支。

【主治】①阳痿，早泄；②月经不调，崩漏；③疝痛，阴中痛，小便难；④癫狂；⑤膝股内侧痛。

【刺灸法】直刺 1.0～1.5 寸；可灸。

【配伍】

配肾俞、关元、三阴交，可补肾壮阳，治疗阳痿，小便难。

配曲池、血海、曲骨，可祛风除湿、通理下焦，治疗阴痛，阴痒。

【文献摘要】

《甲乙经》：狂癫，脊内廉痛，溺难，阴痿不用，少腹急引阴及脚内廉。

《大成》：主膝痛如锥，不得屈伸。

《考穴编》：阴囊湿痒，带漏不止。

【现代研究】阴谷多用于治疗尿路感染，阴道炎，阴部瘙痒，阳痿等。

11. 横骨 Hénggǔ（KI11）足少阴、冲脉之交会穴

【位置】在下腹部，脐中下 5 寸，前正中线旁开 0.5 寸。（图 3-8-9）

【解剖要点】腹直肌鞘前壁、锥状肌、腹直肌；髂腹下神经前皮支，第 11、12 胸神经前支的分支；腹壁浅静脉属支，腹壁下动、静脉分支或属支。

【主治】①少腹胀痛，阴部痛，疝气；②小便不利，遗尿；③遗精，阳痿。

【刺灸法】直刺 1.0～1.5 寸；可灸。

12. 大赫*Dàhè（KI12）足少阴、冲脉之交会穴

【位置】在下腹部，脐中下 4 寸，前正中线旁开 0.5 寸。（图 3-8-9）

【解剖要点】腹直肌鞘前壁、锥状肌上外侧缘、腹直肌；第 11、12 胸神经和第 1 腰神经前支的前皮支与肌支及伴行的动、静脉；腹壁浅动、静脉及腹壁下动、静脉的分支或属支，相应的肋间动、静脉。

【主治】①月经不调，痛经，带下，阴挺，阴部痛，不孕，不育，遗精，阳痿，阴囊挛缩，茎中痛，疝气；②泄泻，痢疾，遗尿，小便不通；③少腹痛。

【刺灸法】直刺 1.0～1.5 寸；可灸。

【配伍】

配命门、中封，可补命门、益肝肾，治疗遗精、阳痿。

配三阴交、关元，可益元气、理下焦，治疗月经不调、阴茎疼痛。

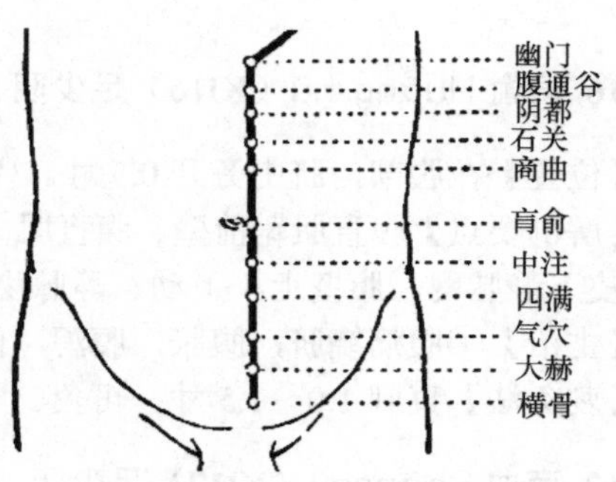

图 3-8-9　肾经腹部穴

【文献摘要】

《千金方》：主精溢，阴上缩。

《大成》：虚劳失精，男子阴器结缩。茎中痛，目赤痛从内眦始，妇人赤带。

【现代研究】

1）针灸大赫等穴加中药治疗男性精液异常不育症、女性不孕症有显著疗效。

2）针刺大赫、水道可以提高膀胱逼尿肌的压力，改善尿流率，从而缓解因膀胱无力而引起的排尿功能障碍。

13. 气穴 Qìxué（KI13）足少阴、冲脉之交会穴

【位置】在下腹部，脐中下 3 寸，前正中线旁开 0.5 寸。（图 3-8-9）

【解剖要点】腹直肌鞘前壁、腹直肌；第 11、12 胸神经前支和第 1 腰神经前支的前皮支与肌支及伴行的动、静脉；腹壁浅动、静脉分支或属支，相应的肋间动、静脉。

【主治】①月经不调，带下，不孕，阳痿；②小便不利；③泄泻，痢疾；④奔豚气；⑤腹痛引腰脊。

【刺灸法】直刺 1.0～1.5 寸；可灸。

14. 四满 Sìmǎn（KI14）足少阴、冲脉之交会穴

【位置】在下腹部，脐中下 2 寸，前正中线旁开 0.5 寸。（图 3-8-9）

【解剖要点】腹直肌鞘前壁、腹直肌；第 10～12 胸神经前支的前皮支和肌支及伴行的动、静脉；腹壁浅动、静脉及腹壁下动、静脉的分支或属支，相应的肋间动、静脉。

【主治】①月经不调，崩漏，带下，产后恶露不净；②遗精，白浊；③遗尿，水肿，便秘；④小腹痛，脐下积聚、疝瘕。

【刺灸法】直刺 1.0～1.5 寸；利水多用灸法。

15. 中注 Zhōngzhù（KI15）足少阴、冲脉之交会穴

【位置】在下腹部，脐中下 1 寸，前正中线旁开 0.5 寸。（图 3-8-9）

【解剖要点】腹直肌鞘前壁、腹直肌；脐周皮下静脉网，第 10～12 胸神经前支的前皮支和肌支及伴行的动、静脉；腹壁下动、静脉分支或属支，相应的肋间动、静脉。

【主治】①月经不调，带下；②腹痛，小便淋涩，便秘，泄泻，痢疾。

【刺灸法】直刺 1.0～1.5 寸；可灸。

16. 肓俞 Huāngshū（KI16）足少阴、冲脉之交会穴

【位置】在腹部，脐中旁开 0.5 寸。（图 3-8-9）

【解剖要点】腹直肌鞘前壁、腹直肌；第 9～11 胸神经前支的前皮支和肌支及伴行的动、静脉；脐周皮下静脉网，腹壁上、下动、静脉吻合形成的动、静脉网，相应的肋间动、静脉。

【主治】①腹痛绕脐，腹胀，腹泻，便秘，泄泻，痢疾；②疝气，五淋；③月经不调。

【刺灸法】直刺 1.0～1.5 寸；可灸。

17. 商曲 Shāngqū（KI17）足少阴、冲脉之交会穴

【位置】在上腹部，脐中上 2 寸，前正中线旁开 0.5 寸。（图 3-8-9）

【解剖要点】腹直肌鞘前壁、腹直肌；第 8～10 胸神经前支的前皮支和肌支及伴行的动、静脉；腹壁浅静脉，腹壁上动、静脉分支或属支，相应的肋间动、静脉。

【主治】①腹痛，腹胀，不嗜食，泄泻，便秘；②腹中积聚。

【刺灸法】直刺 0.5～1.2 寸；可灸。

18. 石关 Shíguān（KI18）足少阴、冲脉之交会穴

【位置】在上腹部，脐中上 3 寸，前正中线旁开 0.5 寸。（图 3-8-9）

【解剖要点】腹直肌鞘前壁、腹直肌；第 7～9 胸神经前支的前皮支和肌支及伴行的动、静脉；腹壁浅静脉，腹壁上动、静脉分支或属支，相应的肋间动、静脉。

【主治】①胃痛，呕吐，腹痛，腹胀，多唾，嗳气；②产后腹痛，不孕。

【刺灸法】直刺 0.5～1.2 寸；可灸。

19. 阴都 Yīndū（KI19）足少阴、冲脉之交会穴

【位置】在上腹部，脐中上 4 寸，前正中线旁开 0.5 寸。（图 3-8-9）

【解剖要点】腹直肌鞘前壁、腹直肌；第 7～9 胸神经前支的前皮支和肌支及伴行的动、静脉；腹壁浅静脉，腹壁上动、静脉分支或属支，相应的肋间动、静脉。

【主治】①胃痛，胸胁痛，腹痛，腹胀，便秘；②不孕；③疟疾，黄疸。

【刺灸法】直刺 0.5～1.2 寸；可灸。

20. 腹通谷 Fùtōnggǔ（KI20）足少阴、冲脉之交会穴

【位置】在上腹部，脐中上 5 寸，前正中线旁开 0.5 寸。（图 3-8-9）

【解剖要点】腹直肌鞘前壁、腹直肌；第 6～8 胸神经前支的前皮支和肌支及伴行的动、静脉；腹壁浅静脉，腹壁上动、静脉分支或属支，相应的肋间动、静脉。

【主治】①胃痛，腹痛，腹胀，呕吐；②心痛，心悸，胸痛。

【刺灸法】直刺 0.5～1.0 寸；可灸。

21. 幽门 Yōumén（KI21）足少阴、冲脉之交会穴

【位置】在上腹部，脐中上 6 寸，前正中线旁开 0.5 寸。（图 3-8-9）

【解剖要点】腹直肌鞘前壁、腹直肌；第 6～8 胸神经前支的前皮支和肌支及伴行的动、静脉；腹壁上动、静脉分支或属支，相应的肋间动、静脉。

【主治】①腹痛，善哕，呕吐，腹胀，腹泻；②胸胁痛，心烦；③咳嗽，咳血。

【刺灸法】直刺 0.5～1.0 寸；可灸。

22. 步廊 Bùláng（KI22）

【位置】在胸部，第 5 肋间隙，前正中线旁开 2 寸。（图 3-8-10）

【解剖要点】胸大肌；第 5 肋间神经前皮支，胸内、外侧神经分支；胸廓内动、静脉的穿支。

【主治】①胸痛，胸胁胀满，咳嗽，气喘；②乳痈；③呕吐，不嗜食；④鼻不通。

【刺灸法】斜刺或平刺 0.5～0.8 寸，不可深刺，以免伤及心、肺；可灸。

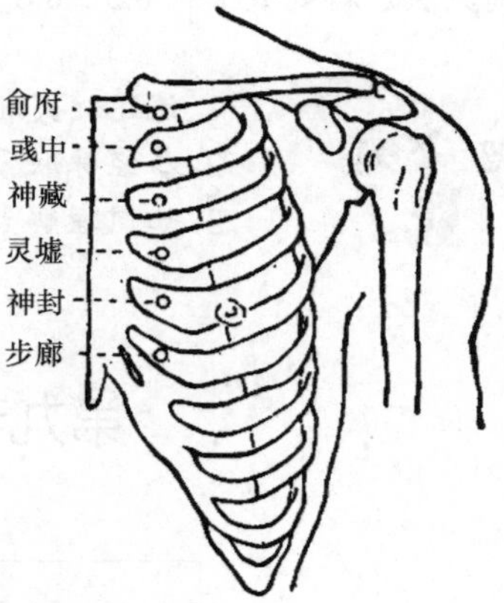

图 3-8-10　肾经胸部穴

23. 神封 Shénfēng（KI23）

【位置】在胸部，第 4 肋间隙，前正中线旁开 2 寸。（图 3-8-10）

【解剖要点】胸大肌；第 4 肋间神经前皮支，胸内、外侧神经分支；胸廓内动、静脉的穿支。

【主治】①胸胁支满，咳嗽，气喘；②乳痈，乳汁不足；③呕吐，不嗜食。

【刺灸法】斜刺或平刺 0.5～0.8 寸，不可深刺，以免伤及心、肺；可灸。

24. 灵墟 Língxū（KI24）

【位置】在胸部，第 3 肋间隙，前正中线旁开 2 寸。（图 3-8-10）

【解剖要点】胸大肌；第 3 肋间神经前皮支，胸内、外侧神经分支；胸廓内动、静脉的穿支。

【主治】①胸膈满痛，咳喘，痰多；②乳痈，乳汁不足；③呕吐，不嗜食。

【刺灸法】斜刺或平刺 0.5～0.8 寸，不可深刺，以免伤及心、肺；可灸。

25. 神藏 Shéncáng（KI25）

【位置】在胸部，第 2 肋间隙，前正中线旁开 2 寸。（图 3-8-10）

【解剖要点】胸大肌；第 2 肋间神经前皮支，胸内、外侧神经分支；胸廓内动、静脉的穿支。

【主治】①胸胁胀满，咳嗽，气喘；②烦满，呕吐，食欲不振。

【刺灸法】斜刺或平刺 0.5～0.8 寸，不可深刺，以免伤及心、肺；可灸。

26. 彧中 Yùzhōng（KI26）

【位置】在胸部，第 1 肋间隙，前正中线旁开 2 寸。（图 3-8-10）

【解剖要点】胸大肌；第 1 肋间神经前皮支，锁骨上内侧神经，胸内、外侧神经分支；胸廓内动、静脉的穿支。

【主治】①咳嗽，气喘，痰涎壅盛，胸胁胀满；②呕吐涎沫，纳呆。

【刺灸法】斜刺或平刺 0.5～0.8 寸，不可深刺，以免伤及心、肺；可灸。

27. 俞府 Shūfǔ（KI27）

【位置】在胸部，锁骨下缘，前正中线旁开 2 寸。（图 3-8-10）

【解剖要点】胸大肌；锁骨上内侧神经，胸内、外侧神经分支。

【主治】①咳嗽，气喘，胸满不得息；②腹胀，呕吐，不嗜食。

【刺灸法】斜刺或平刺 0.5～0.8 寸，不可深刺，以免伤及心、肺；可灸。

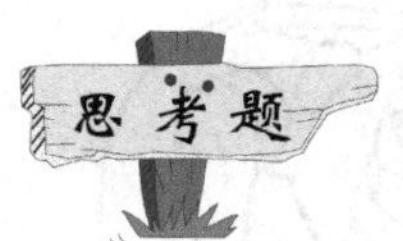

1. 试述《灵枢·经脉》中足少阴肾经的经脉循行和病候。
2. 本经脉联系了哪些脏腑器官？
3. 如何理解太溪穴既可滋肾阴，又可补肾阳？

足少阴经络与腧穴
拓展内容01~03

第九节　手厥阴经络与腧穴

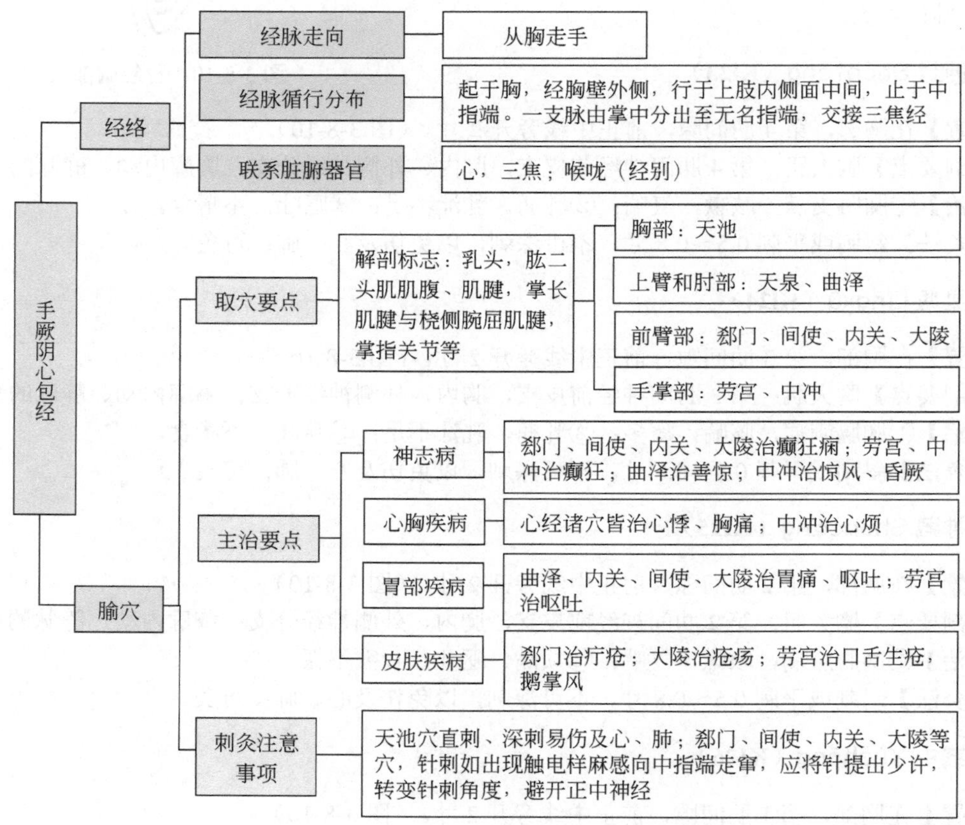

一、手厥阴经络

手厥阴经络音频

（一）手厥阴经脉

1. 经脉循行

《灵枢·经脉》：心主手厥阴心包络[1]之脉，起于胸中，出属心包[2]，下膈，历[3]络三焦。

其支者，循胸出胁，下腋三寸[4]，上抵腋下，循臑内，行太阴、少阴之间，入肘中，下臂，行两筋[5]之间，入掌中，循中指，出其端。

其支者，别掌中，循小指次指[6]出其端。（图 3-9-1）

语译见本节结尾处二维码 01

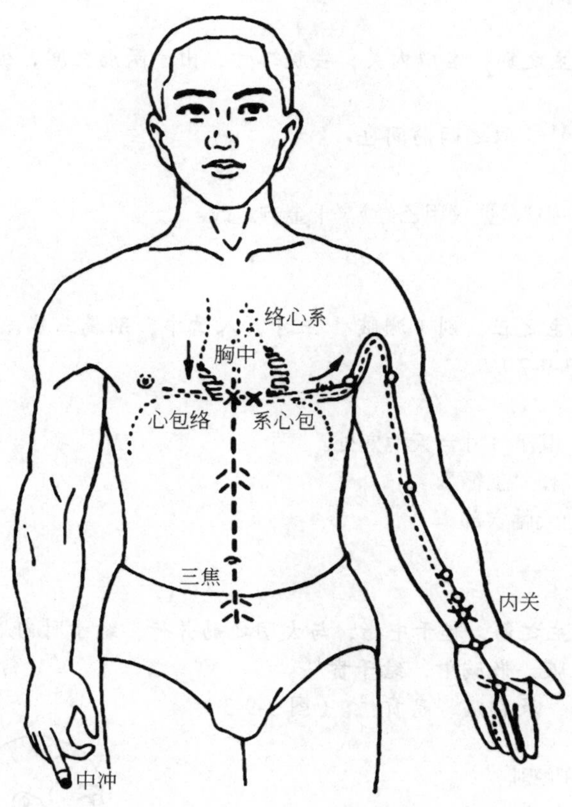

图 3-9-1　手厥阴经脉、络脉循行示意图

【注释】

［1］心包络——《脉经》《甲乙经》《铜人》无此三字；《太素》《发挥》无“络”字。“心包”原意指心外之包膜；“心包络”意指与心包相通的络脉。

［2］心包——此后原有“络”字，《甲乙经》同；《脉经》、《太素》、《素问》王冰注、《千金方》、《铜人》、《发挥》引文均无，因据删。

［3］历——经历的意思。《太素》：“经历三焦仍络著（着）也。”

［4］下腋三寸——距腋下 3 寸，与乳头相平处，为天池穴。

［5］两筋——指桡侧腕屈肌腱与掌长肌腱。

［6］小指次指——从小指数起的第 2 指，即无名指。

2. 经脉病候

《灵枢·经脉》：是动则病，手心热，臂、肘挛急，腋肿；甚则胸胁支满[1]，心中澹澹[2]大动，面赤，目黄，喜笑不休。

是主脉所生病者，烦心，心痛，掌中热。

【注释】

［1］支满——支撑胀闷的感觉。

［2］澹澹——音淡，水震动，形容心悸。

（二）手厥阴络脉

《灵枢·经脉》：手心主之别，名曰内关，去腕二寸，出于两筋之间，循经以上，系于心包，络心系。（图 3-9-1）

实则心痛；虚则烦心[1]。取之两筋间也。

【注释】

［1］烦心——原作“头强”，据《甲乙经》《千金方》改。

（三）手厥阴经别

《灵枢·经别》：手心主之正，别下渊腋[1]三寸，入胸中，别属三焦，出循[2]喉咙，出耳后，合少阳完骨之下[3]。（图 3-9-2）

【注释】

［1］渊腋——指腋部，其下 3 寸当天池穴处。

［2］出循——《太素》作“上循”。

［3］完骨之下——约当天牖穴部。

（四）手厥阴经筋

《灵枢·经筋》：手心主之筋，起于中指，与太阴之筋并行，结于肘内廉；上臂阴，结腋下；下散前后挟胁。其支者，入腋，散胸中，结于贲[1]。

其病当所过者支转筋，及胸痛、息贲[2]。（图 3-9-3）

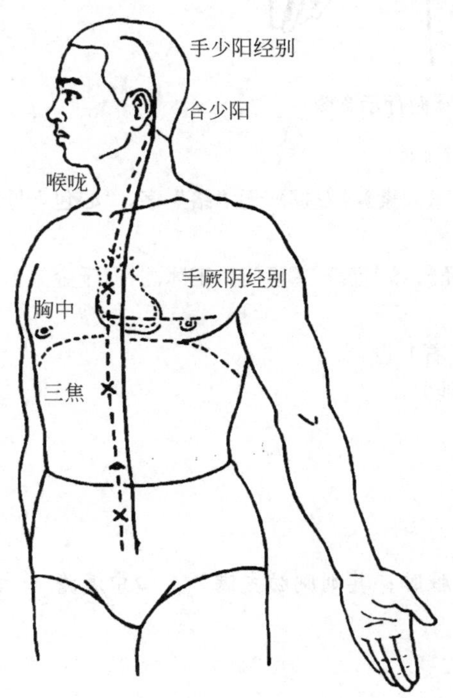

图 3-9-2 手厥阴经别循行示意图

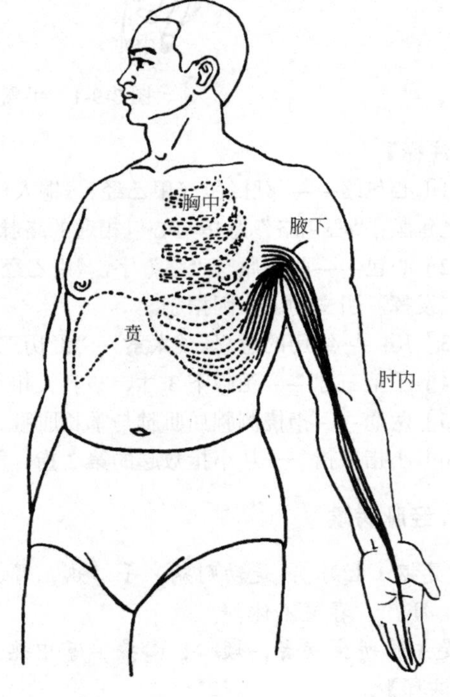

图 3-9-3 手厥阴经筋循行示意图

【注释】

[1] 贲——原误作“臂”，据《太素》改。此指膈部。

[2] 息贲——五积之一的肺积，此为气息急迫之证。《难经》有五脏之积的病名，肝积肥气，心积伏梁，脾积痞气，肺积息贲，肾积贲豚。

二、手厥阴心包经腧穴

本经经穴分布在胸部外上方，上肢的掌面中央和中指。起于天池，止于中冲，左右各 9 穴。（图 3-9-4）

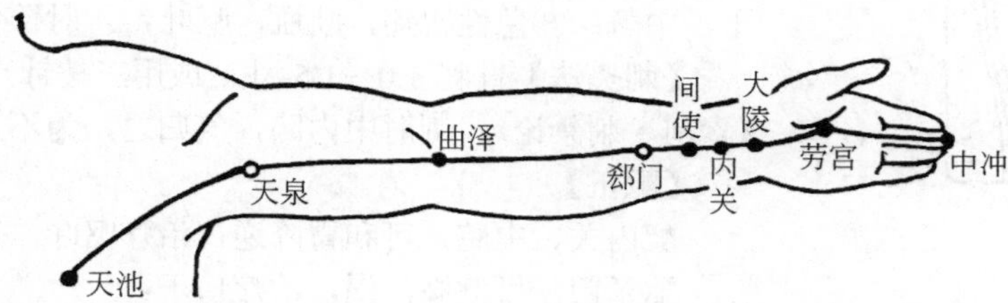

图 3-9-4　手厥阴心包经经穴分布图

主治概要：心、胸、胃、神志病及经脉循行部位的其他病证。

*天池　天泉　*曲泽　*郄门　*间使　*内关　*大陵　*劳宫　*中冲

1. 天池*Tiānchí（PC1）

【位置】在胸部，当第 4 肋间隙，前正中线旁开 5 寸（指寸）。（图 3-9-5）

【解剖要点】胸大肌、胸小肌；第 4 肋间神经外侧皮支，胸内、外侧神经；胸腹壁静脉，胸外侧动、静脉的分支或属支。

【主治】①乳痈，乳汁不通，乳少；②胸闷气短，咳嗽痰多，气喘；③胸痛，心痛，心悸；④腋下肿，瘰疬。

【刺灸法】斜刺或平刺 0.5～0.8 寸；可灸。

【配伍】

配膻中、乳根、少泽，可理气通乳，治疗乳痈，乳少。

配委阳，可行气消肿，治疗腋肿。

【文献摘要】

《甲乙经》：寒热，胸满头痛，四肢不举，腋下肿，上气，胸中有声，喉中鸣，天池主之。

《百症赋》：委阳、天池，腋肿针而速散。

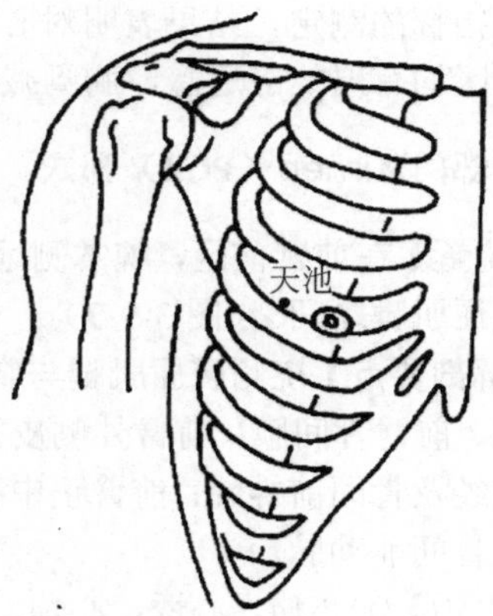

图 3-9-5　心包经天池

2. 天泉 Tiānquán（PC2）

【位置】在臂前区，腋前纹头下 2 寸，肱二头肌的长、短头之间。（图 3-9-6）

【解剖要点】肱二头肌、肱肌、喙肱肌腱；臂内侧皮神经的分支、肌皮神经；肱动、静脉的肌支。

【主治】①心痛，心悸；②咳嗽，胸胁胀痛；③臂痛。

【刺灸法】直刺 0.5～0.8 寸；可灸。

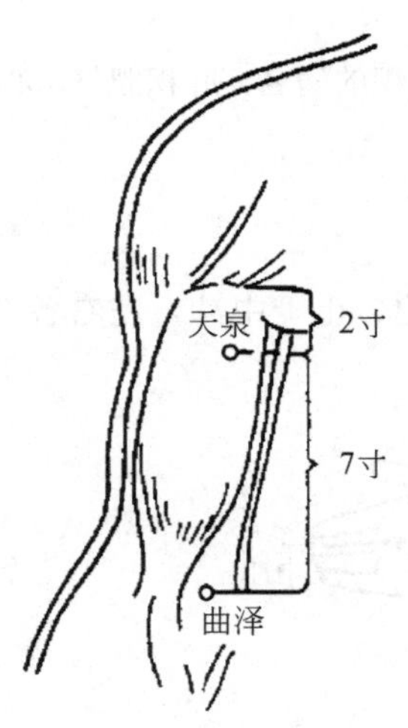

图 3-9-6 心包经天泉、曲泽

3. 曲泽*Qūzé（PC3）合穴

【位置】在肘前区，肘横纹上，肱二头肌腱的尺侧缘凹陷中。（图 3-9-6）

【解剖要点】肱肌；前臂内侧皮神经、正中神经本干；肘正中静脉，肱动、静脉，尺侧返动、静脉的掌侧支与尺侧下副动、静脉前支构成的动、静脉网。

【主治】①心痛，心悸，烦躁不安，神昏谵语；②热病，口干，中暑；③急性胃痛，吐血，呕吐；④肘臂挛痛，手臂震颤。

【刺灸法】直刺 1.0～1.5 寸，或用三棱针点刺出血；可灸。《素问·刺禁论》：刺肘中内陷，气归之，为不屈伸。

【配伍】

配内关、中脘，可和胃降逆，治疗呕吐，胃痛。

配章门，可健脾消渴，治疗口干。

配郄门、大陵，可宁心止痛，治疗心痛。

【文献摘要】

《甲乙经》：心澹澹然，善惊，身热，烦心，口干，手清，逆气，呕血，时瘛，善摇头，颜青汗出不过肩。伤寒温病，曲泽主之。

《千金方》：咳喘，曲泽出血立已。

《百症赋》：少商、曲泽，血虚口渴同施。

【现代研究】艾条温和灸曲泽治疗冠心病心绞痛，于灸前、施灸 15 分钟和停灸后 5 分钟分别进行有关指标的测定，结果表明对心功能等参数均有改善。施灸局部穴区均有温热舒适感，胸闷减轻，心前区舒适。

4. 郄门*Xìmén（PC4）郄穴

【位置】在前臂前区，腕掌侧远端横纹上 5 寸，掌长肌腱与桡侧腕屈肌腱之间。（图 3-9-7）

【解剖要点】桡侧腕屈肌腱与掌长肌腱之间、指浅屈肌、指深屈肌、前臂骨间膜；前臂外侧皮神经、前臂内侧皮神经分支、正中神经及骨间前神经；前臂正中静脉，与正中神经伴行的动、静脉，骨间前动脉。

【主治】①心痛，心悸，心烦，胸痛；②咯血，吐血；③疔疮；④癫疾。

【刺灸法】直刺 0.5～1.0 寸；可灸。

【配伍】

配大陵，可清热止血，治疗咳血。

配水沟，可安神定痉，治疗癫痫发作。

配内关，可通脉止痛，治疗心胸痛。

配神门、心俞，可宁心安神，治疗心悸，不寐。

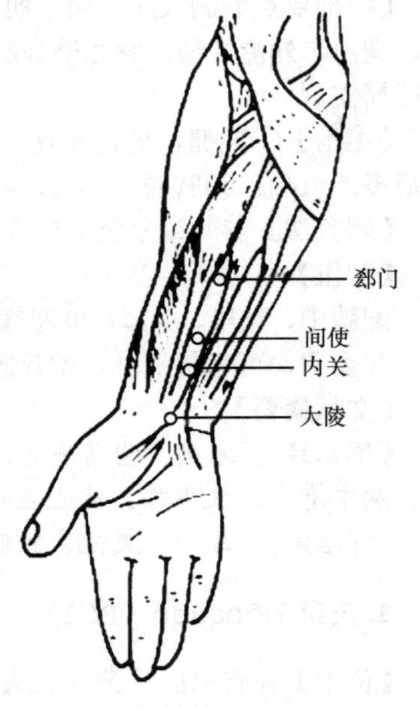

图 3-9-7 心包经郄门—大陵

【文献摘要】

《甲乙经》：心痛，衄哕呕血，惊恐畏人，神气不足，郄门主之。

《千金方》：大钟、郄门，主惊恐畏人，神气不足。

5. 间使*Jiānshǐ（PC5）经穴

【位置】在前臂前区，腕掌侧远端横纹上 3 寸，掌长肌腱与桡侧腕屈肌腱之间。（图 3-9-7）

【解剖要点】桡侧腕屈肌腱与掌长肌腱之间、指浅屈肌、指深屈肌、旋前方肌、前臂骨间膜；前臂内、外侧皮神经分支，正中神经及骨间前神经；前臂正中静脉，与正中神经伴行的动、静脉，骨间前动脉。

【主治】①心痛，心悸，癫狂痫；②热病，疟疾；③胃痛，呕吐；④肘臂痛。

【刺灸法】直刺 0.5～1.0 寸；可灸。

【配伍】

配大椎、风池，可清热截疟，治疗疟疾。

配三间，可理气开窍，治疗咽中如梗。

配水沟、合谷、丰隆，可化痰开窍，治疗痰蒙心窍之癫狂，癔症，神志恍惚。

配少府，可宽胸理气止痛，治疗心胸痛。

【文献摘要】

《甲乙经》：热病烦心善呕，胸中澹澹，善动而热。心悬如饥状，善悲而惊狂，面赤目黄。头大浸淫。

《千金方》：狂邪发无常，披头大唤欲杀人，不避水火及狂言妄语，灸间使三十壮。亦灸惊恐歌哭。

《玉龙歌》：脾家之症最可怜，有寒有热两相煎，间使二穴针泻动，热泻寒补病俱痊。（原注：间使透针支沟，如脾寒可灸）

《通玄指要赋》：疟生寒热兮，仗间使以扶持。

《灵光赋》：水沟间使治邪癫。

《百症赋》：天鼎间使，失音嗫嚅而休迟。

【现代研究】针刺间使可增强冠心病患者心肌收缩力，减慢心率，改善心电图，使左心室舒张期终末压降低。

6. 内关*Nèiguān（PC6）络穴，八脉交会穴（通阴维脉）

【位置】在前臂前区，腕掌侧远端横纹上 2 寸，掌长肌腱与桡侧腕屈肌腱之间。（图 3-9-7）

【解剖要点】桡侧腕屈肌腱与掌长肌腱之间、指浅屈肌、指深屈肌、旋前方肌；前臂内侧皮神经，前臂外侧皮神经的分支，正中神经，骨间前神经；前臂正中静脉，与正中神经伴行的动、静脉，骨间前动、静脉。

【主治】①心悸，心痛，失眠，癫狂痫，癔症，郁证；②无脉症；③胃痛，呕吐，呃逆；④偏头痛，眩晕，中风，昏迷；⑤胸闷，气短，咳喘；⑥偏瘫，肘臂挛痛；⑦舌裂出血，产后血晕，热病。

【刺灸法】直刺 0.5～1.0 寸；可灸。

【配伍】

配水沟、百会、足三里，可开窍启闭，治疗厥证，晕厥。

配水沟、太冲，可安神定惊，治疗癫狂。

配神门、三阴交，可宁心安神，治疗失眠。

配人迎、太渊，可通脉理气，治疗无脉症。

配曲池、百会、丰隆，可升清降浊、健脾化痰，治疗高血压。

配水沟、三阴交、极泉、委中，可醒脑开窍，治疗中风偏瘫。

【文献摘要】

《甲乙经》：心澹澹而善惊恐，心悲。面赤皮热，热病汗不出，中风热，目赤黄，肘挛腋肿，实则心暴痛，虚则烦心，心惕惕不能动，失智。

《千金方》：主手中风热。

《席弘赋》：肚疼须是公孙妙，内关相应必然瘳。

《百症赋》：建里、内关，扫尽胸中之苦闷。

《玉龙赋》：取内关于照海，医腹疾之块。

《杂病穴法歌》：一切内伤内关穴，痰火积块退烦潮。

【现代研究】

1）电针家兔内关对失血性休克模型有明显的升压作用，并可改善心泵的功能。

2）针刺内关可使冠心病心绞痛患者全血黏度、血浆比黏度、血浆纤维蛋白原、血细胞比容、血沉等均有不同程度的下降，同时伴随着心电图及临床症状的改善。

3）神经性呕吐、手术麻醉引起的恶心呕吐，针刺内关疗效较好。对晕车出现的恶心呕吐，用手指重按内关亦有效。

【医案】见本节结尾处二维码 02。

7. 大陵*Dàlíng（PC7）输穴，原穴

【位置】在腕前区，腕掌侧远端横纹中，掌长肌腱与桡侧腕屈肌腱之间。（图 3-9-7）

【解剖要点】掌长肌腱与桡侧腕屈肌腱之间，拇长屈肌腱与指浅屈肌腱、指深屈肌腱之间，桡腕关节前方；前臂内、外侧皮神经，正中神经；腕掌侧静脉网。

【主治】①心痛，心悸；②悲恐善笑，癫狂痫，失眠；③胃痛，呕吐；④口臭，疥癣，疮疡；⑤足跟痛，胸胁痛，手臂痛。

【刺灸法】直刺 0.3～0.5 寸；可灸。

【配伍】

配郄门，可清热止血，治疗呕血。

配劳宫，可泻热醒神，治疗喜笑不休。

配百会、印堂、太溪，可宁心安神，治疗失眠。

【文献摘要】

《甲乙经》：热病烦心而汗不止，肘挛腋肿，善笑不休，心中痛，目赤黄，小便如血，欲呕，胸中热，苦不乐，太息，喉痹嗌干，喘逆，身热如火，头痛如破，短气胸痛。狂言。

《通玄指要赋》：抑又闻心胸病，求掌后之大陵。

《玉龙赋》：大陵人中频泻，口气全除。肚痛秘结，大陵合外关于支沟。

《胜玉歌》：心热口臭大陵驱。

《玉龙歌》：心胸有病大陵泻，气攻胸腹一般针。

【现代研究】

1）针刺大陵可使部分癫痫大发作患者脑电图趋于规则化。

2）大陵治疗足跟痛效果较好。

8. 劳宫*láogōng（PC8）荥穴

【位置】在掌区，横平第 3 掌指关节近端，第 2、3 掌骨之间偏于第 3 掌骨。（图 3-9-8）

【解剖要点】掌腱膜、桡侧指浅、深屈肌腱之间、第2蚓状肌桡侧、第1骨间掌侧肌和第2骨间背侧肌。正中神经的掌支、正中神经的指掌侧固有神经；手掌侧静脉网、指掌侧总动脉。

【主治】①口疮，口臭，鼻衄；②癫痫狂，中风昏迷，中暑；③胸胁痛，呕吐；④鹅掌风。

【刺灸法】直刺 0.3～0.5 寸；可灸。

【配伍】

配水沟、十宣，可清热醒神，治疗中暑。

配百会、少商、三阴交，可安神定志，治疗脏躁。

配水沟、神门、合谷，可镇静宁神，治疗癔症，哭笑无常。

配少泽、三间、太冲，可清心泻热，治疗口热，口干，口中烂。

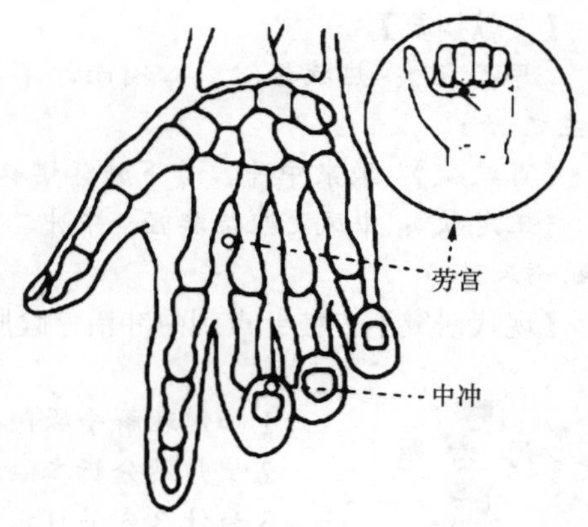

图 3-9-8 心包经劳宫、中冲

【文献摘要】

《甲乙经》：风热善怒，中心喜悲，思慕歔欷，善笑不休。热病发热，烦满而欲呕哕，三日以往不得汗，怵惕，胸胁痛，不可反侧，咳满溺赤，大便血衄不止，呕吐血，气逆，噫不止，嗌中痛，食不下，善渴，舌中烂，掌中热，欲呕。

《圣惠方》：小儿口有疮蚀，龈烂，臭秽气冲人，灸劳宫二穴各一壮。

《通玄指要赋》：劳宫退胃翻心痛亦何疑。

《百症赋》：治疸消黄，谐后溪劳宫而看。

《玉龙赋》：劳宫、大陵，可疗心闷疮痍。

《杂病穴法歌》：劳宫能治五般痛，更刺涌泉疾若挑。

《玉龙歌》：劳宫穴在掌中寻，满手生疮痛不禁。

【现代研究】针刺劳宫等穴后，右侧额上回、额中回是杏仁核功能连接减弱的特异脑区，推测右侧额上回、额中回和杏仁核所形成的特异功能连接网络参与并加强对负性情绪的抑制调控，可能是针刺劳宫等穴干预抑郁症患者的中枢效应机制。

【医案】见本节结尾处二维码 03。

9. 中冲*zhōngchōng（PC9）井穴

【位置】在手指，中指末端最高点。（图 3-9-8）

【解剖要点】正中神经的指掌侧固有神经末梢；指掌侧动、静脉的动、静脉网。

【主治】①中风，昏迷，晕厥，小儿惊风；②舌强不语，舌下肿痛；③热病，中暑；④心痛，心烦。

【刺灸法】直刺 0.1 寸；或用三棱针点刺出血。

【配伍】

配关冲、廉泉，可通经舒舌，治疗舌下肿痛，舌强不语。

配少商、商阳（点刺出血），可解表泄热，治疗外感发热。

配水沟、内关、合谷，可安神定痉，治疗小儿惊风。

配十宣、水沟，可泄热醒神、开窍启闭，治疗中暑，中风，昏迷。

【文献摘要】

《甲乙经》：热病烦心，心闷而汗不出，掌中热，心痛，身热如火，浸淫烦满，舌本痛，中冲主之。

《百症赋》：廉泉中冲，舌下肿疼堪取。

《玉龙歌》：中风之症症非轻，中冲二穴可安宁，先补后泻如无应，再刺人中立便轻。（原注：中冲禁灸，惊风灸之）

【现代研究】三棱针点刺中冲治疗睑腺炎，挤出5～10滴血。每日1次，一般1～3次见效。

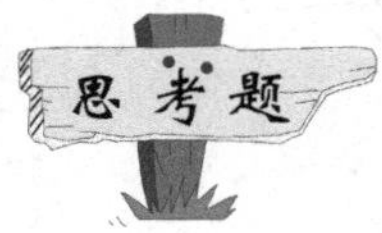

1.如何理解手厥阴心包经经脉循行中“心主手厥阴心包络之脉”？
2.试归纳分析本经腧穴的主治规律和特点。
3.为什么内关可以治疗“心、胸、胃”等相关的疾病？

手厥阴经络与腧穴
拓展内容01~03

第十节 手少阳经络与腧穴

- 手少阳三焦经
  - 经络
    - 经脉走向：从手走头
    - 经脉循行分布：起于无名指末端，行于上肢外侧中间、颈项、侧头、耳前、眉梢，在外眼角交接于足少阳胆经
    - 联系脏腑器官：三焦、心包、头、耳、目、舌本（经筋）
  - 腧穴
    - 取穴要点：解剖标志：第4、5掌指关节及指总伸肌腱、尺骨、桡骨、尺骨鹰嘴、肩峰、乳突、下颌角、胸锁乳突肌、耳郭等
      - 掌指部：关冲、液门、中渚、阳池
      - 前臂部：外关、支沟、会宗、三阳络、四渎
      - 上臂及肩背部：天井、天髎、清冷渊、消泺、臑会、肩髎
      - 头颈部：天牖、翳风、角孙、瘈脉、颅息、耳门、耳和髎、丝竹空
    - 主治要点
      - 头面五官病：除个别穴外，诸穴均治头痛、耳聋、耳鸣、咽喉肿痛；支沟、三阳络、四渎、天牖治暴聋、喑哑；三阳络、四渎、翳风、角孙、丝竹空治牙痛；翳风治口㖞；耳和髎治口噤；外关治痄腮
      - 热病：关冲、液门、中渚、外关、支沟治热病；颅息治身热
      - 神志病：天井、丝竹空治癫痫；瘈脉治惊风；会宗治痫证
      - 疟疾：液门、中渚、阳池治疟疾
      - 其他：阳池治消渴；支沟治便秘；臑会治瘰疬、瘿气；翳风治瘰疬
    - 刺灸注意事项：天髎不宜深刺，以免伤及肺脏；耳门要微张口取穴；耳和髎避开耳前动脉针刺

一、手少阳经络

（一）手少阳经脉

1. 经脉循行

《灵枢·经脉》：三焦手少阳之脉，起于小指次指[1]之端，上出两指之间[2]，循手表腕[3]，出臂外两骨[4]之间，上贯肘，循臑[5]外上肩，而交出足少阳之后，入缺盆，布膻中[6]，散络心包，下膈，遍[7]属三焦。

其支者，从膻中，上出缺盆，上项，系耳后，直上出耳上角，以屈下颊至䪼[8]。

其支者，从耳后入耳中，出走耳前，过客主人[9]，前交颊，至目锐眦[10]。（图 3-10-1）

语译见本节结尾处二维码 01

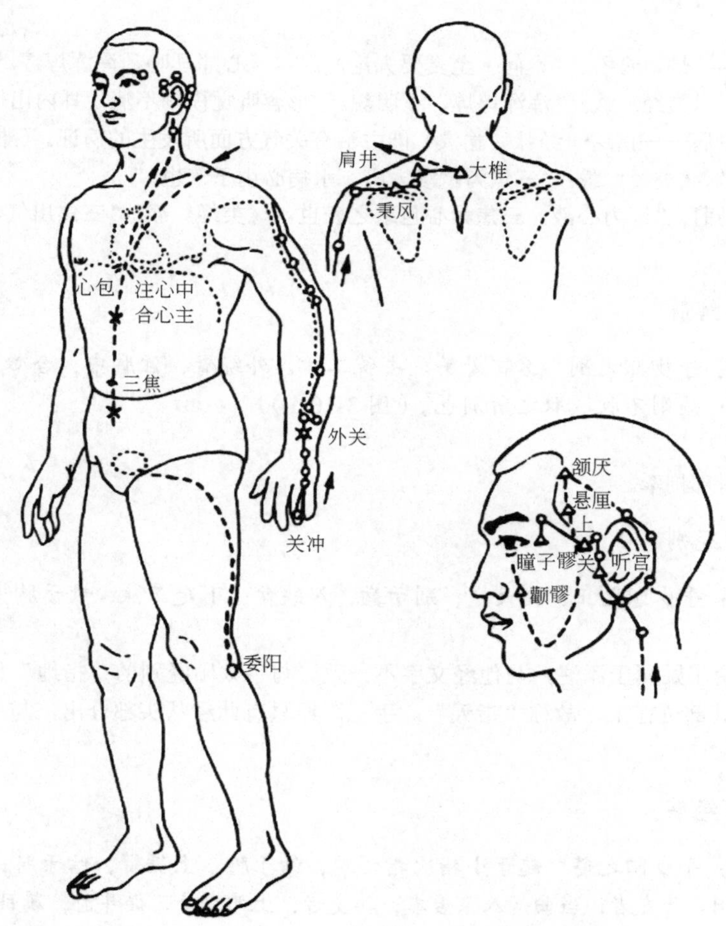

图 3-10-1　手少阳经脉、络脉循行示意图

【注释】

[1] 小指次指——即无名指，即手第 4 指，又称次小指。

[2] 两指之间——指第 4、5 指缝间。

［3］手表腕——指手背腕关节部。

［4］臂外两骨——前臂伸侧，尺骨和桡骨。

［5］臑——音闹，指上臂部。《铜人》曰："谓肩肘之间也。"

［6］膻中——膻，音但，古通亶，此指胸内心之外，两肺之间的部位，此处不指体表部位。

［7］遍——指自上而下依次联属上、中、下三焦。原误作"循"，据《甲乙经》改。

［8］䪼——指目下眶骨处。

［9］客主人——足少阳胆经上关穴的别称。

［10］目锐眦——锐与内相对，指外眼角处。

2. 经脉病候

《灵枢·经脉》：是动则病，耳聋，浑浑焞焞[1]，嗌肿，喉痹。

是主气所生病[2]者，汗出[3]，目锐眦痛，颊肿，耳后、肩、臑、肘、臂外皆痛，小指次指不用。

【注释】

［1］浑浑焞焞——焞，音吞。《素问·至真要大论》曰："心痛耳鸣，浑浑焞焞。"《太素》曰："浑浑焞焞，耳聋声也。"《类经》载："浑浑焞焞，不明貌。"形容听觉模糊不清，耳内出现烘烘的响声。

［2］是主气所生病——指这一经脉（腧穴）能主治有关气方面所发生的病证。《难经》：三焦"主持诸气""主通行三气"。《类经》载："三焦为水渎之府，水病必由于气也。"

［3］汗出——马莳："汗为心液，三焦为心包络之表也。"《类经》载："三焦出气，以温肌肉，充皮肤，故为汗出。"

（二）手少阳络脉

《灵枢·经脉》：手少阳之别，名曰外关。去腕二寸，外绕臂，注胸中，合心主。

病实则肘挛[1]；虚则不收。取之所别也。（图 3-10-1）

【注释】

［1］肘挛——肘部拘挛。

（三）手少阳经别

《灵枢·经别》：手少阳之正，指天[1]，别于巅，入缺盆，下走三焦，散于胸中也（图 3-10-2）。

【注释】

［1］指天——两字疑属于添注，与他经文字不一致。与手太阳经别的"指地"相类似。或说手少阳经别起于巅顶，其部位在上，故称"指天"。手三阳经只有此经从头部分出，与手阳明、手太阳所行不同。

（四）手少阳经筋

《灵枢·经筋》：手少阳之筋，起于小指次指之端，结于腕；上循臂，结于肘；上绕臑外廉，上肩，走颈，合手太阳。其支者，当曲颊入系舌本；其支者，上曲牙[1]，循耳前，属目外眦，上乘颔[2]，结于角[3]。

其病当所过者支[4]、转筋，舌卷。（图 3-10-3）

【注释】

［1］曲牙——指颊车上部，下颌关节处。

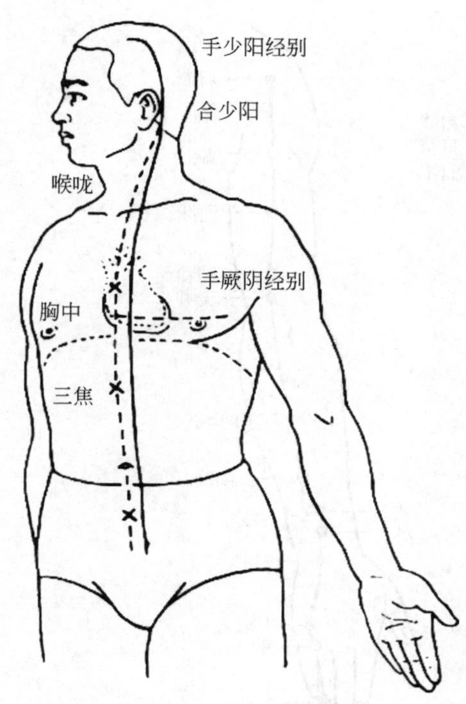

图 3-10-2　手少阳经别循行示意图

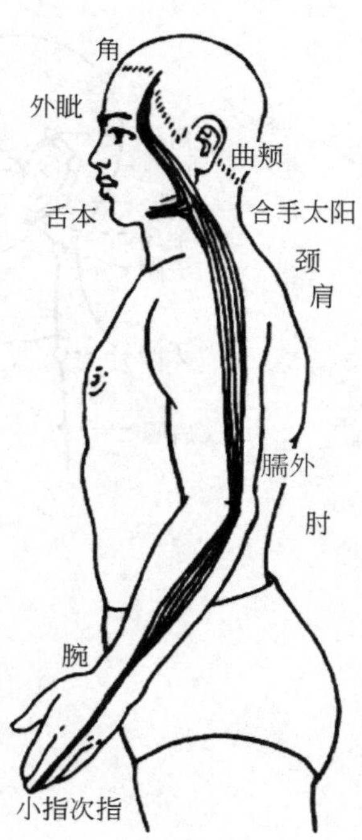

图 3-10-3　手少阳经筋循行示意图

［2］颔——此当指颔厌之“颔”，颔厌穴位于额前侧部。

［3］角——指额角。

［4］支——擘引。《说文解字》载：“从手持半竹。”本义为去枝的竹子，引申指人的肢体，又引申指支应、抗拒。

二、手少阳三焦经腧穴

本经经穴分布在无名指外侧、手背部第 4 掌指关节尺侧、上肢手背面中间、肩部、颈部，耳翼后上缘及眉毛外侧。起于关冲，止于丝竹空，左右各 23 个穴。（图 3-10-4）

主治概要：头面五官病、神志病、热病及经脉循行部位的其他病证。

关冲　液门　*中渚　*阳池　*外关　*支沟　会宗　三阳络　*四渎　天井　清泠渊　消泺　臑会　*肩髎　天髎　天牖　*翳风　瘈脉　颅息　*角孙　*耳门　耳和髎　*丝竹空

1. 关冲 Guānchōng（TE1）　井穴

【位置】在手指，第 4 指末节尺侧，指甲根角侧上方 0.1 寸（指寸）。（图 3-10-5）

【解剖要点】指甲根；尺神经指掌侧固有神经指背支的分支；指掌侧固有动、静脉指背支的动、静脉网。

【主治】①中风，昏迷，中暑，热病，头痛；②耳鸣，耳聋，目翳，舌强，咽喉肿痛，口渴，唇干。

【刺灸法】直刺 0.1 寸，或用三棱针点刺出血。

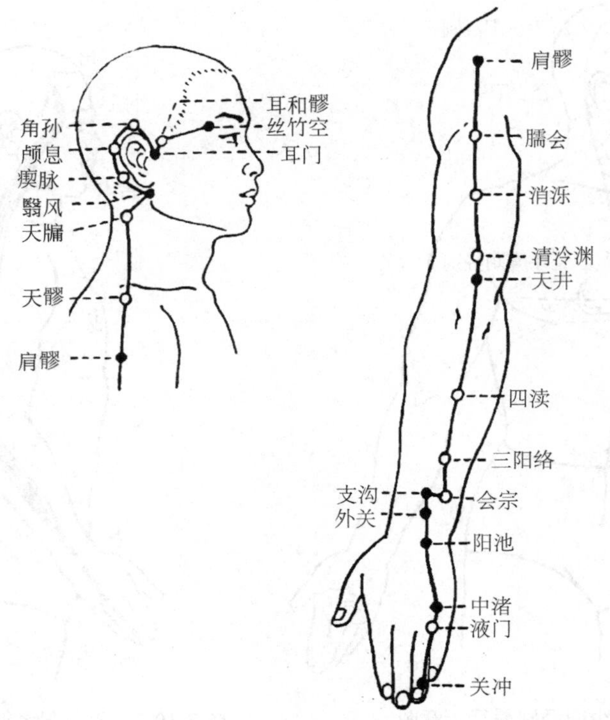

图 3-10-4 手少阳三焦经经穴分布图

【文献摘要】

《甲乙经》：肘痛不能自带衣，起头眩，颔痛面黑，风肩背痛不可顾，关冲主之。

《百症赋》：哑门、关冲，舌缓不语而要紧。

《玉龙赋》：壅热盛乎三焦，关冲最宜。

【现代研究】关冲治疗耳鼻喉科疾病、肩臂疼痛时屡现奇效。采用少商、商阳、关冲刺血疗法配合中药外治治疗寻常痤疮疗效显著。

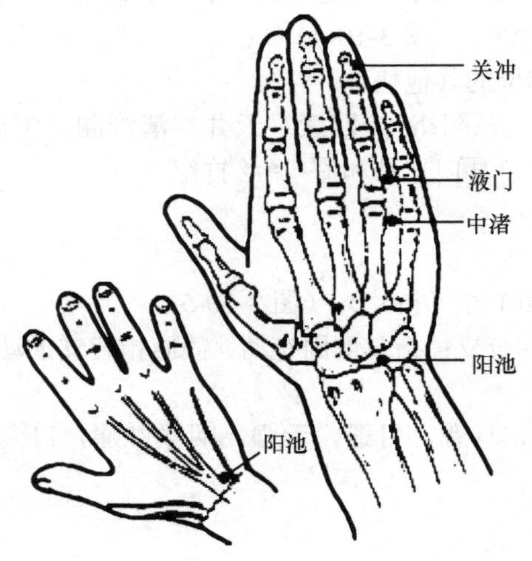

图 3-10-5 三焦经关冲—阳池

2. 液门 Yèmén（TE2）荥穴

【位置】在手背，第 4、5 指间，指蹼缘上方赤白肉际凹陷中（图 3-10-5）。

【解剖要点】第 4 骨间背侧肌、第 4 蚓状肌；尺神经的指背神经；手背静脉网，指背动、静脉。

【主治】①头痛，目赤，耳鸣，耳聋，咽喉肿痛；②热病，疟疾；③手臂肿痛。

【刺灸法】直刺 0.3～0.5 寸；可灸。

【文献摘要】

《千金方》：耳聋不得眠，针入三分，补之。

《百症赋》：喉痛兮，液门、鱼际去疗。

【现代研究】针刺液门可以显著缓解头痛，能降低患者大脑中动脉收缩期最大血流速度、搏动指数与阻抗指数，为脑系病证的治疗提供了理论支持。

3. 中渚*Zhōngzhǔ（TE3）输穴

【位置】在手背，第 4、5 掌骨间，第 4 掌指关节近端凹陷中。（图 3-10-5）

【解剖要点】第 4 骨间背侧肌；尺神经的指背神经；手背静脉网的尺侧部、第 4 掌背动脉。

【主治】①耳鸣，耳聋，头痛，目痛，咽喉肿痛；②脊间心后痛；③热病，大便难；④肩背、肘臂酸痛，手指屈伸不利。

【刺灸法】直刺 0.3～0.5 寸；可灸。

【配伍】

配侠溪，可清热泻火，治疗实热性耳鸣耳聋。

配太白，可泻热通便，治疗大便难。

配合谷，可舒筋通络，治疗指难屈伸。

【文献摘要】

《甲乙经》：狂，互引头痛，耳鸣，目痛。嗌外肿，肘臂痛，手上类类也，五指瘈不可屈伸，头眩，领，额颅痛。

《通玄指要赋》：脊间心后者，针中渚而立痊。

《肘后歌》：肩背诸疾中渚下。

《玉龙歌》：手臂红肿连腕痛，液门穴内用针明，更将一穴名中渚，多泻中间疾自轻。

【现代研究】运用中渚治疗落枕、偏头痛、乳腺癌关节疼痛时屡现奇效。

【医案】见本节结尾处二维码 02。

4. 阳池*Yángchí（TE4）原穴

【位置】在腕后区，腕背侧远端横纹上，指伸肌腱的尺侧缘凹陷中（图 3-10-5）。

【解剖要点】腕背侧韧带、指伸肌腱与小指伸肌腱；尺神经手背支，前臂后皮神经的末支；腕背静脉网，尺动脉腕背支分支。

【主治】①手腕肿痛无力，手腕下垂，上肢肩臂肿痛麻木；②消渴，口干，疟疾；③耳鸣，耳聋，目赤肿痛，喉痹。

【刺灸法】直刺 0.3～0.5 寸；可灸。《铜人》：禁灸，针透抵大陵穴，不可破皮，不可摇针手，恐伤针转曲。

【配伍】

配外关、阳溪、阳谷，可通经活络，治疗腕关节疼痛。

配少商、廉泉，可清热利咽，治疗咽喉肿痛。

配脾俞、肾俞、三阴交、照海，可清热增液，治疗消渴。

【文献摘要】

《甲乙经》：肩痛不能自举，汗不出，颈痛，阳池主之。

《大成》：两手发热，五指疼痛：阳池、液门、合谷。

【现代研究】运用阳池治疗桡神经麻痹、肩手综合征时疗效显著。

5. 外关*Wàiguān（TE5）络穴，八脉交会穴（通阳维脉）

【位置】在前臂后区，腕背侧远端横纹上 2 寸，尺骨与桡骨间隙中点（图 3-10-6）。

【解剖要点】小指伸肌、拇长伸肌和示指伸肌；前臂后皮神经、骨间后神经；头静脉、贵要静

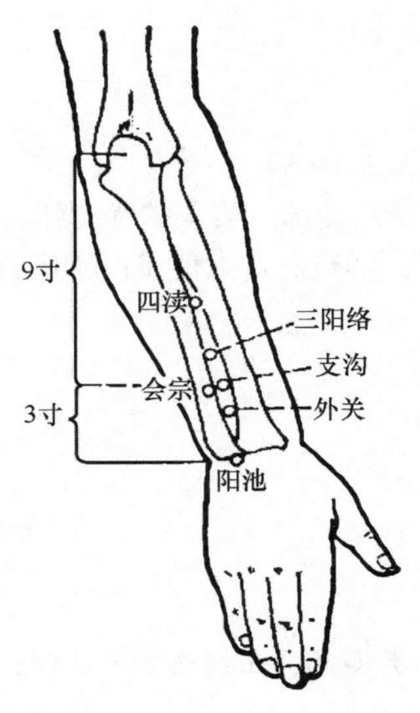

图 3-10-6 三焦经外关—四渎

脉，骨间后动、静脉。

【主治】①外感发热，热病，寒热往来；②胁肋痛，落枕，上肢不遂，屈伸不利，手指活动障碍；③耳鸣，耳聋，偏头痛，目赤肿痛，痄腮；④瘰疬。

【刺灸法】直刺 0.5～1.0 寸；可灸。

【配伍】

配风池、大椎，可疏风解表，治疗感冒。

配中渚、肩髎，可通经活络止痛，治疗漏肩风之肩外侧部疼痛。

配听会、翳风，可祛风解表，疏导少阳经气，治疗外感风邪之耳鸣耳聋。

外关透内关，可解表通里，治疗胁肋痛，既可治外经病，又可治内脏病。

【文献摘要】

《甲乙经》：肘中濯濯，臂内廉痛，不可及头。口僻噤……耳焞焞浑浑无所闻。

《玉龙赋》：肚痛秘结，大陵合外关于支沟。

《兰江赋》：伤寒在表并头痛，外关泻动自然安。

《杂病穴法歌》：一切风寒暑湿邪，头疼发热外关起。

【现代研究】

1）针刺外关可以调整脑梗死恢复期患者交感神经和迷走神经的均衡性。针刺左外关治疗 30 例脑梗死恢复期患者发现，针刺后可以增强脑梗死恢复期患者交感神经活性，降低其迷走神经活性，与针刺前比较，进针时、行针时、出针时、出针后均具有差异，该结果为治疗脑梗死后自主神经功能失调提供了依据。

2）外关治疗偏头痛、卒中后肌张力异常增高、肩手综合征及急性腰扭伤时疗效显著。

【医案】见本节结尾处二维码 03。

6. 支沟*Zhīgōu（TE6）经穴

【位置】在前臂后区，腕背侧远端横纹上 3 寸，尺骨与桡骨间隙中点（图 3-10-6）。

【解剖要点】小指伸肌、拇长伸肌和示指伸肌；前臂后皮神经、骨间后神经；头静脉、贵要静脉，骨间后动、静脉。

【主治】①便秘；②耳鸣，耳聋；③热病，瘰疬；④胸胁痛，上肢痿痹。

【刺灸法】直刺 0.5～1.0 寸；可灸。

【配伍】

配照海，可滋阴增液通腑，治疗便秘。

配期门、阳陵泉，可和解少阳、疏泄肝胆，治疗胁肋痛。

配阳陵泉、膈俞、肝俞、膻中，可宽胸理气止痛，治疗胸胁胀痛。

【文献摘要】

《甲乙经》：咳，面赤热。暴喑不能言。目痛，肩不举，心痛支满，逆气，汗出，口噤不可开。热病汗不出，互引颈嗌外肿，肩臂酸重，胁腋急痛，不举，痂疥，项不可顾。男子脊急目赤。

《图翼》：凡三焦相火炽盛，及大便不通，胁肋疼痛者，俱得泻之。

《标幽赋》：胁疼肋痛针飞虎（飞虎者支沟也）。

《杂病六法歌》：大便虚秘补支沟，泻足三里效可拟。

《玉龙赋》：照海、支沟，通大便之秘。

《胜玉歌》：筋疼闭结支沟穴。

【现代研究】电针支沟能明显改善便秘患者的临床症状和结肠传输时间，降低开塞露和泻剂的使用率，总有效率为 94.4%，优于对照组的 61.3%，两组相比，有显著性差异。支沟具有良好的调气通腑作用，电针支沟是治疗便秘行之有效的方法。支沟对改善脑卒中患者手痉挛状态疗效显著。

【医案】见本节结尾处二维码 04。

7. 会宗 Huìzōng（TE7）郄穴

【位置】在前臂后区，腕背侧远端横纹上 3 寸，尺骨的桡侧缘（图 3-10-6）。

【解剖要点】尺侧腕伸肌、前臂骨间膜；前臂后皮神经、前臂骨间后神经的分支；贵要静脉的属支，前臂骨间后动、静脉的分支。

【主治】①耳鸣，耳聋；②痫证；③上肢痹痛。

【刺灸法】直刺 0.5～1.0 寸；可灸。

8. 三阳络 Sānyángluò（TE8）

【位置】在前臂后区，腕背侧远端横纹上 4 寸，尺骨与桡骨间隙中点（图 3-10-6）。

【解剖要点】指伸肌、拇长展肌、拇短伸肌；前臂后皮神经、前臂骨间后神经的分支；头静脉和贵要静脉属支，前臂骨间后动、静脉分支或属支。

【主治】①耳聋，暴喑，齿痛；②腰胁痛，上肢痹痛。

【刺灸法】直刺 0.5～1.0 寸；可灸。

9. 四渎*Sìdú（TE9）

【位置】在前臂后区，肘尖（EX-UE1）下 5 寸，尺骨与桡骨间隙中点（图 3-10-6）。

【解剖要点】小指伸肌、尺侧腕伸肌、拇长展肌、拇长伸肌；前臂后皮神经、骨间后神经；头静脉和贵要静脉属支，骨间后动、静脉。

【主治】①偏头痛；②水肿，小便不利；③耳聋，齿痛，咽阻如梗；④手臂疼痛。

【刺灸法】直刺 0.5～1.0 寸；可灸。

【配伍】

配三阳络、阳溪，可舒经通络，治疗手指伸展不利，上肢不遂。

配天牖、听宫，可开窍聪耳，治疗急性耳聋。

配率谷透丝竹空，可通经止痛，治疗偏头痛。

【文献摘要】

《甲乙经》：卒气聋。齿痛。

《千金方》：液门四渎主呼吸气短，咽中如息肉状。

【现代研究】四渎治疗耳聋、咽喉痛、偏头痛、中风后手指拘挛屡有奇效。

10. 天井 Tiānjǐng（TE10）合穴

【位置】在肘后区，肘尖（EX-UE1）上 1 寸凹陷中（图 3-10-7）。

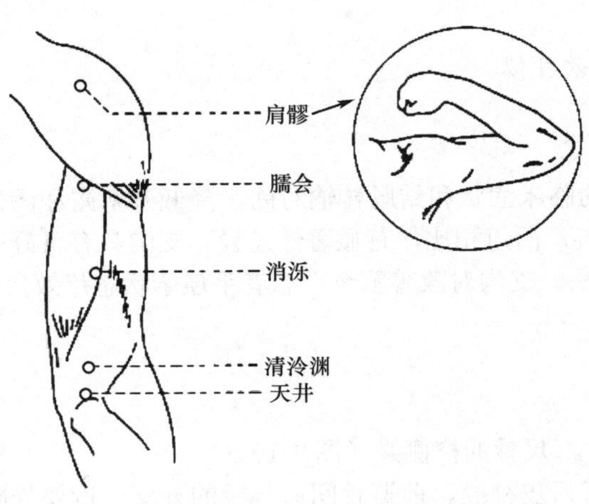

图 3-10-7 三焦经天井—肩髎

【解剖要点】肱三头肌；臂后皮神经、桡神经肌支；肘关节动、静脉网。

【主治】①耳聋，偏头痛；②癫痫；③瘰疬，瘿气；④胸胁痛，肩臂痛。

【刺灸法】直刺 0.5～1.0 寸；可灸。

11. 清泠渊 Qīnglíngyuān（TE11）

【位置】在臂后区，肘尖（EX-UE1）与肩峰角连线上，肘尖上 2 寸（图 3-10-7）。

【解剖要点】肱三头肌；臂后皮神经、桡神经肌支；中副动、静脉。

【主治】①肩臂酸痛麻痹，上肢不遂；②头痛，目痛。

【刺灸法】直刺 0.5～1.0 寸；可灸。

12. 消泺 Xiāoluò（TE12）

【位置】在臂后区，肘尖（EX-UE1）与肩峰角连线上，肘尖上 5 寸（图 3-10-7）。
【解剖要点】肱三头肌；臂后皮神经、桡神经肌支；中副动、静脉。
【主治】①齿痛；②头痛，颈项强痛。
【刺灸法】直刺 0.8～1.2 寸；可灸。

13. 臑会 Nàohuì（TE13）

【位置】在臂后区，肩峰角下 3 寸，三角肌的后下缘（图 3-10-7）。
【解剖要点】肱三头肌；臂后皮神经、桡神经；肱深动、静脉。
【主治】①瘿气，瘰疬；②肩背痛，上肢痿痹。
【刺灸法】直刺 0.8～1.2 寸；可灸。

14. 肩髎*Jiānliáo（TE14）

【位置】在三角肌区，肩峰角与肱骨大结节两骨间凹陷中（图 3-10-7）。
【解剖要点】肱三头肌、小圆肌、大圆肌、背阔肌腱；锁骨上外侧神经、腋神经；旋肱后动、静脉。

【主治】肩臂挛痛不遂，上臂疼痛。
【刺灸法】直刺 0.8～1.2 寸；可灸。
【配伍】
配肩髃、肩贞，可疏通经络、活血止痛，治疗肩周炎。
配肩髃、曲池、外关，可通经止痛，治疗上肢疼痛麻痹。
【文献摘要】
《甲乙经》：肩重不举，臂痛，肩髎主之。
【现代研究】肩髎治疗肩周炎、中风后肩手综合征时疗效显著。

15. 天髎 Tiānliáo（TE15）手少阳、阳维之交会穴

【位置】在肩胛区，肩胛骨上角骨际凹陷中（图 3-10-8）。

【解剖要点】斜方肌、冈上肌；锁骨上神经、第 1 胸神经后支外侧皮支；肩胛背动、静脉的分支或属支，肩胛上动、静脉的分支和属支。

【主治】肩臂痛，颈项强痛。

【刺灸法】直刺 0.5～0.8 寸；可灸。

16. 天牖 Tiānyǒu（TE16）

【位置】在颈部，横平下颌角，胸锁乳突肌的后缘凹陷中（图 3-10-9）。

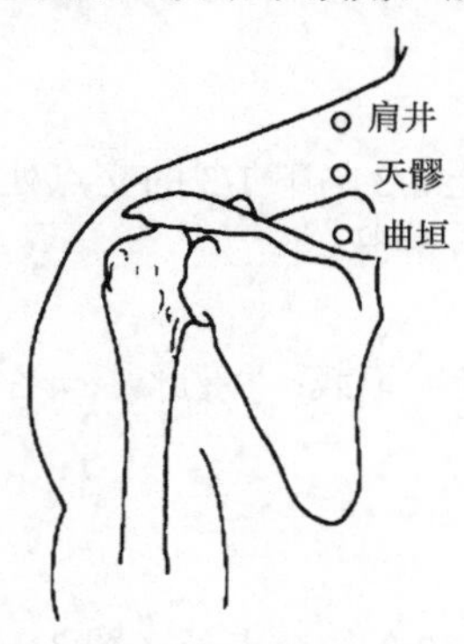

图 3-10-8　三焦经天髎

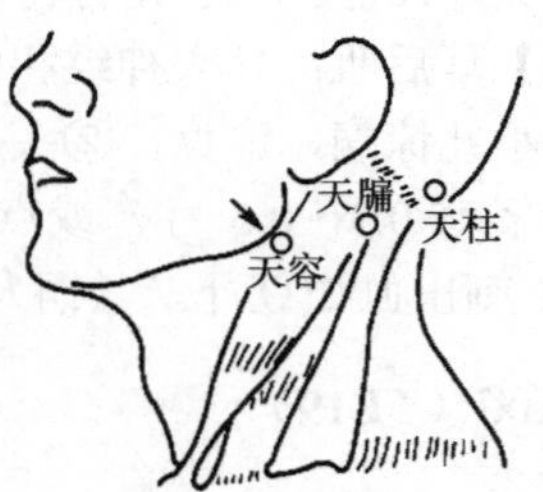

图 3-10-9　三焦经天牖

【解剖要点】头颈夹肌、头颈半棘肌、胸锁乳突肌和斜方肌之间；耳大神经和枕小神经；枕动、静脉分支或属支，颈深动、静脉升支。

【主治】①目视不明，耳聋，咽喉肿痛；②头痛，眩晕；③瘰疬；④颈项强痛。

【刺灸法】直刺 0.5～1.0 寸；可灸。

17. 翳风*Yìfēng（TE17）手、足少阳之交会穴

【位置】在颈部，耳垂后方，乳突下端前方凹陷中（图 3-10-10）。

【解剖要点】腮腺；耳大神经、面神经；颈外静脉属支、颈外动脉分支、耳后动脉。

【主治】①口眼㖞斜，面肌抽搐，口噤；②耳鸣，耳聋，齿痛；③颊肿，瘰疬，呃逆。

【刺灸法】直刺 0.5～1.0 寸；可灸。

【配伍】

配廉泉、哑门，可通经开窍，治疗语言不利，吞咽困难。

配合谷、地仓、颊车，可祛风通络、牵正口僻，治疗面瘫。

配耳门、听宫，可疏导少阳、宣通耳窍，治疗耳鸣、耳聋。

配攒竹、风池、风府，可息风止痉，治疗面肌抽搐。

配角孙、合谷，可宣散气血、消肿止痛，治疗痄腮、颊肿。

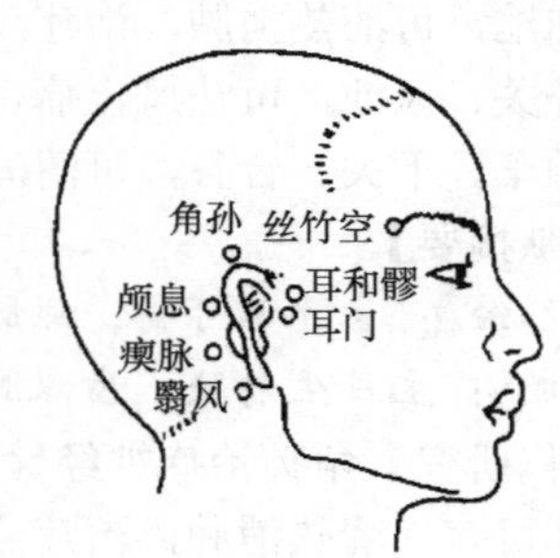

图 3-10-10　三焦经翳风—丝竹空

【文献摘要】

《甲乙经》：痓，不能言，翳风主之。

《大成》：主耳鸣耳聋，口眼㖞斜，脱颔颊肿，口噤不开，不能言。

《百症赋》：耳聋气闭，全凭听会翳风。

【现代研究】

1）采用足三里穴位注射山莨菪碱（654-2），配合翳风穴针刺治疗癌症引起的顽固性呃逆，并与常规针刺治疗相比较。翳风针刺对于癌症引起的顽固性呃逆之疗效要明显优于对照组；且对癌性呃逆实证之疗效要明显优于对照组。

2）翳风治疗突发性耳聋、面神经麻痹时疗效显著。

【医案】见本节结尾处二维码 05。

18. 瘈脉 Chìmài（TE18）

【位置】在头部，乳突中央，角孙与翳风沿耳轮弧形连线的上 2/3 与下 1/3 的交点处（图 3-10-10）。

【解剖要点】耳后肌；耳大神经和面神经耳后支；耳后动、静脉。

【主治】①小儿惊痫，瘛疭；②头痛，耳鸣，耳聋。

【刺灸法】平刺 0.3～0.5 寸，或点刺出血；可灸。《甲乙经》记载："瘈脉，一名资脉，在耳本后鸡足青络脉。刺出血如豆汁。"《铜人》曰："不宜多出。"

19. 颅息 Lúxī（TE19）

【位置】在头部，角孙与翳风沿耳轮弧形连线的上 1/3 与下 2/3 的交点处（图 3-10-10）。

【解剖要点】耳后肌；耳大神经、枕小神经、面神经耳后支；耳后动、静脉耳支。

【主治】①头痛，目视不明，耳鸣，耳聋；②小儿惊风，痉证。

【刺灸法】平刺 0.3～0.5 寸；可灸。

20. 角孙*Jiǎosūn（TE20）手足少阳、手阳明之交会穴

【位置】在头部，耳尖正对发际处（图 3-10-10）。

【解剖要点】耳上肌、颞筋膜浅层、颞肌；耳颞神经分支；颞浅动、静脉耳前支。

【主治】①痄腮，颊肿；②耳部肿痛，目赤，目翳，齿痛；③头痛，项强。

【刺灸法】平刺 0.3～0.5 寸；可灸。

【配伍】

配曲池，可清热消肿，治疗痄腮。

配外关、风池，可祛风止痛，治疗偏头痛。

配颊车、下关、合谷，可清泻阳明邪热，治疗牙痛。

【文献摘要】

《甲乙经》：齿牙不可嚼，龈肿，角孙主之。

《大成》：主目生翳肤，齿龈肿，唇吻强，齿牙不能嚼物，龋齿，头项强。

【现代研究】角孙治疗神经性耳聋、耳鸣等耳部疾病时疗效显著。用灯心草醮麻油，艾灼角孙皮肤局部可有效清热消肿，治疗流行性腮腺炎、急性腮腺炎。

21. 耳门*Ěrmén（TE21）

【位置】在耳区，耳屏上切迹与下颌骨髁突之间的凹陷中（图 3-10-10）。

【解剖要点】腮腺；耳颞神经、面神经颞支；颞浅动、静脉耳前支。

【主治】①耳鸣，耳聋，聤耳；②齿痛，颈颔痛。

【刺灸法】直刺 0.5～1.0 寸；可灸。

【配伍】

配中渚、外关，可开窍聪耳，治疗耳聋。

配翳风、听会，可疏利少阳、行气通窍，治疗聤耳。

【文献摘要】

《甲乙经》：耳聋鸣，头颔痛，耳门主之。

《大成》：主耳鸣如蝉声，聤耳脓汁出，耳生疮，重听无所闻。

《百症赋》：耳门、丝竹空，住牙痛于顷刻。

【现代研究】电针配合常规药物治疗突发性耳聋疗效显著，可以改变突发性耳聋患者高黏血状态，提高红细胞变形能力，降低血液黏度，对暴聋有确切疗效。电针取患侧听宫、耳门、听会穴直刺，采用连续波，频率 30Hz，留针 15 分钟，每日 1 次，配合静脉滴注，可提升整体治疗效果。对于神经性耳聋、耳鸣等疗效亦显著。

【医案】见本节结尾处二维码 06。

22. 耳和髎 Ěrhéliáo（TE22）手足少阳、手太阳之交会穴

【位置】在头部，鬓发后缘，耳郭根的前方，颞浅动脉的后缘（图 3-10-10）。

【解剖要点】耳前肌、颞肌；耳颞神经，面神经颞支，颞深前、后神经；颞浅动、静脉分支或属支。

【主治】①头重痛，耳鸣；②牙关紧闭，颔肿。

【刺灸法】避开动脉，平刺 0.3～0.5 寸；可灸。

23. 丝竹空*Sīzhúkōng（TE23）

【位置】在面部，眉梢凹陷中（图 3-10-10）。

【解剖要点】眼轮匝肌；眶上神经、颧面神经、面神经颞支和颧支；颞浅动、静脉额支。

【主治】①偏头痛；②口眼㖞斜，眼睑瞤动，目上视，迎风流泪，目赤肿痛；③癫痫。

【刺灸法】平刺 0.3～0.5 寸。《甲乙经》：不宜灸，灸之不幸令人目小及盲。

【配伍】

配率谷，可调气活血、通络止痛，治疗少阳偏头痛。

配攒竹、阳白，可通经活络、调和气血、升提眼睑，治疗眼睑下垂。

配四白、攒竹，可疏通气血、息风止痉，治疗眼睑瞤动。

【文献摘要】

《大成》：目眩头痛，视物𥊑𥊑不明，恶风寒，风痫，目戴上不识人，眼睫毛倒，发狂吐涎沫，发即无时，偏正头痛。

《百症赋》：耳门、丝竹空，住牙疼于顷刻。

《杂病十一穴歌》：攒竹丝空主头疼，偏正皆宜向此针。

《胜玉歌》：目内红痛苦皱眉，丝竹攒竹亦堪医。

【现代研究】丝竹空治疗周围性面瘫、低度近视、偏头痛时疗效显著。

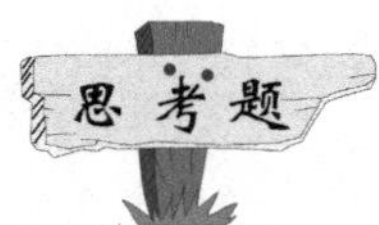

1. 如何理解手少阳三焦经主“气”所生病？
2. 试述《灵枢·经脉》中手少阳三焦经的经脉循行和病候。
3. 为何外关可以治疗表证、阳证？

手少阳经络与腧穴
拓展内容01~06

第十一节 足少阳经络与腧穴

足少阳胆经

- 经络
  - 经脉走向：从头走足
  - 经脉循行分布：胆经分布于侧头、胁肋、下肢外侧中间、第4、5趾间，足背分支在足大趾三毛处交接于肝经
  - 联系脏腑器官：胆、肝、目、耳；心、咽、目系（经别）
- 腧穴
  - 取穴要点
    - 解剖标志：目外眦、耳、乳突、颧弓、发际，第11、12浮肋端，乳头、脐、股骨大转子、髂前上棘、髂胫束、腓骨、外踝、跖趾关节
      - 头面侧部：瞳子髎、听会、上关、颔厌、悬颅、悬厘、曲鬓、率谷、头窍阴、完骨
      - 身侧胸胁部：肩井、辄筋、渊腋、日月、京门、带脉、五枢、维道
      - 下肢侧面部：居髎、环跳、风市、中渎、膝阳关、阳陵泉、阳交、外丘、光明、阳辅、悬钟
      - 足踝部：丘墟、足临泣、地五会、侠溪、足窍阴
  - 主治要点
    - 头面五官疾病：头部诸穴多治头目疾病；听会、上关治面瘫；率谷、阳白、头临泣治眩晕；风池治头面五官之疾；听会、上关、地五会、侠溪、足临泣均治耳聋、耳鸣；听会、上关治牙痛
    - 神志疾病：上关治惊痫、瘈疭；率谷治惊风；天冲治癫痫、惊恐；完骨、本神治癫痫；头临泣治惊痫；风池治失眠、健忘；阳陵泉治惊风、破伤风；阳交治惊狂癫；外丘治癫；侠溪治惊悸；足窍阴治多梦
    - 肝胆疾病：日月、阳陵泉治黄疸
    - 妇科疾病：带脉、五枢、维道治阴挺、带下及月经不调等
    - 经脉循行部位疾病：肩井治疗肩背痛；渊液、辄筋、日月、京门、带脉、阳陵泉、外丘、悬钟、丘墟、足临泣、地五会治疗胁痛；居髎、环跳、风市、中渎、膝阳关、阳陵泉、悬钟、丘墟治疗下肢痿痹
    - 其他：肩井、足临泣、地五会治乳痈；肩井治瘰疬；丘墟治疟疾；足临泣治热病；悬钟治落枕；率谷治呕吐；环跳治风疹；风市治周身瘙痒
  - 刺灸注意事项：风池针刺不宜过深，以免刺伤椎动脉及延髓；肩井针刺时应该注意角度和深度，过深刺伤肺尖，导致气胸；渊腋、辄筋、日月等针刺不宜过深，以免伤及内脏；头面部诸穴一般不宜用直接灸

一、足少阳经络

（一）足少阳经脉

1. 经脉循行

《灵枢·经脉》：胆足少阳之脉，起于目锐眦，上抵头角[1]，下耳后，循颈，行手少阳之前，至肩上，却交出手少阳之后，入缺盆。

其支者，从耳后入耳中，出走耳前，至目锐眦后。

其支者，别锐眦，下大迎，合于手少阳，抵于䪼，下加颊车，下颈，合缺盆以下胸中，贯膈，络肝，属胆，循胁里，出气街，绕毛际，横入髀厌[2]中。

其直者，从缺盆下腋，循胸，过季胁[3]，下合髀厌中。以下循髀阳，出膝外廉，下外辅骨[4]之前，直下抵绝骨[5]之端，下出外踝之前，循足跗上，入小指次指之间。

其支者，别跗上，入大指之间，循大指歧骨[6]内，出其端，还贯爪甲，出三毛[7]。（图 3-11-1）

语译见本节结尾处二维码 01

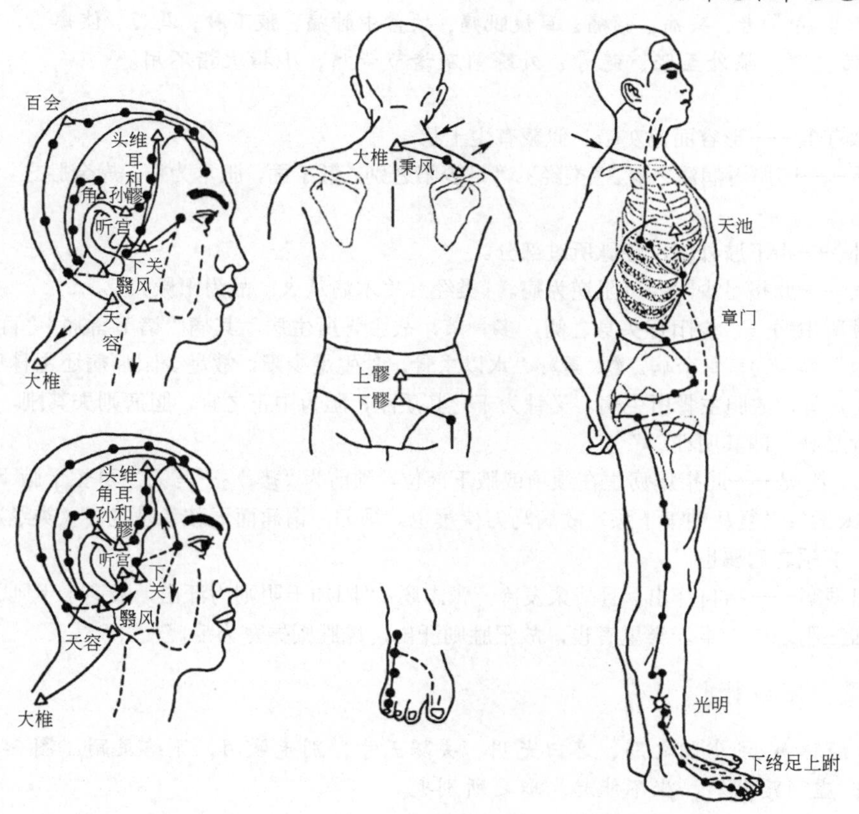

图 3-11-1 足少阳经脉、络脉循行示意图

【注释】

[1] 头角——指额结节部，一般称额角。

[2] 髀厌——意同髀枢，指股骨大转子部，环跳穴在其旁。

[3] 季胁——指第 11、12 肋中。第 11 肋位置最低，偏后则为第 12 肋。一般多指第 11 肋为季胁，其下有章门穴，后方则为京门穴。

[4] 外辅骨——指腓骨。《铜人》："辅骨，谓辅佐骱之骨，在胻之外。"意指腓骨在胫骨之外，故称外辅骨。

[5] 绝骨——指腓骨长短肌未覆盖的腓骨下端低凹处。其上端稍前为阳辅穴。

[6] 大指歧骨——指第 1、2 跖骨。《发挥》："足大趾本节后为歧骨。"

[7] 三毛——指大趾爪甲后方有毫毛处，意同丛毛。《发挥》："大指爪甲后为三毛。"

2. 经脉病候

《灵枢·经脉》：是动则病，口苦，善太息，心胁痛，不能转侧，甚则面微有尘[1]，体无膏泽[2]，足外[3]反热，是为阳厥[4]。

是主骨所生病[5]者，头痛，颔痛，目锐眦痛，缺盆中肿痛，腋下肿，马刀、侠瘿[6]，汗出振寒[7]，疟，胸胁、肋、髀、膝外至胫、绝骨、外踝前及诸节皆痛，小指次指不用。

【注释】

[1] 面微有尘——形容面色灰暗，似蒙有尘土状。

[2] 膏泽——即脂滑润泽之意。《类经》："足少阳之别，散于面，胆木为病，燥金胜之，故面微有尘，体无膏泽。"

[3] 足外——指下肢外侧，经脉所过部分。

[4] 阳厥——此指足少阳经气阻逆为病。《类经》："木病从火，故为阳厥。"

[5] 主骨所生病——少阳行头身之侧，多骨节，故主骨所生病。其病"诸节皆痛""百节皆纵""骨摇而不安于地"等，均言骨节病。《太素》："水以主骨，骨生足少阳，故足少阳痛病还主骨也。"《类经》："胆味苦，苦走骨，故胆主骨所生病。又骨为干，其质刚，胆为中正之官，胆病则失其刚，故病及于骨。凡惊伤胆者骨必软，即其明证。"

[6] 马刀、侠瘿——此指瘰疬生在颈项或腋下部位。颈前为"瘿"；"马刀"可生于腋下，而"侠瘿"应在颈侧。《太素》："复从颊车下颈，故病马刀侠瘿也。马刀，谓痈而无脓者是也。"《类经》："马刀，瘰疬也。侠瘿，侠颈之瘤属也。"

[7] 汗出振寒——指自汗出，且战栗发冷。张志聪："阳加于阴则为汗出，阳逆于下则为振也。"《类经》："少阳居三阳之中，半表半里者也，故阳胜则汗出，风胜则振寒为疟。"

（二）足少阳络脉

《灵枢·经脉》：足少阳之别，名曰光明。去踝五寸，别走厥阴，下络足跗（图 3-11-1）。

实则厥；虚则痿躄[1]，坐不能起。取之所别也。

【注释】

[1] 痿躄——下肢软弱无力，跛行或仆倒。

（三）足少阳经别

《灵枢·经别》：足少阳之正，绕髀，入毛际，合于厥阴；别者入季胁之间，循胸里，属胆，散之上肝，贯心[1]，以上挟咽，出颐颔[2]中，散于面，系目系，合少阳于外眦也（图 3-11-2）。

【注释】

［1］散之上肝，贯心——《灵枢评文》拟改为“散之肝，上贯心”，以与足阳明条“散之脾”和足太阳条“散之肾”句法相合。如是，则足三阳经别分别散于脾、肾、肝而皆通于心。

［2］颐颔——颐，颊，腮；颔，下巴。

（四）足少阳经筋

《灵枢·经筋》：足少阳之筋，起于小指次指，上结外踝；上循胫外廉，结于膝外廉。

其支者，别起外辅骨，上走髀，前者结于伏兔之上，后者结于尻。其直者，上乘䏚[1]、季胁，上走腋前廉，系于膺乳，结于缺盆。直者上出腋，贯缺盆，出太阳之前，循耳后，上额角，交巅上，下走颔，上结于頄。支者，结于目外眦[2]，为外维[3]。（图 3-11-3）

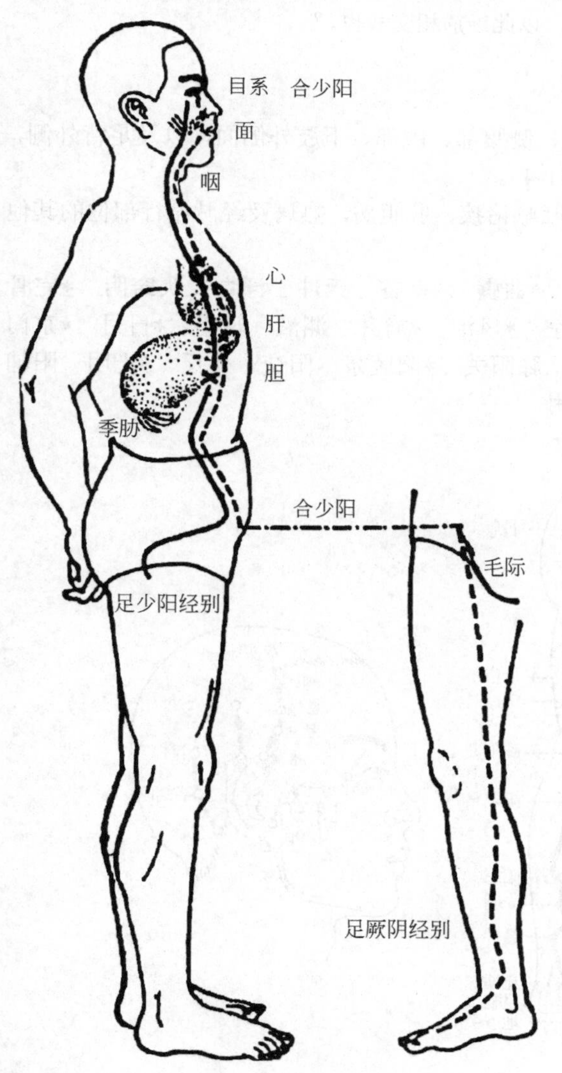

图 3-11-2　足少阳经别循行示意图

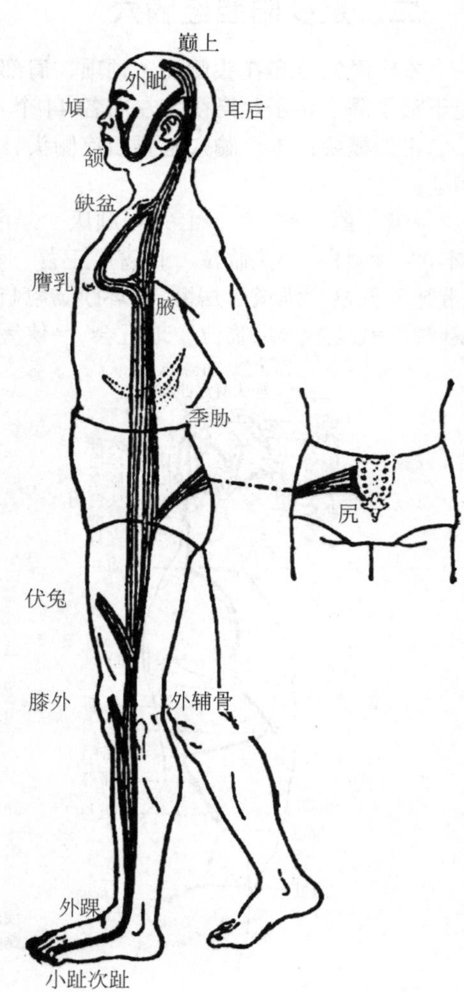

图 3-11-3　足少阳经筋循行示意图

其病小指次指支转筋，引膝外转筋，膝不可屈伸，腘筋急，前引髀，后引尻，即上乘䏚季胁痛，上引缺盆、膺乳、颈维筋急，从左之右，右目不开[4]，上过右角，并跷脉而行，左络于右，故伤左角，右足不用，命曰维筋相交[5]。

【注释】

［1］䏚——音秒，侧腹部季胁之下空软处。

［2］结于目外眦——目后原无“外”字，据《太素》《甲乙经》补。

［3］外维——指维系目外眦之筋，此筋收缩即可左右盼视。

［4］从左之右，右目不开——《太素》：“此筋本起于足，至项上而交至左右目，故左箱有病，引右箱，目不得开；右箱有病，引左箱，目不得开也。”

［5］维筋相交——《太素》：“跷脉至于目眦，故此筋交巅，左右下于目眦，与之并行也。筋既交于左右，故伤左额角，右足不用；伤右额角，左足不用，以此维筋相交故也。”

二、足少阳胆经腧穴

本经经穴分布在头侧面、颈项、肩部、侧胸部、侧腹部、髋部、下肢外侧面，以及足背外侧，起于瞳子髎，止于足窍阴，左右各 44 个穴（图 3-11-4）。

主治概要：本经腧穴主要治疗侧头、目、耳、咽喉诸疾，肝胆病，热病及经脉循行部位的其他病证。

*瞳子髎　*听会　上关　颔厌　悬颅　悬厘　*曲鬓　*率谷　天冲　浮白　头窍阴　*完骨　*本神　*阳白　*头临泣　目窗　正营　承灵　脑空　*风池　*肩井　渊液　辄筋　*日月　*京门　*带脉　五枢　维道　居髎　*环跳　*风市　中渎　膝阳关　*阳陵泉　阳交　外丘　*光明　阳辅　*悬钟　*丘墟　*足临泣　地五会　*侠溪　*足窍阴

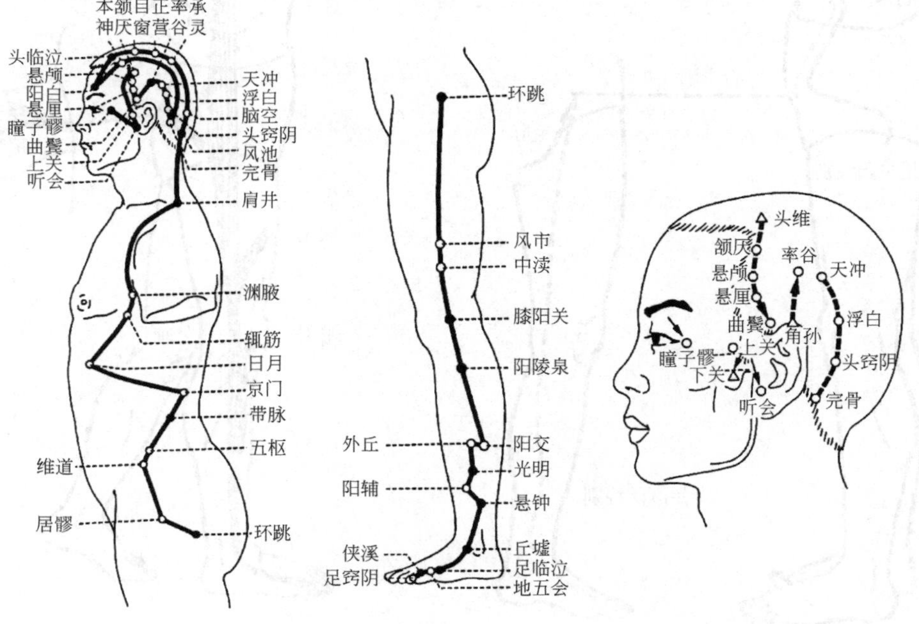

图 3-11-4　足少阳胆经经穴分布图

1. 瞳子髎*Tóngzǐliáo（GB1）手足少阳、手太阳之交会穴

【位置】在面部，目外眦外侧0.5寸凹陷中（图3-11-5）。

【解剖要点】眼轮匝肌、颞筋膜、颞肌；颧神经的颧面支与颧颞支，颞深前、后神经；颞深前、后动脉分支。

【主治】①目赤肿痛，目翳，青盲，畏光羞明，迎风流泪；②偏头痛，口眼㖞斜。

【刺灸法】直刺或平刺0.3～0.5寸，或点刺出血；可灸。

【配伍】

配睛明、丝竹空、攒竹，可清热止痛，治疗目痛，目赤，目翳。

配睛明、养老、肝俞、足三里，可养肝明目，治疗夜盲症。

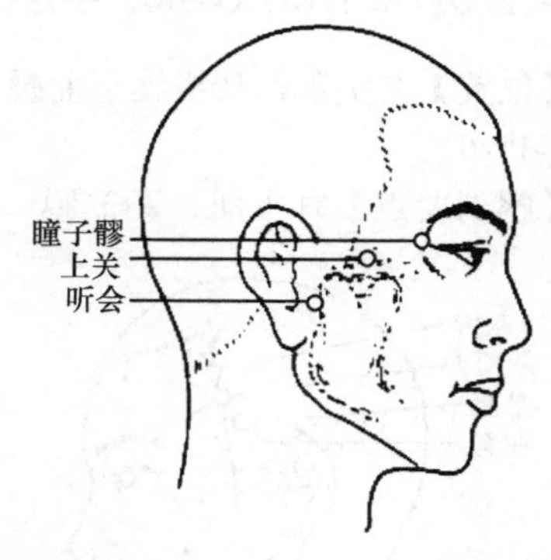

图3-11-5　胆经瞳子髎、听会、上关

配头维、印堂、太冲，可疏散风热、活络止痛，治疗头痛。

【文献摘要】

《铜人》：治青盲目无所见，远视䀮䀮，目中肤翳，白膜，头痛，目外眦赤痛。

《图翼》：一云兼少泽，能治妇人乳肿。

【现代研究】瞳子髎三棱针点刺放血治疗睑腺炎效果显著。

2. 听会*Tīnghuì（GB2）

【位置】在面部，耳屏间切迹与下颌骨髁突之间的凹陷中（图3-11-5）。

【解剖要点】腮腺囊、腮腺；耳颞神经、耳大神经、面神经丛；颞浅动、静脉等。

【主治】①耳鸣，耳聋，聤耳；②齿痛，口噤，口㖞，面痛。

【刺灸法】直刺0.5～1.0寸；可灸。

【配伍】

配听宫、翳风、中渚、角孙，可清热泻火、开窍聪耳，治疗耳鸣，耳聋。

配翳风、合谷、颊车、足三里，可清热消肿，治疗耳红肿痛。

配听宫、神庭、风池、合谷、内关，可清脑宁神，治疗耳源性眩晕。

【文献摘要】

《甲乙经》：其目泣出头不痛者。聋，耳中颠飕风。

《百症赋》：耳聋气闭，全凭听会翳风。耳中蝉噪有声，听会堪攻。

《玉龙赋》：耳聋腮肿，听会偏高。

《通玄指要赋》：耳闭须听会而治也。

【现代研究】采用穴位注射听会、翳风、风池三穴治疗突发性耳聋有效率可达83.5%，疗效明显；亦有用听会治面瘫者获良效。

3. 上关 Shàngguān（GB3）手足少阳、足阳明之交会穴

【位置】在面部，颧弓上缘中央凹陷中（图3-11-5）。

【解剖要点】颞浅筋膜、颞深筋膜、颞肌；耳颞神经、面神经颞支，颞深前、后神经的分支；颞浅动、静脉。

【主治】①耳鸣，耳聋；②偏头痛，口㖞，口噤，齿痛，面痛；③癫狂痫。

【刺灸法】直刺 0.5～1.0 寸；可灸。《甲乙经》：刺太深令人耳无闻。

4. 颔厌 Hànyàn（GB4）手足少阳、足阳明之交会穴

【位置】在头部，从头维至曲鬓的弧形连线（其弧度与鬓发弧度相应）的上 1/4 与下 3/4 交点处（图 3-11-6）。

【解剖要点】耳上肌、颞筋膜、颞肌；耳颞神经，颞深前、后神经分支；颞浅动、静脉顶支。

【主治】①偏头痛，眩晕，惊痫，瘛疭；②齿痛，耳鸣，口㖞。

【刺灸法】平刺 0.5～0.8 寸；可灸。

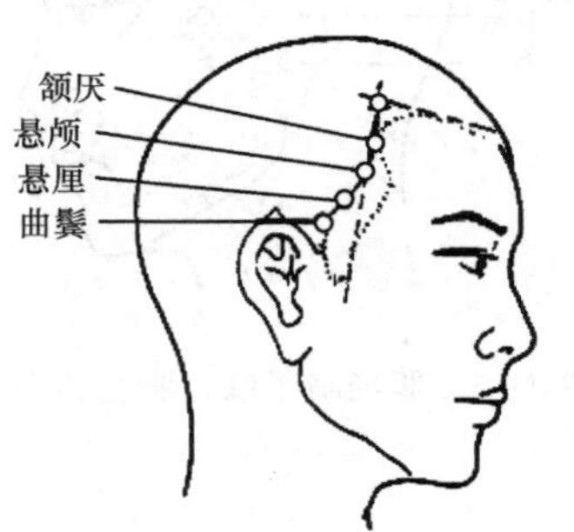

图 3-11-6 胆经颔厌—曲鬓

5. 悬颅 Xuánlú（GB5）

【位置】在头部，从头维至曲鬓的弧形连线（其弧度与鬓发弧度相应）的中点处（图 3-11-6）。

【解剖要点】耳上肌、颞筋膜、颞肌；耳颞神经，颞深前、后神经分支；颞浅动、静脉顶支。

【主治】①偏头痛，身重；②目赤肿痛，齿痛，鼽衄，面肿。

【刺灸法】平刺 0.5～0.8 寸；可灸。

6. 悬厘 Xuánlí（GB6）手足少阳、足阳明之交会穴

【位置】在头部，从头维至曲鬓的弧形连线（其弧度与鬓发弧度相应）的上 3/4 与下 1/4 交点处（图 3-11-6）。

【解剖要点】耳上肌、颞筋膜、颞肌；耳颞神经，颞深前、后神经分支；颞浅动、静脉顶支。

【主治】①偏头痛；②面肿，面痛，目赤肿痛，齿痛，耳鸣；③癫疾。

【刺灸法】平刺 0.5～0.8 寸；可灸。

7. 曲鬓*Qūbìn（GB7）足少阳、太阳之交会穴

【位置】在头部，耳前鬓角发际后缘与耳尖水平线交点处（图 3-11-6）。

【解剖要点】耳上肌、颞筋膜、颞肌；耳颞神经，颞深前、后神经分支；颞浅动、静脉顶支。

【主治】①偏头痛，颔颊肿；②目赤肿痛，青盲，暴喑，齿痛，牙关紧闭。

【刺灸法】平刺 0.5～0.8 寸；可灸。

【配伍】

配太阳、头维，可活血通络，治疗偏头痛。

配冲阳、颊车，可通经活络止痛，治疗齿痛。

配肝俞、光明，可清脑明目，治疗目昏不清。

【文献摘要】

《甲乙经》：颈颔支满，痛引牙齿，口噤不开，急痛不能言。

《大成》：颈项不得回顾，脑两角痛，为巅风，引目眇。

【现代研究】

1）对血液流变学的影响：针刺曲鬓，能明显改善红细胞聚集状态，降低血液黏度。说明针刺有改善血管弹性，降低血液黏度的作用。

2）对脑血流图影响：针刺曲鬓可使脑血流图（近效应）平均波幅增高，流入时间缩短。

8. 率谷*shuàigǔ（GB8）足少阳、太阳之交会穴

【位置】在头部，耳尖直上入发际1.5寸（图3-11-7）。

【解剖要点】耳上肌、颞筋膜、颞肌；耳颞神经和枕大神经会合支；颞浅动、静脉顶支。

【主治】①偏头痛，眩晕，耳鸣，耳聋；②小儿急、慢惊风；③胃寒，呕吐，伤酒痰眩。

【刺灸法】平刺0.5～0.8寸；可灸。

【配伍】

配风池、太阳，可祛风止痛，治疗偏头痛。

配水沟、曲池、太冲，可祛风清热镇惊，治疗小儿惊风。

配足三里、中脘，可和胃止呕，治疗呕吐。

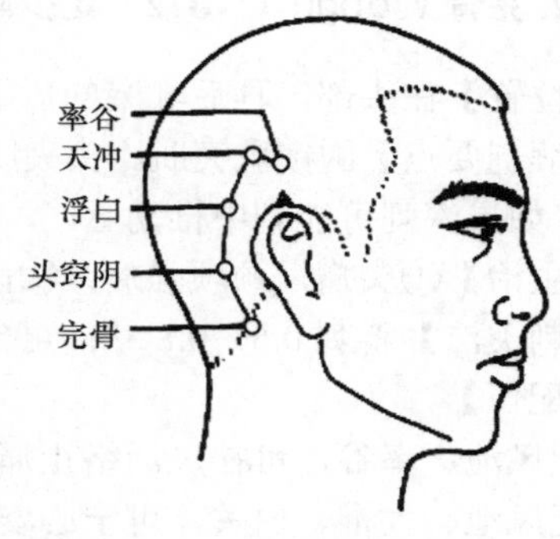

图3-11-7 胆经率谷—完骨

【文献摘要】

《甲乙经》：醉酒风热发，两角眩痛，不能饮食，烦满呕吐，率谷主之。

《千金方》：主酒醉风热发，两目眩痛。

《图翼》：主治脑病，两头角痛，胃膈寒痰，烦闷呕吐，酒后皮风肤肿。

《玉龙歌》：偏正头风痛难医，丝竹金针亦可施，沿皮向后透率谷，一针两穴世间稀。

【现代研究】率谷透刺悬厘，可以调节脑梗死患者血浆中β-内啡肽（β-EP）含量，从而减轻脑水肿，使病灶区脑组织得到修复，恢复其血液供应。

【医案】见本节结尾处二维码02。

9. 天冲 Tiānchōng（GB9）足少阳、太阳之交会穴

【位置】在头部，耳根后缘直上，入发际2寸（图3-11-7）。

【解剖要点】耳上肌、颞筋膜、颞肌；耳颞神经和枕小神经以及枕大神经会合支；颞浅动、静脉顶支，耳后动、静脉。

【主治】①头痛，耳鸣，耳聋，牙龈肿痛；②癫痫，惊恐。

【刺灸法】平刺0.5～0.8寸；可灸。

10. 浮白 Fúbái（GB10）足少阳、太阳之交会穴

【位置】在头部，耳后乳突的后上方，从天冲至完骨的弧形连线（其弧度与耳郭弧度相应）的上1/3与下2/3交点处（图3-11-7）。

【解剖要点】帽状腱膜；枕小神经和枕大神经的吻合支；耳后动、静脉。

【主治】①头痛，耳鸣，耳聋，目痛；②瘿气；③颈项强痛，臂痛不举，足痿不行。

【刺灸法】平刺0.5～0.8寸；可灸。

【医案】见本节结尾处二维码03。

11. 头窍阴 Tóuqiàoyīn（GB11）足少阳、太阳之交会穴

【位置】在头部，耳后乳突的后上方，从天冲到完骨的弧形连线（其弧度与耳郭弧度相应）的上2/3与下1/3交点处（图3-11-7）。

【解剖要点】帽状腱膜；枕小神经；耳后动、静脉分支。

【主治】①耳鸣，耳聋；②头痛，眩晕，颈项强痛。

【刺灸法】平刺 0.5～0.8 寸；可灸。

12. 完骨*Wángǔ（GB12）足少阳、太阳之交会穴

【位置】在头部，耳后乳突的后下方凹陷中（图 3-11-7）。

【解剖要点】胸锁乳突肌、头夹肌、头最长肌；枕小神经；耳后动、静脉分支或属支，颈深动、静脉。如果深刺可能刺中椎动脉。

【主治】①头痛，颈项强痛；②齿痛，口㖞，颊肿，耳后痛；③癫痫，疟疾。

【刺灸法】斜刺 0.5～0.8 寸；可灸。

【配伍】

配风池、率谷，可祛风活络止痛，治疗偏头痛。

配风池、大椎、内关，可宁心安神，治疗癫疾。

配天柱、后溪、悬钟，可舒筋活络，治疗颈项痛，落枕。

【文献摘要】

《甲乙经》：风头，耳后痛，烦心，及足不收失履，口㖞僻，头项摇瘈，牙车急。项肿不可俯仰，颊肿引耳。小便黄赤。

《千金方》：完骨主癫疾僵仆，狂疟。

【现代研究】完骨刺络放血治疗的临床疗效显著，能缩短疱疹消失时间，改善耳痛和面瘫等症状。

13. 本神*Běnshén（GB13）足少阳、阳维之交会穴

【位置】在头部，前发际上 0.5 寸，头正中线旁开 3 寸（图 3-11-8）。

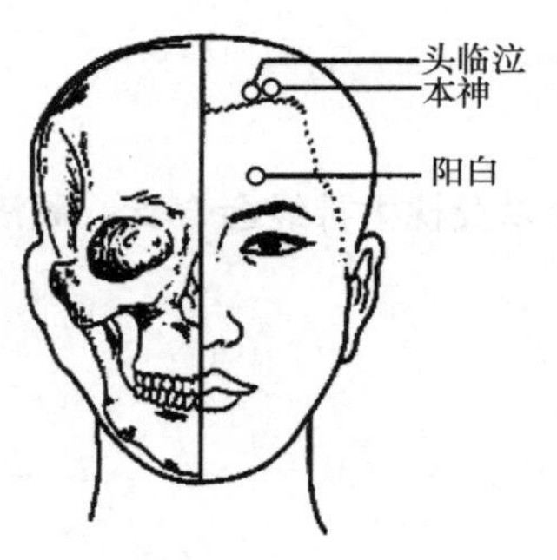

图 3-11-8 胆经本神、阳白、头临泣

【解剖要点】枕额肌额腹；眶上神经；眶上动、静脉，颞浅动、静脉额支。

【主治】①头痛，眩晕，目赤肿痛；②癫痫，小儿惊风，中风昏迷。

【刺灸法】平刺 0.5～0.8 寸；可灸。

【配伍】

配神庭、攒竹、印堂、合谷，可疏风止痛，治疗前额痛。

配前顶、囟会、天柱，可定惊解痉，治疗小儿惊痫。

【文献摘要】

《甲乙经》：头痛目眩，颈项强急，胸胁相引，不得倾侧，本神主之。

《大成》：主惊痫，吐涎沫，颈项强急痛，目眩，胸相引不得转侧。

《百症赋》：癫疾必身柱本神之令。

【现代研究】选取本神、神庭、太冲、风池等穴位针刺治疗抑郁症，能有效改善患者的脑电图变化，其治疗效果优于药物治疗，同时具有药物治疗抑郁症不可替代的优越性。

14. 阳白*Yángbái（GB14）足少阳、阳维之交会穴

【位置】在头部，眉上 1 寸，瞳孔直上（图 3-11-8）。

【解剖要点】枕额肌额腹；眶上神经外侧支；眶上动、静脉外侧支。

【主治】①前额痛，眉棱骨痛，眩晕；②视物模糊，目痛，近视，夜盲；③眼睑下垂，眼睑瞤动，面瘫。

【刺灸法】平刺 0.5～0.8 寸；可灸。

【配伍】

配头维、合谷，可通经活络止痛，治疗头痛。

配颧髎、颊车、合谷，可祛风活血通络，治疗面神经麻痹。

配睛明、太阳，可清热止痛，治疗目赤肿痛。

配丝竹空、后溪，可缓急止痉，治疗眼睑瞤动。

【文献摘要】

《甲乙经》：头目瞳子痛，不可以视，挟项强急，不可以顾，阳白主之。

《图翼》：头痛，目昏，多眵，背寒栗，重衣不得温。

【现代研究】齐刺阳白加刺地仓为主治疗周围性面瘫 40 例，治愈率达 100%。

15. 头临泣* Tóulínqì（GB15）足少阳、太阳，阳维之交会穴

【位置】在头部，前发际上 0.5 寸，瞳孔直上（图 3-11-8）。

【解剖要点】帽状腱膜、腱膜下疏松结缔组织；眶上神经；眶上动、静脉。

【主治】①头痛，目眩，目赤肿痛，目翳，流泪；②鼻塞，鼻渊，耳聋；③小儿惊风，癫痫。

【刺灸法】平刺 0.5～0.8 寸；可灸。

【配伍】

配百会、印堂、头维，可祛风止痛，治疗头痛。

配攒竹、丝竹空、合谷，可清热明目止痛，治疗目赤痛。

配中渚，可祛风清热，治疗目眩。

【文献摘要】

《甲乙经》：颊清不得视，口沫泣出，两目眉头痛，临泣主之。

《千金方》：主小儿惊痫反视。胸痹心痛不得息，痛无常处。

《铜人》：治卒中风不识人，目眩鼻塞，目生白翳，多泪。

《百症赋》：泪出刺临泣头维之处。

《通玄指要赋》：眵䁾冷泪，临泣尤准。

《兰江赋》：眼目之症诸疾苦，更须临泣用针担。

【现代研究】采用头临泣透正营、太阳透率谷等透刺针法可通过降低血浆内皮素、血栓烷和 6-酮-前列腺素含量而治疗偏头痛。

16. 目窗 Mùchuāng（GB16）足少阳，阳维之交会穴

【位置】在头部，前发际上 1.5 寸，瞳孔直上（图 3-11-9）。

【解剖要点】帽状腱膜、腱膜下疏松结缔组织；眶上神经；颞浅动、静脉额支。

【主治】①目赤肿痛，青盲，近视，远视，视物模糊；②头痛，眩晕；③小儿惊痫。

【刺灸法】平刺 0.5～0.8 寸；可灸。

【文献摘要】

《铜人》：治头面浮肿，痛引目外眦赤痛，忽头旋，目䀮䀮远视不明。

【现代研究】以针刺目窗为主治疗单纯性青光眼，疗效满意。

17. 正营 Zhèngyíng（GB17）足少阳、阳维之交会穴

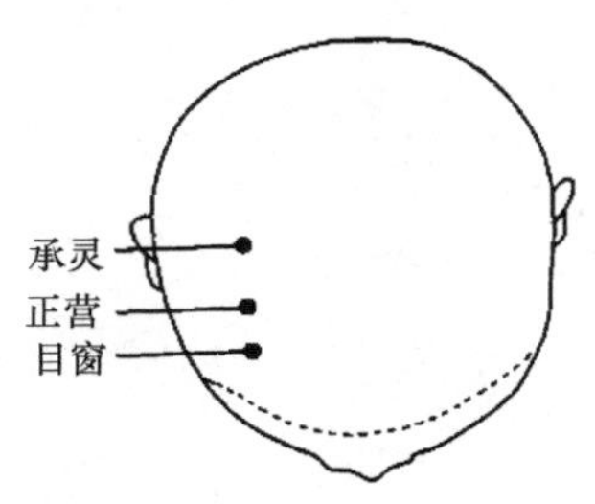

图 3-11-9 胆经目窗、正营、承灵

【位置】在头部，前发际上 2.5 寸，瞳孔直上（图 3-11-9）。

【解剖要点】帽状腱膜、腱膜下疏松结缔组织；眶上神经和枕大神经的吻合支，枕大神经；颞浅动、静脉顶支，枕动、静脉分支。

【主治】①头痛，眩晕，项强；②齿痛，唇吻急强。

【刺灸法】平刺 0.5～0.8 寸；可灸。

18. 承灵 Chénglíng（GB18）足少阳、阳维之交会穴

【位置】在头部，前发际上 4 寸，瞳孔直上（图 3-11-9）。

【解剖要点】帽状腱膜、腱膜下疏松结缔组织；枕大神经；枕动、静脉分支。

【主治】①头痛，眩晕；②目痛，鼻渊，鼻塞，鼻衄。

【刺灸法】平刺 0.5～0.8 寸；可灸。

19. 脑空 Nǎokōng（GB19）足少阳、阳维之交会穴

【位置】在头部，横平枕外隆凸的上缘，风池直上（图 3-11-10）。

【解剖要点】枕额肌枕腹；枕大神经、面神经耳后支；枕动、静脉。

【主治】①头痛，眩晕，颈项强痛；②目眩，目赤肿痛，鼻痛，耳聋，耳鸣；③癫疾，惊悸，热病。

【刺灸法】平刺 0.5～0.8 寸；可灸。

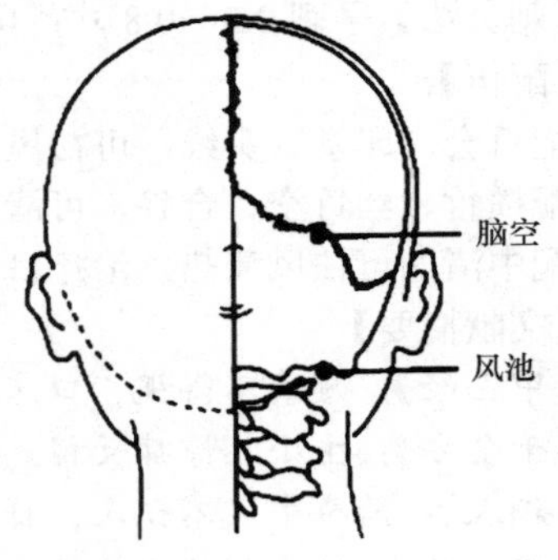

图 3-11-10 胆经脑空、风池

20. 风池*Fēngchí（GB20）足少阳、阳维之交会穴

【位置】在颈后区，枕骨之下，胸锁乳突肌上端与斜方肌上端之间的凹陷中（图 3-11-10）。

【解剖要点】斜方肌、胸锁乳突肌、头夹肌、头半棘肌、头后大直肌、头上斜肌；枕小神经、枕大神经；枕动、静脉分支或属支。

【主治】①伤风，感冒，热病，发热恶寒；②头痛，眩晕，失眠，健忘，癫痫，中风，头摇震颤，抽搐，烦躁易怒；③目赤肿痛，视物不明，迎风流泪，鼻塞，鼻衄，鼻渊，耳鸣，齿痛，咽喉肿痛，喉痹，失音，吞咽困难；④颈项强痛，半身不遂，肩痛不举。

【刺灸法】向鼻尖斜刺 0.8～1.2 寸，或平刺透风府；深部中间为延髓，必须严格掌握针刺角度与深度；可灸。

【配伍】

配廉泉，可利咽舒舌，治疗吞咽困难，呛水，语言不清。

配大椎、后溪、悬钟，可祛风活络止痛，治疗颈项强痛。

配曲池、足三里、太冲，可镇肝息风，治疗高血压。

配大椎、曲池、合谷，可祛风散寒解表，治疗外感风寒。

配睛明、太阳、太冲，可明目止痛，治疗目赤肿痛。

配阳白、颧髎、颊车、合谷，可行气活血，治疗口眼㖞斜。

【文献摘要】

《甲乙经》：颈痛，项不得顾，目泣出，多眵瞒，鼻鼽衄，目内眦赤痛，气厥耳目不明，喉痹伛偻，引项筋挛不收，风池主之。

《大成》：主洒淅寒热，伤寒温病汗不出，目眩苦，偏正头痛，痎疟，颈项如拔，痛不得回顾。

《通玄指要赋》：头晕目眩，要觅于风池。

《玉龙赋》：风池绝骨，而疗乎伛偻。

《玉龙歌》：偏正头风有两般，有无痰饮细推观，若然痰饮风池刺，倘无痰饮合谷安。

《杂病十一穴歌》：四肢无力中邪风，眼涩难开百病攻，精神昏倦多不语，风池合谷用针通。

【现代研究】以风池、上天柱（天柱穴上五分）为主穴治疗内分泌性突眼症有一定疗效。风池、上天柱行导气法，足三里、三阴交行补法。对突眼症患者的瘀血状态、微循环、血液流变学、血流动力学有明显改善。

【医案】见本节结尾处二维码 04。

21. 肩井*Jiānjǐng（GB21）手足少阳、足阳明，阳维之交会穴

【位置】在肩胛区，第 7 颈椎棘突与肩峰最外侧点连线的中点（图 3-11-11）。

【解剖要点】斜方肌、肩胛提肌；锁骨上神经、肩胛背神经分支；颈浅动、静脉分支或属支，颈横动、静脉分支或属支。

【主治】①头痛，眩晕，中风，高血压；②颈项强痛，肩背疼痛，上肢不遂；③乳痈，乳汁不下，难产，胞衣不下；④瘰疬。

【刺灸法】直刺 0.3～0.5 寸，深部正当肺尖，不可深刺，孕妇禁针；可灸。《铜人》：凡针肩井皆以三里下其气。《图翼》：孕妇禁针。《大成》：若针深闷倒，急补足三里。

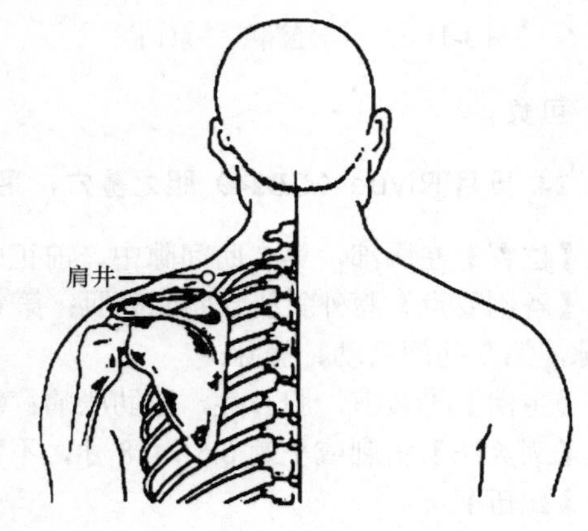

图 3-11-11　胆经肩井

【配伍】

配肩髃、天宗、肩髎，可活血通络止痛，治疗肩背痹痛。

配乳根、少泽、足三里，可消炎通乳止痛，治疗乳汁不足，乳痈。

配合谷、三阴交，可行气活血催胎，治疗难产。

配中极、三阴交，可降气行血，治疗胞衣不下。

【文献摘要】

《甲乙经》：肩背髀痛，臂不举，寒热凄索。

《千金方》：难产，针两肩井入一寸泻之，须臾即分娩。上气咳逆短气，风劳百病，灸肩井二百壮。

《大成》：主中风，气塞涎上不语，气逆，妇人难产。

《胜玉歌》：髀疼要针肩井穴。

《百症赋》：肩井乳痈而极效。

《通玄指要赋》：肩井除两臂难任。

【现代研究】针刺肩井能够改善胆囊炎患者的胆囊收缩功能，具有收缩和扩张胆囊的双向调整作用，并能有效缓解肩背痛。

【医案】见本节结尾处二维码 05。

22. 渊腋 Yuānyè（GB22）

【位置】在胸外侧区，第 4 肋间隙中，在腋中线上（图 3-11-12）。

【解剖要点】前锯肌、肋间外肌；第 3、4、5 肋间神经外侧皮支，胸长神经，第 4 肋间神经；胸外侧动、静脉，第 4 肋间后动、静脉。

【主治】①胸满，胁痛；②胁下肿，上肢痹痛。

【刺灸法】平刺 0.5～0.8 寸，不可深刺，以免伤及脏器；可灸。《铜人》：禁不宜灸。

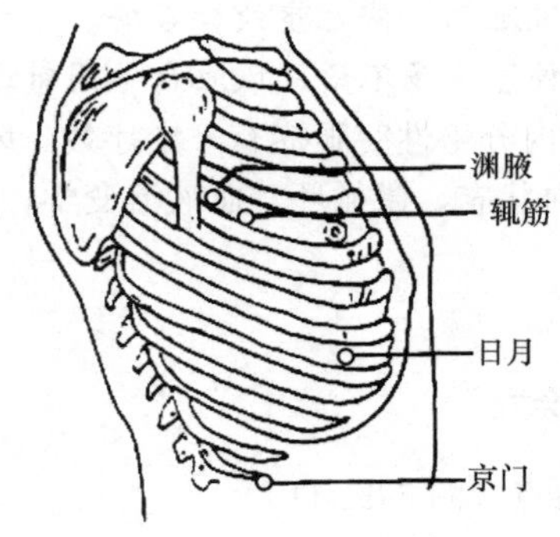

图 3-11-12 胆经渊腋—京门

23. 辄筋 Zhéjīn（GB23）

【位置】在胸外侧区，第 4 肋间隙中，腋中线前 1 寸（图 3-11-12）。

【解剖要点】前锯肌、肋间外肌；第 3、4、5 肋间神经外侧皮支，第 4 肋间神经；胸外侧动、静脉分支或属支，第 4 肋间后动、静脉。

【主治】①胸满，胁痛，腋肿；②喘息，呕吐，吞酸。

【刺灸法】平刺 0.5～0.8 寸，不可深刺，以免伤及脏器；可灸。

24. 日月*Rìyuè（GB24）胆之募穴，足少阳、太阴之交会穴

【位置】在胸部，第 7 肋间隙中，前正中线旁开 4 寸（图 3-11-12）。

【解剖要点】腹外斜肌、肋间外肌；第 6、7、8 肋间神经外侧皮支，第 7 肋间神经及伴行的动、静脉，第 7 肋间后动、静脉。

【主治】①黄疸，胆石症，胁肋胀痛；②呕吐，吞酸，呃逆，善太息，胃脘痛。

【刺灸法】斜刺或平刺 0.5～0.8 寸，不可深刺，以免伤及脏器；可灸。

【配伍】

配胆俞、丘墟、阳陵泉、支沟，可疏肝理气止痛，治疗胁肋疼痛。

配内关、中脘，可降逆止呕，治疗呕吐。

配大椎、至阳、肝俞、阴陵泉，可清利湿热，治疗黄疸。

配郄门，可和胃降逆，治疗呃逆。

【文献摘要】

《甲乙经》：太息善悲，少腹有热，欲走，日月主之。

《铜人》：太息善悲，小腹热，欲走多唾，言语不正，四肢不收。

【现代研究】有实验结果表明，针刺日月对犬胆汁分泌的影响具有双向调整作用。

25. 京门*Jīngmén（GB25）肾之募穴

【位置】在侧腹部，第 12 肋骨游离端的下际（图 3-11-12）。

【解剖要点】腹外斜肌、腹内斜肌、腹横肌；第 11、12 胸神经前支的外侧皮支和肌支，以及伴行的动、静脉，相应的肋间、肋下动、静脉。

【主治】①小便不利，水肿；②腹胀，泄泻，肠鸣，呕吐；③腰痛，胁痛。

【刺灸法】直刺 0.5～1.0 寸；可灸。

【配伍】

配肾俞、三阴交，可补肾壮腰，治疗肾虚腰痛。

配照海，可益肾祛湿清热，治疗尿黄，小便不利。

配天枢、中脘、支沟，可宽肠通腑气，治疗腹胀。

【文献摘要】

《甲乙经》：溢饮，水道不通，溺黄，小腹痛里急肿，洞泄，体痛引骨。痓脊强反折。寒热，腹䐜胀，怏怏然不得息。

《大成》：主肠鸣，小腹痛，肩背寒，痓，肩胛内廉痛，腰痛不得俯仰久立。

【现代研究】对肾脏泌尿功能的影响：针刺京门有抑制肾脏泌尿的作用，针后 3 小时的排尿量较正常组减少 14.1%～14.4%。

26. 带脉*Dàimài（GB26）足少阳、带脉之交会穴

【位置】在侧腹部，第 11 肋骨游离端垂线与脐水平线的交点上（图 3-11-13）。

【解剖要点】腹外斜肌、腹内斜肌、腹横肌；第 9、10、11 胸神经前支的外侧皮支和肌支，和其伴行的动、静脉。

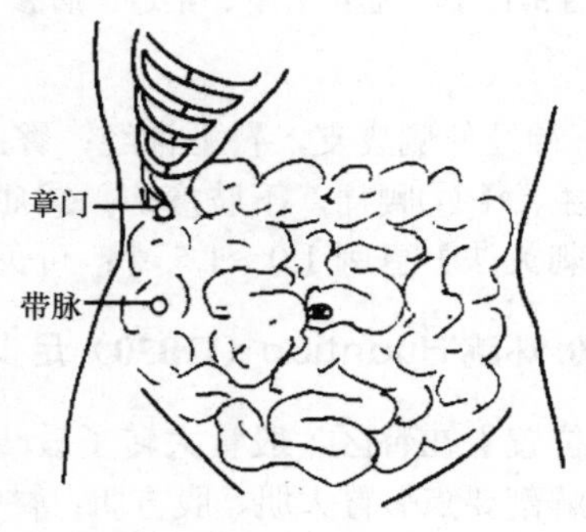

图 3-11-13　胆经带脉

【主治】①带下，月经不调，阴挺，经闭，小腹痛，腰寒如坐水中；②胁痛，腰痛，疝气。

【刺灸法】直刺 1.0～1.5 寸；可灸。

【配伍】

配白环俞、阴陵泉、三阴交，可健脾渗湿止带，治疗带下病。

配中极、地机、三阴交，可行气活血、祛瘀止痛，治疗痛经，闭经。

配血海、膈俞，可通经活血，治疗月经不调。

配关元、大敦，可疏肝理气，治疗疝气。

配关元、归来，可益肾固摄，治疗遗尿，尿失禁。

【文献摘要】

《甲乙经》：妇人少腹坚痛，月水不通，带脉主之。

《大成》：妇人小腹痛，里急后重，瘛疭，月事不调。

《玉龙赋》：带脉关元多灸，肾败堪攻。

《玉龙歌》：肾气冲心得几时，须用金针疾自除，若得关元并带脉，四海谁不仰明医。

【现代研究】艾灸带脉可温养脾胃，调节十二经气血，治疗顽固性荨麻疹疗效好，复发率低，无不良反应。

27. 五枢 Wǔshū（GB27）足少阳、带脉之交会穴

【位置】在下腹部，横平脐下 3 寸，髂前上棘内侧（图 3-11-14）。

【解剖要点】腹外斜肌、腹内斜肌、腹横肌；第 11、12 胸神经前支和第 1 腰神经前支的外侧皮支和肌支及相应的动、静脉；以及其伴行的动、静脉，旋髂深动、静脉。

【主治】①带下，月经不调，阴挺；②少腹痛，疝气，阴缩入腹；③腰痛。

【刺灸法】直刺 1.0～1.5 寸；可灸。

28. 维道 Wéidào（GB28）足少阳、带脉之交会穴

【位置】在下腹部，髂前上棘内下 0.5 寸（图 3-11-14）。

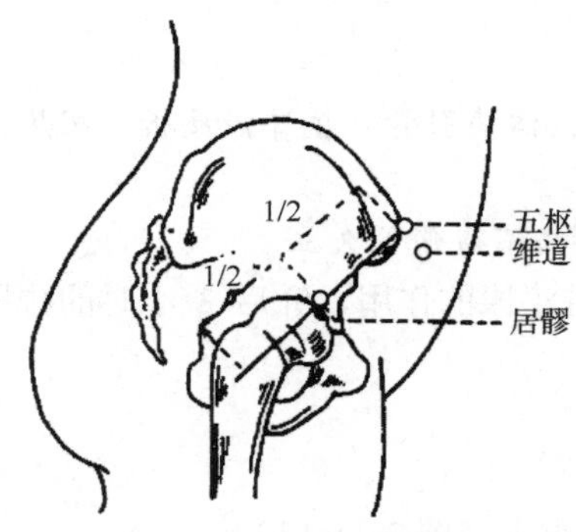

图 3-11-14 胆经五枢、维道、居髎

【解剖要点】腹外斜肌、腹内斜肌、腹横肌、髂腰肌；第 11、12 胸神经前支和第 1 腰神经前支的外侧皮支和肌支及其相应的动、静脉，股外侧皮神经；以及其伴行的动、静脉，旋髂浅、深动、静脉。

【主治】①阴挺，带下，月经不调；②疝气，水肿；③便秘，肠痈；④少腹痛，腰胯痛，下肢麻痹。

【刺灸法】直刺 1.0～1.5 寸；可灸。

29. 居髎 Jūliáo（GB29）足少阳、阳跷之交会穴

【位置】在臀区，髂前上棘与股骨大转子最凸点连线的中点处（图 3-11-14）。

【解剖要点】阔筋膜、臀中肌、臀小肌；臀上皮神经、髂腹下神经外侧皮支，臀上神经；臀上动、静脉分支或属支。

【主治】①腰痛，下肢痿痹；②疝气。

【刺灸法】直刺 1.0～1.5 寸；可灸。

30. 环跳*Huántiào（GB30）足少阳、太阳之交会穴

【位置】在臀区，股骨大转子最凸点与骶管裂孔连线的外 1/3 与内 2/3 交点处（图 3-11-15）。

【解剖要点】臀大肌、股方肌；臀上皮神经、臀下神经、坐骨神经、股后皮神经；臀下动、静脉。

【主治】下肢痿痹疼痛，半身不遂，腰腿痛。

【刺灸法】直刺 2.0～3.0 寸；可灸。

【配伍】

配殷门、阳陵泉、委中、昆仑，可疏通经络、活血止痛，治疗坐骨神经痛。

配腰阳关、阳陵泉、悬钟、委中，可祛风通经止痛，治疗下肢痹痛。

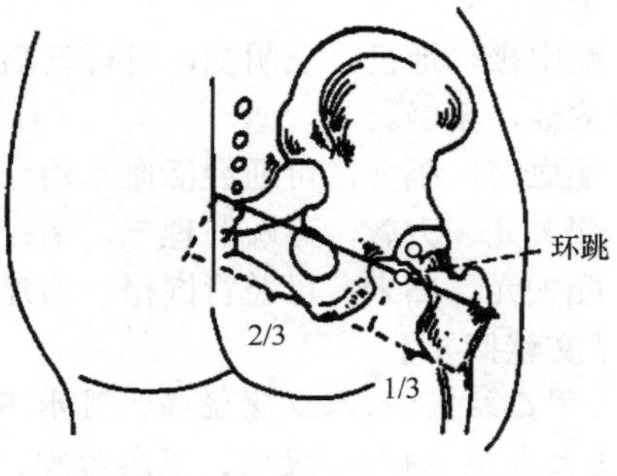

图 3-11-15 胆经环跳

【文献摘要】

《甲乙经》：髀枢中痛，不可举，以毫针，寒留之，以月生死为痏数，立已。长针亦可。腰胁相引痛急，髀筋瘈，胫痛不可屈伸，痹不仁，环跳主之。

《铜人》：治冷风湿痹，风疹，偏风半身不遂，腰胯痛不得转侧。

《标幽赋》：中风环跳而宜刺。

《百症赋》：后溪环跳，腿疼刺而即轻。

《玉龙赋》：腿风湿痛，居髎兼环跳于委中。

《长桑君天星秘诀歌》：冷风湿痹针何处？先取环跳次阳陵。

【现代研究】

1）针刺环跳可使胃酸及胃蛋白酶高者降低，使胃酸及胃蛋白酶低者升高，可调整胃液分泌功能。

2）电针家兔坐骨神经“环跳穴”可使人工感染的腹膜炎渗出减少或停止，有抗炎作用。

【医案】见本节结尾处二维码 06。

31. 风市*Fēngshì（GB31）

【位置】在股部，直立垂手，掌心贴于大腿时，中指尖所指凹陷中，髂胫束后缘（图 3-11-16）。

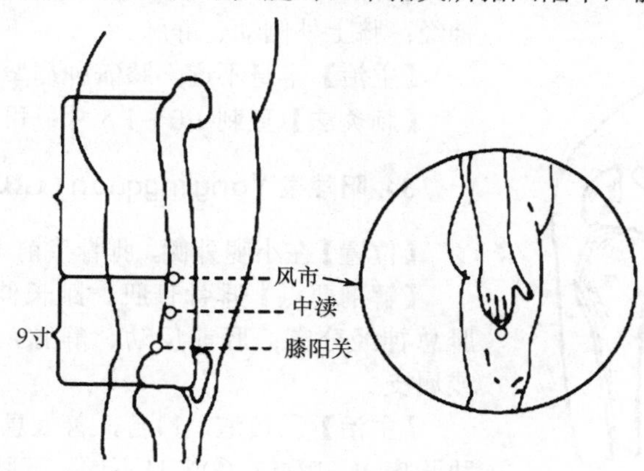

图 3-11-16　胆经风市、中渎

【解剖要点】髂胫束、股外侧肌、股中间肌；股外侧皮神经、股神经肌支；旋股外侧动脉降支的肌支。

【主治】①下肢痿痹，脚气，半身不遂，风湿性关节炎；②遍身瘙痒，风疹。

【刺灸法】直刺 1.0～2.0 寸；可灸。

【配伍】

配阳陵泉、悬钟，可舒筋活络止痛，治疗下肢痿痹。

配风池、曲池、血海，可活血祛风止痒，治疗荨麻疹。

配神门、风池、阳陵泉，可祛风宁神，治疗舞蹈症。

配环跳、阴陵泉、公孙，可祛邪通经，治疗脚气。

【文献摘要】

《千金方》：主两膝挛痛，引胁拘急。主缓纵痿痹，腨疼冷不仁。

《金鉴》：风市主治腿中风，两膝无力脚气冲，兼治浑身麻搔痒，艾火烧针皆就功。

《玉龙赋》：风市阴市，驱腿脚之乏力。

《胜玉歌》：腿股转酸难移步，妙穴说与后人知，环跳风市及阴市，泻却金针病自除。

《杂病穴法歌》：腰连脚痛怎生医？环跳行间与风市。

【现代研究】耳鸣患者比非耳鸣者风市压痛更敏感，提示风市的痛敏性可作为治疗耳鸣选穴的依据。不同侧别耳鸣患者的风市均以双侧压痛多见，提示风市治疗耳鸣以双侧选穴为主。

32. 中渎 Zhōngdú（GB32）

【位置】在股部，腘横纹上 7 寸，髂胫束后缘（图 3-11-16）。

【解剖要点】髂胫束、股外侧肌、股中间肌；股外侧皮神经、股神经肌支；旋股外侧动、静脉降支的肌支。

【主治】下肢痿痹，半身不遂，脚气。

【刺灸法】直刺 1.0～2.0 寸；可灸。

33. 膝阳关 Xīyángguān（GB33）

【位置】在膝部，股骨外上髁后上缘，股二头肌腱与髂胫束之间的凹陷中（图 3-11-17）。

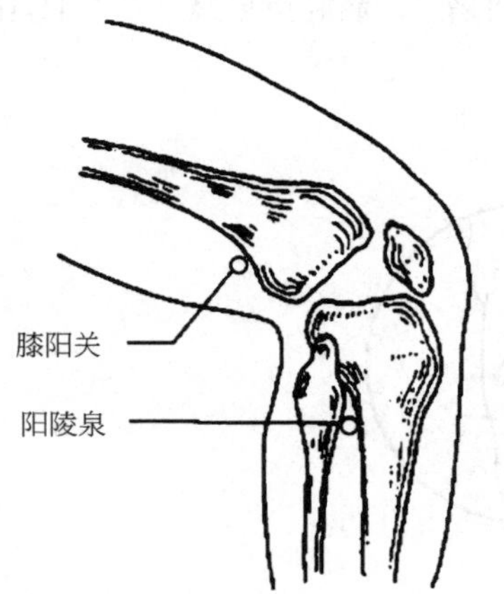

图 3-11-17　胆经膝阳关、阳陵泉

【解剖要点】髂胫束后缘、腓肠肌外侧头前方；股外侧皮神经；膝上外侧动、静脉。

【主治】半身不遂，膝髌肿痛挛急，小腿麻木，脚气。

【刺灸法】直刺 1.0～1.5 寸；可灸。

34. 阳陵泉*Yánglíngquán（GB34）合穴，八会穴（筋会）

【位置】在小腿外侧，腓骨头前下方凹陷中（图 3-11-17）。

【解剖要点】腓骨长肌、趾长伸肌；腓肠外侧皮神经、腓总神经分支；胫前反动、静脉，膝下外侧动、静脉分支或属支。

【主治】①黄疸，口苦，善太息，胆石症，胆道蛔虫病，胁肋疼痛，呕吐；②半身不遂，下肢痿痹，膝髌肿痛，脚气，落枕，肩痛；③小儿惊风，癫痫。

【刺灸法】直刺 1.0～1.5 寸；可灸。

【配伍】

配支沟，可行气利胆，治疗胁肋痛。

配环跳、风市、委中、悬钟，可活血通络、疏调经脉，治疗半身不遂，下肢痿痹。

配足三里、中脘，可和胃理气止痛，治疗胃痛，腹胀。

配水沟、中冲、太冲，可祛风镇静解痉，治疗小儿惊风。

【文献摘要】

《甲乙经》：胁下支满，呕吐逆。胆胀者。髀痹引膝股外廉痛，不仁，筋急。

《百症赋》：半身不遂，阳陵远达于曲池。

《通玄指要赋》：胁下肋边者，刺阳陵而即止。

《玉龙赋》：阴陵阳陵，除膝肿之难熬。

【现代研究】

1）针刺阳陵泉可使胆囊收缩，还能促进胆汁分泌，对奥迪括约肌有明显的解痉作用，对慢性胆囊炎、胆石症有治疗效应。

2）针刺阳陵泉对调整脑血流量有一定影响。实验研究，针刺右侧阳陵泉和曲池可影响血流动力学，使脑血流量增加，脑血管阻力降低，出针后脑血管阻力降低却不明显。

35. 阳交 Yángjiāo（GB35）阳维脉郄穴

【位置】在小腿外侧，外踝尖上 7 寸，腓骨后缘（图 3-11-18）。

【解剖要点】小腿三头肌、腓骨长肌、后肌间隔；腓肠外侧皮神经、胫神经；腓动、静脉，胫后动、静脉。

【主治】①胸胁胀满；②膝肿痛，下肢痿痹；③癫狂，瘛疭，惊狂，破伤风。

【刺灸法】直刺 1.0～1.5 寸；可灸。

36. 外丘 Wàiqiū（GB36）郄穴

【位置】在小腿外侧，外踝尖上 7 寸，腓骨前缘（图 3-11-18）。

【解剖要点】腓骨长、短肌，趾、䠒长伸肌；腓肠外侧皮神经，腓浅、深神经；胫前动、静脉。

【主治】①颈项强痛，胸胁胀满；②下肢痿痹；③癫狂；④狂犬伤毒不出。

【刺灸法】直刺 1.0～1.5 寸；可灸。

37. 光明*Guāngmíng（GB37）络穴

【位置】在小腿外侧，外踝尖上 5 寸，腓骨前缘（图 3-11-18）。

【解剖要点】腓骨短肌，前肌间隔，趾、䠒长伸肌，小腿骨间膜，胫骨后肌；腓浅、深神经，腓肠外侧皮神经；胫前动、静脉。

【主治】①目视不明，眼痒眼痛，目痛，夜盲，近视；②乳房胀痛，乳汁少；③膝痛，下肢痿痹。

【刺灸法】直刺 1.0～1.5 寸；可灸。

【配伍】

配攒竹、睛明、风池、肝俞、太冲，可明目除障，治疗早期白内障。

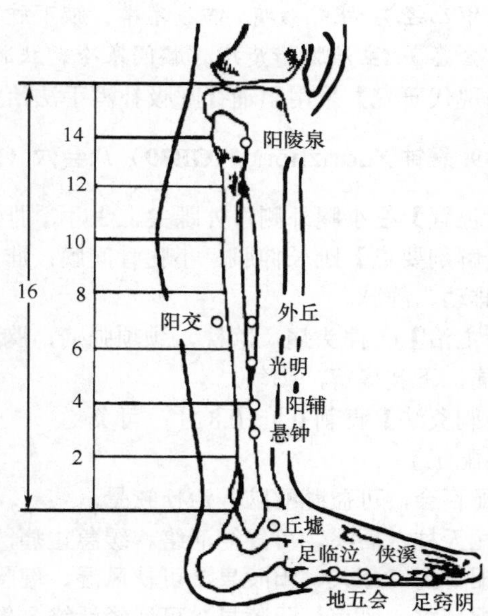

图 3-11-18　胆经阳交—悬钟

配肝俞、肾俞，可补肝益肾，治疗夜盲。

配养老，可滋阴明目，治疗目昏。

配阳陵泉、昆仑，可舒筋活络止痛，治疗下肢痿痹。

【文献摘要】

《甲乙经》：虚则痿躄，坐不能起，实则厥，胫热肘痛，身体不仁，手足偏小，善啮颊，光明主之。

《金鉴》：妇人少腹胞中疼痛，大便难，小便淋，好怒色青。

《标幽赋》：眼痒眼痛，泻光明与地五。

《席弘赋》：睛明治眼未效时，合谷光明安可缺。

【现代研究】针刺光明可明显提高近视患者视力。

38. 阳辅 Yángfǔ（GB38）经穴

【位置】在小腿外侧，外踝尖上 4 寸，腓骨前缘（图 3-11-18）。

【解剖要点】趾、䠒长伸肌，小腿骨间膜，胫骨后肌；腓肠外侧皮神经、腓浅神经；腓动、静脉。

【主治】①偏头痛，目外眦痛，咽喉肿痛；②腋下肿痛，胸胁胀痛，瘰疬；③下肢痿痹，半身不遂，脚气。

【刺灸法】直刺 0.8～1.2 寸；可灸。

【配伍】

配支沟、内关，可宽胸理气止痛，治疗胸胁痛。

配四渎，可通经活络，治疗偏头痛。

配丘墟、足临泣，可利胆消肿，治疗腋下肿。

【文献摘要】

《甲乙经》：寒热痠痟，四肢不举，腋下肿，马刀瘘，喉痹，髀膝颈骨摇，酸痹不仁，阳辅主之。

《金鉴》：主治膝胻痠疼，腰间寒冷，肤肿筋挛，百节痠疼，痿痹，偏风不遂等证。

【现代研究】采用阳辅行呼吸补泻手法治疗偏头痛效果良好。

39. 悬钟*Xuánzhōng（GB39）八会穴（髓会）

【位置】在小腿外侧，外踝尖上3寸，腓骨前缘（图3-11-18）。

【解剖要点】趾长伸肌、小腿骨间膜；腓肠外侧皮神经、腓深神经分支；如穿透小腿骨间膜可刺中腓动、静脉。

【主治】①偏头痛，落枕，颈项强痛，胸胁胀痛；②头晕，目眩，四肢酸软；③痔疾，便秘；④腰痛，下肢痿痹，脚气。

【刺灸法】直刺0.5～0.8寸；可灸。

【配伍】

配百会，可益髓醒脑，治疗眩晕。

配天柱、后溪，可舒筋活络、缓急止痛，治疗落枕。

配肾俞、膝关、阳陵泉，可祛风湿、健腰膝，治疗腰腿痛。

配环跳、风市、阳陵泉，可通经活络、舒筋止痛，治疗坐骨神经痛。

【文献摘要】

《甲乙经》：腹满，胃中有热，不嗜食。小儿腹满不能食饮。

《铜人》：治心腹胀满，胃中热不嗜食，膝䯒痛，筋挛足不收履，坐不能起。

《图翼》：主治颈项痛，手足不收，腰膝痛，脚气筋骨挛。

《席弘赋》：脚痛膝肿针三里，悬钟二陵三阴交，更向太冲须引气，指头麻木自轻飘。

《杂病穴法歌》：两足难移先悬钟，条口后针能步履。

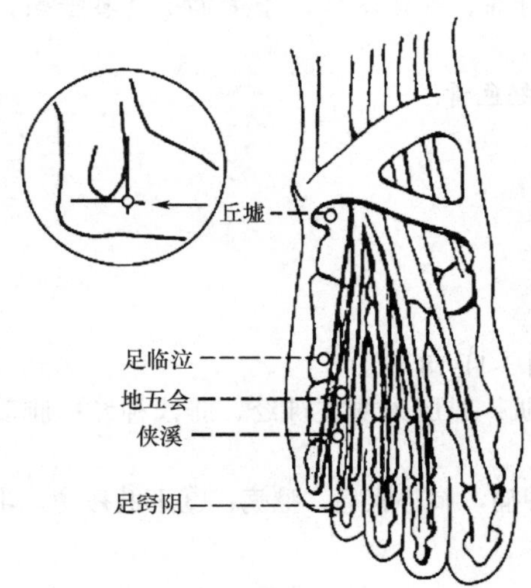

图3-11-19 胆经丘墟—足窍阴

【现代研究】

1）艾灸悬钟、足三里，对脑血管舒缩反应、脑血流自动调节、侧支循环的建立等功能有良好的改善作用，并能促进神经功能的恢复。

2）针刺悬钟治疗落枕，针尖向上斜刺，强刺激泻法，使针感向上传导；并在患部或压痛点拔火罐1～3个，以局部皮肤呈紫红色为宜。出针时摇大针孔，边摇边出，不按其孔，疗效显著。

40. 丘墟*Qiūxū（GB40）原穴

【位置】在踝区，外踝的前下方，趾长伸肌腱的外侧凹陷中（图3-11-19）。

【解剖要点】趾短伸肌、距跟外侧韧带；足背外侧皮神经、足背中间皮神经；足背浅静脉，外踝前动、静脉。

【主治】①胸胁痛，腋下肿；②踝关节扭伤，下肢痿痹，半身不遂，腿肚转筋，足内翻，脚气；③目赤肿痛，目翳；④疟疾，吞酸，呕吐。

【刺灸法】直刺 0.5～0.8 寸；可灸。

【配伍】

配太阳，可疏通少阳经气，治疗偏头痛。

配三阳络，可理气止痛，治疗胸闷，胸胁痛，肋间神经痛，不得息。

配风池、太冲，可清肝明目，治疗目赤肿痛。

配阳陵泉、期门，可利胆消炎，治疗胆囊炎。

【文献摘要】

《甲乙经》：目视不明，振寒，目翳，瞳子不见，腰两胁痛，脚酸转筋。腋下肿。

《千金方》：主腕不收，坐不得起，髀枢脚痛。寒热颈肿。大疝腹坚。

《灵光赋》：髀枢不动泻丘墟。

《百症赋》：转筋兮，金门丘墟来医。

《玉龙赋》：商丘解溪丘墟，脚痛堪追。

《胜玉歌》：踝跟骨痛灸昆仑，更有绝骨共丘墟。

【现代研究】针刺本穴可使胆囊收缩及胆总管规律性收缩明显加强，治疗慢性胆囊炎有较好疗效。穴位封闭，治胆囊炎急性发作有良效。电针丘墟对偏头痛效果显著。

41. 足临泣*Zúlínqì（GB41）输穴，八脉交会穴（通带脉）

【位置】在足背，第 4、5 跖骨底结合部的前方，第 5 趾长伸肌腱外侧凹陷中（图 3-11-19）。

【解剖要点】第 4 骨间背侧肌，第 3 骨间足底肌，第 4、5 跖骨之间；足背中间皮神经、足底外侧神经分支；足背静脉网，第 4 跖背动、静脉。

【主治】①偏头痛，目外眦痛，胁肋疼痛；②乳痈，乳胀；③带下，少腹连腰不适，月经不调；④目赤肿痛，目眩；⑤瘰疬。

【刺灸法】直刺 0.3～0.5 寸；可灸。

【配伍】

配足三里，可回乳。

配丘墟、解溪、昆仑，可通经活络、消肿止痛，治疗足跗肿痛。

配风池、太阳、外关，可祛风活络止痛，治疗偏头痛。

配乳根、肩井，可清热解毒、消肿止痛，治疗乳痈。

配三阴交、中极，可活血止痛，治疗月经不调，痛经。

【文献摘要】

《甲乙经》：胸痹心痛，不得息，痛无常处，临泣主之。

《千金方》：月水不利，见血而有身则败，乳肿，刺临泣。

《玉龙赋》：内庭临泣，理小腹之旗。

《玉龙歌》：两足有水临泣泻，无水方能病不侵。

《杂病穴法歌》：赤眼迎香出血奇，临泣太冲合谷侣（眼肿血烂，泻足临泣）。耳聋临泣与金门，合谷针后听人语。牙风面肿颊车神，合谷临泣泻不数。

【现代研究】针刺足临泣治疗腰腿痛的脑功能性磁共振成像研究表明，其止痛有效的主要机制是通过痛觉中枢进行镇痛调节。

42. 地五会 Dìwǔhuì（GB42）

【位置】在足背，第 4、5 跖骨间，第 4 跖趾关节近端凹陷中（图 3-11-19）。

【解剖要点】趾长伸肌腱、趾短伸肌外侧、第 4 骨间背侧肌、第 3 骨间足底肌；足背中间皮神经、趾足底总神经；足背静脉网，跖背动、静脉，趾足底总动、静脉。

【主治】①头痛，眼痒眼痛，目赤，耳鸣，耳聋；②乳痈，乳肿胀；③胁肋胀痛，腋肿，足背肿痛。

【刺灸法】直刺 0.3～0.5 寸；可灸。《甲乙经》：不可灸，灸之令人瘦，不出三年死。

【配伍】

配膻中、乳根、肩井，可理气消肿，治疗乳肿痛。

配太阳、攒竹，可清热明目，治疗目赤肿痛。

【文献摘要】

《甲乙经》：内伤唾血不足，外无膏泽，刺地五会。

《图翼》：主治腋痛，内损吐血，足外无膏脂，乳痈。

《标幽赋》：眼痒眼痛，泻光明与地五。

《席弘赋》：耳内蝉鸣腰欲折，膝下明存三里穴。若能补泻五会间，且莫逢人容易说。

【现代研究】

1）针刺地五会、光明对肝肾阴虚型干眼症患者有显著的治疗效果。

2）地五会配阴陵泉，可清利肝胆，类似龙胆泻肝汤之效，治下部湿热及带状疱疹疗效好。配外关，效果类似小柴胡汤，可和解少阳，治默默不欲饮食，心烦，胸胁苦满，寒热往来。

43. 侠溪*Xiáxī（GB43）荥穴

【位置】在足背，第 4、5 趾间，趾蹼缘后方赤白肉际处（图 3-11-19）。

【解剖要点】第 4、5 趾的趾长、短伸肌腱之间，第 4、5 趾的近节趾骨底之间；足背中间皮神经的趾背神经；趾背动、静脉。

【主治】①头痛，眩晕，目赤肿痛，耳鸣，耳聋，颊肿；②胸胁疼痛，乳痈，足跗肿痛；③口苦，黄疸，疟疾，热病。

【刺灸法】直刺 0.3～0.5 寸；可灸。

【文献摘要】

《甲乙经》：膝外廉痛，热病汗不出，目外眦赤痛，头眩，两颌痛，寒逆泣出，耳鸣聋，多汗，目痒，胸中痛，不可反侧，痛无常处，侠溪主之。

《千金方》：热去四逆，喘气偏风，身汗出而清，皆取侠溪。

《百症赋》：阳谷侠溪，颌肿口噤并治。

【现代研究】针刺左侠溪对男性双侧大动脉、中动脉的血流速度有增加作用。未引起女性双侧大动脉、中动脉血流速度的变化，且对血管的顺应性及弹性无影响。

44. 足窍阴*Zúqiàoyīn（GB44）井穴

【位置】在足趾，第 4 趾末节外侧，趾甲根角侧后方 0.1 寸（图 3-11-19）。

【解剖要点】甲根；足背中间皮神经的趾背神经；趾背动、静脉，趾底固有动、静脉的动、静脉网。

【主治】①目赤肿痛，耳鸣，耳聋，咽喉肿痛；②偏头痛，失眠，多梦，梦魇；③胸胁痛，足背痛；④热病，咳逆。

【刺灸法】直刺 0.1～0.2 寸，或点刺出血；可灸。

【配伍】

配头维、太阳，可祛风止痛，治疗偏头痛。

配翳风、听会、外关，可清热泻火、活络聪耳，治疗耳鸣，耳聋。

配少商、商阳，可清热利咽，治疗喉痹。

配心俞、内关、神门，可安神定志，治疗失眠，多梦。

足少阳经络与腧穴
拓展内容01~06

【文献摘要】

《甲乙经》：手足清，烦热汗不出，手肢转筋，头痛如锥刺之，循循然不可以动，动益烦心，喉痹，舌卷口干，臂内廉痛不可及头，耳聋鸣，窍阴皆主之。

《千金方》：主四肢转筋。

【现代研究】足窍阴放血可有效缓解颅内高压引起的头痛，减少患者焦躁情绪，利于原发病的治疗。

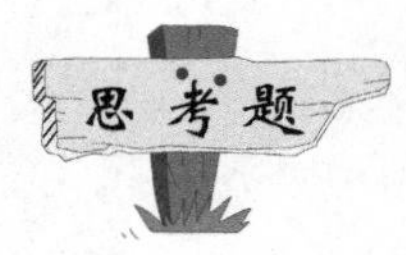

1. 结合经脉循行，试述手、足少阳经在颈肩部是如何交叉的？
2. 为何说“耳”“目”为“宗脉之所聚”？
3. 如何理解足少阳胆经主“骨”所生病？
4. 结合临床应用，归纳分析本经可以治疗偏头痛的腧穴有哪些？

第十二节　足厥阴经络与腧穴

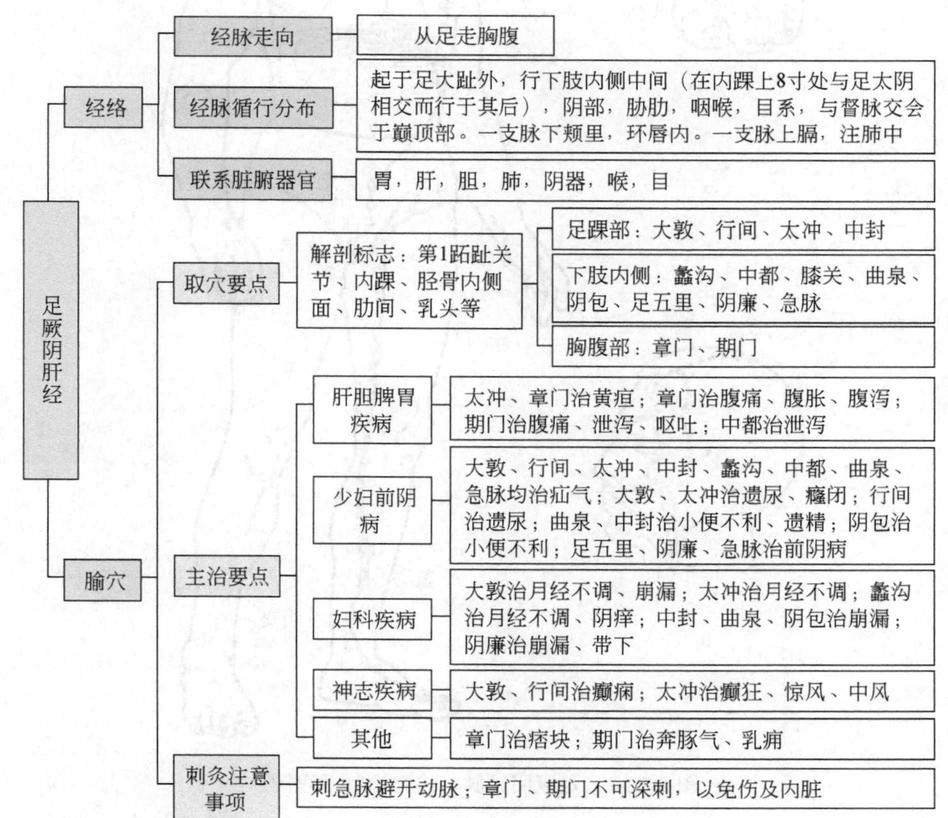

一、足厥阴经络

（一）足厥阴经脉

1. 经脉循行

《灵枢·经脉》：肝足厥阴之脉，起于大指丛毛[1]之际，上循足跗上廉，去内踝一寸，上踝八寸，交出太阴之后，上腘内廉，循股阴[2]，入毛中，环阴器[3]，抵小腹，挟胃，属肝，络胆，上贯膈，布胁肋，循喉咙之后，上入颃颡[4]，连目系，上出额，与督脉会于巅[5]。

其支者，从目系下颊里，环唇内。

其支者，复从肝别，贯膈，上注肺（图 3-12-1）。

语译见本节结尾处二维码 01

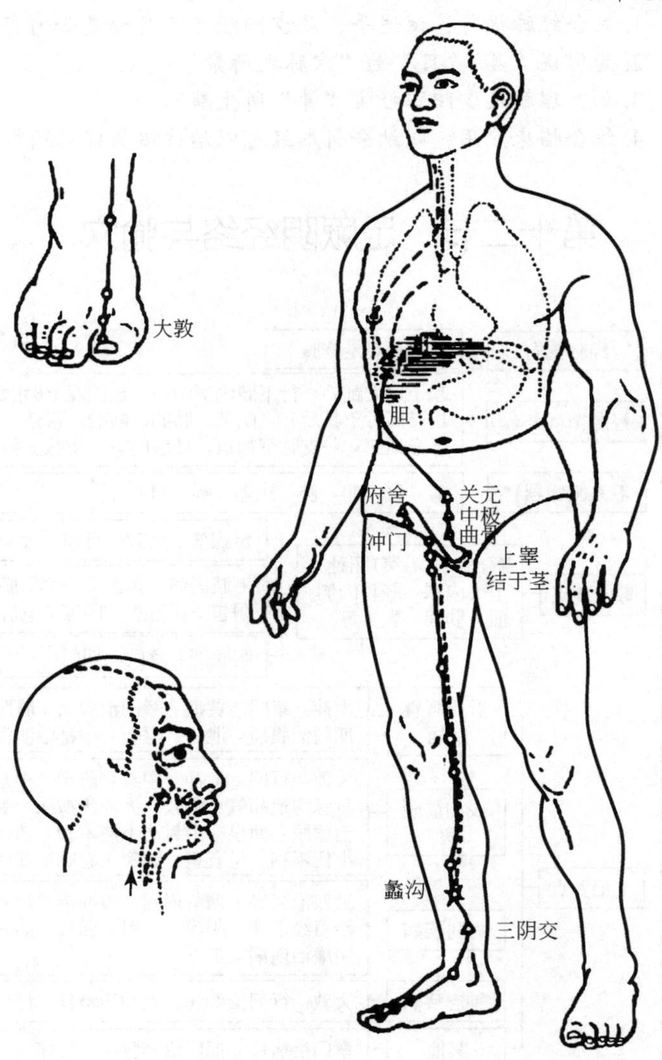

图 3-12-1 足厥阴经脉、络脉循行示意图

【注释】

[1] 丛毛——指足大趾爪甲后方的毫毛，意同三毛。丛，《千金方》《铜人》均作“聚”。滑伯仁曰：“三毛后横纹为聚毛。”

[2] 股阴——股指大腿，内侧为阴，即指本经行于大腿内侧。《发挥》：髀内为股。

[3] 环阴器——环，原作“过”，此据《脉经》《甲乙经》《太素》《千金方》《素问·刺疟》王冰注引文等改，意指环绕阴部。

[4] 颃颡——指鼻咽部，喉头以上至鼻后窍之间，又写作“吭嗓”。《太素》载：“喉咙上孔名颃颡”。《发挥》曰：“颃颡，咽颡也。”承淡安注：“颃颡是软口盖的后部。”

[5] 巅——指头顶高处，百会穴所在。

2. 经脉病候

《灵枢·经脉》：是动则病，腰痛不可以俯仰，丈夫㿉疝[1]，妇人少腹肿[2]，甚则嗌干，面尘脱色[3]。

是主肝所生病者，胸满，呕逆，飧泄[4]，狐疝[5]，遗溺[6]，闭癃[7]。

【注释】

[1] 㿉疝——㿉，与颓同，又写作“癞”，为七疝之一，主要症状是阴囊肿痛下坠，睾丸肿大，或有疼痛，或兼少腹痛。《类经》曰：“足厥阴气逆则为睾肿卒疝，妇人少腹肿，即疝病也。”

[2] 少腹肿——《类经》曰：“足厥阴之支者，与太阴少阳之脉，同结于腰踝下中髎、下髎之间，故令人腰痛。”《素问·刺腰痛》曰：“厥阴之脉，令人腰痛，腰中如张弓弩弦。”

[3] 面尘脱色——面垢如尘，神色晦暗。《铜人》曰：“面如有尘而去其色。脱，去也。”

[4] 飧泄——大便稀薄，完谷不化。《铜人》曰：“风中其经，内舍于肝，肝气乘脾，故为洞泄矣。”

[5] 狐疝——七疝之一，其症为阴囊疝气时上时下，像狐之出入无常。张子和曰：“狐疝，其状如瓦。卧则入少腹，行立则出少腹入囊中……此疝出入上下，往来正与狐相类也。”

[6] 遗溺——指小便不禁，不自知而遗。《铜人》曰：“遗溺，谓不禁。闭癃，谓不行也。”

[7] 闭癃——闭为小便点滴不出，癃为小便不畅，点滴而出。张志聪注：“阴器肿而不得小便也。”

（二）足厥阴络脉

《灵枢·经脉》：足厥阴之别，名曰蠡沟，去内踝五寸，别走少阳；其别者，循胫，上睾，结于茎[1]（图 3-12-1）。

其病气逆则睾肿卒疝。实则挺长，虚则暴痒。取之所别也。

【注释】

[1] 茎——指阴茎。

（三）足厥阴经别

《灵枢·经别》：足厥阴之正，别跗上[1]，上至毛际，合于少阳，与别俱行（图 3-12-2）。

【注释】

[1] 跗上——足背部。《甲乙经》作“膝上”，如是，则经别的部位上移。

（四）足厥阴经筋

《灵枢·经筋》：足厥阴之筋，起于大指之上，上结于内踝之前，上循胫，结内辅骨之下，上循阴股，结于阴器，络诸筋[1]（图 3-12-3）。

其病足大指支，内踝之前痛，内辅痛，阴股痛，转筋，阴器不用。伤于内则不起，伤于寒则阴缩入，伤于热则纵挺不收。

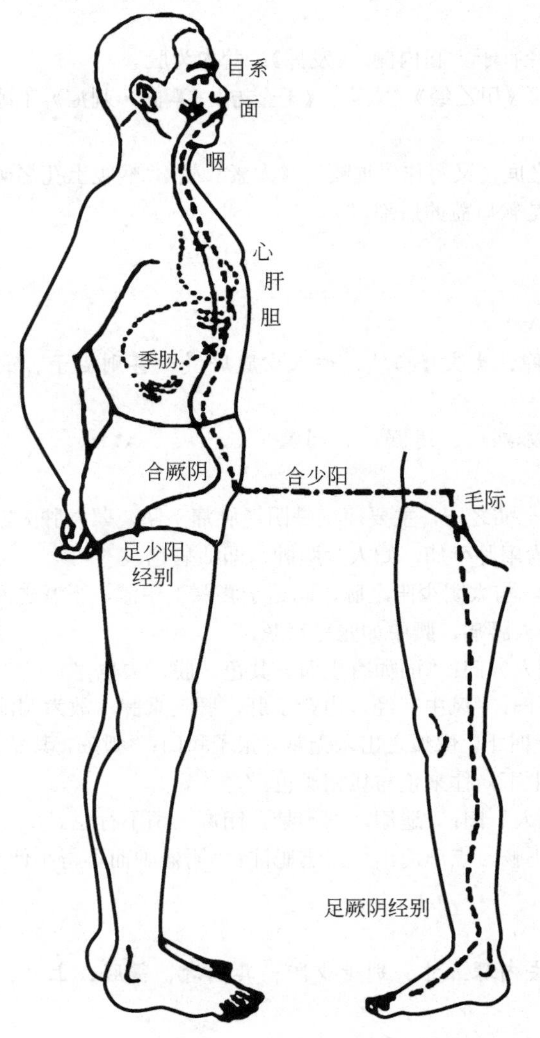

图 3-12-2　足厥阴经别循行示意图

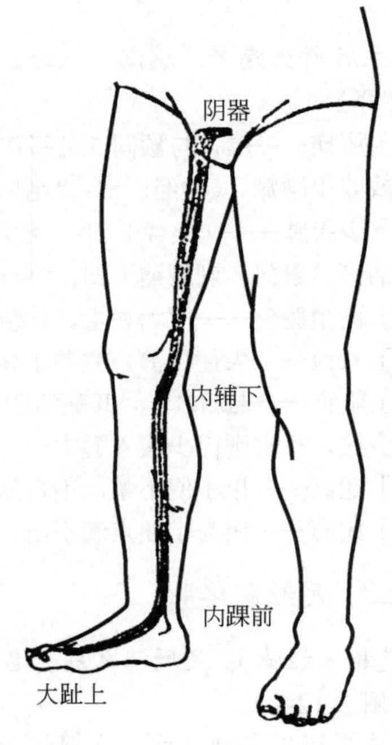

图 3-12-3　足厥阴经筋循行示意图

【注释】

［1］络诸筋——指足三阴和足阳明之筋结聚于阴器。

二、足厥阴肝经腧穴

本经经穴分布在足背、内踝前部、小腿内侧、膝部内侧、股前区、腹股沟区、侧腹部、胸部肋间隙，起于大敦，止于期门，左右各 14 个穴（图 3-12-4）。

主治概要：肝、胆、脾胃病，妇科病，少腹、前阴病，以及经脉循行部位的其他病证。

*大敦　*行间　*太冲　*中封　*蠡沟　中都　膝关　*曲泉　阴包　足五里　阴廉　急脉　*章门　*期门

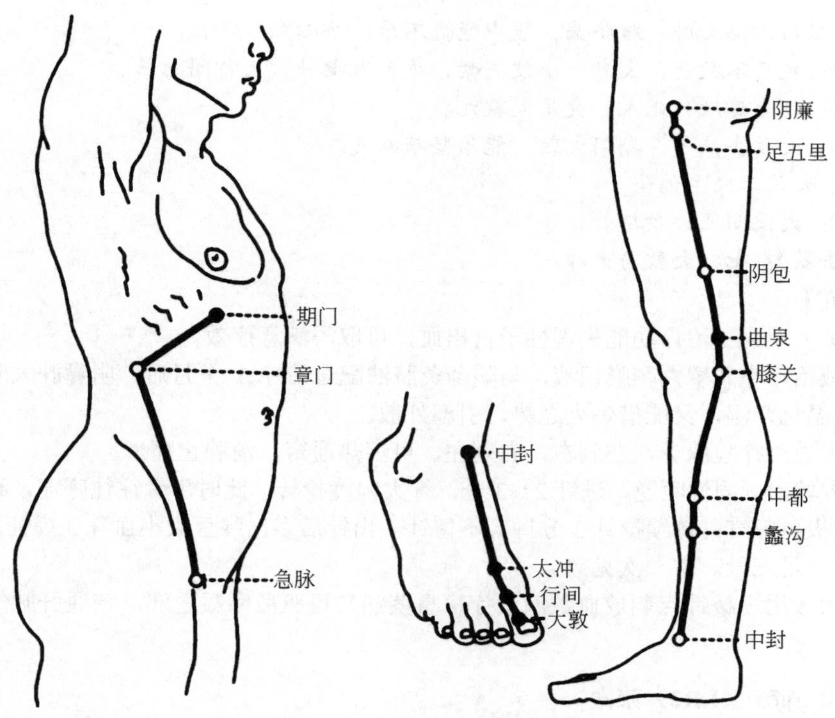

图 3-12-4　足厥阴肝经经穴分布图

1. 大敦*Dàdūn（LR1）井穴

【位置】在足趾，大趾末节外侧，趾甲根角侧后方 0.1 寸（指寸）（图 3-12-5）。

【解剖要点】甲根；腓深神经的背外侧神经；趾背动、静脉。

【主治】①疝气，睾丸肿痛，偏坠，前阴痛，少腹疼痛；②月经不调，崩漏，阴挺，阴中痛；③大便闭结，癃闭，淋证，遗尿；④小儿惊风，癫痫，神昏。

【刺灸法】直刺 0.1 寸，或点刺出血；可灸。

【配伍】

配太冲、气海、地机，可疏肝行气止痛，治疗疝气。

配隐白，直接艾炷灸，可补益肝脾，调理冲任，治疗功能性子宫出血。

配百会、三阴交、照海，可调补肝肾、益气固脱，治疗子宫脱垂。

配气海、百会，可升阳固摄，治疗阴挺。

配四满、中注、关元、三阴交，可祛湿止痒、治疗外阴湿疹瘙痒，淋病。

【文献摘要】

《甲乙经》：阴跳遗溺，小便难而痛，阴上下入

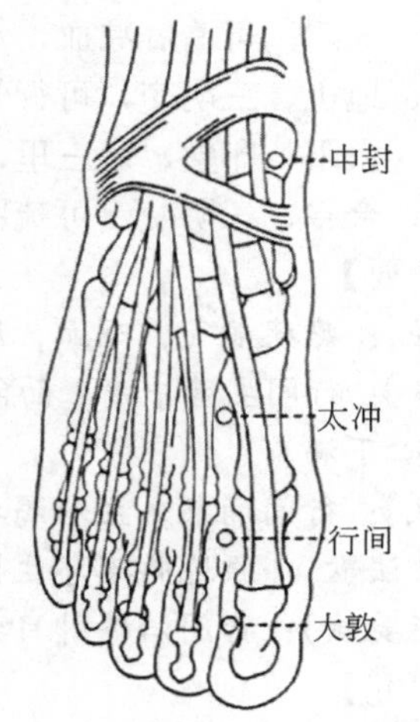

图 3-12-5　肝经大敦—中封

腹中，寒疝阴挺出，偏大肿，腹脐痛，腹中悒悒不乐。卒心痛，汗出。

《千金方》：主目不欲视，太息。小便失禁，灸大敦七壮，又行间七壮。

《千金翼》：狂走癫厥如死人，灸足大敦九壮。

《玉龙赋》：大敦去疝气。期门大敦，能治坚痃疝气。

《灵光赋》大敦二穴主偏坠。

《席弘赋》：大便闭涩大敦烧。

《杂病穴法歌》：七疝大敦与太冲。

【现代研究】

1）艾炷灸大敦为主治疗功能失调性子宫出血，可取得满意疗效。

2）灸大敦治疗小儿睾丸鞘膜积液，与隔药灸脐法配合治疗 1 个月后，阴囊肿大明显消退，表明灸大敦既可温化寒湿，又能借灸火之势，引邪外散。

3）点刺大敦治疗睑腺炎，左刺右，右刺左，可泻热通窍，消肿止痛。

4）针刺大敦治顽固性呃逆，进针 2～3 分，行大幅度捻转，此时患者往往呼痛，嘱其深吸气后屏气，至屏气极再呼气；持续捻针 3 分钟，不留针，出针后多出绿豆大小血珠。虚证者补足三里，实证者泻内关、足三里。常一次见效。

5）单侧大敦用三棱针点刺放血数滴治疗房事茎痛，可驱散寒凝之邪，疏通肝脉气血，使阳道通畅。

2. 行间*Xíngjiān（LR2）荥穴

【位置】在足背，第 1、2 趾之间，趾蹼缘后方赤白肉际处（图 3-12-5）。

【解剖要点】踇指近节趾骨基底部与第 2 跖骨头之间；腓深神经的趾背神经；趾背动、静脉。

【主治】①头痛，眩晕，目赤肿痛，青盲，鼻衄，口㖞；②月经过多，闭经，带下，阴痛；③少腹疼痛，前阴痛，遗尿，癃闭，疝气；④中风，癫痫，惊风，瘛疭；⑤胁痛，急躁易怒，善太息，口干苦；⑥胃痛，呃逆，腹胀；⑦腰腿膝脚肿痛。

【刺灸法】直刺 0.5～0.8 寸；可灸。

【配伍】

配睛明、太阳，可清肝凉血，活络止痛，治疗目赤肿痛。

配气海、地机、三阴交，可行气活血止痛，治疗痛经。

配风池、太阳、印堂、足三里，可祛风活血，治疗眩晕。

配水沟、合谷、三阴交，可疏肝解郁，治疗肝郁不舒，癔症，精神病。

【文献摘要】

《甲乙经》：癫疾短气，呕血，胸背痛，行间主之。

《千金方》：行间主茎中痛。面色黑。行间主心痛，色苍苍然如死灰状，终日不得太息。腹痛而热上柱心，心下满。

《百症赋》：行间涌泉，主消渴之肾竭。观其雀目肝气，睛明行间而细推。

《杂病穴法歌》：腰连脚疼怎生医，环跳行间与风市。脚膝诸痛羡行间。

《通玄指要赋》：行间治膝肿目疾。

【现代研究】

1）行间透刺涌泉治疗失眠效果显著。

2）针刺行间治疗产后缺乳有较好疗效。

3）行间配太溪、照海治疗肾绞痛，以小幅度、快频率提插或捻转之泻法使针身轻微震颤，可泻肝肾之经气火而定痛。

4）针刺行间泻法治疗鼻衄，左病刺右，右病刺左，对于外感热病之肺胃热盛或木火刑金之鼻衄有效，但对血液病的鼻衄无效。

5）行间配风池治疗原发性高血压，采用捻转提插泻法，可调节患者的交感神经系统，使兴奋转为抑制，通过神经体液调节，使心率减慢，心肌收缩力减弱，周围小动脉口径扩张。最终导致心排血量减少，外周阻力下降，血压降低。

【医案】见本节结尾处二维码 02。

3. 太冲*Tàichōng（LR3）输穴，原穴

【位置】在足背，第 1、2 跖骨间，跖骨底结合部前方凹陷中，或触及动脉搏动（图 3-12-5）。

【解剖要点】跗长伸肌腱与趾长伸肌腱之间、跗短伸肌腱外侧、第 1 骨间背侧肌；足背内侧皮神经、腓深神经；足背静脉网，第 1 趾背动、静脉。

【主治】①头痛，眩晕，目赤肿痛，咽干，咽痛，面瘫；②中风，癫狂痫，小儿惊风；③月经不调，崩漏，乳痈；④阴疝，前阴痛，少腹肿，睾丸上缩，遗尿，癃闭；⑤胁痛，腹胀，呕逆，善太息，黄疸；⑥半身不遂，下肢痿痹，足跗肿痛。

【刺灸法】直刺 0.5～1 寸；可灸。

【配伍】

配合谷，称为四关穴，可镇静安神、平肝息风，治疗头痛，眩晕，小儿惊风，高血压。

配足三里、中封，可舒筋活络，治疗行步艰难。

配气海、急脉，可疏肝理气，治疗疝气。

配内关、足三里，可镇肝息风潜阳，治疗高血压。

配水沟、合谷，可息风止痉，治疗小儿惊风。

【文献摘要】

《甲乙经》：暴胀，胸胁支满，足寒，大便难，面唇白，时呕血。环脐痛，阴囊两丸缩，腹坚痛不得卧。狐疝。男子精不足。女子漏血。女子疝及少腹肿，溏泄，癃，遗溺，阴痛，面尘黑，目下眦痛。

《千金方》：主黄疸，热中善渴。

《标幽赋》：寒热痹痛，开四关而已之。

《杂病穴法歌》：手指连肩相引疼，合谷太冲能救苦。舌裂出血寻内关，太冲阴交走上部。

《席弘赋》：手连肩脊痛难忍，合谷针时要太冲。

《通玄指要赋》：且如行步难移，太冲最奇。

《肘后歌》：股膝肿起泻太冲。

【现代研究】

1）电针小鼠风府、太冲、足三里等穴可能通过下调 GLP-1R/PI3K/Akt 蛋白信号通路的活性，提高血清和黑质中酪氨酸羟化酶水平，从而改善鱼藤酮诱导的帕金森病小鼠行为学表现。

2）基于关联规则及熵聚类的针刺治疗癌痛选穴规律研究表明，针刺治疗癌痛取穴经脉主要以膀胱经、胃经、肝经、脾经为主，其中以足三里、内关、太冲、合谷、三阴交、阿是穴为核心组方腧穴，以调脾胃、治血气为针刺治疗癌痛之大法。

3）针刺太冲治疗巅顶痛，采用青龙摆尾手法，配百会、四神聪，可平肝潜阳，息风镇痛。

4）针刺左侧太冲可使脑梗死患者交感神经张力、迷走神经张力降低，调整脑梗死患者交感神经和迷走神经的均衡性，主要效应为使其向迷走神经占优的方向移动。

5）太冲对三叉神经痛、牙痛、鼻衄、慢性咽炎等亦有较好疗效。

【医案】见本节结尾处二维码 03。

4. 中封*Zhōngfēng（LR4）经穴

【位置】在踝区，内踝前，胫骨前肌腱的内侧缘凹陷中（图 3-12-5）。

【解剖要点】胫骨前肌腱内侧、距骨和胫骨内踝之间；足背内侧皮神经分支；内踝前动脉，足背浅静脉。

【主治】①疝气，阴痛，遗精，五淋，小便不利；②胸胁胀痛，黄疸；③腰痛，少腹痛，足冷，内踝肿痛。

【刺灸法】直刺 0.5～0.8 寸；可灸。

【配伍】

配解溪、昆仑，可活血消肿，治疗内踝肿痛。

配气海、中极，可利水通淋，治疗小便不利。

配大赫、志室，可固摄精关，治疗遗精。

【文献摘要】

《甲乙经》：身黄时有微热，不嗜食，膝内内踝前痛，少气，身体重，中封主之。

《千金方》：治失精筋挛，阴缩入腹，相引痛，灸中封五十壮。

《金鉴》：主治梦泄遗精，阴缩，五淋，不得尿，鼓胀，瘿气。

《胜玉歌》：若人行步苦艰难，中封太冲针便痊。

《玉龙赋》：行步艰楚，刺三里中封太冲。

【现代研究】基于数据挖掘的古代针灸治疗阳痿的处方聚类分析发现阴谷-曲泉-气冲、太冲-然谷-行间、命门-中封-鱼际-阳谷各趋于一组。

5. 蠡沟*Lígōu（LR5）络穴

【位置】在小腿内侧，内踝尖上 5 寸，胫骨内侧面的中央（图 3-12-6）。

【解剖要点】胫骨骨面；隐神经的小腿内侧皮支；大隐静脉。

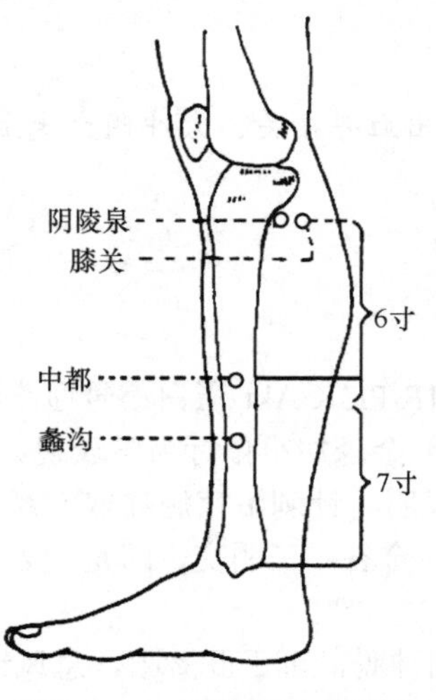

图 3-12-6 肝经蠡沟—膝关

【主治】①阴痒，阴挺，月经不调，赤白带下；②睾丸肿痛，阳痿，阳强不倒，疝气；③小便不利，遗尿，癃闭；④腰背拘急不可俯仰。

【刺灸法】平刺 0.5～0.8 寸；可灸。

【配伍】

配阴陵泉、三阴交，可活络止痛，治疗胫部酸痛。

配太冲、气海，可疏肝理气止痛，治疗疝气，睾丸肿。

配百会、关元，悬灸或隔附子饼灸，可升阳举陷，治疗子宫脱垂。

配关元、归来、三阴交、隐白，可健脾理血，治疗月经不调，功能性子宫出血，赤白带下。

【文献摘要】

《素问·刺腰痛》：厥阴之脉令人腰痛，腰中如张弓弩弦，刺厥阴之脉，在腨踵鱼腹之外，循之累累然，乃刺之。

《甲乙经》：阴跳腰痛，实则挺长，寒热，挛，阴暴痛，遗溺，偏大，虚则暴痒，气逆，肿睾，卒疝，小便不利如癃状，数噫，恐悸，气不足，腹中悒悒，少腹痛，嗌中有热如有息肉状，如著欲出，背挛不可俯仰。女子疝，小腹肿，赤白淫，时多时少。

【现代研究】

1）蠡沟循经刺法为主治疗湿热下注型外阴阴道假丝酵母菌病，可有效改善症状。

2）蠡沟治疗落枕，其病位在颈项肩背，为小肠经、膀胱经所主，兼及督脉、胆经，根据子午对冲气血互注理论，肝经配丑时，小肠经配未时，采用蠡沟子午对冲运动法（针刺蠡沟得气后，活动头颈部、肩及肩胛部）治疗落枕，有疗程短、疗效好、取穴少等优点。

6. 中都 Zhōngdū（LR6）郄穴

【位置】在小腿内侧，内踝尖上 7 寸，胫骨内侧面的中央（图 3-12-6）。

【解剖要点】胫骨骨面；隐神经的小腿内侧皮支；大隐静脉。

【主治】①疝气，少腹痛；②崩漏，恶露不尽；③胁痛，腹胀，泄泻。

【刺灸法】平刺 0.5～0.8 寸；可灸。

【配伍】

配太冲，可疏肝理气，治疗疝气。

配归来、血海，可健脾和营止血，治疗恶露不尽。

【文献摘要】

《甲乙经》：崩中，腹上下痛，中都主之。

《千金方》：治足下热，胫寒，不能久立，湿痹不能行。

《铜人》：治妇人崩中，因产恶露不绝。

【现代研究】慢性乙型肝炎病毒（HBV）感染患者肝经郄穴中都红外温度与门静脉血流动力学参数相关性研究表明，中都病理性高温的特异性具有揭示 HBV 感染患者肝脏门静脉血流速度变缓、门静脉高压病理机制的效应，体现了经穴效应的循经特异性。

7. 膝关 Xīguān（LR7）

【位置】在膝部，胫骨内侧髁的下方，阴陵泉后 1 寸（图 3-12-6）。

【解剖要点】腓肠肌；隐神经小腿内侧皮支、胫神经；大隐静脉属支，腘动、静脉。

【主治】①少腹痛；②膝股痛，下肢痿痹。

【刺灸法】直刺 1.0～1.5 寸；可灸。

8. 曲泉*Qūquán（LR8）合穴

【位置】在膝部，腘横纹内侧端，半腱肌肌腱内缘凹陷中（图 3-12-7）。

【解剖要点】缝匠肌后缘、股薄肌腱后缘、半膜肌腱、腓肠肌内侧头；隐神经；大隐静脉，膝上内侧动、静脉分支或属支。

【主治】①月经不调，带下，阴挺，阴痒，遗精，阳痿；②少腹痛，疝气，前阴痛，小便不利；③癫狂，头痛，眩晕；④膝膑肿痛，下肢痿痹。

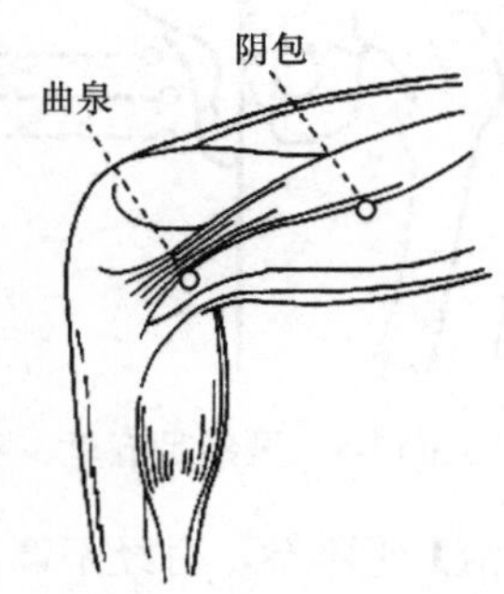

图 3-12-7　肝经曲泉、阴包

【刺灸法】直刺 1.0～1.5 寸；可灸。

【配伍】

配膝眼、梁丘、血海，可活血止痛，治疗膝膑肿痛。

配百会、气海、维道、三阴交，可温阳益气，治疗阴挺，子宫脱垂。

配中极、阴陵泉，可清利湿热，治疗小便不利。

配血海、中极、足五里、足三里，可和营血、清湿热，治疗外阴瘙痒，湿疹。

【文献摘要】

《甲乙经》：女子疝瘕，按之如以汤沃两股中，少腹肿，阴挺出痛，经水来下，阴中肿或痒，漉青汁若葵羹，血闭无子，不嗜食，曲泉主之。

《千金方》：主膝不可屈伸。

《席弘赋》：若是七疝小腹痛，照海阴交曲泉针，又不应时求气海，关元同泻效如神。

《肘后歌》：脐腹有病曲泉针。风痹痿厥如何治，大杼曲泉真是妙。

【现代研究】有研究对 916 例膝骨关节炎患者采用拇指触诊探测膝关节局部痛敏点，卷尺测量痛敏点与最近经穴的距离，Wagner 数字压痛仪测量痛敏点的压痛阈值。结果 48.7%的痛敏点出现在阴谷、曲泉、血海周围。

9. 阴包 Yīnbāo（LR9）

【位置】在股前区，髌底上 4 寸，股薄肌与缝匠肌之间（图 3-12-7）。

【解剖要点】缝匠肌与股薄肌之间、大收肌；闭孔神经皮支、股神经肌支、隐神经；大隐静脉属支，股动、静脉。

【主治】①月经不调，遗尿，小便不利；②腰骶痛引小腹。

【刺灸法】直刺 0.8～1.5 寸；可灸。

10. 足五里 Zúwǔlǐ（LR10）

【位置】在股前区，气冲直下 3 寸，动脉搏动处（图 3-12-8）。

【解剖要点】长收肌、短收肌、大收肌；股神经前皮支、闭孔神经前支和后支；大隐静脉，股深动、静脉肌支，旋股内侧动、静脉肌支。

【主治】①阴痒，阴挺，睾丸肿痛，小腹胀满；②小便不利，遗尿。

【刺灸法】直刺 0.8～1.5 寸；可灸。

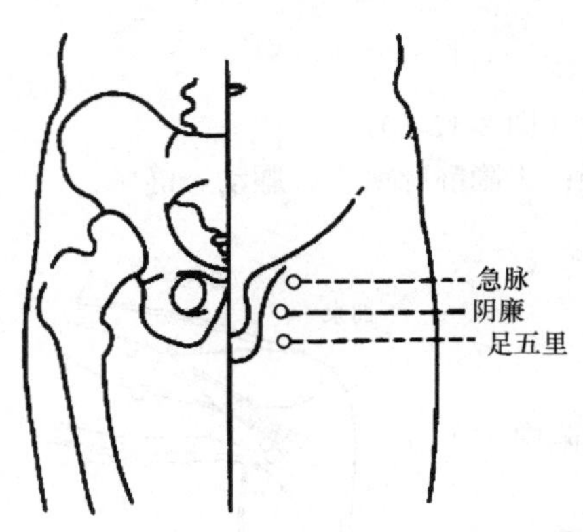

图 3-12-8　肝经足五里、阴廉、急脉

11. 阴廉 Yīnlián（LR11）

【位置】在股前区，气冲直下 2 寸（图 3-12-8）。

【解剖要点】长收肌、短收肌、小收肌；股神经前皮支、闭孔神经前支和后支；大隐静脉，旋股内侧动、静脉肌支。

【主治】①不孕，月经不调，带下；②少腹痛，股内侧痛，下肢挛急。

【刺灸法】直刺 0.8～1.5 寸；可灸。

12. 急脉 Jímài（LR12）

【位置】在腹股沟区，横平耻骨联合上缘，前正中线旁开 2.5 寸（图 3-12-8）。

【解剖要点】耻骨肌、闭孔外肌；股神经前皮支、闭孔神经前支；大隐静脉，阴部外动、静脉，旋股内侧动、静脉分支或属支。

【主治】①阴茎痛，疝气，少腹痛，前阴痛；②股内侧痛。

【刺灸法】避开动脉，直刺 0.5～0.8 寸；可灸。《素问·刺禁论》：刺阴股中大脉，出血不止死。《图翼》：急脉，可灸而不可刺，病疝小腹痛者，即可灸之。

13. 章门*Zhāngmén（LR13）脾之募穴，八会穴（脏会），足厥阴、少阳之交会穴

【位置】在侧腹部，在第 11 肋游离端的下际（图 3-12-9）。

【解剖要点】腹外斜肌、腹横肌；第 10、11 胸神经前支的外侧皮支，第 10 胸神经及第 11 胸神经；胸腹壁浅静脉属支，肋间后动、静脉分支或属支。

【主治】①腹痛，腹胀，肠鸣，泄泻，水肿，不欲食，神疲肢倦；②胸胁痛，痞块，黄疸，小儿疳积，肝脾大；③腰痛不得转侧。

【刺灸法】直刺 0.8～1.0 寸，不可深刺，以免伤及内脏；可灸。

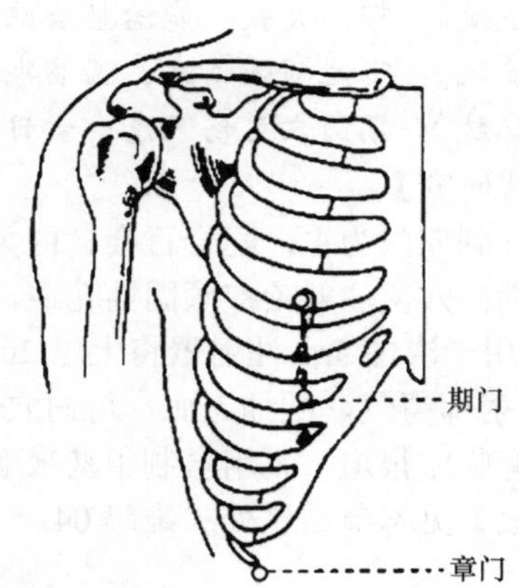

图 3-12-9　肝经章门、期门

【配伍】

配足三里、梁门，可健脾和胃，治疗腹胀。

配内关、阳陵泉，可疏肝利胆，治疗胸胁痛。

配水分、水道、阴陵泉，可健脾祛湿利水，治疗腹水。

配期门、痞根，可疏肝健脾，治疗肝脾大。

【文献摘要】

《甲乙经》：腹中肠鸣盈盈然，食不化，胁痛不得卧，烦，热中，不嗜食，胸胁支满，喘息而冲。腰痛不得转侧。腰清脊强，四肢懈惰，善怒，咳，少气，郁然不得息，厥逆。奔豚腹胀肿。

《千金方》：主食饮不化，入腹还出，热中不嗜食，苦吞而闻食臭伤饱，身黄酸痛羸瘦。

【现代研究】

1）临床报道，针刺章门等穴治疗双侧膈肌麻痹症，章门等穴埋线配合西药治疗儿童广泛性焦虑症，章门等穴拔罐配合针刺治疗脉络膜炎，均有一定的临床疗效。

2）针治胃溃疡、十二指肠溃疡时，以章门配脾俞，症状缓解完全，胃镜亦有改善，提示针刺对溃疡愈合有促进作用。

14. 期门*Qīmén（LR14）肝之募穴，足厥阴、太阴，阴维之交会穴

【位置】在胸部，第 6 肋间隙，前正中线旁开 4 寸（图 3-12-9）。

【解剖要点】胸大肌下缘、腹外斜肌、肋间外肌、肋间内肌；第 6 肋间神经及其外侧皮支；胸腹壁静脉属支，第 6 肋间后动、静脉分支或属支。

【主治】①胁下积聚，黄疸，呃逆，吞酸；②呕吐，腹胀，泄泻；③奔豚，咳喘，胸胁胀痛；④伤寒热入血室，疟疾，乳痈。

【刺灸法】斜刺 0.5～0.8 寸，不可深刺，以免伤及内脏；可灸。

【配伍】

配肝俞、膈俞、阳陵泉、足三里，可疏肝活血化瘀，治疗胸胁胀痛，腹胀。

配内关、足三里，可和胃降逆，治疗呃逆。

配阳陵泉、中封，可疏肝利胆，治疗黄疸。

配内关、气海、公孙，可疏肝理气降逆，治疗奔豚气。

【文献摘要】

《甲乙经》：主咳，胁下积聚，喘逆，卧不安席，时寒热。奔豚上下。伤食胁下满，不能转展反侧，目青而呕。癃，遗溺，鼠鼷痛，小便难而白。喑不能言。妇人产余疾，食饮不下，胸胁榰满……腹满，少腹尤大。

《通玄指要赋》：期门罢胸中血膨而已。

《玉龙赋》：期门大敦，能治坚痃疝气。

《百症赋》：审他项强伤寒，温溜期门而主之。

《席弘赋》：期门穴主伤寒患，六日过经犹未汗。

【现代研究】

1）针刺期门为主，配合百会、内关、足三里、太冲、三阴交等穴治疗神经症热入血室证。

2）期门穴位注射治疗顽固性呃逆，取维生素 B_1 注射液 50mg/ml 及 2%利多卡因注射液 1ml 的混合液，用一次性 5ml 注射器将上述 2ml 混合液斜刺或平刺 0.5～0.8 寸注入穴位，病人感胀痛且向腹后壁放射即得气，回抽无血，可向穴内注混合药液 1ml。

3）有临床报道，采用自制中药米醋调成膏状，外敷神阙、期门，显效率为 75%。

【医案】见本节结尾处二维码 04。

1. 何为“目系”？有哪些经脉循行通过？
2. 试述《灵枢·经脉》中足厥阴肝经的经脉循行和病候。
3. 查阅文献，总结和分析“开四关”治疗疾病的临床研究及其机理。

足厥阴经络与腧穴
拓展内容01~04

第四章　奇经八脉

第一节　督　　脉

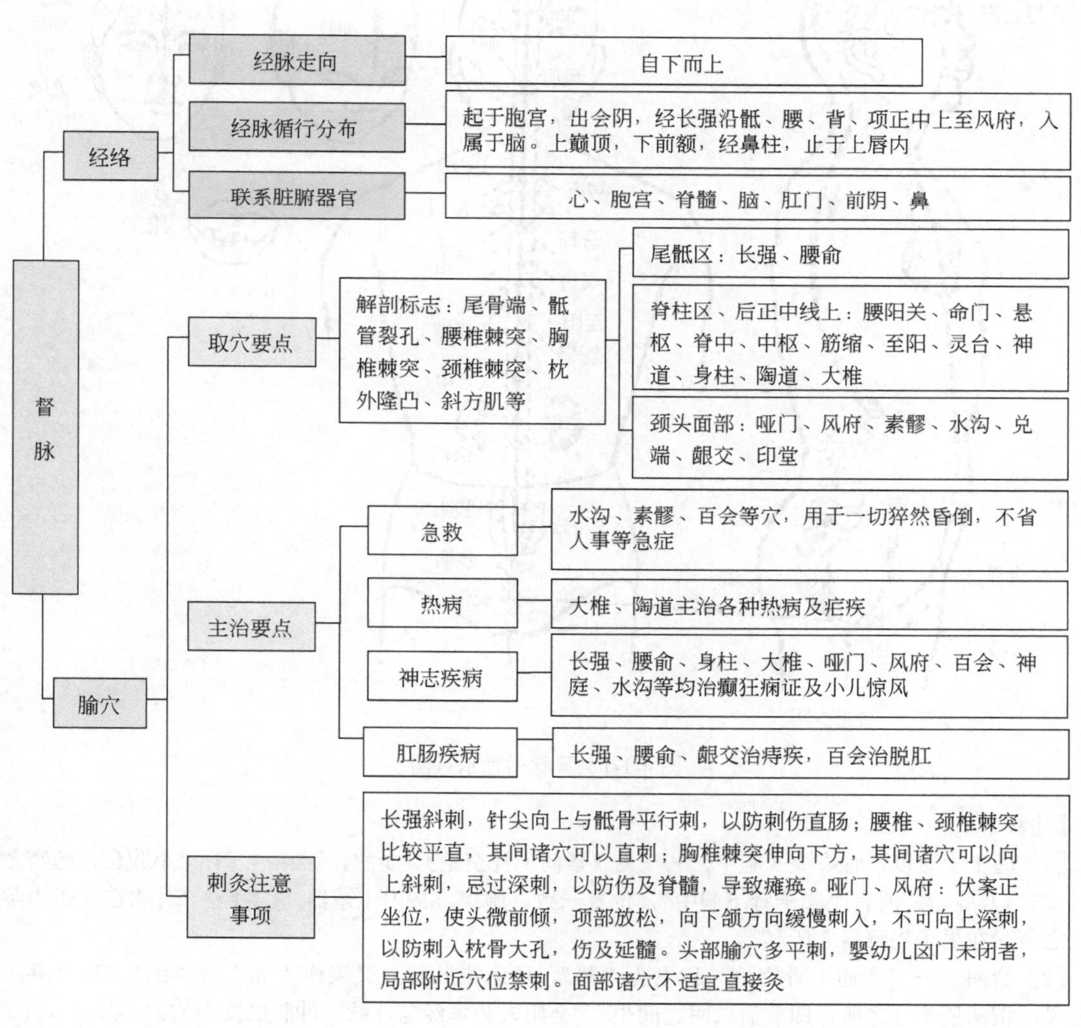

一、督脉经络

（一）督脉经脉

1. 督脉循行

《素问·骨空论》：起于少腹以下骨中央（胞中）[1]，下出会阴[2]，经长强，行于后背正中，上至风府，入属于脑[3]，上巅，循额，至鼻柱[4]，经素髎、水沟，会手足阳明，至兑端，入龈交[5]。

分支：其少腹直上者，贯脐中央，上贯心，入喉，上颐，环唇，上系两目之下中央（图 4-1-1）。

语译见本节结尾处二维码 01

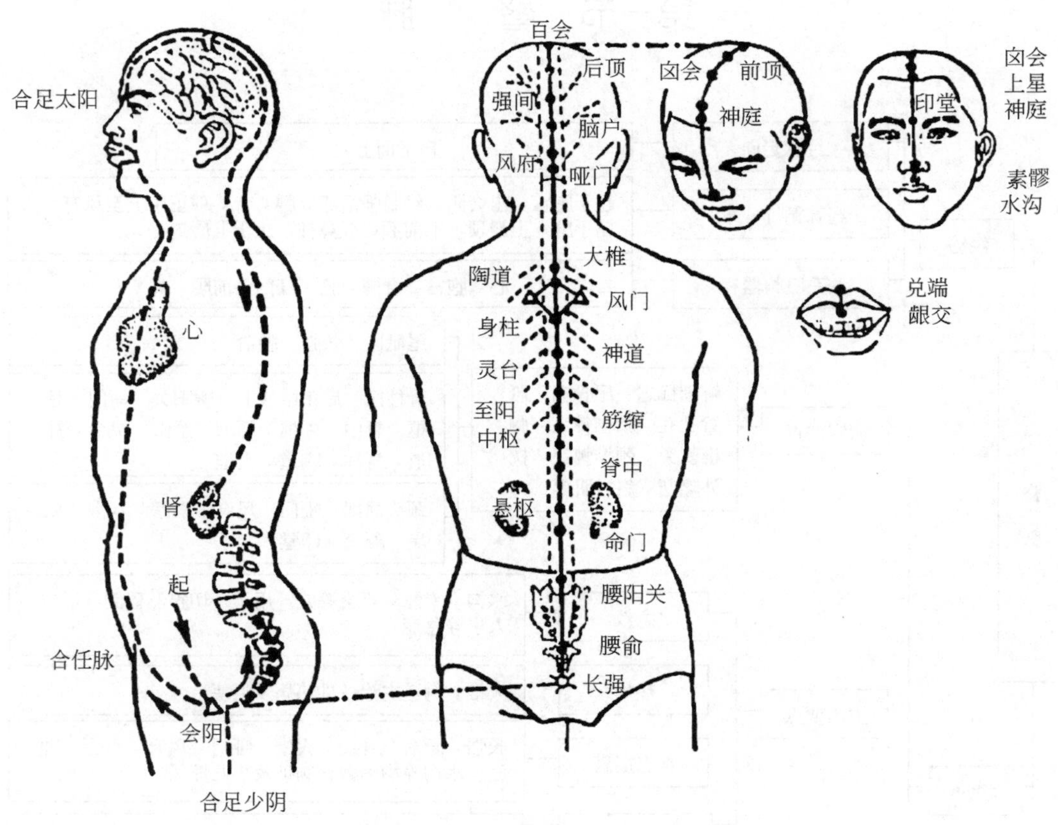

图 4-1-1　督脉循行示意图

【注释】

［1］起于少腹以下骨中央（胞中）——见《素问·骨空论》。少腹，《类经》曰："小腹也，胞宫之所居。"与《八脉考》所言"起于肾下胞中"，位置一致。胞中，指内生殖器，《类经》曰："在女子为孕育胎儿之所，在男子当藏精之所。"

［2］会阴——《素问·骨空论》称之为"纂"，原意指肛门，又误作"篡"。《类经》曰："篡，交篡之义，谓两便争行之所，即前后二阴之间也。"会阴穴为本经与任脉、冲脉的交会穴。

［3］入属于脑——见《难经·二十八难》。督脉在内行于脊里，入属于脑；在外行于后背与头正中线。

［4］上巅，循额，至鼻柱——见《甲乙经》。

［5］经素髎……入龈交——见《八脉考》。

【参考文献】

《灵枢·营气》：足厥阴……上循喉咙，入颃颡之窍，究于畜门[1]。其支别者[2]，上额，循巅，下项中，循脊，入骶，是督脉也。

《素问·骨空论》：督脉者，起于少腹，以下骨中央，女子入系廷孔[3]，其孔，溺孔之端也。其络循阴器，合篡[4]间，绕篡后，别绕臀至少阴，与巨阳中络者合[5]。少阴上股内后廉，贯脊属肾。与太阳起于目内眦，上额交巅上，入络脑，还出别下项，循肩髆内，侠脊抵腰中，入循膂络肾。其男子循茎下至篡，与女子等。其少腹直上者，贯脐中央，上贯心，入喉，上颐，环唇，上系两目之下中央。

《难经·二十八难》：督脉者，起于下极之俞[6]，并于脊里，上至风府，入属于脑。

《八脉考》：其脉起于肾下胞中，至于少腹，乃下行于腰横骨围之中央，系溺孔之端。男子循茎下至篡，女子络阴器，合篡间，俱绕篡后屏翳穴，别绕臀，至少阴与太阳中络者合少阴上股内廉，由会阳贯脊，会于长强穴。在骶骨端与少阴会，并脊里上行，历腰俞、阳关、命门、悬枢、脊中、中枢、筋缩、至阳、灵台、神道、身柱、陶道、大椎，与手足三阳会合，上哑门、会阳维、入系舌本上至风府，会足太阳阳维，同入脑中，循脑户、强间、后顶，上巅，历百会、前顶、囟会、上星，至神庭，为足太阳督脉之会，循额中至鼻柱，经素髎、水沟，会手足阳明至兑端，入龈交，与任脉足阳明交会而终。凡三十一穴[7]。

【注释】

［1］畜门——即鼻孔。《太素》曰："畜门，鼻孔也。"《类经》曰："畜门，即喉屋上通鼻之窍门也。"张志聪《灵枢集注》曰："颃颡，鼻之内窍；畜门，鼻之外窍。"

［2］支别者——此支别为督脉主干，营气运行由上而下。

［3］廷孔——尿道口。玉冰注："系廷孔者，谓窍漏，近所谓前阴穴也，以其阴廷系属于中，故名之。"

［4］篡——会阴部，原作"纂"，据《素问识》改。其云："盖纂，当作篡，《甲乙》为是。《说文解字》：纂，似组而赤。盖两阴之间，有一道缝处，其状如纂组，故谓之篡。"

［5］与巨阳中络者合——巨阳指足太阳，中络指足太阳经别。足太阳经别"下尻五寸，别入于肛"，故当指在肛门部与足太阳相合。

［6］下极之俞——指脊柱下端的长强穴。

［7］三十一穴——督脉二十八穴，加之屏翳，为会阴别名，交会穴；会阳，为足太阳经穴，为双穴，共计三十一穴。

2. 督脉病候

《素问·骨空论》：督脉为病，脊强反折。

《难经·二十九难》：督之为病，脊强而厥。

《灵枢·经脉》：其络脉病：实则脊强，虚则头重。

《脉经·平奇经八脉病》：尺寸俱浮，直上直下，此为督脉。腰背强痛，不得俯仰，大人癫病，小儿风痫疾。

（二）督脉络脉

《灵枢·经脉》：督脉之别，名曰长强，挟膂上项，散头上，下当肩胛左右，别走太阳，入贯膂（图 4-1-2）。

其病：实则脊强，虚则头重。

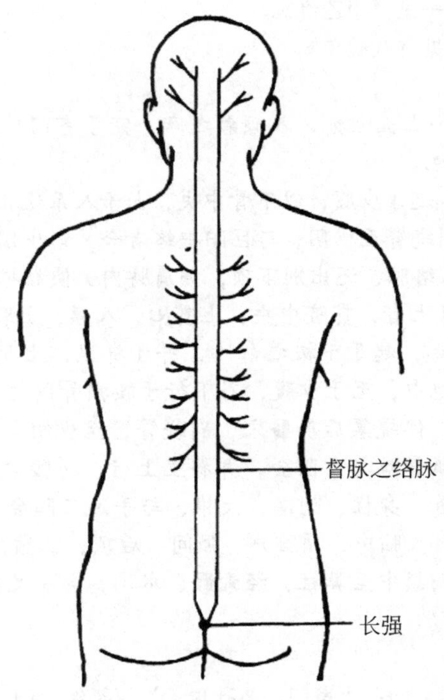

图 4-1-2　督脉络脉循行示意图

二、功能与病候

1. 功能

督脉的功能主要可概括为“阳脉之海”或称“总督诸阳”“阳脉之都纲”，即督脉有督领全身阳气，统率诸阳经的作用。《发挥》曰：“督之为言都也，行背部之中行，为阳脉之都纲。”一方面督脉上有各阳经所交会的穴位，如手、足三阳经交会于大椎；阳维脉交会于风府、哑门；带脉出于第 2 腰椎。另一方面，督脉主干行于背部正中，入属于脑。“脑为元神之府”“头为诸阳之会”，背部属阳，故称。

2. 病候

根据督脉分布和以上文献记载，督脉病候主要表现为腰脊强痛、头重头痛和神志病。此外，髓海不足的证候，如脑转耳鸣、眩晕、目无所见、懈怠、嗜睡等也多责之于督脉。

三、督脉腧穴

本经经穴分布在尾骶部、腰背部、项部、头部、前额，以及面部的眉间、鼻、唇、齿龈部，起于长强，止于龈交，位于中央部，共 29 穴（图 4-1-3）。

主治概要：本经腧穴主治腰骶、背、头项等局部病证及相应的内脏疾病、神志病。少数腧穴有泻热和急救作用。

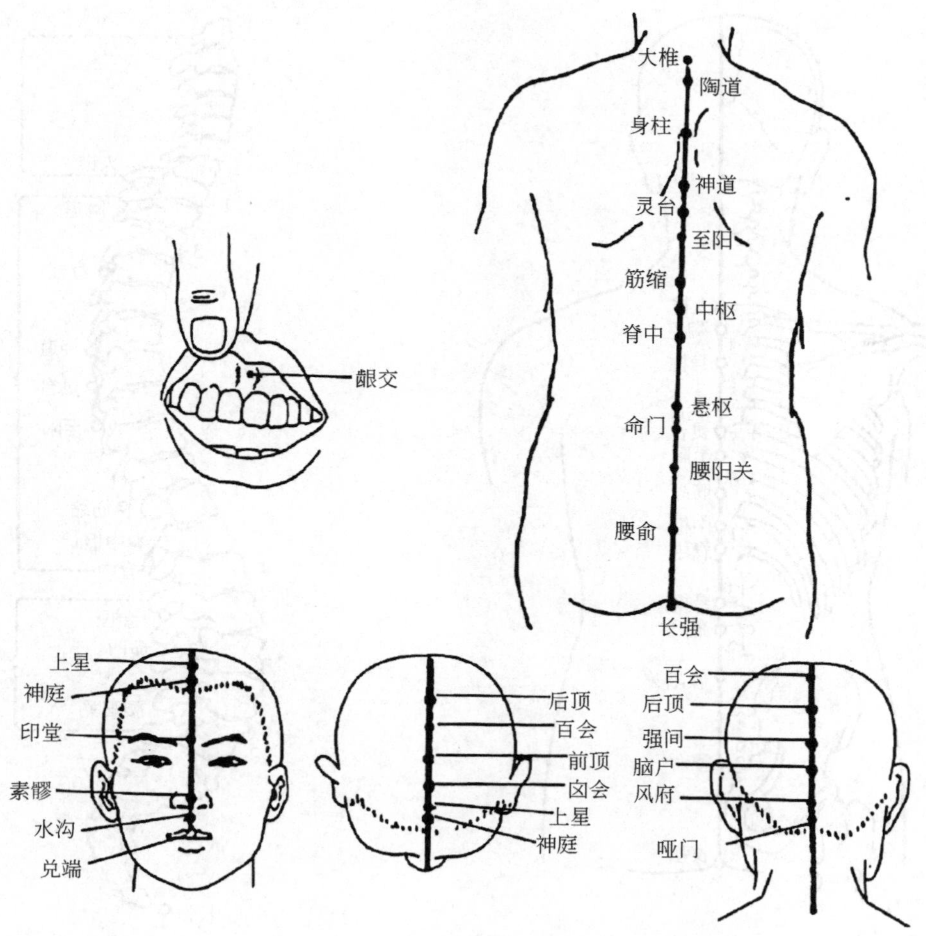

图 4-1-3 督脉经穴分布图

*长强 腰俞 *腰阳关 *命门 悬枢 脊中 中枢 *筋缩 *至阳 灵台 神道 *身柱 陶道 *大椎 *哑门 *风府 脑户 强间 后顶 *百会 前顶 囟会 *上星 *神庭 素髎 *水沟 兑端 龈交 *印堂

1．长强*Chángqiáng（GV1）督脉络穴，督脉、足少阳、少阴之交会穴

【位置】在会阴区，尾骨下方，尾骨端与肛门连线的中点处（图 4-1-4）。

【解剖要点】肛尾韧带；尾神经后支、阴部神经分支、肛神经；阴部内动、静脉分支或属支，肛动、静脉。

【主治】①痔疾，脱肛，泄泻，便秘；②癫狂痫，瘛疭；③腰痛，尾骶骨痛。

【刺灸法】斜刺，针尖向上与骶骨平行刺入 0.5～1.0 寸。不得刺穿直肠，以防感染。

【配伍】

配承山，可清热通便、活血化瘀，主治痔疾，便结。

配小肠俞，可行气通腑、分清泌浊，主治大小便难，淋证。

配身柱，可行气通督，主治脊背疼痛。

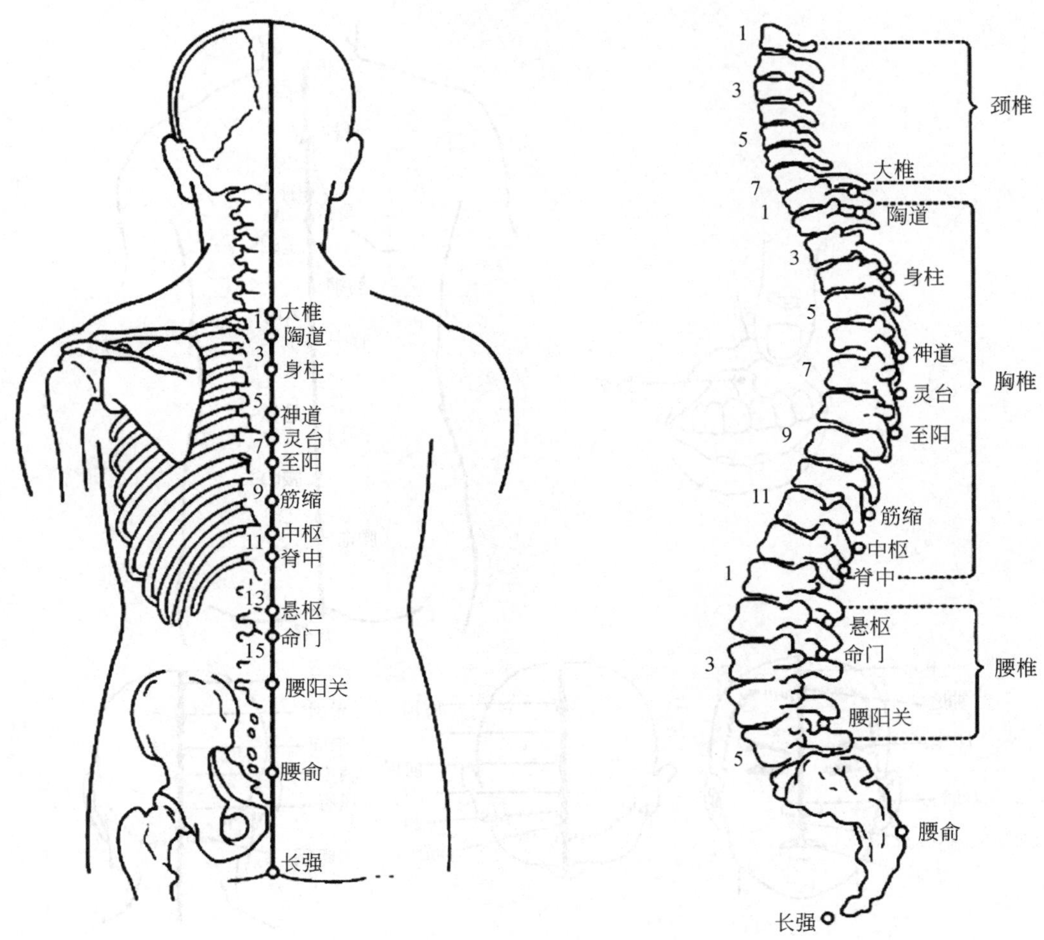

图 4-1-4 督脉长强—大椎

【文献摘要】

《甲乙经》：小儿惊痫，瘛疭脊强互引。痓，反折，心痛，气短，小便黄闭。腰痛上寒，实则脊急强。洞泄，淋癃，大小便难，腰尻重，难起居。

《千金方》：主头重。

《图翼》：此穴为五痔之本。一经验治少年注夏羸瘦，灸此最效。

《玉龙赋》：长强承山，灸痔最妙。

《杂病穴法歌》：热秘气秘先长强，大敦阳陵堪调护。

《席弘赋》：大杼若连长强寻，小肠气痛即行针。

【现代研究】

1）埋针治疗遗尿症，将耳针刺入长强、三阴交，以胶布固定，留针 12～18 小时（晚间刺入埋针，翌日辰午时取针），多一次治愈。

2）采用封闭疗法，对于肛门瘙痒、外阴瘙痒、癫痫、痉挛性出口梗阻、肛门直肠神经症、前列腺痛等都有较好疗效。

3）针刺长强治疗急性脊髓损伤、自闭症、混合痔美国强生微创痔疮手术（PPH）术后肛门坠胀、肛周脓肿术后换药疼痛、痔疮术后疼痛有较好疗效。

【医案】见本节结尾处二维码 02。

2. 腰俞 Yāoshū（GV2）

【位置】在骶区，正对骶管裂孔，后正中线上（图 4-1-4）。
【解剖要点】骶尾背侧韧带、骶管；第 5 骶神经后支、尾丛。
【主治】①腰脊强痛，下肢痿痹；②痔疾，脱肛，便秘；③月经不调。
【刺灸法】向上斜刺 0.5～1.0 寸；可灸。
【配伍】
配承山，可祛湿止血，治疗痔疮，便血。
配次髎、关元、中极，可通经止带，治疗痛经，带下。
配百会、大肠俞、承山，可升提固脱，治疗脱肛。
【文献摘要】
《甲乙经》：腰以下至足清不仁，不可以坐起，尻不举，腰俞主之。
《图翼》：主治腰脊重痛，不得俯仰举动，腰以下至足冷痹不仁，强急不能坐卧，灸随年壮，温疟汗不出，妇人经闭溺赤，灸后忌房劳强力。

3. 腰阳关*Yāoyángguān（GV3）

【位置】在脊柱区，第 4 腰椎棘突下凹陷中，后正中线上（图 4-1-4）。
【解剖要点】棘上韧带、棘间韧带、黄韧带；第 4 腰神经后支的分支及内侧支；第 4 腰动、静脉的背侧支的分支或属支，棘突间的椎外（后）静脉丛。
【主治】①腰骶疼痛，下肢痿痹；②月经不调，带下，遗精，阳痿。
【刺灸法】直刺 0.5～1.0 寸；可灸。
【配伍】
配肾俞、次髎、委中，可温经散寒、通经活络，治疗寒湿性腰痛，腿痛。
配肾俞、环跳、足三里、委中，可行气止痛、温经散寒，治疗坐骨神经痛，下肢痿软无力。
配命门、悬枢，可行气通经、温阳散寒，治疗多发性神经炎。
【文献摘要】
《图翼》：主治膝痛不可屈伸，风痹不仁，筋挛不行。
《考穴编》：主劳损腰胯痛，遗精白浊，妇人月病带下。
【现代研究】

1）深刺腰阳关治疗中风后下肢痉挛。患者取侧卧位，下肢屈曲，患侧在上，医者腰阳关垂直进针，深刺至患者下肢产生放电感即为得气；大肠俞垂直进针，亦深刺至下肢产生放电感为得气；另取丘墟透刺照海穴，针尖不可露出。

2）针刺腰阳关治疗急性腰扭伤，患者取侧卧位，医者垂直进针约 1.5 寸，先行泻法，同时嘱患者深呼吸。左侧痛重则将针提至皮下斜向左侧 10° 角刺入，使针感向左侧传导；右侧痛重则斜向右侧刺入；若两侧皆痛，可正中两侧皆刺。针毕，令患者先于床上行腰部屈曲旋转活动，再下床做下蹲站立活动，效佳。

3）治疗风湿性关节炎、坐骨神经痛、腰椎管狭窄时，腰阳关均须刺入 1～2 寸，将针徐徐向下刺入深部，边推进边行捻转术，使针感向四周扩散至腰骶部或下传至足底部。此外，采用腰阳关治疗腰椎间盘突出症、神经根型颈椎病所致上肢酸麻胀痛亦有较好疗效。

【医案】见本节结尾处二维码 03。

4. 命门*Mìngmén（GV4）

【位置】在脊柱区，第 2 腰椎棘突下凹陷中，后正中线上（图 4-1-4）。

【解剖要点】棘上韧带、棘间韧带、黄韧带；第 2 腰神经后支的分支及内侧支；棘突间的椎外（后）静脉丛，第 2 腰动、静脉及其背侧支的分支或属支。

【主治】①遗精，阳痿，早泄；②月经不调，赤白带下，胎屡坠；③遗尿，尿频，五更泻；④癫痫，惊恐，头晕；⑤腰痛，下肢痿痹。

【刺灸法】直刺 0.5～1.0 寸；可灸。

【配伍】

配肾俞，可调补肾气，治疗肾虚溺多，腰酸背痛。

配灸肾俞、气海、然谷，可补益肾气、固涩精关，治疗阳痿，早泄，滑精。

配天枢、气海、关元，可温肾健脾，治疗肾泄，五更泻。

【文献摘要】

《甲乙经》：头痛如破，身热如火，汗不出，瘛疭，寒热，汗出恶寒，里急，腰腹相引痛，命门主之。

《图翼》：一云平脐，用线牵而取之……若年二十以上者，灸恐绝子。

《玉龙赋》：老者便多，命门兼肾俞而着艾。

《标幽赋》：取肝俞与命门，使瞽士视秋毫之末。

《金鉴》：命门老虚腰痛证，更治脱肛痔肠风。

【现代研究】

1）采用温脐化浊散外敷神阙、命门治疗慢性非特异性溃疡性结肠炎。

2）命门、会阴穴位注射穿心莲液治疗慢性前列腺炎。

3）艾灸命门可治疗输液发热反应，输液发热反应主要表现为恶寒、发热。

4）化脓灸命门，治疗更年期综合征、阳痿、顽固性腰酸痛、阳虚畏寒等。

5）命门穴治疗顽固性失眠、急性腰扭伤有较好疗效。

【医案】见本节结尾处二维码 04。

5. 悬枢 Xuánshū（GV5）

【位置】在脊柱区，第 1 腰椎棘突下凹陷中，后正中线上（图 4-1-4）。

【解剖要点】棘上韧带、棘间韧带；第 1 腰神经后支的内侧支及分支；棘突间的椎外（后）静脉丛，第 1 腰动、静脉及其背侧支的分支或属支。

【主治】①腹痛，泄泻，肠鸣；②腰脊强痛。

【刺灸法】直刺 0.5～1.0 寸；可灸。

6. 脊中 Jǐzhōng（GV6）

【位置】在脊柱区，第 11 胸椎棘突下凹陷中，后正中线上（图 4-1-4）。

【解剖要点】棘上韧带、棘间韧带；第 11 胸神经后支的内侧皮支及分支；棘突间的椎外（后）静脉丛，第 11 肋间后动、静脉及其背侧支的分支或属支。

【主治】①泄泻，脱肛，痔疾，便血，黄疸，小儿疳积；②癫痫；③腰脊强痛。

【刺灸法】斜刺 0.5～1.0 寸；可灸。《千金方》：久冷五痔便血，灸脊中百壮。《铜人》：禁不可灸，灸令人腰背伛偻。《聚英》：素问刺中髓为伛，行针宜慎之。

7. 中枢 Zhōngshū（GV7）

【位置】在脊柱区，第 10 胸椎棘突下凹陷中，后正中线上（图 4-1-4）。

【解剖要点】棘上韧带、棘间韧带；第 10 胸神经后支的内侧皮支及分支；第 10 胸神经伴行的动、静脉，棘突间的椎外（后）静脉丛，第 10 肋间后动、静脉背侧支的分支或属支。

【主治】①胃病，呕吐，食欲不振，腹满，黄疸；②腰背痛。

【刺灸法】斜刺 0.5～1.0 寸；可灸。

8. 筋缩*Jīnsuō（GV8）

【位置】在脊柱区，第 9 胸椎棘突下凹陷中，后正中线上（图 4-1-4）。

【解剖要点】棘上韧带、棘间韧带；第 9 胸神经后支的内侧皮支及分支；第 9 胸神经伴行动、静脉，棘突间的椎外（后）静脉丛，第 9 肋间后动、静脉背侧支的分支或属支。

【主治】①脊强，筋挛拘急；②癫狂，惊痫，抽搐；③胃痛。

【刺灸法】斜刺 0.5～1.0 寸；可灸。

【配伍】

配曲骨、阴谷、行间，可清热化痰，治疗癫痫。

配太冲、百会，可祛风清头，治疗眩晕。

配悬枢、脊中、中枢，可通阳和胃止痉，治疗胃痉挛。

【文献摘要】

《甲乙经》：小儿惊痫加瘛疭，脊急强，目转上插，筋缩主之。

《百症赋》：脊强兮，水道筋缩。

《胜玉歌》：更有天突与筋缩，小儿吼闭自然疏。

【现代研究】电针筋缩观察癫痫大发作和癫痫持续状态动物模型脑电图，发现电针疗法可抑制癫痫大发作和癫痫持续状态，具有减轻癫痫发作频率或强度的作用，对癫痫的治疗有一定作用。

9. 至阳*Zhìyáng（GV9）

【位置】在脊柱区，第 7 胸椎棘突下凹陷中，后正中线上（图 4-1-4）。

【解剖要点】棘上韧带、棘间韧带；第 7 胸神经后支的内侧皮支及分支；第 7 胸神经伴行的动、静脉，棘突间的椎外（后）静脉丛，第 7 肋间后动、静脉背侧支的分支或属支。

【主治】①黄疸，身热；②胃痛，胃寒不能食；③咳嗽，气喘；④胸胁胀痛，乳痈。

【刺灸法】斜刺 0.5～1 寸；可灸。

【配伍】

配阳陵泉、日月，可疏肝利胆、清热止痛，治疗胁肋痛，黄疸，呕吐。

配心俞、内关，可宽胸利气、温阳通络，治疗心悸，心律不齐，胸闷。

配内关、足三里、中脘，可和胃理气，治疗胃病。

【文献摘要】

《素问·刺热》：七椎下间主肾热。

《甲乙经》：寒热懈烂，淫泺胫痠，四肢重痛，少气难言，至阳主之。

《玉龙赋》：至阳却疸，善治神疲。

《胜玉歌》：黄疸至阳便能离。

《玉龙歌》：至阳亦治黄疸病，先补后泻效分明。

【现代研究】

1）至阳刺血，治疗乳痈，可清热解毒排脓。

2）针灸至阳，可兴阳气、理阴血，使冲任督三脉之气调畅，宗筋有所养，治疗阳痿。

3）针刺至阳加灸，治疗泄泻，可振奋督脉、肾经之阳，从而调理后天脾土。

4）至阳治疗心脏神经症、胆道蛔虫病、海洛因戒断、冠心病亦有一定疗效。

10. 灵台 Língtái（GV10）

【位置】在脊柱区，第 6 胸椎棘突下凹陷中，后正中线上（图 4-1-4）。

【解剖要点】棘上韧带、棘间韧带；第 6 胸神经后支的内侧皮支及分支；第 6 胸神经伴行的动、静脉，棘突间的椎外（后）静脉丛，第 6 肋间后动、静脉背侧支的分支或属支。

【主治】①疔疮；②气喘，咳嗽；③胃痛。

【刺灸法】斜刺 0.5～1.0 寸；可灸。

11. 神道 Shéndào（GV11）

【位置】在脊柱区，第 5 胸椎棘突下凹陷中，后正中线上（图 4-1-4）。

【解剖要点】棘上韧带、棘间韧带；第 5 胸神经后支的内侧皮支及分支；第 5 胸神经伴行的动、静脉，棘突间的椎外（后）静脉丛，第 5 肋间后动、静脉背侧支的分支或属支。

【主治】①心痛，心悸，健忘，小儿惊痫；②咳嗽，气喘；③腰脊疼痛，肩背痛。

【刺灸法】斜刺 0.5～1.0 寸；可灸。

12. 身柱*Shēnzhù（GV12）

【位置】在脊柱区，第 3 胸椎棘突下凹陷中，后正中线上（图 4-1-4）。

【解剖要点】棘上韧带、棘间韧带；第 3 胸神经后支的内侧皮支及分支；第 3 胸神经伴行的动、静脉，棘突间的椎外（后）静脉丛，第 3 肋间后动、静脉背侧支的分支或属支。

【主治】①咳嗽，气喘；②身热，疔疮初起；③癫痫；④脊背强痛。

【刺灸法】斜刺 0.5～1.0 寸；可灸。

【配伍】

配曲池、合谷、委中，可清热解毒，治疗疔疮初起。

配大椎、风门，可宣肺理气，治疗百日咳。

配陶道、肺俞、膏肓，可补阳育阴，治疗虚损五劳七伤。

【文献摘要】

《甲乙经》：身热狂走，谵语见鬼，瘛疭，身柱主之。

《百症赋》：癫疾必身柱本神之令。

《玉龙赋》：身柱蠲嗽，能除膂痛。

《玉龙歌》：忽然咳嗽腰背疼，身柱由来灸便轻。

【现代研究】

1）采用身柱治疗儿童脾虚易感、慢性中耳炎、痤疮有较好疗效。

2）针刺身柱治疗间日疟，在发作前 1～2 小时，最好是在发作前 1 小时。身柱多有压痛，用三棱针点刺一分许，遂以一手小鱼际按于患者风府穴部位，另一手的鱼际按于尾骶部，两手同时用力推向针孔，反复 10 次左右，推毕从针孔挤出 3～5 滴血液。多则 2 次，少则 1 次，痊愈率 100%。

【医案】见本节结尾处二维码05。

13. 陶道 Táodào（GV13）督脉、足太阳之交会穴

【位置】在脊柱区，第1胸椎棘突下凹陷中，后正中线上（图4-1-4）。

【解剖要点】棘上韧带、棘间韧带；第1胸神经后支的内侧皮支及分支；第1胸神经伴行的动、静脉，棘突间的椎外（后）静脉丛，第1肋间后动、静脉背侧支的分支或属支。

【主治】①热病，骨蒸潮热，疟疾；②头痛，脊强；③癫狂，角弓反张，痫证。

【刺灸法】斜刺0.5～1.0寸；可灸。

14. 大椎*Dàzhuī（GV14）督脉、手足三阳之交会穴

【位置】在脊柱区，第7颈椎棘突下凹陷中，后正中线上（图4-1-4）。

【解剖要点】棘上韧带、棘间韧带；第8颈神经后支的内侧支及分支；棘突间皮下静脉丛，棘突间的椎外（后）静脉丛。

【主治】①感冒，热病，恶寒发热，疟疾，骨蒸盗汗；②咳嗽，气喘；③疮疡，风疹；④癫狂，痫证，小儿惊风，角弓反张，痴呆；⑤头项强痛，颈椎病，腰脊痛。

【刺灸法】斜刺0.5～1.0寸；可灸。

【配伍】

配曲池、外关、合谷，可清热泻火、解表退热，治疗感冒发热，热病。

配间使、后溪、腰俞，可通督行气、清热截疟，治疗疟疾。

配合谷、中冲，可解表泻热，治疗伤寒发热，头昏。

配长强，可通调督脉，治疗背脊强痛。

配风池、水沟、后溪、申脉，可清热止痉，治疗小儿惊风。

配足三里、下关、迎香，可清热开窍，治疗过敏性鼻炎。

【文献摘要】

《素问·骨空论》：灸寒热之法，先灸项大椎，以年为壮数。

《甲乙经》：伤寒热盛，烦呕，大椎主之。

《千金方》：凡灸疟者，必先问其病之所先发者先灸之。从头项发者，于未发前预灸大椎尖头，渐灸过时止；从腰脊发者，灸肾俞百壮；从手臂发者，灸三间。

《图翼》：又治颈瘿，灸百壮，及大椎两边相去各一寸半少垂下，各三十壮。

《肘后歌》：疟疾寒热真可畏，须知虚实可用意，间使宜透支沟中，大椎七壮合圣治。

【现代研究】

1）大椎可抑制脊髓损伤区谷氨酸受体1（GluR1）的表达，从而促进急性脊髓损伤大鼠脊髓前角损伤神经的修复。

2）临床报道，大椎刺络拔罐为主治疗肺心病急性期、气管炎、小儿咳喘、喘息性支气管炎、颈椎病、红眼病（急性结膜炎）、疮疖痈毒、痤疮、银屑病、荨麻疹等均有奇效。

3）艾灸大椎，配筋缩、腰奇、鸠尾等泻法治疗癫痫，可清泄风阳、宁神醒脑。

4）隔姜灸大椎，针刺风池、天柱、颈夹脊、后溪，并于肩井拔罐，治疗颈椎病伴后头痛、手指酸麻，效果良好。

【医案】见本节结尾处二维码06。

15. 哑门*Yǎmén（GV15）督脉、阳维之交会穴

【位置】在颈后区，第 2 颈椎棘突上际凹陷中，后正中线上（图 4-1-5）。

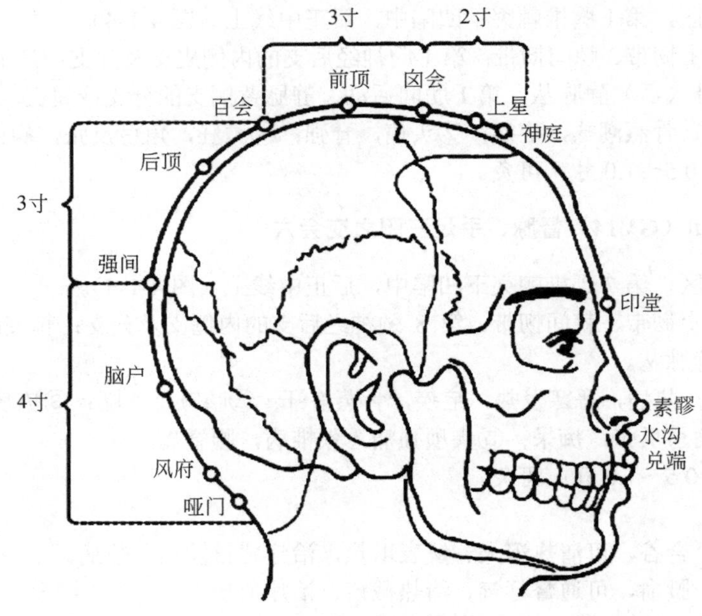

图 4-1-5 督脉哑门—神庭

【解剖要点】斜方肌、头夹肌、半棘肌、项韧带；第 3 枕神经，第 2、3 颈神经后支分支；皮下静脉，椎外（后）静脉丛，枕动、静脉分支或属支。

【主治】①舌缓不语，舌强不语，暴喑，聋哑；②癫狂，癔症，痴呆；③头痛，头重，项强，中风。

【刺灸法】伏案正坐位，使头微前倾，项肌放松，向下颌方向缓慢刺入 0.5～1.0 寸，针尖切不可向前上方深刺，以免伤及延髓。《素问・刺禁论》：刺头中脑户入脑立死。《甲乙经》：不可灸，灸之令人喑。《圣济总录》：脑后哑门穴，不可伤，伤即令人哑。宜针人中、天突二穴，可二分。

【配伍】

配涌泉，可通阳开窍，治疗中风不语。

配风府、合谷，可醒脑开窍，治疗喑哑。

配通天、跗阳，可散寒祛湿，治疗头重痛。

配大椎、水沟、腰俞，可安神醒脑，治疗癫痫。

配水沟、足三里、大钟，可醒神益智，治疗痴呆。

【文献摘要】

《甲乙经》：舌缓，喑不能言，刺喑门。

《圣惠方》：头风脑痛，舌急，针入八分，不宜灸。

《铜人》：治颈项强，舌缓不能言，诸阳热气盛，鼻衄血不止，头痛，风汗不出，寒热风痉，脊强反折，瘛疭，癫疾头重。

《百症赋》：哑门关冲，舌缓不语而要紧。

《玉龙歌》：偶尔失音言语难，哑门一穴两筋间，若知浅针莫深刺，言语音和照旧安。

【现代研究】

1）哑门治疗中风后运动性失语、中风后延髓麻痹吞咽困难有一定疗效。

2）有报道，针刺哑门可治疗因惊吓、愤怒等情绪过度失控所致的神志不清，痴呆、下肢无力等，有醒神开窍的作用。

【医案】见本节结尾处二维码 07。

16. 风府*Fēngfǔ（GV16）督脉、阳维之交会穴

【位置】在颈后区，枕外隆凸直下，两侧斜方肌之间凹陷中（图 4-1-5）。

【解剖要点】斜方肌，头半棘肌，头后大、小直肌，项韧带；枕大神经、第 3 枕神经分支，枕下神经分支；枕动、静脉分支或属支。

【主治】①头痛，眩晕，项强；②中风不语，半身不遂；③癫狂，痫证，癔症；④目痛，鼻衄，咽喉肿痛；⑤腰膝疼痛。

【刺灸法】伏案正坐，使头微前倾，项肌放松，向下颌方向缓慢刺入 0.5～1.0 寸。针尖不可向上，以免刺入枕骨大孔，误伤延髓。《甲乙经》：风府禁不可灸。《圣济总录》：针只可一寸以下，过度即令人哑。《席弘赋》：从来风府最难针，却用功夫度浅深。

【配伍】

配天柱、后溪，可舒筋活络止痛，治疗后头痛。

配风市，可疏风通络，治疗寒伤肌肤经络。

配肺俞、太冲、丰隆，可理气解郁，治疗狂躁奔走，烦乱欲死。

配水沟、内关，可醒神开窍，治疗癔症。

配二间、迎香，可清热开窍，治疗鼻衄。

【文献摘要】

《素问·骨空论》：大风颈项痛，刺风府。

《甲乙经》：狂易多言不休，及狂走欲自杀，及目妄见。头痛项急，不得倾倒，目眩，鼻不得喘息，舌急难言。足不仁。暴喑不能言，喉嗌痛。

《通玄指要赋》：风伤项急，始求于风府。

《行针指要歌》：或针风，先向风府百会中。

《席弘赋》：风池风府寻得到，伤寒百病一时消。阳明二日寻风府，呕吐还须上脘疗。

《肘后歌》：鹤膝肿劳难移步，尺泽能舒筋骨疼，更有一穴曲池妙，根寻源流可调停，其患若要便安愈，加以风府可用针。

【现代研究】

1）风府有调整胃液分泌作用，可使胃酸及胃蛋白酶高者降低，低者升高。

2）风府对垂体性高血压有降压作用。

3）风府治疗中风吞咽障碍、中风后共济失调、中风后焦虑障碍、椎动脉型颈椎病、新生儿缺血缺氧性脑病有一定疗效，可有效降低阿尔茨海默病患者血清淀粉样前体蛋白（APP）、β淀粉样蛋白（Aβ）1-42 水平，增强其学习记忆能力。

【医案】见本节结尾处二维码 08。

17. 脑户 Nǎohù（GV17）督脉、足太阳之交会穴

【位置】在头部，枕外隆凸的上缘凹陷处（图 4-1-5）。

【解剖要点】左右枕额肌枕腹之间、腱膜下疏松组织；枕大神经分支；枕动、静脉分支或属支。

【主治】①头痛，项强，眩晕；②目痛不能远视，目赤，音喑，舌本出血；③癫痫。

【刺灸法】平刺 0.5～1.0 寸；可灸。《甲乙经》：不可灸，令人喑。《聚英》：或灸七壮，妄灸令人喑。

18. 强间 Qiángjiān（GV18）

【位置】在头部，后发际正中直上 4 寸（图 4-1-5）。

【解剖要点】帽状腱膜、腱膜下疏松组织；枕大神经；枕动、静脉吻合网。

【主治】①头痛，眩晕，呕吐，项强；②癫痫，失眠。

【刺灸法】平刺 0.5～0.8 寸；可灸。

19. 后顶 Hòudǐng（GV19）

【位置】在头部，当后发际正中直上 5.5 寸（图 4-1-5）。

【解剖要点】帽状腱膜、腱膜下疏松组织；枕大神经；枕动、静脉和颞浅动、静脉的吻合网。

【主治】①头痛，眩晕，项强；②癫狂痫，失眠。

【刺灸法】平刺 0.5～1.0 寸；可灸。

20. 百会*Bǎihuì（GV20）督脉、足太阳之交会穴

【位置】在头部，前发际正中直上 5 寸（图 4-1-5）。

【解剖要点】帽状腱膜、腱膜下疏松组织；枕大神经、额神经分支；颞浅动、静脉及枕动、静脉吻合网。

【主治】①头痛，眩晕，中风失语；②失眠，健忘，癫痫，癔症，惊悸，小儿惊风；③脱肛，阴挺，胃下垂，久泻；④目涩，鼻塞，耳鸣。

【刺灸法】平刺 0.5～1.0 寸；可灸。《证治准绳》：灸百会，艾炷止许如绿豆大，粗则伤人。《铜人》：凡灸头顶不得过七七壮，缘头顶皮薄，灸不宜多。《圣惠方》：若频灸，恐拔气上，令人眼暗。《图翼》：若灸至百壮，停三五日后绕四畔，用三棱针出血，以井花水淋之，令气宣通，否则恐火气上壅，令人目暗。

【配伍】

配子宫、关元、次髎，可升阳固脱，治疗子宫脱垂。

配长强，可通调督脉、益气固脱，治疗脱肛，痔漏。

配脾俞，可补脾健胃、温中止泻，治疗久泻，滑脱下陷。

配脑空、天柱，可疏散风邪，治疗头风，眼花。

配四神聪、神门、三阴交，可宁心安神，治疗失眠。

配风池、合谷、太冲，可祛风止痛、安神益脑，治疗头痛，眩晕，癫痫。

【文献摘要】

《甲乙经》：顶上痛，风头重，目如脱，不可左右顾。癫疾不吐沫。热病汗不出，而呕苦。

《普济方》：北人始生子，则灸此穴，盖防他日惊风也。

《百症赋》：脱肛趋百会尾翠之所。

《玉龙赋》：原夫卒暴中风，顶门百会。

《胜玉歌》：头痛眩晕百会好。

《灵光赋》：百会鸠尾治痢疾。

《玉龙歌》：中风不语最难医，发际顶门穴要知，更向百会明补泻，即时苏醒免灾危。

【现代研究】

1）百会可治疗中风后认知功能障碍、顽固性面瘫、血管性痴呆、原发性失眠、痉挛型小儿脑瘫。动物实验也表明百会可提高术后认知功能障碍老龄小鼠学习记忆能力；降低脑出血大鼠脑组织NLRP3、白介素（IL）-1β、IL-18 蛋白表达，抑制炎性反应，促进大鼠神经功能恢复。

2）针刺百会透曲鬓治脑血病偏瘫，可增加血流量，明显改善细胞集聚和血液黏度。此法具有调整动脉，改善血管弹性，降低血液黏度和细胞集聚的作用。其机制可能是针刺作用于自主神经，调整血管运动功能失衡状态，恢复或改善了脑血流的自动调节功能，同时，也调节了凝血系统与抗纤维蛋白原降解系统、细胞凝聚力与血流切变力的动态平衡。

3）灸百会治严重休克：先针内关，用兴奋手法，不留针，拔针后即于百会施雀啄灸 20～30 分钟。灸能温行气血，祛散阴寒，温阳复脉，扶危回脱。

4）艾绒压灸百会治梅尼埃病、内耳眩晕。患者坐位，医者将黄豆大艾炷，首次将两壮合并放在百会穴上，当燃至 1/2 时，右手持厚纸片将其压熄，留下残绒，以后每壮加在前次的残绒上，每个艾炷燃至无烟为止，燃完一壮压一壮，压力由轻到重，每次压灸 25～30 壮，使患者自觉有热力从头皮渗入脑内的舒适感。

5）睡前艾条灸百会 10～15 分钟，治疗妇产科失眠。

6）针刺百会对癃闭、崩漏、小儿腹泻、小儿脱肛、胃下垂、脑外伤后头痛均有良好的治疗作用。

【医案】见本节结尾处二维码 09。

21. 前顶 Qiándǐng（GV21）

【位置】在头部，前发际正中直上 3.5 寸（图 4-1-5）。

【解剖要点】帽状腱膜、腱膜下疏松组织；额神经；颞浅动、静脉，额动、静脉的吻合网。

【主治】①头痛，眩晕，中风偏瘫，癫痫，惊风；②目赤肿痛，鼻渊，面肿。

【刺灸法】平刺 0.3～0.5 寸；可灸。

22. 囟会 Xìnhuì（GV22）

【位置】在头部，前发际正中直上 2 寸（图 4-1-5）。

【解剖要点】帽状腱膜、腱膜下疏松组织；额神经；颞浅动、静脉，额动、静脉的吻合网。

【主治】①头痛，眩晕，鼻塞，鼻渊，鼻衄；②癫疾，嗜睡，脑冷，小儿惊风。

【刺灸法】平刺 0.3～0.5 寸，小儿禁刺；可灸。《经穴解》：针不宜深，灸亦不宜多，灸多恐火气入脑。八岁以下不可针，缘囟门未合，恐伤其骨，令人失音。

23. 上星*Shàngxīng（GV23）

【位置】在头部，前发际正中直上 1 寸（图 4-1-5）。

【解剖要点】帽状腱膜、腱膜下疏松组织；额神经分支；额动、静脉分支或属支。

【主治】①鼻衄，鼻渊，鼻塞；②头痛，眩晕，目赤肿痛，迎风流泪；③癫狂，热病，疟疾。

【刺灸法】平刺 0.5～0.8 寸；可灸。《铜人》：以细三棱针刺之，即宜泄诸阳热气，无令上冲头目。可灸七壮，不宜多灸，若频灸，即拔气上，令人目不明。

【配伍】

配百会、囟会、承光，可清热利窍，治疗鼻塞不闻香臭，头痛。

配合谷、足三里，可疏风清热、健脾化痰，治疗鼻渊，眩晕。

配风池、合谷，可清热止血，治疗鼻衄。

配肝俞，可散风清热、疏肝明目，治疗目泪出，多眵。

【文献摘要】

《甲乙经》：鼻鼽衄。热病汗不出。咳疟。癫疾。目中痛不能视。

《铜人》：治头风面虚肿，鼻塞不闻香臭，目眩痎疟振寒，热病汗不出，目睛痛不能远视。

《玉龙赋》：头风鼻渊，上星可用。

《胜玉歌》：头风眼痛上星专。

《杂病穴法歌》：衄血上星与禾髎。

【现代研究】以上星为主穴针刺治疗鼻衄22例，其中有属风热壅肺、肝火犯肺、胃火炽盛、阴虚火旺者。治疗后3分钟内完全止血者17例，加刺合谷或太冲后取效者5例。

24. 神庭*Shéntíng（GV24）督脉、足太阳、阳明之交会穴

【位置】在头部，前发际正中直上0.5寸（图4-1-5）。

【解剖要点】枕额肌额腹之间、腱膜下疏松组织；额神经的滑车上神经；额动、静脉分支或属支。

【主治】①失眠，多梦；②癫狂，痫证；③头痛，眩晕，目痛，流泪，鼻渊。

【刺灸法】平刺0.3～0.5寸；可灸。《铜人》：岐伯曰：凡欲疗风，勿令灸多，缘风性轻，多即伤，惟宜灸七壮，至二七壮止；禁不可针，针即发狂。《图翼》：灸三壮。禁刺，刺之令人癫狂目失明。

【配伍】

配印堂、神门、三阴交，可宁心安神，治疗失眠，神经衰弱。

配上星、肝俞、肾俞、百会，可补益肝肾、滋阴明目，治疗雀目，目翳。

配攒竹、迎香、风门、合谷、至阴、通谷，可宣肺利窍、疏风清热，治疗鼻鼽清涕出。

配兑端、承浆，可醒脑开窍、调和阴阳，治疗癫疾呕沫。

【文献摘要】

《甲乙经》：风眩善呕，烦满。头脑中寒，鼻衄，目泣出。寒热头痛，喘喝，目不能视。

《玉龙歌》：头风呕吐眼昏花，穴取神庭始不差。

《玉龙赋》：神庭理乎头风。

【现代研究】神庭治疗脑卒中后认知障碍、脑卒中后抑郁、阿尔茨海默病有一定疗效。

【医案】见本节结尾处二维码10。

25. 素髎 Sùliáo（GV25）

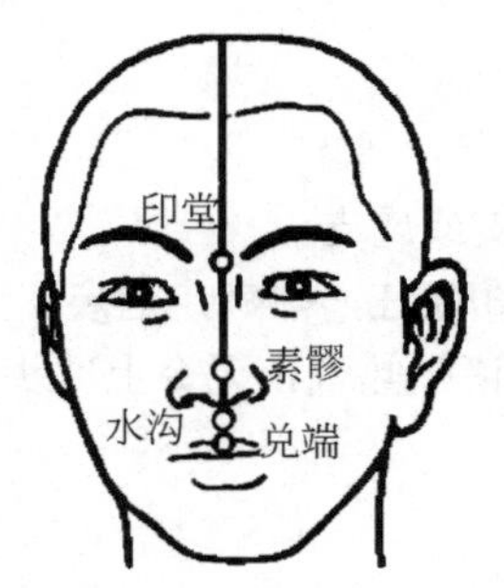

图4-1-6 督脉素髎—印堂

【位置】在面部，鼻尖的正中央（图4-1-6）。

【解剖要点】鼻中隔软骨、鼻外侧软骨；筛前神经鼻外支；面动、静脉鼻背支。

【主治】①鼻塞，鼻渊，鼻衄，酒皶鼻，鼻息肉；②惊厥，昏迷，窒息，高血压；③青盲，足跟痛。

【刺灸法】向上斜刺0.3～0.5寸，或点刺出血。一般不灸。

【配伍】

配迎香、风池，可清热止血，治疗鼻衄。

配内关、百会，可升清通脉，治疗低血压。

配足三里、曲池，可降浊息风，治疗高血压。

【文献摘要】

《甲乙经》：鼽衄涕出，中有悬痈，宿肉，窒洞不通，不知香臭，素髎主之。

《图翼》：一曰治酒皻风，用三棱针出血。

《经验良方》：风火眼初起，在鼻尖上爆一灯火，屡经试验神效。

【现代研究】针刺素髎为主治疗重型颅脑损伤昏迷促苏醒、产后低血压有一定疗效。对新生儿窒息亦有效。电针素髎治疗呼吸衰竭，对呼吸频率、节律及各种异常呼吸有改善。对休克有良好作用。

26. 水沟*Shuǐgōu（GV26）督脉、手足阳明之交会穴

【位置】在面部，人中沟的上 1 / 3 与中 1 / 3 交点处（图 4-1-6）。

【解剖要点】口轮匝肌；眶下神经分支；上唇动、静脉。

【主治】①昏迷，晕厥，中风，癫狂痫，抽搐；②口㖞，唇肿，齿痛，鼻塞，鼻衄，牙关紧闭；③闪挫腰痛，脊膂强痛；④消渴，黄疸，水肿。

【刺灸法】向上斜刺 0.3～0.5 寸，或用指甲按掐；一般不灸。

【配伍】

配合谷、太冲，可醒神清脑，治疗癔症。

配内关、十宣、涌泉、委中，可解暑清热、醒神开窍，治疗中暑不省人事。

配中冲、合谷，可醒神开窍，治疗中风不省人事。

配委中，可活血祛瘀、行气通经，治疗闪挫腰痛，急性腰扭伤。

【文献摘要】

《甲乙经》：水肿，人中尽满，唇反者死。口不能水浆，㖞僻。鼻鼽不得息，不收涕，不知香臭。

《铜人》：风水面肿，针此一穴，出水尽即顿愈。

《图翼》：凡人中恶，先掐鼻下是也。鬼击卒死者，须即灸之。

《百症赋》：原夫面肿虚浮，须仗水沟前顶。

《灵光赋》：水沟间使治邪癫。

《玉龙赋》：人中曲池，可治其痿伛。人中委中，除腰脊痛闪之难制。

《玉龙歌》：口臭之疾最可憎，劳心只为苦多情，大陵穴内人中泻，心得清凉气自平。

《胜玉歌》：泻却人中及颊车，治疗中风口吐沫。

《杂病穴法歌》：小儿惊风少商穴，人中涌泉泻莫深。

【现代研究】

1）水沟对呼吸功能调整有相对特异性，对呼吸、中枢衰竭有很好疗效。

2）电针“水沟”与针药并用可明显降低活性钙调蛋白（CaM）的含量，针药结合对脑缺血再灌注大鼠有协同治疗作用。

3）针刺水沟有明显的抗休克作用，可较快地使休克患者血压升高，对改善心、脑、肾等重要器官的血流量有重要作用。

4）强刺激水沟，补关元、三阴交，对功能性遗尿症有良好作用。或单取水沟，行雀啄术强刺激手法，治疗非阻塞性尿潴留疗效好。其可通过调节大脑皮质与内脏神经的功能，缓解膀胱括约肌的痉挛，恢复膀胱的排尿功能。

5）水沟对于癫狂、急性腰扭伤、尾痛症、骶尾部疼痛、口腔溃疡、脑血管疾病有一定疗效。

【医案】见本节结尾处二维码 11。

27. 兑端 Duìduān（GV27）

【位置】在面部，上唇结节的中点（图 4-1-6）。

【解剖要点】口轮匝肌；眶下神经分支；上唇动、静脉。

【主治】①口㖞，口疮，口臭，唇吻抽痛，齿龈肿痛，鼻塞，鼻衄；②癫疾，昏厥；③消渴，嗜饮。

【刺灸法】斜刺 0.2～0.3 寸。一般不灸。

28. 龈交 Yínjiāo（GV28）

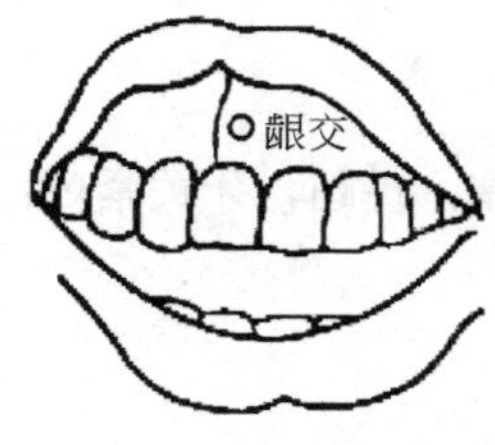

图 4-1-7 督脉龈交

【位置】在上唇内，上唇系带与上齿龈的交点（图 4-1-7）。

【解剖要点】上唇系带与牙龈之移行处、口轮匝肌深面与上颌骨牙槽弓之间；上颌神经上唇支、眶下神经与面神经分支交叉形成的眶下丛；上唇动、静脉。

【主治】①牙龈肿痛，齿衄，鼻渊，鼻衄，口臭；②痔疮出血；③癫狂，小儿惊痫；④项强，腰痛。

【刺灸法】向上斜刺 0.2～0.3 寸。不灸。

29. 印堂*Yìntáng（GV29）

【位置】在头部，两眉毛内侧端中间的凹陷中（图 4-1-6）。

【解剖要点】降眉间肌；额神经的分支滑车上神经；眼动脉分支、额动脉及伴行的静脉。

【主治】①头痛，眩晕，失眠，小儿惊风；②鼻塞，鼻渊，鼻衄，眉棱骨痛，目痛。

【刺灸法】提捏进针，从上向下平刺 0.5～1 寸。

【配伍】

配迎香、合谷，可清热宣肺、利鼻窍，治疗鼻渊，鼻塞。

配太阳、阿是穴、太冲，可平肝潜阳、行气止痛，治疗头痛眩晕。

配攒竹，可清利头目，治疗头重如石。

【文献摘要】

《素问·刺疟》：刺疟者，必先问其病之所先发者，先刺之。先头痛及重者，先刺头上及两额两眉间出血。

《玉龙赋》：印堂治其惊搐。

《玉龙歌》：孩子慢惊何可治，印堂刺入艾还加（原注：神庭入三分，先补后泻。印堂入一分，沿皮透左右攒竹，大哭效，不哭难。急惊泻，慢惊补）。

【现代研究】

1）电针大鼠印堂等穴，可使大鼠脑内 5-羟色胺含量增加，去甲肾上腺素含量减少。

2）采用印堂治疗老年失眠症、广泛性焦虑、变应性鼻炎-哮喘综合征、帕金森病有一定疗效。

【医案】见本节结尾处二维码 12。

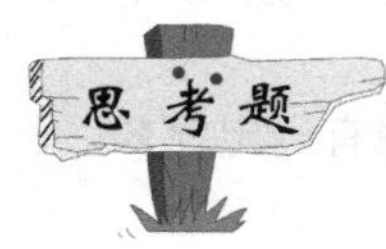

1. 督脉的命名含义如何？为什么又称为“阳脉之海”？
2. 督脉的循行分布有何特点？

督脉
拓展内容01~12

第二节　任　　脉

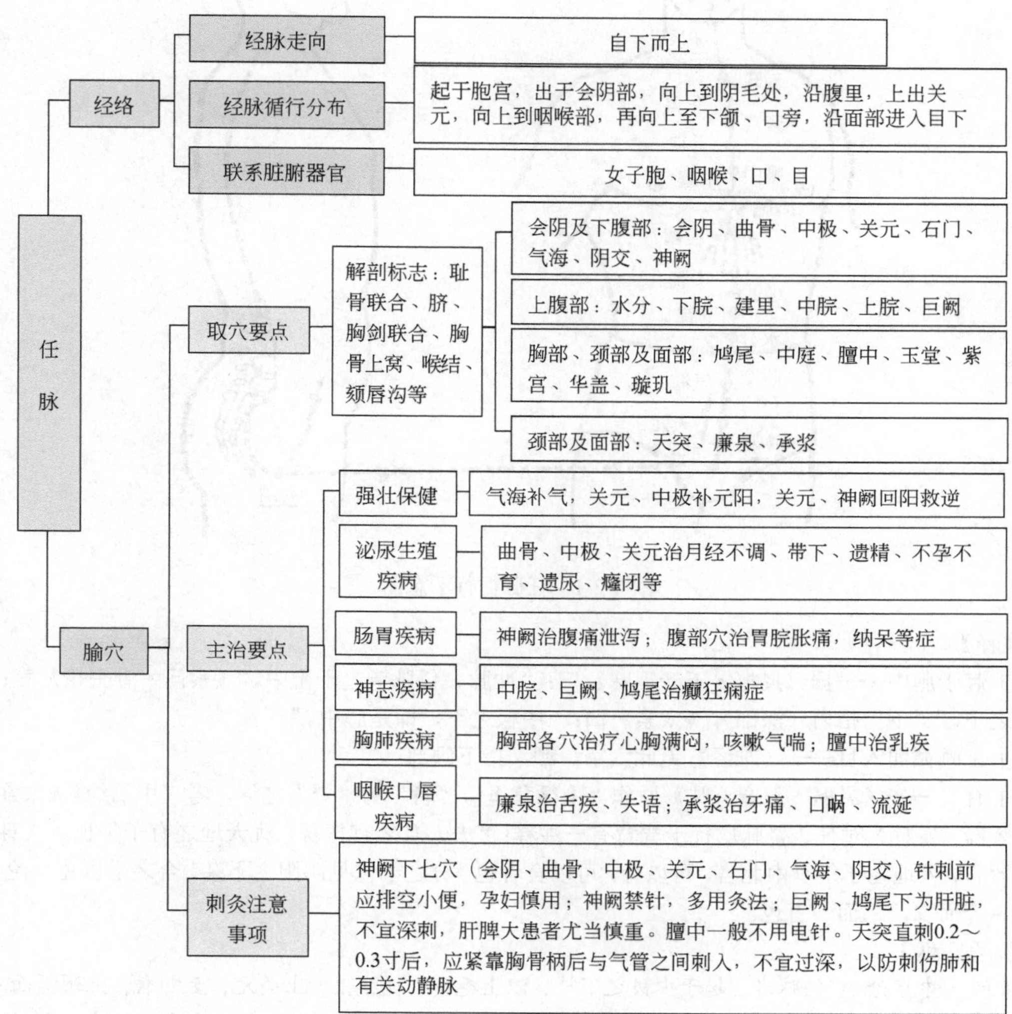

一、任脉经络

（一）任脉经脉

任脉音频

1. 任脉循行

起于胞中[1]，出于会阴，上循毛际，循腹里，上关元，至咽喉，上颐循面入目[2]。

分支：从胞中向后行于脊里[3]（图 4-2-1）。

语译见本节结尾处二维码 01

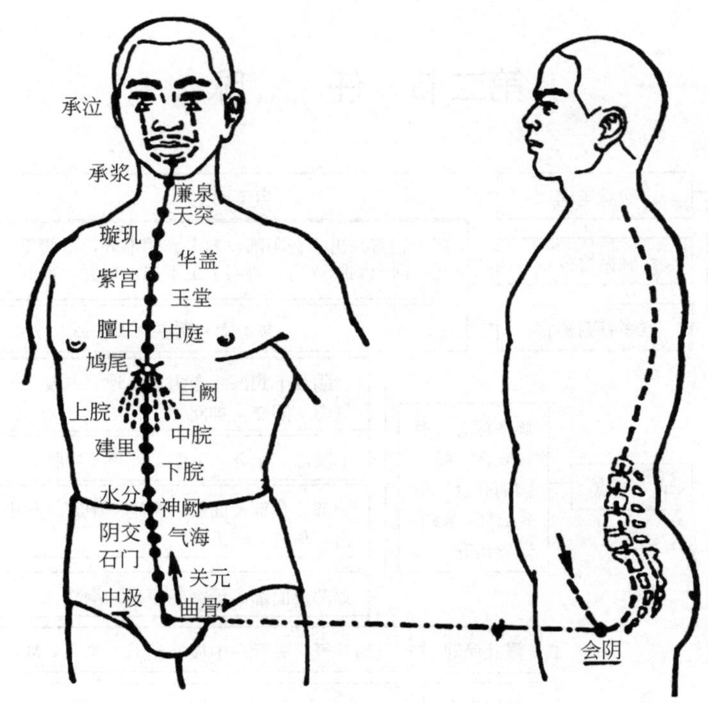

图 4-2-1　任脉循行示意图

【注释】

［1］起于胞中——据《灵枢・五音五味》曰："冲脉、任脉皆起于胞中。"《素问・骨空论》言："起于中极之下。""下"指内（深部），《太素》曰："中极之下，即是胞中。"

［2］上颐循面入目——《难经》无此六字。颐，指下颌部。

［3］脊里——《灵枢・五音五味》原作"上循背里"，"背"为"脊"之误，考《甲乙经》《太素》等均作"脊"。《发挥》对任、督脉均行于脊背有一注释："夫人身之有任督，犹天地之有子午也。人身之任督以腹背言，天地之子午以南北言，可以分，可以合者也。分之于以见阴阳之不杂，合之于以见浑沦（沌）之无间。一而二，二而一者也。"

【参考文献】

《素问・骨空论》：任脉者，起于中极之下[1]，以上毛际，循腹里，上关元，至咽喉，上颐循面入目。

《灵枢・五音五味》：冲脉、任脉皆起于胞中，上循背里，为经络之海；其浮而外者，循腹各[2]上行，会于咽喉，别而络唇口。

《难经・二十八难》：任脉者，起于中极之下，以上毛际，循腹里，上关元，至咽喉。

《灵枢・经脉》：任脉之别，名曰尾翳，下鸠尾，散于腹。

《八脉考》：起于中极之下，少腹之内，会阴之分，上行而外出，循曲骨、上毛际，至中极，同足厥阴、太阴、少阴并行腹里，循关元，历石门，气海，会足少阳、冲脉于阴交，循神阙、水分，会足太阴于下脘，历建里、会手太阳、少阳、足阳明于中脘，上上脘、巨阙、鸠尾、中庭、膻中、玉堂、紫宫、华盖、璇玑、上喉咙，会阴维于天突、廉泉，上颐，循承浆与手足阳明、督脉会，环唇上至下龈合，复而分行，循面系两目下之中央，至承泣而终。凡二十七穴。

【注释】

[1] 中极之下——中极，任脉穴名，脐下 4 寸。《难经》杨玄操注："任者，妊也。此是人之生养之本，故曰位中极之下，长强之上。"

[2] 各——原作"右"，据《素问·腹中论》《素问·奇病论》及《素问·骨空论》王冰注引《针经》作"循腹各行"改。顾氏《校记》云："右乃各字之误。"指沿腹部两侧各自分行。

2. 任脉病候

《素问·骨空论》：任脉为病，男子内结、七疝，女子带下、瘕聚。

《难经·二十九难》：任之为病，其内苦结，男子为七疝，女子为瘕聚。

《脉经·平奇经八脉病》：脉来紧细实关者长至，任脉也。动苦少腹绕脐，下引横骨、阴中切痛，取脐下三寸。

（二）任脉络脉

《灵枢·经脉》：任脉之别，名曰尾翳，下鸠尾，散于腹（图 4-2-2）。

其病：实则腹皮痛，虚则痒搔。

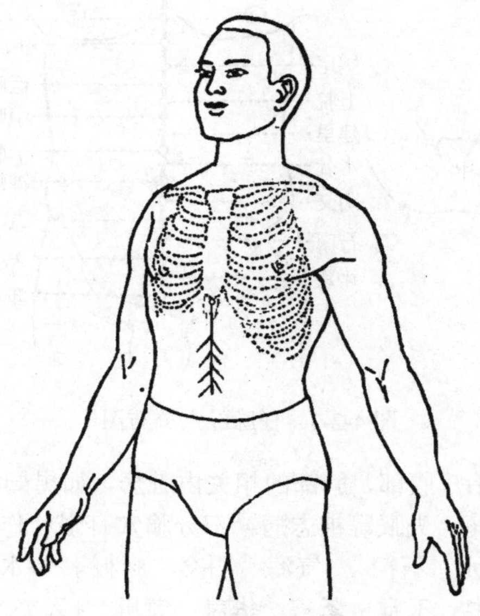

图 4-2-2　任脉络脉循行示意图

二、功能与病候

1. 功能

任脉的功能主要可概括为"阴脉之海"。任脉主干行于腹，腹为阴，诸阴经均直接或间接交会于任脉。如足三阴经交会于关元、中极；冲脉交会于阴交、会阴；阴维交会于天突、廉泉；手三阴经通过足三阴经而与任脉发生联系。任脉的另一功能是"主胞胎"，即与生育功能有关。《素问·上古天真论》曰女子"二七而天癸至，任脉通，太冲脉盛，月事以时下，故有子"；"七七任脉虚，太冲脉衰少，天癸竭，地道不通，故形坏而无子"。

2. 病候

根据任脉分布和以上文献记载，任脉病候主要表现为泌尿生殖系统病证和下腹部病痛。如带下，不孕，少腹疼痛，月经不调，阳痿，早泄，遗精，遗尿，男子疝气，女子盆腔肿块等。

三、任脉腧穴

本经经穴分布在会阴、腹部、胸部、咽部和面部的前方。起于会阴，止于承浆，共 24 穴（图 4-2-3）。

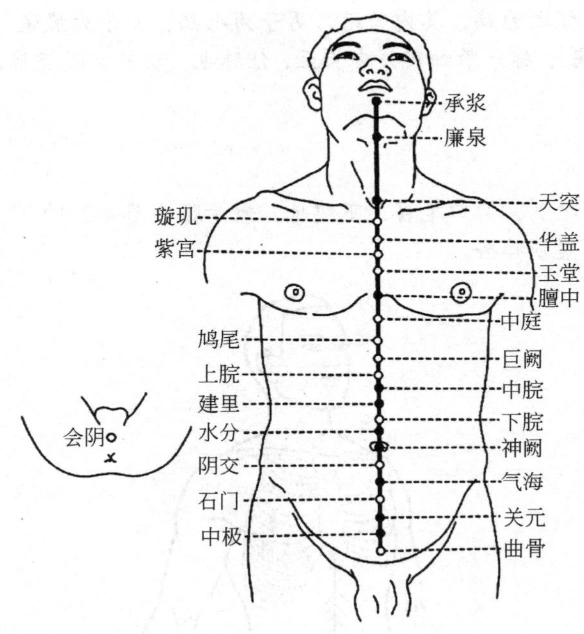

图 4-2-3 任脉经穴分布图

主治概要：本经腧穴主要治疗腹部、胸部的相关内脏病，如男妇科、前阴、泌尿、头面五官病证等，一些腧穴可用于治疗癫痫、失眠等神志病；部分腧穴有强壮作用，治疗虚劳、虚脱等证。

会阴 曲骨 *中极 *关元 石门 *气海 阴交 *神阙 *水分 下脘 建里 *中脘 上脘 *巨阙 鸠尾 中庭 *膻中 玉堂 紫宫 华盖 璇玑 *天突 *廉泉 *承浆

1. 会阴 huìyīn（CV1）任脉、督脉、冲脉之交会穴

【位置】在会阴区，男性在阴囊根部与肛门连线的中点，女性在大阴唇后联合与肛门连线的中点（图 4-2-4）。

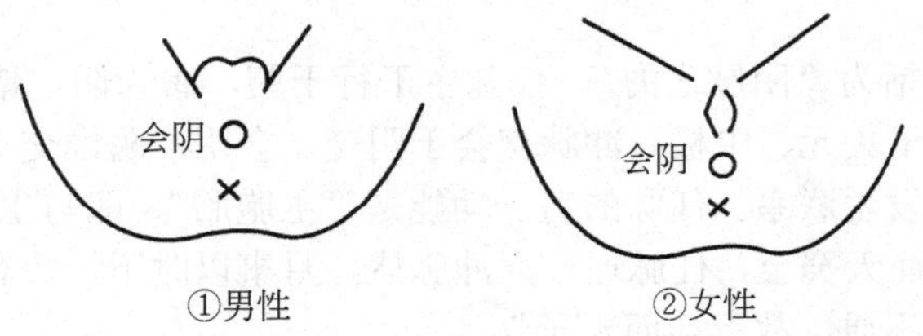

图 4-2-4 任脉会阴

【解剖要点】会阴中心腱；股后皮神经会阴支、会阴神经分支、阴部神经分支；阴部内动、静脉。

【主治】①小便不利，遗尿；②遗精，阳痿；③月经不调，阴痛，阴痒；④脱肛，痔疾；⑤溺水，窒息，产后昏迷，癫狂。

【刺灸法】直刺 0.5～1.0 寸，孕妇慎用。《聚英》：卒死者，针一寸，补之。溺死者，令人倒驮出水，针补，尿屎出则活。余不可针。

2. 曲骨 Qūgǔ（CV2）任脉、足厥阴之交会穴

【位置】在下腹部，耻骨联合上缘，前正中线上（图 4-2-5）。

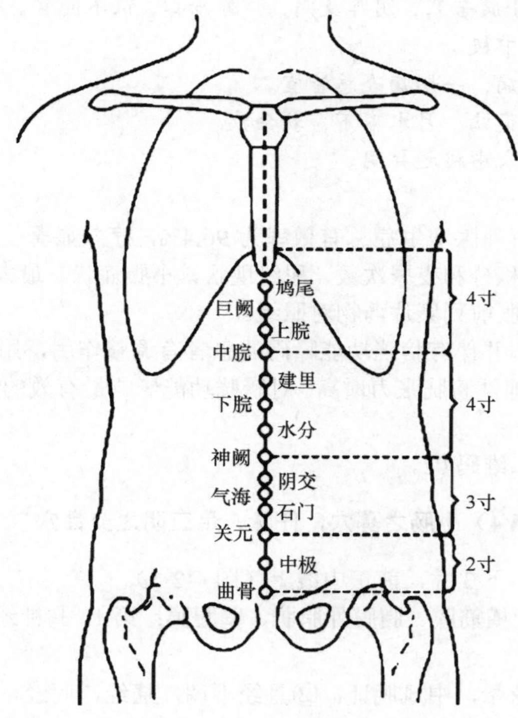

图 4-2-5 任脉曲骨—鸠尾

【解剖要点】腹白线、腹横筋膜、腹膜外脂肪、壁腹膜；髂腹下神经前皮支和分支；腹壁浅静脉属支。

【主治】①月经不调，痛经，带下；②小便不利，遗尿，少腹胀满；③遗精，阳痿，阴囊湿疹，疝气。

【刺灸法】直刺 0.5～1.0 寸，孕妇慎用；可灸。

3. 中极*Zhōngjí（CV3）膀胱之募穴，任脉、足三阴之交会穴

【位置】在下腹部，脐中下 4 寸，前正中线上（图 4-2-5）。

【解剖要点】腹白线、腹横筋膜、腹膜外脂肪、壁腹膜；髂腹下神经前皮支及分支；腹壁浅、动静脉分支或属支。

【主治】①癃闭，小便不利，遗尿，尿频；②月经不调，带下，痛经，闭经，崩漏，阴挺，阴痒；③遗精，阳痿，早泄，疝气。

【刺灸法】直刺 1.0～1.5 寸，孕妇慎用；可灸。《图翼》：孕妇不可灸。

【配伍】

配膀胱俞，属俞募配伍法，可调理脏腑气机，治疗癃闭，遗尿，尿频。

配地机、次髎，可调理冲任、散寒行气，治疗痛经。

配关元、三阴交、阴陵泉，可补肾固精，治疗遗精，阳痿。

配肾俞、三阴交，可补益脾肾，益气温阳，治疗遗尿。

【文献摘要】

《甲乙经》：脐下疝，绕脐痛，冲胸不得息，中极主之。丈夫失精。

《千金方》：子门不端，小腹苦寒，阴痒及痛，奔豚抢心，饥不能食，腹胀经闭不通，小便不利，乳余疾，绝子，内不足，刺中极。

《金鉴》：中极下元虚寒病，一切痼冷总皆宜。

《千金方》：中极主拘挛腹疝，月水不下，乳余疾。

《玉龙赋》：赤带白带，求中极之异同。

【现代研究】

1）电针中极治疗良性前列腺增生症总有效率为 96.4%，疗效显著，在改善患者国际前列腺症状评分表（I-PSS）积分、L 积分和夜尿次数、尿线现状、小腹症状、最大尿流量、残余尿量、前列腺体积变化等方面均优于口服前列康片药物对照组。

2）中极对神经系统疾病并伴有膀胱功能障碍的患者有调整作用，用泻法针刺中极、曲骨，使紧张性膀胱张力下降，而松弛性膀胱张力增高。对膀胱功能影响最有效的穴位依次为膀胱俞、次髎、曲泉、中极与关元。

【医案】见本节结尾处二维码 02。

4. 关元*Guānyuán（CV4）小肠之募穴，任脉、足三阴之交会穴

【定位】在下腹部，脐中下 3 寸，前正中线上（图 4-2-5）。

【解剖要点】腹白线、腹横筋膜、腹膜外脂肪、壁腹膜；第 12 胸神经前支的前皮支和分支；腹壁浅动、静脉分支或属支。

【主治】①虚劳羸瘦，眩晕，中风脱证；②月经不调，痛经，闭经，崩漏，带下；③阳痿，遗精，早泄；④不孕；⑤遗尿，小便频数，小便不利，癃闭；⑥疝气；⑦少腹疼痛，泄泻，痢疾，脱肛。

【刺灸法】直刺 1.0～2.0 寸，孕妇慎用；可灸。《图翼》：孕妇不可针，针之则落胎，如不落，更针昆仑则立坠。

【配伍】

配阴陵泉、带脉，可清热利湿止带，治疗气癃溺黄，黄带阴痒。

配足三里、三阴交、天枢，可调理肠胃，治疗腹痛、腹泻。

配肾俞、太溪，可补益肾气，治疗久泄不止，久痢赤白，下腹酸痛。

配肾俞、气海、飞扬，可益肾气、利膀胱，治疗尿频，遗尿，癃闭。

配三阴交，可补肾固元，治疗遗精，阳痿，早泄。

配肾俞、关元俞、上髎，可清化湿热，治疗盆腔炎。

【文献摘要】

《甲乙经》：奔豚寒气入小腹，时欲呕，伤中溺血，小便数，背脊痛引阴，腹中窘急欲凑，后泄

不止，关元主之。

《大成》：一切冷惫，灸关元。妇人胞转，不利小便，灸关元。

《图翼》：此穴当人身上下四旁之中，故又名大中极，乃男子藏精，女子蓄血之处。

《行针指要歌》：或针虚，气海丹田委中奇。

《席弘赋》：小便不禁关元好。

《玉龙赋》：涌泉关元丰隆，为治尸劳之例。带脉关元多灸，肾败堪攻。

【现代研究】

1）艾灸关元能够产生多种生物学效应，主要包括局部效应、靶器官效应、全身效应3个方面，如艾灸关元可瞬时显著提高局部皮肤毛细血管灌注量，调整肠道菌群，减缓子宫结构衰退，引起不同脑功能区的功能变化等。

2）温和灸能明显改善原发性痛经患者子宫微循环状态，提高子宫血流速度和降低血管阻力。

3）针刺关元对膀胱张力有调整作用，对遗尿有显著疗效，对垂体-性腺系统的功能也有促进作用。对尿潴留患者膀胱功能亦有影响。研究发现膀胱功能完好的患者，每于捻针时，膀胱逼尿肌即收缩，膀胱内压上升；不捻针时，膀胱逼尿肌又复弛张，膀胱内压下降。

【医案】见本节结尾处二维码03。

5. 石门 Shímén（CV5）三焦之募穴

【位置】在下腹部，脐中下2寸，前正中线上（图4-2-5）。

【解剖要点】腹白线、腹横筋膜、腹膜外脂肪、壁腹膜；第11胸神经前支的前皮支和分支；腹壁浅静脉属支。

【主治】①小便不利，水肿；②遗精，阳痿；③经闭，带下，崩漏，产后恶露不尽；④疝气；⑤腹痛，腹胀，泄泻。

【刺灸法】直刺1.0～2.0寸，孕妇慎用；可灸。《素问・气府论》马莳注：石门，一名丹田，脐下二寸，针五分，灸七壮，妇人禁针灸，犯之无子。《甲乙经》：女子禁不可刺，灸中央，不幸使人绝子。

6. 气海*Qìhǎi（CV6）肓之原

【位置】在下腹部，脐中下1.5寸，前正中线上（图4-2-5）。

【解剖要点】腹白线、腹横筋膜、腹膜外脂肪、壁腹膜；第11胸神经前支的前皮支及分支；脐周静脉网。

【主治】①绕脐腹痛，臌胀水肿，脘腹胀满，泄利不禁，便秘，痢疾；②遗尿，癃闭，淋证；③阳痿，遗精，疝气；④月经不调，闭经，痛经，崩漏，带下，产后恶露不止，胎衣不下；⑤中风脱证，虚劳羸瘦；⑥脱肛，阴挺，胃下垂；⑦奔豚，呃逆，气喘。

【刺灸法】直刺1.0～2.0寸，孕妇慎用；可灸。《铜人》：针入八分，得气即泻，泻后宜补之；可灸百壮。

【配伍】

配维道、三阴交，可益气固脱，治疗子宫脱垂。

配中脘、胃仓、足三里，可理气固摄，治疗胃下垂。

配长强，可升阳固脱，治疗脱肛。

配足三里、肾俞，可补肾益气和胃，治疗虚劳。

配三阴交，可行气化水，治疗尿潴留。

配关元、三阴交、行间，可清热止血，治疗尿血，崩漏。

配天枢、足三里（灸），可健脾益气止泻，治疗久泻、久痢。

【文献摘要】

《甲乙经》：少腹疝，卧善惊，气海主之。

《千金方》：主小腹疝气，游行五脏，腹中切痛。胀满，瘕聚，滞下痛冷，灸气海百壮。

《铜人》：今附气海者，是男子生气之海也。治脏气虚惫，真气不足，一切气疾久不瘥，悉皆灸之。

《百症赋》：针三阴于气海，专司白浊久遗精。

《行针指要歌》：或针吐，中脘气海膻中补。

《胜玉歌》：诸般气症从何治，气海针之灸亦宜。

《席弘赋》：水肿水分兼气海，皮内随针气自消。

《灵光赋》：气海血海疗五淋。

【现代研究】

1）针刺气海可提高机体免疫能力，可使急慢性肠炎、菌痢泄泻、便秘等各种症状减轻，康复加快。

2）隔药灸气海可有效改善脱肛症状，总有效率为96.2%。

3）气虚型子宫脱垂，多可在气海处出现陷下感或压痛。

【医案】见本节结尾处二维码04。

7. 阴交 Yīnjiāo（CV7）任脉、冲脉、足少阴之交会穴

【位置】在下腹部，脐中下1寸，前正中线上（图4-2-5）。

【解剖要点】腹白线、腹横筋膜、腹膜外脂肪、壁腹膜；第11胸神经前支的前皮支及分支；脐周静脉网。

【主治】①绕脐冷痛，腹胀，泄泻，水肿；②月经不调，经闭，带下，阴痒，产后恶露不止；③疝气，小便不利；④腰膝拘挛。

【刺灸法】直刺1.0～2.0寸；可灸。

8. 神阙*Shénquè（CV8）

【位置】在脐区，脐中央（图4-2-5）。

【解剖要点】结缔组织、壁腹膜；第10胸神经前支的前皮支及分支；腹壁脐周静脉网。

【主治】①腹泻，久泻，脱肛，痢疾；②中风，偏身出汗，虚脱，厥证，角弓反张；③风痫；④遗尿，水肿。

【刺灸法】禁刺；宜灸。《甲乙经》：禁不可刺，刺之令人恶疡，遗矢者，死不治。《图翼》：故神阙之灸，须填细盐，然后灸之，以多为良，若灸之三五百壮。不惟愈疾，亦且延年，若灸少，则时或暂愈，后恐复发，必难救矣。但夏月人神在脐，乃不宜灸。

【配伍】

配关元，可温补肾阳，治疗久泻不止，肠鸣腹痛。

配百会、膀胱俞，可升阳举陷、回阳固脱，治疗脱肛。

配重灸关元，可益阴敛阳、回阳固脱，治疗中风脱证。

【文献摘要】

《甲乙经》：水肿大脐平，灸脐中，无理不治。绝子灸脐中，令有子。

《图翼》：凡卒中风者，神阙最佳。

《金鉴》：神阙百病老虚泻，产胀溲难儿脱肛。

【现代研究】

1）从血管生物学角度分析神阙穴的结构特异性：神阙穴具有明确的血管结构，是局部治疗效应唯一可以直接作用于血管内膜的腧穴；内皮细胞和微血管内皮细胞是神阙穴治疗效应启动环节的特异性组织基础；瞬时感受器电位香草酸家族通道、内皮细胞分泌的神经肽在神阙穴结构功能中起到重要的调控作用。

2）膏药敷贴神阙，可治疗顽固性呃逆，严重者加针内关。药物贴敷神阙对原发性痛经亦可有效止痛。

3）神阙拔罐治疗皮肤瘙痒，皮肤瘙痒可责之于血热（或虚或风），神阙为治气之要穴，治风先治血，血行风自灭。

【医案】见本节结尾处二维码05。

9. 水分*Shuǐfēn（CV9）

【位置】在上腹部，脐中上1寸，前正中线上（图4-2-5）。

【解剖要点】腹白线、腹横筋膜、腹壁外脂肪、壁腹膜；第9胸神经前支的前皮支及分支；腹壁浅静脉属支。

【主治】①水肿，小便不利；②腹痛，腹胀，泄泻，反胃吐食。

【刺灸法】直刺1.0～2.0寸；可灸。《铜人》：若水病灸之大良，或灸七壮，至百壮止。禁不可刺，针，水尽即毙。《金鉴》：禁针，孕妇不可灸。

【配伍】

配天枢、三阴交、足三里，可调和气血、健运脾胃，治疗绕脐痛，腹泻。

配关元、中极，可清热利湿、通调水道，治疗小便不利。

配三阴交、脾俞，可健脾利水，治疗脾虚水肿。

配阴交、足三里，可健脾和胃、活血祛瘀、益气行水，治疗臌胀。

【文献摘要】

《甲乙经》：痓，脊强里紧，腹中拘急痛，水分主之。

《千金翼》：身重灸水分百状，针入一寸，补之。

《百症赋》：阴陵水分，去水肿之脐盈。

《行针指要赋》：或针水，水分挟脐上边取。

《胜玉歌》：腹胀水分多得力。

《灵光赋》：水肿水分灸即安。

【现代研究】

1）针刺水分治疗婴幼儿腹泻效果满意，有疏通经络、通利三焦、淡渗利水之效。

2）芒硝末敷贴水分治疗产后潴留，均一次排尿成功。此法可消膀胱之水肿、充血，刺激肠蠕动加快，导致排便感反射性地刺激膀胱肌壁，使膀胱肌收缩引起排尿。

10. 下脘 Xiàwǎn（CV10）任脉、足太阴之交会穴

【位置】在上腹部，脐中上2寸，前正中线上（图4-2-5）。

【解剖要点】腹白线、腹横筋膜、腹壁外脂肪、壁腹膜；第9胸神经前支的前皮支及分支；腹壁浅静脉属支。

【主治】①腹痛，腹胀，食饮不化，呕吐，泄泻；②虚肿，消瘦。

【刺灸法】直刺 1.0～2.0 寸；可灸。《外台》：下脘孕妇不可灸。

11. 建里 Jiànlǐ(CV11)

【位置】在上腹部，脐中上 3 寸，前正中线上（图 4-2-5）。

【解剖要点】腹白线、腹横筋膜、腹壁外脂肪、壁腹膜；第 8 胸神经前支的前皮支及分支；腹壁浅静脉属支。

【主治】①胃痛，腹胀，肠鸣，呕吐，食欲不振；②水肿。

【刺灸法】直刺 1.0～1.5 寸；可灸。

12. 中脘*Zhōngwǎn（CV12）胃之募穴，八会穴（腑会），任脉、手太阳、少阳、足阳明之交会穴

【位置】在上腹部，脐中上 4 寸，前正中线上（图 4-2-5）。

【解剖要点】腹白线、腹横筋膜、腹壁外脂肪、壁腹膜；第 8 胸神经前支的前皮支及分支；腹壁浅静脉的属支。

【主治】①胃痛，呕吐，吞酸，腹胀，食欲不振，食饮不化，反胃，疳积；②肠鸣，泄泻，便秘，便血；③黄疸，胁下痛；④哮喘，痰多；⑤癫痫，失眠，心悸，脏躁。

【刺灸法】直刺 1.0～1.5 寸；可灸。《图书集成医部全录》：针后慎勿饱食，不尔则有害。

【配伍】

配天枢、足三里、内庭，可和胃降逆、化湿去秽，治疗霍乱吐泻。

配气海，可益气摄血，治疗便血，呕血，脘腹胀痛。

配足三里，可调和脾胃、祛湿化浊，治疗胃痛，呕吐，呃逆，食欲不振，四肢无力。

配胆俞、阳陵泉，可和胃利胆，理气止痛，治疗黄疸，胁痛。

【文献摘要】

《甲乙经》：伤忧悁思气积。心痛有寒，难以俯仰，心疝气冲冒，死不知人。腹胀不通，寒中伤饱，食饮不化。小肠有热，溺赤黄。

《千金方》：心痛身寒，难以俯仰，心疝冲冒死不知人，中脘主之。

《百症赋》：中脘主乎积痢。

《肘后歌》：伤寒腹痛虫寻食，吐蛔乌梅可难攻，十日九日必定死，中脘回还胃气通。

《行针指要歌》：或针痰，先针中脘三里间。或针吐，中脘气海膻中补。

【现代研究】

1）电针中脘能显著影响功能性消化不良模型大鼠的胃运动，激活海马神经元，促进海马 NR2A 表达升高，NR1、NR2B 表达降低。

2）针刺中脘能引起胃扩张健康受试者右侧颞中回、右侧梭状回、左侧后扣带回、左侧枕中回、右侧枕上回、右侧脑岛、右侧缘上回、双侧楔前叶显著激活。

【医案】见本节结尾处二维码 06。

13. 上脘 Shàngwǎn（CV13）任脉、手太阳、足阳明之交会穴

【位置】在上腹部，脐中上 5 寸，前正中线上（图 4-2-5）。

【解剖要点】腹白线、腹横筋膜、腹壁外脂肪、壁腹膜；第 7 胸神经前支的前皮支及分支；腹壁浅静脉属支。

【主治】①胃痛，呕吐，腹胀，吞酸，食饮不化，吐血，黄疸；②癫狂痫。

【刺灸法】直刺 1.0～1.5 寸。可灸。

14. 巨阙*Jùquè（CV14）心之募穴

【位置】在上腹部，脐中上 6 寸，前正中线上（图 4-2-5）。

【解剖要点】腹白线、腹横筋膜、腹壁外脂肪、壁腹膜；第 7 胸神经前支的前皮支及分支；腹壁浅静脉属支。

【主治】①心痛，胸痛，惊悸，健忘；②癫狂，痫证；③胃痛，吞酸，呕吐，呃逆；④胸满气短，咳逆上气。

【刺灸法】直刺 0.3～0.6 寸；可灸。

【配伍】

配心俞、内关，可养心安神、活血化瘀，治疗心悸，失眠，健忘。

配中脘、后溪、丰隆、申脉，可安神定志，治疗癫痫。

配膻中，可宽胸理气，治疗胸痛，蓄饮，痰喘。

【文献摘要】

《甲乙经》：狂，妄言，怒，恶火，善骂詈，巨阙主之。

《千金方》：心痛，不可按，烦心，巨阙主之。

《胜玉歌》：霍乱心疼吐痰涎，巨阙着艾便安然。

《百症赋》：膈疼饮蓄难禁，膻中巨阙便针。

【现代研究】巨阙对胃张力有一定促进作用。

15. 鸠尾 Jiūwěi（CV15）任脉络穴，膏之原

【位置】在上腹部，胸剑结合部下 1 寸，前正中线上（图 4-2-5）。

【解剖要点】腹白线、腹横筋膜、腹膜外脂肪、壁腹膜；第 7 胸神经前支的前皮支及分支。

【主治】①心痛，心悸，胸闷，胸痛；②噎膈，呕吐，反胃，腹胀，呃逆；③癫痫，惊狂。

【刺灸法】向下斜刺 0.5～1.0 寸；可灸。《甲乙经》：禁不可刺。禁不可灸。《铜人》：禁灸，灸即令人毕世少心力。此穴大难针，大妙手方可此穴下针，不然取气多，不幸令人夭。

16. 中庭 Zhōngtíng（CV16）

【位置】在胸部，胸剑结合中点处，前正中线上（图 4-2-6）。

【解剖要点】胸肋辐状韧带、肋剑突韧带、胸剑结合部；第 6 肋间神经前皮支；胸廓内动、静脉穿支。

【主治】①胸胁胀满，心痛，梅核气；②噎膈，反胃，呕吐，食不下，小儿吐乳。

【刺灸法】平刺 0.3～0.6 寸；可灸。

17. 膻中*Dànzhōng（CV17）心包之募穴，八会穴（气会），任脉、足太阴、足少阴、手太阳、手少阳之交会穴

【位置】在胸部，横平第 4 肋间隙，前正中线上（图 4-2-6）。

【解剖要点】胸骨体；第 4 肋间神经前皮支；胸廓内动、静脉穿支。

【主治】①咳嗽，气喘，胸闷，胸痛；②心悸，心烦，心痛，胸痹；③乳少，乳痈，乳痛；④噎膈，呕吐，反胃。

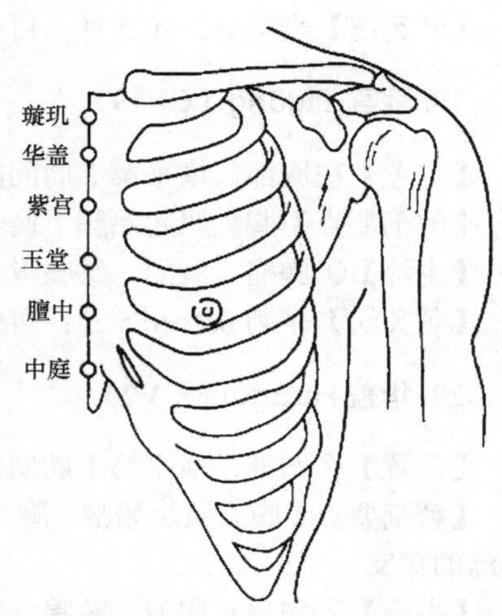

图 4-2-6 任脉中庭—璇玑

【刺灸法】平刺 0.3～0.5 寸；可灸。《铜人》：禁不可针，不幸令人夭折。

【配伍】

配定喘、天突，可止咳平喘，治疗短气不得息，咳喘。

配郄门，可宽胸理气止痛，治疗心痛。

配曲池、合谷，可清热消肿，治疗乳腺炎。

配少泽、乳根、足三里，可通经活络、益气养血，治疗乳少，胸胁闷胀。

【文献摘要】

《甲乙经》：咳逆上气，唾喘短气不得息，口不能言，膻中主之。

《千金方》：胸痹心痛，灸膻中百壮。

《行针指要歌》：或针气，膻中一穴分明记。或针吐，中脘、气海、膻中补；翻胃吐食一般医，针中有妙少人知。

《百症赋》：膈疼饮蓄难禁，膻中巨阙便针。

《玉龙赋》：天突膻中医喘嗽。

《胜玉歌》：噎气吞酸食不投，膻中七壮除膈热。

【现代研究】

1）重灸膻中出痧点治疗产后缺乳有效率达 94.1%。多中心随机对照研究表明：针刺膻中能有效促进乳汁分泌。

2）膻中对心脏功能的调整有特异作用。有报道以膻中透鸠尾；配内关、足三里，对冠心病患者心绞痛有显著效果；配内关、三阴交能改善急性心肌梗死患者的微循环障碍，降低心脏的前后负荷，减少心肌耗氧量，有利于缺氧时心肌的能量代谢，提高心肌收缩力，增加心排血量，使心功能好转。

【医案】见本节结尾处二维码 07。

18. 玉堂 Yùtáng（CV18）

【位置】在胸部，横平第 3 肋间隙，前正中线上（图 4-2-6）。

【解剖要点】胸骨体；第 3 肋间神经前皮支；胸廓内动、静脉的穿支。

【主治】①胸痛，胸闷，咳嗽，气喘；②心烦，呕吐。

【刺灸法】平刺 0.3～0.5 寸；可灸。

19. 紫宫 Zǐgōng（CV19）

【位置】在胸部，横平第 2 肋间隙，前正中线上（图 4-2-6）。

【解剖要点】胸大肌起始腱、胸骨体；第 2 肋间神经前皮支；胸廓内动、静脉穿支。

【主治】①胸痛，胸闷；②咳嗽，气喘；③呕吐，饮食不下。

【刺灸法】平刺 0.3～0.5 寸；可灸。

20. 华盖 Huágài（CV20）

【位置】在胸部，横平第 1 肋间隙，前正中线上（图 4-2-6）。

【解剖要点】胸大肌起始腱、胸骨柄与胸骨体之间（胸骨角）；第 1 肋间神经前皮支；胸廓内动、静脉的穿支。

【主治】①胸痛，胸闷，咳喘；②咽肿，喉痹。

【刺灸法】平刺 0.3～0.5 寸；可灸。

21. 璇玑 Xuánjī（CV21）

【位置】在胸部，胸骨上窝下 1 寸，前正中线上（图 4-2-6）。
【解剖要点】胸大肌起始腱、胸骨柄；锁骨上内侧神经；胸廓内动、静脉穿支。
【主治】①胸痛，胸闷，气喘，咳嗽；②咽喉肿痛；③胃中积滞。
【刺灸法】平刺 0.3～0.5 寸；可灸。

22. 天突*Tiāntū（CV22）任脉、阴维之交会穴

【位置】在颈前区，胸骨上窝中央，前正中线上（图 4-2-7）。

【解剖要点】胸锁乳突肌腱之间、胸骨柄颈静脉切迹上方、胸骨甲状肌、气管前间隙、颈阔肌；锁骨上内侧神经；颈静脉弓、头臂干、左颈总动脉、主动脉弓和头臂静脉等重要结构。

【主治】①咳嗽，哮喘，胸中气逆，胸痛；②咽喉肿痛，暴喑，瘿气，梅核气；③噎膈。

【刺灸法】先直刺 0.2 寸，当针尖超过胸骨柄内缘后，即向下沿胸骨柄后缘、气管前缘缓慢向下刺入 0.5～1.0 寸。《铜人》：针宜直下，不得低手，低手伤五脏气，令人寿短。得气即泻。灸亦得。

本穴针刺要注意角度、方向和深度。不能向左右深刺，以防刺伤锁骨下动脉和肺尖。如刺中气管壁，针下有硬而轻度弹性感，患者出现喉痒欲咳等表现；若刺破气管壁，可引起剧烈咳嗽和血痰现象；如刺中无名静脉或主动脉弓时，针下有柔软而有弹力的阻力或患者有疼痛感，应立即退针。

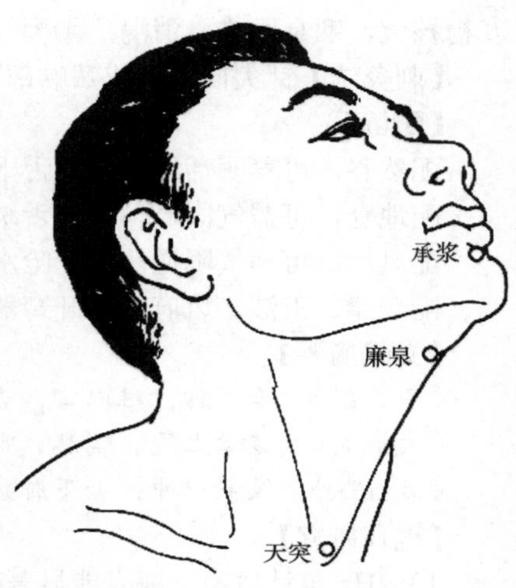

图 4-2-7　任脉天突、廉泉、承浆

【配伍】
配定喘、膻中、丰隆，可理气化痰、止咳平喘，治疗哮喘。
配璇玑、风府、照海，可行气解表、养阴清热，治疗喉肿咽痛。
配内关、中脘，可理气降逆和胃，治疗呃逆。
配列缺、照海，可行气解郁开窍，治疗梅核气。

【文献摘要】
《甲乙经》：咳上气，喘，暴喑不能言，及舌下挟缝青脉，颈有大气，喉痹，咽中干，急不得息，喉中鸣，翕翕寒热，项肿肩痛，胸满腹皮热。衄，气短哽心痛，瘾疹，头痛，面皮赤热，身肉尽不仁。
《千金方》：上气气闭，咳逆咽冷声破喉猜，灸天瞿五十壮（一名天突）。
《图翼》：治一切瘿瘤初起者，灸之妙。
《百症赋》：咳嗽连声，肺俞须迎天突穴。
《玉龙赋》：天突膻中医喘嗽。
《胜玉歌》：更有天突与筋缩，小儿吼闭自然疏。

【现代研究】
1）在醒脑开窍针法基础上采用芒针针刺天突，能显著改善延髓麻痹吞咽障碍患者症状。
2）针刺天突对呼吸衰竭患者有一定疗效，特别对外周性呼吸衰竭患者有明显疗效。对支气管平滑肌有调控作用，对支气管哮喘患者有治疗效应。
3）针刺天突对甲状腺功能亢进患者有较好效果，可使腺体缩小，症状消失，基础代谢降低，对地方性甲状腺肿也有明显效果。

4）配刺膻中使食管蠕动增加、内径增宽。

【医案】见本节结尾处二维码 08。

23. 廉泉*Liánquán（CV23）任脉、阴维之交会穴

【位置】在颈前区，喉结上方，舌骨上缘凹陷中，前正中线上（图 4-2-7）。

【解剖要点】颈阔肌、左右二腹肌前腹之间、下颌骨肌、颏舌骨肌、颏舌肌；面神经颈支、颈横神经上支分支、舌下神经分支、下颌舌骨肌神经；舌动、静脉分支或属支。

【主治】①舌下肿痛，舌缓流涎，舌根急缩，舌强，口舌生疮，重舌；②中风失语，暴喑；③梅核气，咽食困难，消渴；④瘿气，咽喉肿痛。

【刺灸法】针尖向舌根或咽喉部直刺 0.5～0.8 寸；可灸。

【配伍】

配然谷，可养阴活络，治疗舌下肿难言，舌纵涎出。

配地仓，可益气固摄，治疗舌缓流涎。

配风池，可理气降逆，治疗呛水，呛食。

配金津、玉液、风府，可开窍舒舌，治疗舌强难言。

【文献摘要】

《甲乙经》：舌下肿，难以言，舌纵涎出，廉泉主之。

《大成》：主咳嗽上气，喘息，呕沫，舌下肿难言，舌根缩急不食，舌纵涎出，口疮。

《百症赋》：廉泉中冲，舌下肿痛堪取。

【现代研究】

1）2Hz 电针风府、廉泉能显著改善中风吞咽障碍患者 X 线透视吞咽功能，口腔期通过时间、咽期延迟时间、咽期通过时间、标准吞咽功能评定量表等效果优于 100Hz 电针。

2）针刺廉泉对甲状腺功能有良好调节作用。

3）廉泉以治疗局部病证为主，对舌咽疾病的选穴，体现了辨证分经，并以循经取穴为辅的选穴规律；相对穴、五输穴等配穴主要起到协同增效的作用；廉泉主要以灸法为主，刺激量多以灸 3 壮为宜，针刺深度多为针 3 分。

【医案】见本节结尾处二维码 09。

24. 承浆*Chéngjiāng（CV24）任脉、足阳明之交会穴

【位置】在面部，颏唇沟的正中凹陷处（图 4-2-7）。

【解剖要点】口轮匝肌、降下唇肌、颏肌；下牙槽神经的终支颏神经；颏动、静脉。

【主治】①口㖞，唇紧，面肿，齿痛，齿衄，流涎，口舌生疮；②暴喑；③癫痫；④消渴，遗尿。

【刺灸法】斜刺 0.3～0.5 寸；可灸。

【配伍】

配地仓、颊车，可牵正口僻，治疗口㖞。

配劳宫，可清热解毒、养阴生津，治疗口舌生疮，口臭口干。

配委中，可清热凉血、活血止血，治疗衄血不止，牙齿出血。

配厉兑、地仓，可清热凉血，治疗口唇疱疹。

【文献摘要】

《甲乙经》：消渴嗜饮。目瞑身汗出。寒热凄厥鼓颔。痓口噤，互引口干，小便赤黄，或时不禁。

《铜人》：灸，即血脉通宣，其风应时立愈，其艾炷不用大，一依小竹箸头作炷……针入三分，

得气即泻。

《资生经》：新生儿不吮奶多啼，先灸承浆七壮，次灸颊车各七壮，炷如雀屎。面风口不开。口生疮。主汗出衄血不止。治口齿疳蚀生疮。

《百症赋》：承浆泻牙疼而即移。

《通玄指要赋》：头项强，承浆可保。

【现代研究】针刺承浆有良好的镇痛作用。

任脉
拓展内容01~09

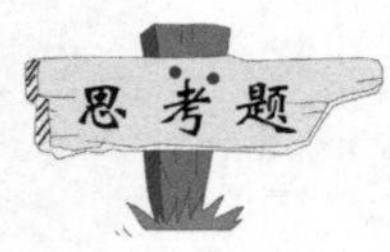

1. 任督脉与营气的运行方向如何？
2. 为何称任脉为“阴脉之海”？

3. 简述关元、气海、神阙的定位、主治，并分析其主治有何异同？

第三节 冲　脉

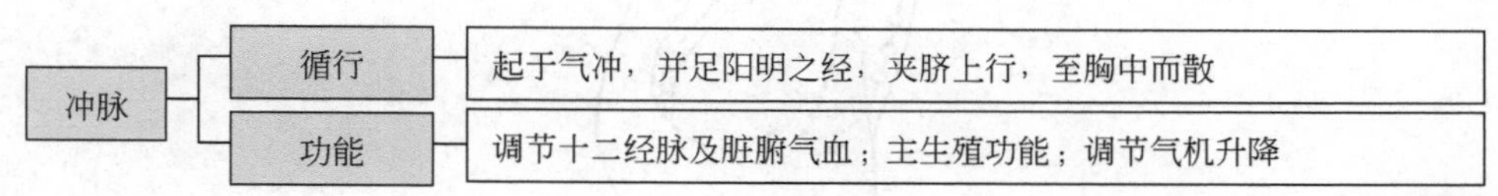

冲脉音频

一、冲脉循行与病候

（一）冲脉循行

起于肾下胞中[1]，经会阴[2]，出于气街[3]，并足少阴肾经[4]挟脐上行，至胸中而散。

分支：

①从胸中上行，会咽喉，络唇口，其气血渗诸阳，灌诸精[5]。

②从气街下行，并足少阴经，循阴股内廉。入腘中，行胫内廉，至内踝后，渗三阴。

③从内踝后分出，行足背，入大趾间。

④从胞中向后，行于脊里内（图4-3-1）。

语译见本节结尾处二维码

【注释】

[1] 肾下胞中——肾下，指两肾之间的下方，即胞中之所在。《灵枢·动输》曰：“起于肾下。”《灵枢·五音五味》曰：“起于胞中。”《八脉考》曰：“起于肾下胞中。”

[2] 会阴——《甲乙经》曰：“任脉别络，侠督脉、冲脉之会。”

[3] 出于气街——气街，为本经“浮而外者”的起始处。亦有言“起于气街”者，如《素问·骨空论》等篇。

[4] 并足少阴肾经——《素问·骨空论》曰：“并少阴之经。”《难经》曰：“并阳明之经。”《八脉考》曰：“并足阳明少阴二经之间。”据《素问·气府论》载：“冲脉气所发者二十二穴，侠鸠尾外各半寸，至脐寸一，侠脐下傍各五分，至横骨寸一。”正当足少阴肾经之处，故冲脉在腹部当并足少阴肾经。

[5] 渗诸阳，灌诸精——《太素》：“冲脉，气渗诸阳，血灌诸精，精者，目中五脏之精。”

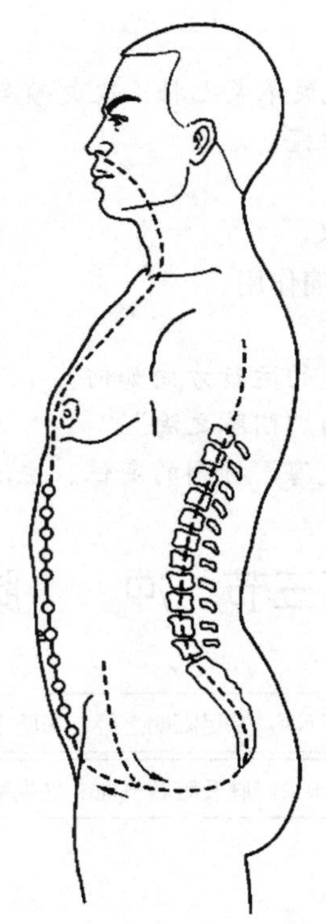

图 4-3-1 冲脉循行示意图

【交会穴】

足阳明：气冲。

足少阴：横骨，大赫，气穴，四满，中注，肓俞，商曲，石关，阴都，腹通谷，幽门。

任脉：会阴，阴交。

【八脉交会穴】

足太阴脾经络穴公孙通于冲脉。

【参考文献】

《素问·骨空论》：冲脉[1]者，起于气街，并少阴之经；挟脐上行，至胸中而散。”

《灵枢·逆顺肥瘦》：夫冲脉者，五脏六腑之海也，五脏六腑皆禀焉。其上者，出于颃颡[2]，渗诸阳，灌诸精；其下者，注少阴之大络[3]，出于气街，循阴股内廉，入腘中，伏行骭骨[4]内，下至内踝之后属而别。其下者，并于少阴之经，渗三阴；其前者，伏行出跗属[5]，下循跗，入大指间，渗诸络而温肌肉。

《灵枢·动输》：冲脉者，十二经脉之海也，与少阴之大络起于肾下，出于气街，循阴股内廉，邪入腘中，循胫骨内廉，并少阴之经，下入内踝之后，入足下；其别者，斜入踝，出属跗上，入大指之间，注诸络以温足胫。

《灵枢·五音五味》：冲脉、任脉皆起于胞中，上循背里，为经络之海，其浮而外者，循腹各上行，会于咽喉，别而络唇口。

《难经·二十七难》：冲脉者，起于气冲，并足阳明之经，夹脐上行，至胸中而散也。

《八脉考》：冲为经脉之海，又曰血海，其脉与任脉皆起于少腹之内胞中，其浮而外者，起于气冲，并足阳明、少阴二经之间，循腹上行至横骨，挟脐左右各五分，上行历大赫……至胸中而散。

凡二十四穴。

【注释】

[1] 冲脉——《难经》杨玄操注："冲者，通也。言此脉下至于足，上至于头，通受十二经之气血，故曰冲焉。"

[2] 颃颡——音杭嗓：指咽喉上部和后鼻道，即鼻咽部。

[3] 少阴之大络——指足少阴肾经的分支。

[4] 骭骨——胫骨。

[5] 跗属——跗骨与胫骨连接部，即跗骨上部。《灵枢・骨度》曰："跗属以下至地，长三寸。"约当足背高度。《太素》曰："胫骨与跗骨相连之处曰属也。至此分为二道：一道后而下者，并少阴经循于小络，渗入三阴之中；其前而下者，至跗属，循跗下入大指间，渗入诸阳络，温于足胫肌肉。"

（二）冲脉病候

冲脉病候主要表现在两个方面：一是胸腹气逆病证，如心烦、心痛、胸闷、呃逆、胁胀、腹痛里急等；二是生殖系统、泌尿系统病证，如月经不调、痛经、不孕、不育、阳痿、早泄、遗尿等。

【参考文献】

《素问・骨空论》：冲脉为病，逆气、里急。

《素问・上古天真论》：女子七岁。肾气盛，齿更发长；二七而天癸至，任脉通，太冲脉盛，月事以时下，故有子……，七七任脉虚，太冲脉衰少，天癸竭，地道不通[1]，故形坏而无子也。

《灵枢・五音五味》：宦者去其宗筋，伤其冲脉，血泻不复，皮肤内结，唇口不荣，故须不生。黄帝曰：其有天宦[2]者，未尝被伤，不脱于血，然其须不生，其故何也？岐伯曰：此天之所不足也。其任冲不盛，宗筋不成，有气无血，唇口不荣，故须不生。

《难经》：冲之为病，逆气而里急。

《脉经・平奇经八脉病》：苦少腹痛，上抢心，有瘕疝[3]，绝孕。遗矢溺，胁支满烦也。

《临证指南医案・卷九》：凡女人月水诸络之血，必汇集血海而下，血海者，冲脉也，男子藏精，女子系胞，不孕、经不调，冲脉病也。

《临证指南医案・产后》：冲脉逆则诸脉皆动。

【注释】

[1] 地道不通——是指女子月经绝止，不复下行。王冰注："经水绝止，是为地道不通。"

[2] 天宦——宦是指被割去睾丸的男人，通常指太监，即宦官。天宦，即天阉，是指男子先天性器官发育不全，无生殖能力，或先天性阴茎短小，甚至缺如，或是非男非女的阴阳人。

[3] 瘕疝——是指腹中气郁结块。《太平御览》引《易说》："白露气当至不至，太阴脉盛，人多瘕疝。"

二、功能

冲，有要冲、要道之意。《集韵》："冲，要也。"《说文解字》："冲，通道也。"言本经为十二经气血通行之要冲。冲脉的功能可以概括为调节十二经气血及脏腑气血、主生殖功能、调节气机升降。

冲脉有调节十二经气血及脏腑气血的功能，故有"十二经脉之海""五脏六腑之海"之称。冲脉上至于头，下至于足，贯穿全身，通过交会任、督脉而通行十二经气血，为总领诸经气血的要冲，有通行全身气血、秉受和输布先后天精气的作用。当经络脏腑精气血有余时，冲脉能加以涵蓄和储存；经络脏腑精气血不足时，冲脉能给予灌注和补充，以维持人体各组织器官正常生理活动的需要。

冲脉起于胞宫，主生殖功能，又称“血室”“血海”。冲脉有通行溢蓄全身气血的作用，与生殖功能关系尤为密切。在女性，冲脉有调节月经的作用，“太冲脉盛，月事以时下，故有子”“太冲脉衰少，天癸竭，地道不通”，这里所说的“太冲脉”，即指冲脉。在男性，先天冲脉未充，或后天冲脉受伤，均可导致生殖功能衰退。

冲脉可调节气机升降。冲脉在循行中并于足少阴，隶属于阳明，又通于厥阴，故冲脉有调节肝、肾和胃气机升降的功能。

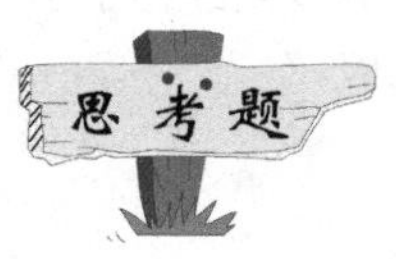

1. 结合督脉、任脉、冲脉的循行，谈谈何谓“一源三歧”。
2. 结合临床理解冲脉有何作用？

冲脉
拓展内容01

第四节 带 脉

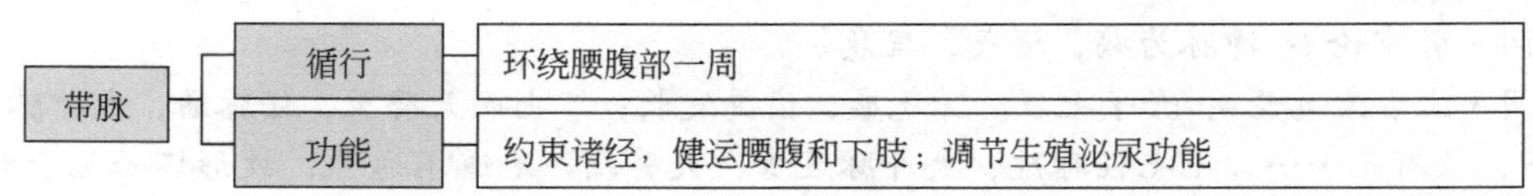

一、带脉循行与病候

带脉音频

（一）带脉循行

《难经·二十八难》：带脉者，起于季胁[1]，回身一周[2]（图 4-4-1）。

语译见本节结尾处二维码 01

【注释】

[1] 季胁——胁肋的末端，当第 11、第 12 肋软骨处，如《灵枢·骨度》曰：“腋以下至季胁长一尺二寸，季胁以下至髀枢长六寸。”另说为章门穴之别名，因章门非带脉交会穴，故不取此说。

[2] 回身一周——环绕腰腹部一周。带脉经过十四椎，交会于足少阳的带脉、五枢、维道。

【交会穴】

足少阳：带脉，五枢，维道。

【八脉交会穴】

足少阳胆经腧穴足临泣通于带脉。

【参考文献】

《灵枢·经别》：足少阴之正，至腘中，别走太阳而合，上至肾，当十四椎，出属带脉。

《素问·痿论》：阳明……皆属于带脉，而络于督脉。

《八脉考》：带脉者，起于季胁足厥阴之章门穴，同足少阳循带脉穴，围身一周，如束带然。又与足少阳会于五枢、维道。凡八穴。

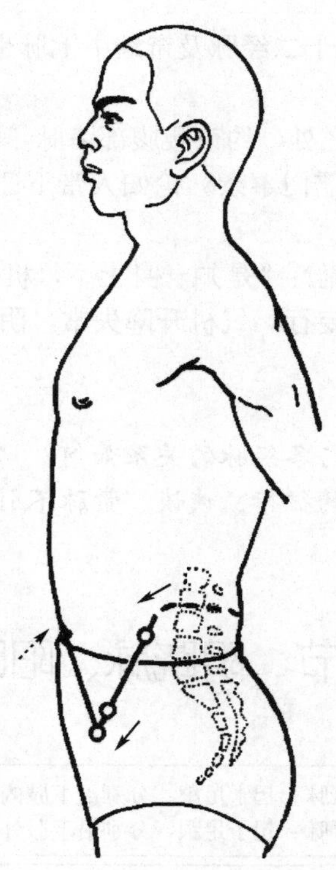

图 4-4-1　带脉循行示意图

（二）带脉病候

带脉病候主要表现为“带脉不引”，即带脉约束无力所致弛缓、痿废诸病证。如腰部酸软，腹痛引腰脊，下肢不利，男女生殖器官病证，包括阳痿、遗精、月经不调、崩漏、带下、少腹拘急、疝气下坠等。

【参考文献】

《素问·痿论》：阳明虚则宗筋纵，带脉不引，故足痿不用也。

《难经·二十九难》：带之为病，腹满[1]、腰溶溶[2]若坐水中。

《脉经·平奇经八脉病》：左右绕脐，腹腰脊痛，冲阴股也。

《脉经·上足三阴脉》：苦少腹痛引命门，女子月水不来，绝继复下止，阴辟寒，令人无子；男子苦少腹拘急或失精也。

《金匮》：肾着之病，其人身体重，腰中冷，如坐水中，形如水状，反不渴，小便自利，饮食如故，病属下焦，身劳汗出，衣里冷湿，久久得之，腰以下冷痛，腹重如带五千钱，甘姜苓术汤主之。

【注释】

［1］腹满——腹部胀满，为腹中气滞不舒所致。

［2］溶溶——音容。指腰部畏寒的感觉。腰部畏寒、沉重之意。

二、功能

“带”，有腰带之意，带脉环绕腰腹部一周，如同腰带，其功能可概括为“总束诸脉”，即健运腰腹和下肢。杨玄操《难经》注：“带之为言，束也。言总束诸脉，使得调柔也。”《沈氏尊生书》：

“带脉横围于腰，状如束带，所以总约十二经脉及奇经中七脉也。”指出带脉可约束纵行诸经脉，使诸脉协调、柔顺。

腰腹，乃属下焦之位，胞宫所居之处，约束腰腹部诸脉，即可固摄下元。故带脉与生殖器官及生殖系统病证的关系尤为密切。如《儒门事亲》论妇人带下证时言及带脉：“冲任督三脉，同起而异行，一源而三歧，皆络带脉。”

沈金鳌《杂病源流犀烛·带脉源流》：“是知一身上下，机关在于带”。若带脉不和，约束失司，固束不力，则十二经与其他奇经脉气妄行，气机升降失常，阴阳失交，从而表现出一系列病证。

【医案】见本节结尾处二维码 02。

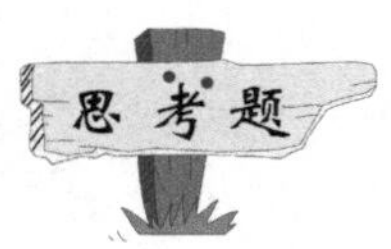

1. 带脉的循行与各经脉的关系如何？
2. 请结合带脉的循行，谈谈“带脉不引”常见哪些病证？

带脉
拓展内容01~02

第五节 阴跷脉、阳跷脉

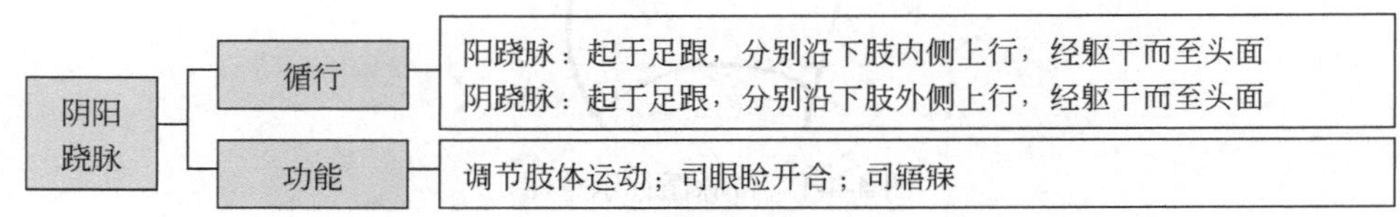

一、阴跷脉、阳跷脉循行与病候

阴跷脉、阳跷脉音频

（一）阴跷脉、阳跷脉循行

1. 阴跷脉

起于跟中，出足少阴然骨之后，上内踝之上，直上循阴股，入阴，上循胸里，至咽喉[1]，会冲脉[2]，入頄[3]，属目内眦，合于太阳、阳跷而上行（图 4-5-1）。

语译见本节结尾处二维码

【注释】

［1］起于跟中……至咽喉——参见《灵枢·脉度》《难经·二十八难》之记载。

［2］会冲脉——参见《难经·二十八难》，“交贯冲脉”。

［3］頄——鼻旁，颧骨部。《灵枢·脉度》：“入頄，属目内眦，合于太阳、阳跷而上行。”

【交会穴】

足少阴：照海、交信。

足太阳：睛明（此据《素问》王冰注，《甲乙经》无会阴跷脉记载）。

【八脉交会穴】

足少阴肾经照海通于阴跷脉。

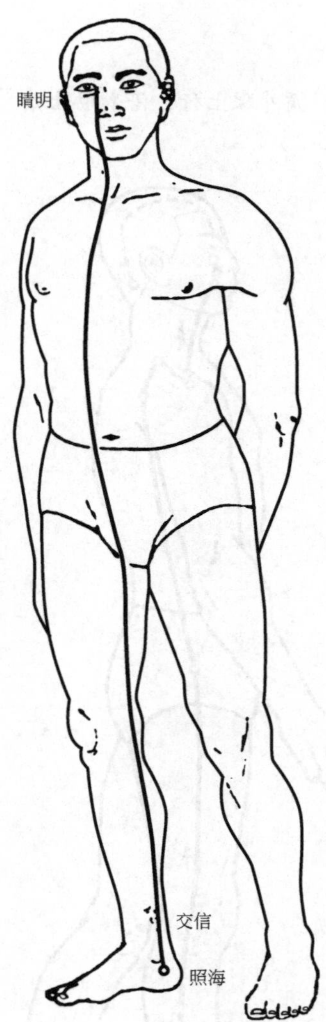

图 4-5-1 阴跷脉循行示意图

【郄穴】

足少阴：交信。

【参考文献】

《灵枢·脉度》：跷脉者，少阴之别，起于然骨之后，上内踝之上，直上循阴股，入阴，上循胸里，入缺盆上，出人迎之前，入頄，属目内眦，合于太阳、阳跷而上行。气并相还则为濡[1]目，气不荣则目不合。

《难经·二十八难》：阴跷脉者，亦起于跟中，循内踝上行，至咽喉，交贯冲脉。

《八脉考》：阴跷者，足少阴之别脉，其脉起于跟中足少阴然谷穴之后，同足少阴循内踝下照海穴，上内踝之上二寸，以交信为郄，直上循阴股，入阴，上循胸，入缺盆，上出人迎之前，至喉咙，交贯冲脉，入頄内廉，上行属目内眦，与手足太阳、足阳明、阳跷五脉会于睛明而上行。凡八穴。

【注释】

［1］濡——沾湿。

2. 阳跷脉

起于跟中，出足太阳之申脉[1]，循外踝上行，沿髀胁上肩[2]，循面[3]，交目内眦、会睛明[4]，入脑[5]，下耳后，入风池[6]（图 4-5-2）。

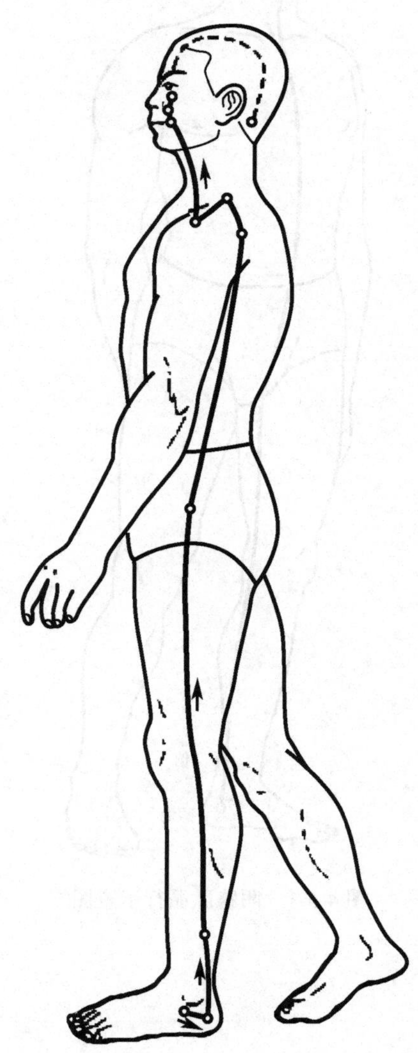

图 4-5-2 阳跷脉循行示意图

【注释】

［1］申脉——参见《甲乙经》等载，“阳跷所生也”。

［2］沿髀胁上肩——该部交会于居髎、臑俞、巨骨、肩髃。

［3］循面——该部交会于地仓、巨髎、承泣。据《甲乙经》记载，地仓、巨髎为“跷脉”与足阳明之会。

［4］睛明——据《素问·气穴论》王冰注，为“手足太阳、足阳明、阴跷、阳跷五脉之会”。

［5］入脑——参《灵枢·寒热病》，“……入脑乃别阴跷、阳跷”。

［6］入风池——见《难经·二十八难》，“起于跟中，循外踝上行，入风池”。

【交会穴】

足阳明：地仓、巨髎、承泣。

足太阳：申脉、仆参、跗阳、睛明。

足少阳：居髎、风池。

手阳明：巨骨、肩髃。

手太阳：臑俞。

【八脉交会穴】

足太阳膀胱经申脉通于阳跷脉。

【郄穴】

足太阳：跗阳。

【参考文献】

《灵枢·寒热病》：足太阳有通项入于脑者，正属目本[1]，名曰眼系[2]……在项中两筋间，入脑乃别阴跷、阳跷，阴阳相交，阳入阴出，阴阳交于目内[3]眦。

《难经·二十八难》：阳跷脉者，起于跟中，循外踝上行，入风池。

《八脉考》：阳跷者，足太阳之别脉，其脉起于跟中，出于外踝下足太阳申脉穴，当踝后绕跟，以仆参为本，上外踝上三寸，以跗阳为郄，直上循股外廉，循胁后髀，上会手太阳、阳维于臑俞，上行肩膊外廉，会手阳明于巨骨，会手阳明，少阳于肩髃，上人迎，挟口吻，会手足阳明，任脉于地仓，同足阳明上而行巨髎、复会任脉于承泣，至目内眦，与手足太阳、足阳明、阴跷五脉会于睛明穴，从睛明上行入发际，下耳后，入风池而终。

【注释】

［1］目本——指眼的根部。

［2］眼系——即目系，指眼与脑的联系。

［3］内——原作“目外眦”。据《纲目》注：“以跷脉考之，当作目内眦。”其说之意长，虽无古书之据，依之。

（二）阴跷脉、阳跷脉病候

阴跷脉、阳跷脉病候主要表现在两个方面：一是睡眠障碍，如失眠、嗜睡等；二是下肢运动障碍，如阴跷脉病则下肢内侧痉挛拘急、外侧弛缓，阳跷脉病则下肢外侧痉挛拘急、内侧弛缓，痫证见肢体痉挛拘急等。

【参考文献】

《灵枢·寒热病》：阳气盛则瞋目[1]，阴气盛则瞑目[2]。

《灵枢·大惑论》：病而不得卧者，何气使然……卫气不得入于阴，常留于阳，留于阳则阳气满，阳气满则阳跷盛，不得入于阴则阴气虚，故目不瞑矣。病目[3]而不得视者，何气使然……卫气留于阴，不得行于阳，留于阴则阴气盛，阴气盛则阴跷满，不得入于阳则阳气虚，故目闭也。

《难经·二十九难》：阴跷为病，阳缓而阴急；阳跷为病，阴缓而阳急。

【注释】

［1］瞋目——《说文解字》：“瞋，张目也。”瞋，睁大眼睛。瞋目，多意为瞪大眼睛表示愤怒。

［2］瞑目——《说文解字》：“瞑，翕目也。”瞑，本意为闭眼、昏花迷离；引申为眼睛昏花，睡觉、打瞌睡。瞑目，指闭上眼睛。

［3］病目——《甲乙经》作“目闭”。

二、功能

跷，有足跟、跷捷之意，《难经》杨玄操注曰：“跷，捷疾也。言此脉是人行走之机要，动足之所由也，故曰跷脉焉。”跷脉的主要功能可概括为“司目之开阖”，主睡眠，主肢体运动。

跷脉“司目之开阖”，主睡眠。阴跷脉、阳跷脉交会于目内眦，入于脑，其脉气濡养眼目、头脑，利于目之开合，调节人之寤寐，与人的活动及睡眠关系密切。《灵枢·寒热病》曰：“阳气盛则瞋目，阴气盛则瞑目。”即言阳跷脉盛，人目张而不欲睡；阴跷脉盛，人目闭而欲睡。阴跷脉、阳跷脉经气充盛，功能协调，人才能保持正常的昼夜节律，“昼精而夜瞑”。

跷脉主肢体运动。阴跷脉、阳跷脉起于足跟，分别沿下肢内侧、外侧上行，经躯干而至头面，因此跷脉可主一身左右之阴阳，调节肢体运动，特别是与下肢运动密切相关。如《八脉考》曰：“阳跷主一身左右之阳，阴跷主一身左右之阴。”

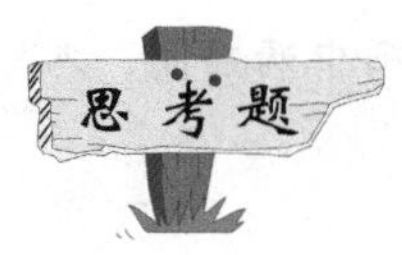

1. 结合阴跷脉、阳跷脉的循行分布，谈谈你对两经病候的理解。
2. 跷脉为何可主治病证？

跷脉
拓展内容01

第六节　阴维脉、阳维脉

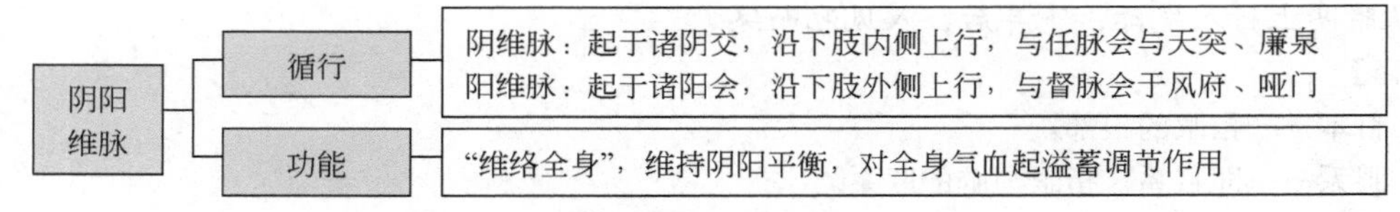

一、阴维脉、阳维脉循行与病候

阴维脉、阳维脉音频

（一）阴维脉、阳维脉循行

1. 阴维脉

阴维起于诸阴交[1]，从腨、股内廉上行入腹，行于腹第三侧线[2]，上咽[3]，与任脉会于天突、廉泉（图 4-6-1）。

语译见本节结尾处二维码 01

【注释】

［1］诸阴交——《太素》“则三阴交也”，可供参考，然三阴交并无维脉交会穴之记载。亦有人理解为筑宾穴。

［2］行于腹第三侧线——阴维脉此处交会于足太阴脾经冲门、府舍、大横、腹哀及足厥阴肝经期门，故言行于腹第三侧线，旁开前正中线 4 寸。

［3］上咽——《八脉考》作“挟咽”，因其会于任脉天突、廉泉，故改。

【交会穴】

足太阴：冲门、府舍、大横、腹哀。

足少阴：筑宾。

足厥阴：期门。

任脉：天突、廉泉。

【八脉交会穴】

手厥阴心包经络穴内关通于阴维脉。

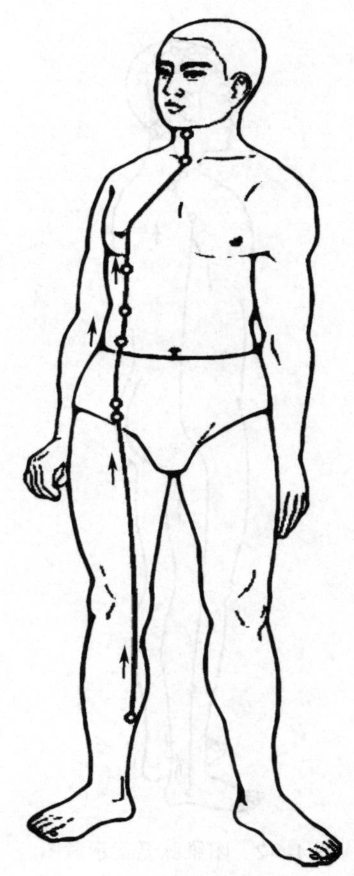

图 4-6-1 阴维脉循行示意图

【郄穴】

足少阴：筑宾。

【参考文献】

《素问·刺腰痛》：刺飞阳之脉[1]，在内踝上五寸，少阴之前，与阴维之会。

《难经·二十八难》：阳维、阴维者，维络于身，溢蓄，不能环流灌溉诸经者也……阴维起于诸阴交也。

《八脉考》：阴维起于诸阴之交，其脉发于足少阴筑宾穴，为阴维之郄，在内踝上五寸踹肉分中，上循股内廉，上行入少腹，会足太阴、厥阴、少阴、阳明于府舍，上会足太阴于大横、腹哀，循胁肋会足厥阴于期门，上胸膈挟咽，与任脉会于天突、廉泉，上至顶前而终。凡十四穴。

【注释】

[1] 飞阳之脉——指足太阳之别，为足太阳经在小腹部的别络，内踝上 5 寸。王冰注："飞阳之脉，是阴维之脉也，去内踝上同身寸之五寸腨分中，并少阴经而上也。"《类经》："飞阳，足太阳之络穴，

别走少阴者也。”

2. 阳维脉

阳维起于诸阳会[1]，从足太阳金门行外踝后，沿下肢外侧[2]，经胁肋，上肩[3]，过头[4]，与督脉会于风府、哑门（图 4-6-2）。

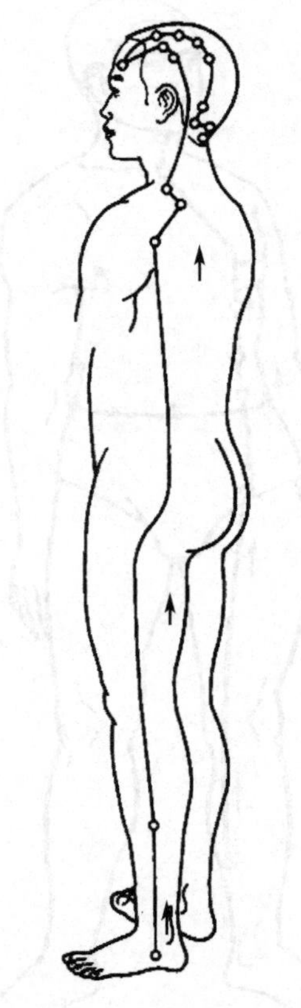

图 4-6-2　阳维脉循行示意图

【注释】

［1］诸阳会——此处观点不一。一说指头部哑门、风府，因其为阳维脉与督脉的交会穴，此据《内经》“诸阳之神气皆上会于头”之观点而言，如张飞畴《伤寒兼证析义·奇经》曾注为“诸阳皆会于头”，如是，则阳维脉当从上向下循行。一说指外踝下金门穴，如《八脉考》“阳维起于诸阳之会，其脉发于足太阳金门穴，在足外踝下一寸五分”，如是，则当从下向上循行。

［2］下肢外侧——会足少阳经阳交穴。《八脉考》：“阳维……会足少阳于阳交，为阳维之郄。”

［3］上肩——此处交会于臑俞、天髎、肩井。

［4］过头——此处交会于本神、阳白、头临泣、目窗、正营、承灵、脑空和风池。

【交会穴】

足太阳：金门。

足少阳：阳交、肩井、本神、阳白、头临泣、目窗、正营、承灵、脑空、风池。

手太阳：臑俞。

手少阳：天髎。

督脉：风府、哑门。

【八脉交会穴】

手少阳三焦经络穴外关通于阳维脉。

【郄穴】

足少阳：阳交。

【参考文献】

《素问·刺腰痛》：阳维之脉，脉与太阳合腨下间，去地一尺所[1]。

《难经·二十八难》：阳维、阴维者，维络于身，溢蓄，不能环流灌溉诸经者也，故阳维起于诸阳会也。

《八脉考》：阳维起于诸阳之会，其脉发于足太阳金门穴，在足外踝下一寸五分，上外踝七寸，会足少阳于阳交，为阳维之郄，循膝外廉上髀厌抵少腹侧，会足少阳于居髎，循胁肋斜上肘、上会手阳明、手足太阳于臂臑，过肩前，与手少阳会于臑会，天髎，却会手足少阳、足阳明于肩井、入肩后，会手太阳、阳跷于臑俞，上循耳后，会手足少阳于风池，上脑空、承灵、正营、目窗、临泣，下额与手足少阳，阳明五脉会于阳白，循头入耳，上至本神而止。凡二十二穴。

【注释】

[1] 一尺所：指离地一尺许，当阳交穴所在，为阳维之郄。《太素》曰："阳维诸阳之会，从头下至金门，阳交即是也。"

（二）阴维脉、阳维脉病候

阴维脉、阳维脉病候主要表现在病性阴阳表里方面。阴维脉的病候主要为阴证、里证，如心腹痛、胸胁痛等；阳维脉的病候主要为阳证、表证，如寒热、头痛、目眩等。

【参考文献】

《素问·刺腰痛》：阳维之脉令人腰痛，痛上怫然[1]肿，刺阳维之脉。飞阳之脉，令人腰痛，痛上拂拂然[2]，甚则悲以恐[3]，刺飞阳之脉。

《难经·二十九难》：阳维维于阳，阴维维于阴，阴阳不能自相维则怅然失志[4]，溶溶[5]不能自收持[6]……阳维为病苦寒热；阴维为病苦心痛。

《脉经·平奇经八脉病》：诊得阳维脉浮者，暂起目眩，阳盛实者，苦肩息，洒洒如寒。诊得阴维脉沉大而实者，苦胸中痛，胁支满，心痛。

【注释】

[1] 怫然——怒胀貌。《类经》："怫然，怒意，言肿突如怒也。"

[2] 拂拂然——黄元御注："气郁而不行也。"《类经》："痛上怫怫然，言痛状如嗔愤也。"

[3] 甚则悲以恐——气连于肺肾也。其脉别走少阴，恐者，少阴肾之志也。肾脉贯膈入肺，悲者，太阴肺之志也。

[4] 怅然失志——形容失意而不痛快的样子。

[5] 溶溶——王九思集注引丁德用注："溶溶者，缓慢所以不能收持也。"

[6] 自收持——《太素》曰："阳维维于阳，纲维诸阳之脉也；阴维维于阴，纲维诸阴之脉也。阴阳不能相维，则怅然失志，不能自持，阳不维于阳，阴不维于阴也。阳维阴维绮络于身，溢蓄不能还流溉灌，诸经血脉隆盛，溢入八脉而不还也。"

二、功能

维，有维系、维络之意。维脉的功能可以概括为"维络于身"，对全身气血起溢蓄调节作用。

如《难经·二十八难》“阳维、阴维者，维络于身，溢蓄不能环流灌溉诸经者也”，杨玄操注曰：“维者，维持之义也。此脉为诸阳之纲维，故曰维脉也。”其中阴维脉有维系、联络全身诸阴经的作用，与任脉交会于天突、廉泉；阳维脉有维系、联络全身诸阳经的作用，与督脉交会于风府、哑门。阳维脉维系一身在表之阳，阴维脉维系一身在里之阴。正常生理情况下，阴维脉、阳维脉不参与气血环流，二脉互相维系，对气血盛衰起调节溢蓄的作用，而维持一身阴阳表里之平衡协调；如果功能失常则出现相关的阴阳表里诸病证。

【医案】见本节结尾处二维码 02。

1. 结合相交会合的经脉及腧穴，简述阴维脉、阳维脉的循行路线。
2. 何谓“阴维为病苦心痛”“阳维脉苦寒热”？

维脉
拓展内容01~02

第五章　经 外 奇 穴

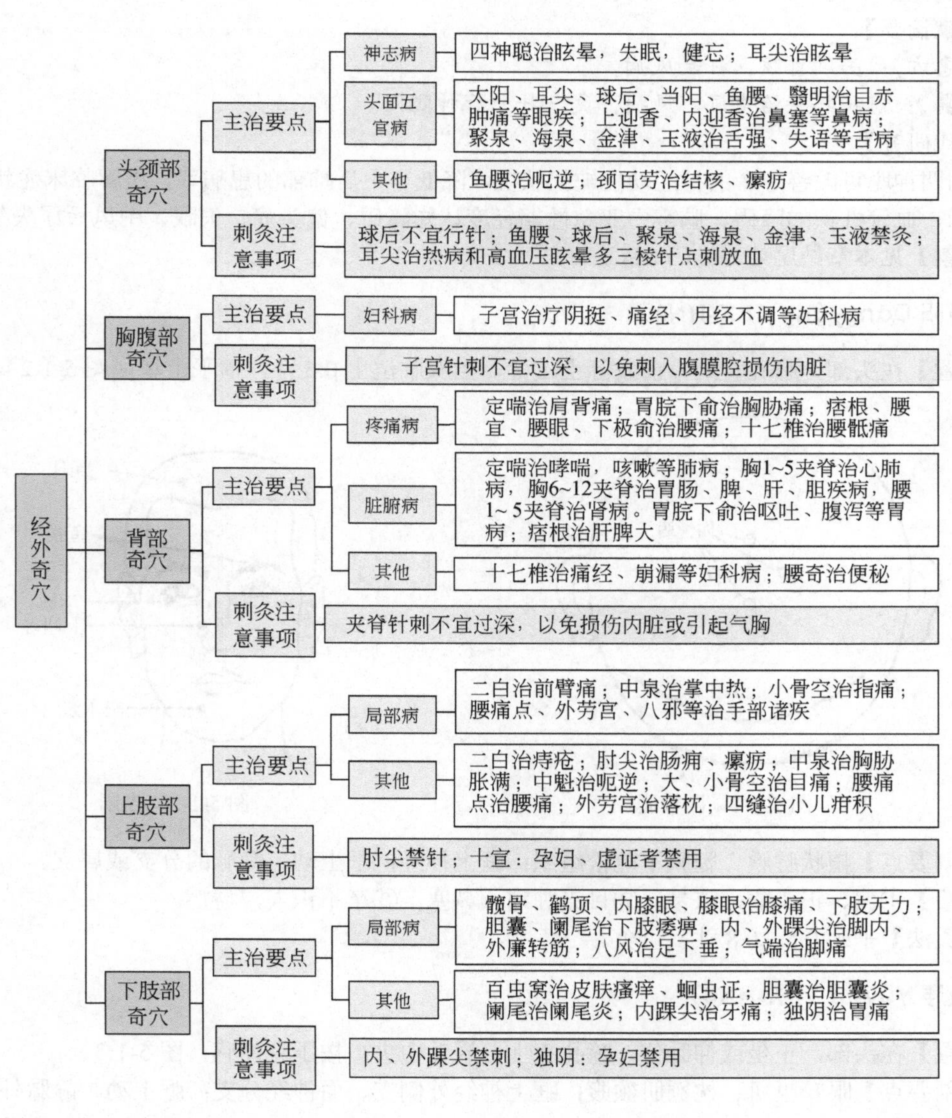

经外奇穴
头颈部奇穴
主治要点
神志病
四神聪治眩晕，失眠，健忘；耳尖治眩晕
头面五官病
太阳、耳尖、球后、当阳、鱼腰、翳明治目赤肿痛等眼疾；上迎香、内迎香治鼻塞等鼻病；聚泉、海泉、金津、玉液治舌强、失语等舌病
其他
鱼腰治呃逆；颈百劳治结核、瘰疬
刺灸注意事项
球后不宜行针；鱼腰、球后、聚泉、海泉、金津、玉液禁灸；耳尖治热病和高血压眩晕多三棱针点刺放血
胸腹部奇穴
主治要点
妇科病
子宫治疗阴挺、痛经、月经不调等妇科病
刺灸注意事项
子宫针刺不宜过深，以免刺入腹膜腔损伤内脏
背部奇穴
主治要点
疼痛病
定喘治肩背痛；胃脘下俞治胸胁痛；痞根、腰宜、腰眼、下极俞治腰痛；十七椎治腰骶痛
脏腑病
定喘治哮喘，咳嗽等肺病；胸1~5夹脊治心肺病，胸6~12夹脊治胃肠、脾、肝、胆疾病，腰1~5夹脊治肾病。胃脘下俞治呕吐、腹泻等胃病；痞根治肝脾大
其他
十七椎治痛经、崩漏等妇科病；腰奇治便秘
刺灸注意事项
夹脊针刺不宜过深，以免损伤内脏或引起气胸
上肢部奇穴
主治要点
局部病
二白治前臂痛；中泉治掌中热；小骨空治指痛；腰痛点、外劳宫、八邪等治手部诸疾
其他
二白治痔疮；肘尖治肠痈、瘰疬；中泉治胸胁胀满；中魁治呃逆；大、小骨空治目痛；腰痛点治腰痛；外劳宫治落枕；四缝治小儿疳积
刺灸注意事项
肘尖禁针；十宣：孕妇、虚证者禁用
下肢部奇穴
主治要点
局部病
髋骨、鹤顶、内膝眼、膝眼治膝痛，下肢无力；胆囊、阑尾治下肢痿痹；内、外踝尖治脚内、外廉转筋；八风治足下垂；气端治脚痛
其他
百虫窝治皮肤瘙痒、蛔虫证；胆囊治胆囊炎；阑尾治阑尾炎；内踝尖治牙痛；独阴治胃痛
刺灸注意事项
内、外踝尖禁刺；独阴：孕妇禁用

第一节 头颈部奇穴

1. 四神聪*Sìshéncōng（EX-HN1）

【位置】在头部，百会前后左右各旁开 1 寸，共 4 穴（图 5-1-1）。

【解剖要点】帽状腱膜、腱膜下疏松组织；枕大神经、耳颞神经、眶上神经分支；枕动、静脉，颞浅动、静脉顶支，眶上动、静脉吻合网。

【主治】①失眠，眩晕，多梦，健忘；②癫痫，中风，脑瘫；③头痛；④尿失禁。

【刺灸法】平刺 0.5～0.8 寸；可灸。

【文献摘要】

《圣惠方》：头风目眩，狂乱风痫。

《图翼》：前神聪主治中风、风痫，灸三壮。后神聪同。

【现代研究】

针刺四神聪可改善患者的神经功能缺损状况，降低卒中后抑郁的患病率，缓解临床症状。治疗颈性眩晕、血管性认知障碍、脑卒中亚急性期轻度认知障碍、偏头痛、失眠、中风后尿失禁。

【医案】见本章结尾处二维码 01。

2. 当阳 Dāngyáng（EX-HN2）

【位置】在头部，瞳孔直上，前发际上 1 寸，当头临泣上 0.5 寸，横平上星（图 5-1-2）。

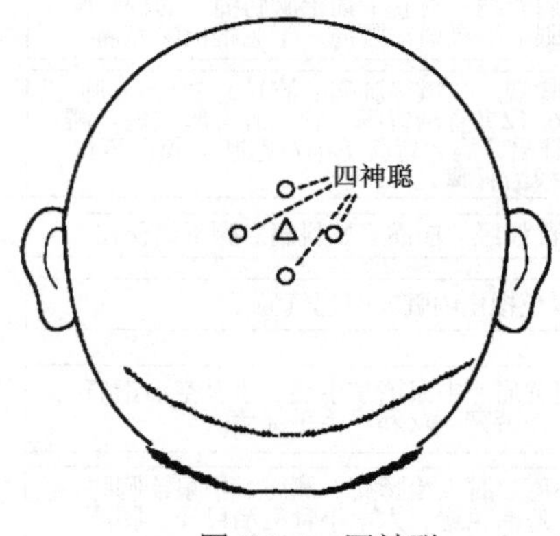

图 5-1-1 四神聪

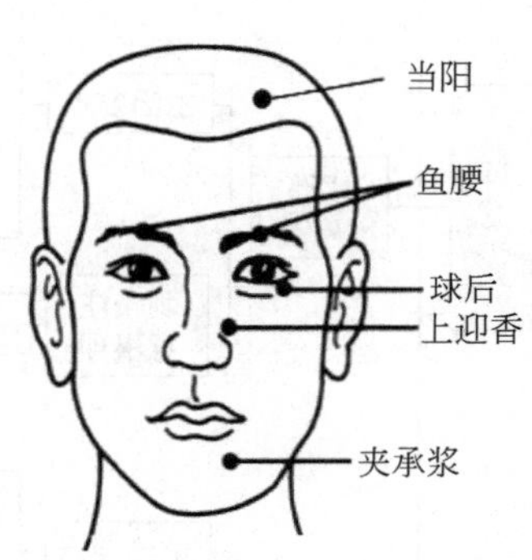

图 5-1-2 当阳

【解剖要点】帽状腱膜、腱膜下疏松组织；眶上神经；眶上动、静脉的分支或属支。

【主治】①偏、正头痛，眩晕；②目赤肿痛，鼻塞；③卒不识人，癔症。

【刺灸法】平刺 0.5～0.8 寸；可灸。

3. 鱼腰*Yúyāo（EX-HN4）

【位置】在头部，正坐或仰卧位，瞳孔直上，眉毛中央，按压有痛感（图 5-1-3）。

【解剖要点】眼轮匝肌、枕额肌额腹；眶上神经外侧支、面神经分支；眶上动、静脉外侧支。

【主治】①目赤肿痛，目翳，口眼㖞斜，近视，眼睑下垂，眼睑瞤动，眉棱骨痛；②呃逆。

【刺灸法】平刺 0.5～0.8 寸；不宜灸。

【文献摘要】

《大成》：治眼生垂帘翳膜。

《医经小学》：鱼腰眉中治目疼。

《便览》：鱼腰，奇穴。眉毛之中间，正对正视时的瞳孔。针一分，或沿皮刺向两旁各一寸。主治眼生垂帘翳膜、结膜炎、眼睑缘炎、眼筋麻痹，亦治目赤肿痛。

4. 太阳*Tàiyáng（EX-HN5）

【位置】在头面部，眉梢与目外眦之间，向后约一横指（中指）的凹陷处（图 5-1-4）。

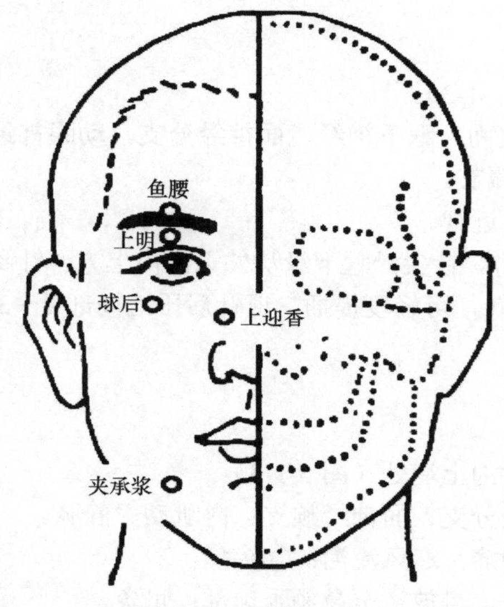

图 5-1-3 鱼腰、球后、上迎香

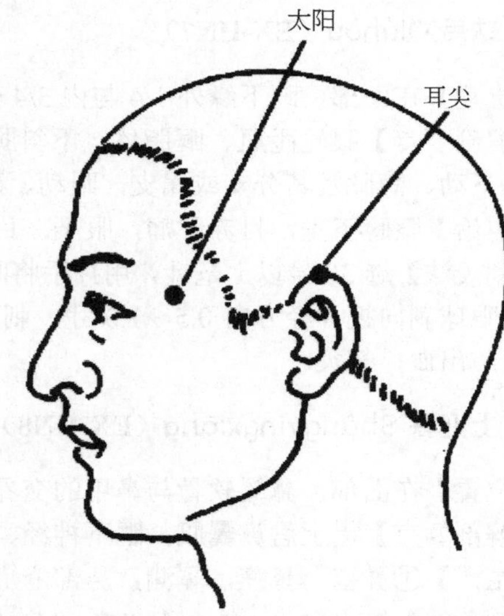

图 5-1-4 太阳、耳尖

【解剖要点】眼轮匝肌、颞肌；颧神经的分支、颧面神经、面神经的颞支和颧支、下颌神经的颞神经；颞浅动、静脉分支或属支。

【主治】①头痛，面痛，齿痛；②目赤肿痛，目涩，睑腺炎，近视；③口眼㖞斜。

【刺灸法】直刺或斜刺 0.3～0.5 寸，或斜刺透颧弓 1.5～2.0 寸，针刺一侧头面部酸沉胀麻，治上牙痛，或用三棱针点刺出血；可灸。

【文献摘要】

《圣惠方》：理风，赤眼头痛，目眩涩。

《集成》：头风及偏头痛。

【现代研究】

太阳穴治疗偏头痛、弱视、焦虑抑郁、周围性面瘫、血管性帕金森综合征、外伤性视神经损伤、紧张型头痛、急性期风寒型面瘫等疾病。

【医案】见本节结尾处二维码 02。

5. 耳尖*Ěrjiān（EX-HN6）

【位置】在耳区，在外耳轮的最高点处（图 5-1-4）。

【解剖要点】耳郭软骨；耳颞神经耳前支、枕小神经耳后支、面神经耳支；颞浅动、静脉耳前支，耳后动、静脉耳后支。

【主治】①目赤肿痛，目翳，睑腺炎；②咽喉肿痛；③痤疮；④发热，眩晕（高血压）。

【刺灸法】直刺 0.1～0.2 寸，或用三棱针点刺出血；可灸。

【文献摘要】

《大成》：在耳尖上，卷耳取之，尖上是穴。灸耳尖……治眼生翳膜，用小艾炷五壮。

【现代研究】

耳尖穴放血治疗耳鸣、颈部淋巴结炎、高脂血症、痤疮、外感发热、失眠、急性扁桃体炎、原发性高血压、睑腺炎、小儿疱疹性咽峡炎、玫瑰痤疮、颈源性老年 H 型高血压等疾病。

【医案】见本节结尾处二维码 03。

6. 球后*Qiúhòu（EX-HN7）

【位置】在面部，眶下缘外 1/4 与内 3/4 交界处（图 5-1-3）。

【解剖要点】眼轮匝肌、眶脂体、下斜肌与眶下壁之间；眶下神经、面神经分支，动眼神经下支；眶下动、静脉及其分支或属支，眼动、静脉分支或属支。

【主治】眼睑下垂，目赤肿痛，眼干，目翳，暴盲，近视。

【刺灸法】选 30 号以上毫针，用押手将眼球推向上方，针尖沿眶下缘从外下向内上方，针身呈弧形沿眼球刺向视神经方向 0.5～1.0 寸，刺入后不宜捻转，可轻度提插，退针后压迫局部 2～3 分钟，以防出血；禁灸。

7. 上迎香*Shàngyíngxiāng（EX-HN8）

【位置】在面部，鼻翼软骨与鼻甲的交界处，近鼻唇沟上端处（图 5-1-3）。

【解剖要点】提上唇鼻翼肌；眶下神经、滑车下神经分支、面神经颊支；内眦动、静脉。

【主治】①鼻塞，鼻痒，鼻渊，鼻部疮疖；②目赤肿痛，迎风流泪；③头痛。

【刺灸法】针尖向内上方斜刺 0.5～0.8 寸，局部酸胀，可放散至鼻额眼球部；可灸。

【文献摘要】

《千金方》：久流冷泪，灸上迎香二穴，天府二穴，肝俞二穴。

8. 内迎香*Nèiyíngxiāng（EX-HN9）

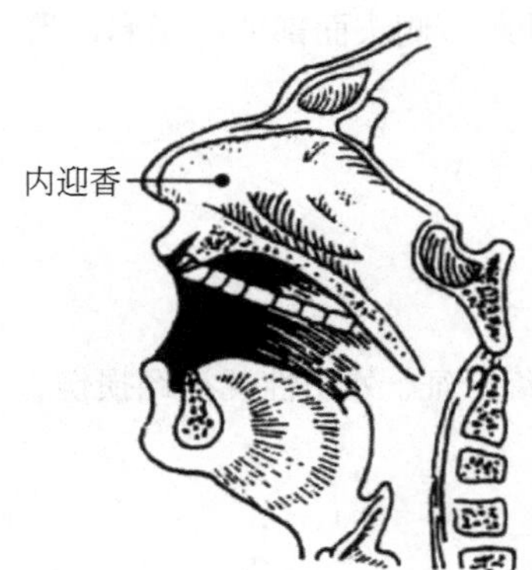

图 5-1-5　内迎香

【位置】在鼻孔内，鼻翼软骨与鼻甲交界的黏膜处（图 5-1-5）。

【解剖要点】鼻黏膜、黏膜下疏松组织；筛前神经鼻外支；面动、静脉鼻背支。

【主治】①鼻疾，咽喉肿痛，目赤肿痛；②呃逆；③头痛，落枕。

【刺灸法】用三棱针点刺出血，出血体质者忌用；禁灸。

【文献摘要】

《外台》：卒死……奄忽而绝，皆是中恶之类疗方：取葱刺鼻，令入数寸，需使目中血出乃佳。

《玉龙经》：心血炎上两眼红，好将芦叶搐鼻中，若还血出真为美，目内清凉显妙功（内迎香在鼻孔内，用芦或箬叶作卷，搐之出血为好，应合谷穴）。

《大成》：内迎香二穴，在鼻孔中，治目热暴痛。用芦管子搐出血最效。

【现代研究】

运用内迎香可治疗呃逆、鼻塞、落枕、急性期变应性鼻炎、急性细菌性扁桃体炎、过敏性结膜炎、鼻黏膜神经源性炎性反应、瘀血阻络型偏头痛等疾病。

【医案】见本节结尾处二维码 04。

9. 聚泉 Jùquán（EX-HN10）

【位置】在口腔内，正坐，张口伸舌，舌背正中缝的中点处（图 5-1-6）。

【解剖要点】舌肌；下颌神经的舌神经、舌下神经、鼓索的神经纤维；舌动、静脉的动、静脉网。

【主治】①舌强，舌缓，食不知味，失语，吞咽困难，舌肌麻痹；②气喘，哮喘，咳嗽；③消渴。

【刺灸法】直刺 0.1～0.2 寸，或用三棱针点刺出血；禁灸。

10. 海泉 Hǎiquán（EX-HN11）

【位置】在口腔内，舌卷起，舌下系带中点处（图 5-1-7）。

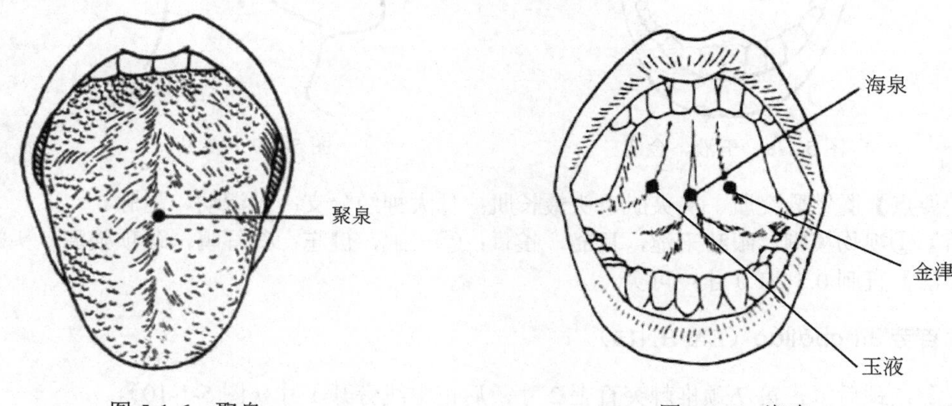

图 5-1-6 聚泉　　图 5-1-7 海泉

【解剖要点】舌肌；下颌神经的舌神经、舌下神经、面神经鼓索的神经纤维；舌动脉分支舌深动脉、舌静脉属支舌深静脉。

【主治】①舌体肿胀，舌缓不收，吞咽困难，失语；②消渴。

【刺灸法】用圆利针或细三棱针点刺出血；禁灸。《针方六集》：治舌上诸病，针不宜深。

11. 金津、玉液*Jīnjīn、Yùyè（EX-HN12，EX-HN13）

【位置】在口腔内，舌下系带两侧的静脉上，左侧为金津，右侧为玉液（图 5-1-8）。

【解剖要点】黏膜、黏膜下组织、颏舌肌；下颌神经的颌神经，舌下神经和面神经鼓索的神经纤维；舌动脉分支舌深动脉、舌静脉属支舌深静脉。

【主治】①舌强不语，舌肿，口疮，喉痹，失语，吞咽困难；②呕吐，消渴；③偏正头痛。

【刺灸法】点刺出血；禁灸。

【文献摘要】

《千金方》：治舌卒肿，满口溢出如吹猪胞，气息不得通，须臾不治杀人方……刺舌下两边大脉，血出，勿使刺著舌下中央脉，血出不止杀人。

《大成》：口内生疮……复刺后穴：金津、玉液、长强。

【现代研究】

金津、玉液可治疗假性延髓麻痹、偏头痛、脑卒中后构音障碍、颈源性头痛、失眠症、中风后失语、脑卒中后吞咽障碍、癔症性失音等疾病。

【医案】见本节结尾处二维码 05。

12. 翳明 Yìmíng（EX-HN14）

【位置】在耳后项部，翳风后 1 寸（图 5-1-9）。

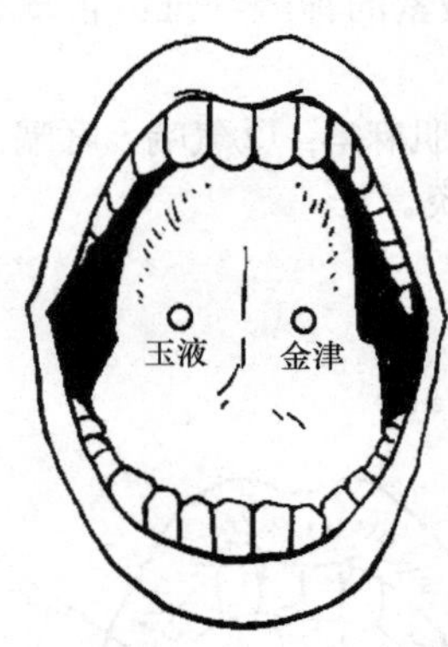

图 5-1-8　玉液、金津

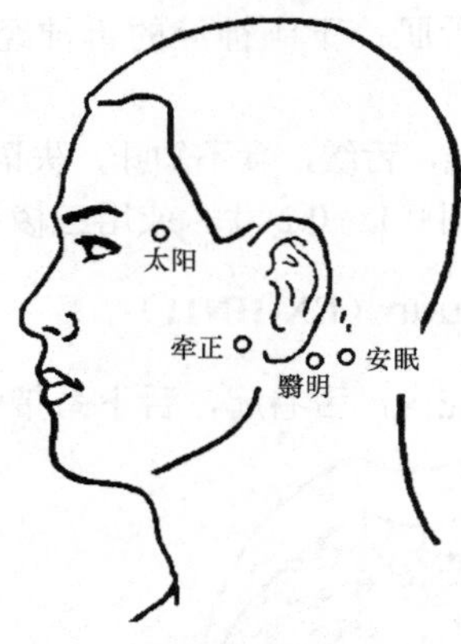

图 5-1-9　翳明

【解剖要点】胸锁乳突肌、头夹肌、头最长肌；耳大神经分支；颈深动、静脉。

【主治】①视物模糊，眼睛干涩，目翳，雀目；②失眠，健忘；③耳鸣，颈项强痛，头痛。

【刺灸法】直刺 0.5～1.0 寸；可灸。

13. 颈百劳*Jǐngbǎiláo（EX-HN15）

【位置】在颈后区，第 7 颈椎棘突直上 2 寸，后正中线旁开 1 寸（图 5-1-10）。

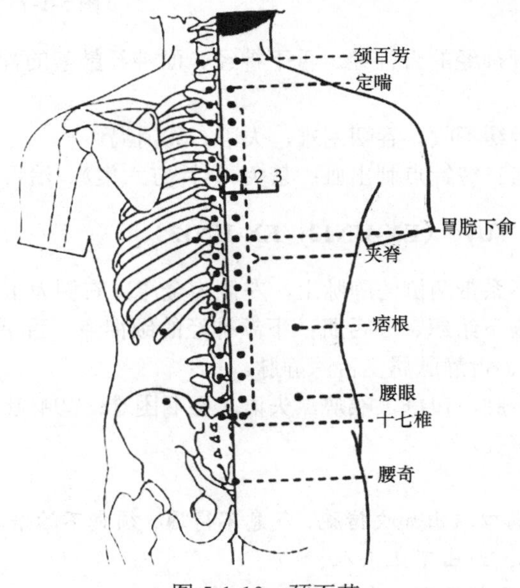

图 5-1-10　颈百劳

【解剖要点】斜方肌、上后锯肌、头颈夹肌、头半棘肌、多裂肌；第 4、5 颈神经后支的皮支和分支。

【主治】①颈项强痛，眩晕；②咳嗽，气喘；③骨蒸潮热，盗汗；④瘰疬，结核；⑤产后身疼。

【刺灸法】直刺 0.5～1.0 寸；可灸。

【文献摘要】

《资生经》：妇人产后浑身疼，针百劳穴，遇痛处即针，避筋骨及禁穴。明下云，产后未满百日，不宜灸。

《便览》：百劳，奇穴，大椎穴上二寸，外开一寸处。针三至五分，灸三至七壮。主治结核，瘰疬；亦治项肌痉挛或扭伤回顾不能。

第二节 胸腹部奇穴

子宫*Zǐgōng（EX-CA1）

【位置】在下腹部，脐中下 4 寸，前正中线上中极旁开 3 寸（图 5-2-1）。

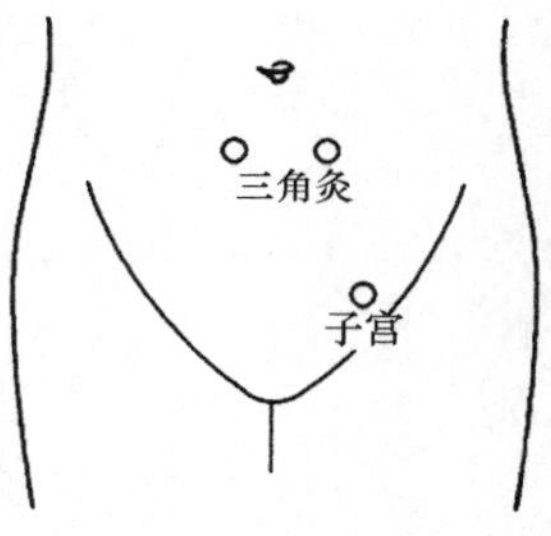

图 5-2-1 子宫

【解剖要点】腹外斜肌腱、腹内斜肌、腹横肌、腹横筋膜；髂腹下神经的外侧皮支及分支；腹壁浅静脉，腹壁下动、静脉分支或属支。

【主治】①月经不调，痛经，崩漏，不孕，阴挺，产后腹痛，带下异常；②腰痛，疝气。

【刺灸法】直刺 0.8～1.2 寸；可灸。

【现代研究】针刺子宫等穴能显著降低多囊卵巢综合征大鼠血清睾酮及雌二醇水平，而对卵泡刺激素、黄体生成素水平无明显影响。提示针刺可能抑制了卵泡膜细胞异常分泌转化生长因子和颗粒细胞异常合成表皮生长因子，从而使转化生长因子/表皮生长因子对卵巢的调节功能趋于正常，抑制卵泡膜、间质细胞的异常增生，使各级卵泡正常发育，改善卵巢多囊样变，促进排卵。

【医案】见本节结尾处二维码 06。

第三节 背腰部奇穴

1. 定喘*Dìngchuǎn（EX-B1）

【位置】在脊柱区，横平第 7 颈椎棘突下，后正中线旁开 0.5 寸（图 5-3-1）。

【解剖要点】斜方肌、菱形肌、上后锯肌、颈夹肌、竖脊肌；第 8 颈神经及其后支的内侧皮支，第 1 胸神经后支的肌支；颈横动、静脉分支或属支。

【主治】①哮喘，咳嗽，肺结核；②落枕，肩背痛，上肢疼痛不举；③荨麻疹。

【刺灸法】直刺 0.5～0.8 寸；可灸。

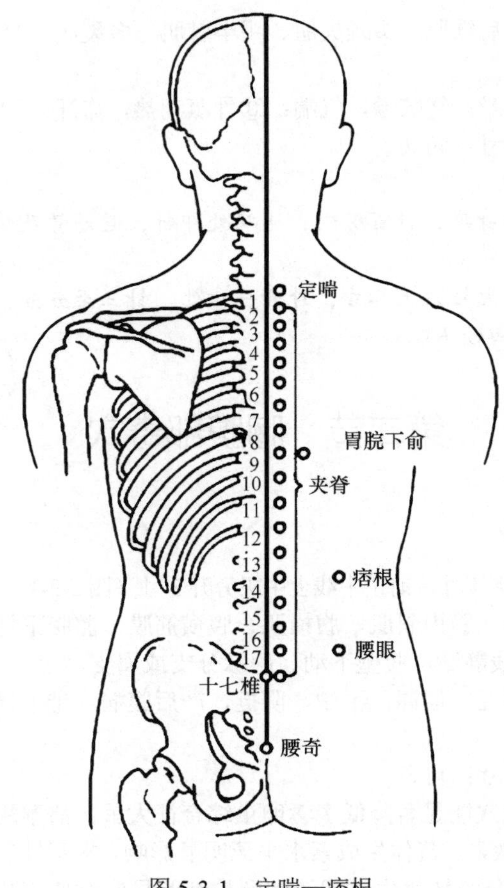

图 5-3-1 定喘—痞根

2. 夹脊*Jiájǐ（EX-B2）

【位置】在脊柱区，第 1 胸椎至第 5 腰椎棘突下两侧，后正中线旁开 0.5 寸，一侧 17 穴（图 5-3-1）。

【解剖要点】斜方肌、背阔肌、菱形肌、上下后锯肌、竖脊肌、横突棘肌；第 1 胸神经至第 5 腰神经的内侧皮支及后支肌支；第 1 胸神经至第 5 腰神经伴行的动、静脉，肋间后动、静脉或腰动、静脉背侧支分支或属支。

【主治】①胸 1～5 夹脊：心肺、胸部及上肢疾病；②胸 6～12 夹脊：胃肠、脾、肝、胆疾病；③腰 1～5 夹脊：下肢疼痛，肾、腰、骶、小腹部疾病。

【刺灸法】直刺 0.3～0.5 寸，待有麻胀感即停止进针，严格掌握进针的角度及深度，防止损伤内脏或引起气胸，或梅花针叩刺；可灸。

【文献摘要】

《素问·缪刺论》：邪客于足太阳之络，令人拘挛背急，引胁而痛，刺之从项始，数脊椎侠脊，疾按之应手如痛，刺之傍三痏，立已。

《太素》：脊有廿一椎，以两手挟脊当椎按之，痛处即是足太阳络，其输两旁，各刺三痏也。

《华佗别传》：又有人病脚躄不能行……灸处夹脊一寸上下行，端直均调如引绳也。

【现代研究】夹脊穴可治疗脊髓损伤、高眼压症、慢性疲劳综合征、脑性瘫痪、盘源性腰痛、跟痛症、过敏性鼻炎、局限性神经性皮炎、强直性脊柱炎、带状疱疹后遗神经痛、脊髓损伤后肌痉挛、颈性眩晕、横纹肌溶解、中风后痉挛性瘫痪等疾病。

【医案】见本节结尾处二维码 07。

3. 胃脘下俞*Wèiwǎnxiàshū（EX-B3）一名胰俞

【位置】在脊柱区，横平第 8 胸椎棘突下，后正中线旁开 1.5 寸（图 5-3-1）。

【解剖要点】斜方肌、背阔肌、竖脊肌；第 8 胸神经后支的皮支及肌支；第 8 胸神经伴行的动、静脉，第 8 肋间后动、静脉背侧分支或属支。

【主治】①消渴，咽干，口渴，胰腺炎；②胃痛，腹痛，呕吐，胸胁痛。

【刺灸法】向内斜刺 0.3～0.5 寸，或梅花针叩刺；可灸。

【文献摘要】

《千金方》：消渴咽喉干，灸胃管下输三穴各百壮。穴在背第八椎下，横三间寸，灸之。

【现代研究】

1）低频电针刺激胃脘下俞可显著提高 2 型糖尿病模型大鼠降低的胰岛素分泌指数，且能改善胰岛形态，上调模型大鼠显著下降的胰腺胰高血糖素样肽-1（GLP-1）受体表达，改善胰岛素抵抗。

2）电针干预胃脘下俞可以上调胰腺 GLP-1 受体蛋白表达，借助 GLP-1 与 PDX-1 之间的通路上调 PDX-1 蛋白表达，达到促进胰岛β细胞增殖、抗凋亡、恢复胰腺形态与分泌功能的作用，最终降低 2 型糖尿病大鼠的血糖。

4. 痞根 Pǐgēn（EX-B4）

【位置】在腰区，横平第 1 腰椎棘突下，后正中线旁开 3.5 寸（图 5-3-1）。

【解剖要点】背阔肌、下后锯肌、髂肋肌；第 12 胸神经后支的外侧支及肌支及伴行的动、静脉。

【主治】①痞块，癥瘕，肝脾大；②腰痛，疝痛，反胃。

【刺灸法】直刺 0.5～1.0 寸；可灸。

5. 下极俞 Xiàjíshū（EX-B5）

【位置】在腰区，第 3 腰椎棘突下（图 5-3-2）。

【解剖要点】棘上韧带、棘间韧带、黄韧带；第 4 腰神经后支的内侧支及分支；棘突间的椎外（后）静脉丛，第 4 腰动、静脉及其背侧支的分支和属支。

【主治】①腰痛，下肢麻木疼痛；②泄泻，腹痛，肠疝；③小便不利，遗尿。

【刺灸法】直刺 0.5～1.0 寸；可灸。

6. 腰宜 Yāoyí（EX-B6）

【位置】在腰区，横平第 4 腰椎棘突下，后正中线旁开 3 寸（图 5-3-2）。

【解剖要点】背阔肌、髂肋肌外缘；第 3、4 腰神经皮支重叠分布，腰丛神经；第 2 腰动、静脉背侧支。

【主治】①腰部软组织损伤，腰痛，脊柱肌痉挛；②月经不调，崩漏。

【刺灸法】直刺 0.5～1.0 寸，或向脊柱方向平刺 2.5～3 寸；可灸。

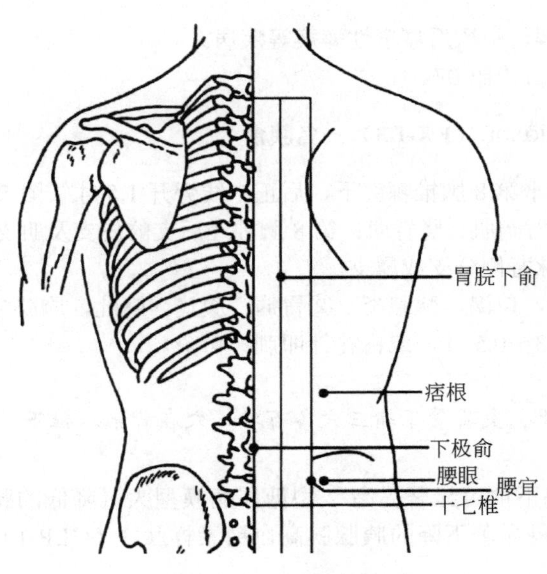

图 5-3-2 下极俞—腰奇

7. 腰眼*Yāoyǎn（EX-B7）

【位置】在腰区，横平第 4 腰椎棘突下，后正中线旁开约 3.5 寸凹陷中（图 5-3-2）。

【解剖要点】胸腰筋膜浅深层、背阔肌腱膜、髂肋肌、腰方肌；臀上皮神经、第 4 腰神经后支的皮支及肌支；第 4 腰动、静脉分支或属支。

【主治】①腰痛；②月经不调，带下；③尿频，遗尿；④消渴，虚劳。

【刺灸法】直刺 1.0～1.5 寸；可灸。

【文献摘要】

《医说》：灸瘵疾……当以癸亥夜二更……之时，解去下体衣服，于腰上两旁微陷处，针灸家谓之腰眼，直身平立，用笔点定，然后上床合面而卧，每灼小艾炷七壮，劳蛊或吐出，或泻下，即时平安，断根不发，更不传染。

《便览》：腰眼，奇穴。……针三至五分。灸三至七壮。主治虚弱羸瘦、肺结核、气管炎、睾丸炎、腰神经痛。一说主痨病、腰痛、妇科病、消渴、梅毒、劳虫、血凝气滞、下腹疾患。

【医案】见本节结尾处二维码 08。

8. 十七椎*Shíqīzhuī（EX-B8）

【位置】在腰区，第 5 腰椎棘突下凹陷中（图 5-3-2）。

【解剖要点】棘上韧带、棘间韧带；第 5 腰神经后支的皮支及分支；第 5 腰神经伴行的动、静脉，棘突间的椎外（后）静脉。

【主治】①痛经，崩漏，月经不调，带下；②腰骶痛，下肢麻木瘫痪；③遗尿。

【刺灸法】直刺 0.5～1.0 寸；可灸。

【文献摘要】

《千金方》：灸转胞法，第十七椎灸五十壮。

《便览》：十七椎下，奇穴。第十七椎下陷中。针三至五分。灸三至七壮。主治转胞，腰痛。

9. 腰奇 Yāoqí（EX-B9）

【位置】在骶区，尾骨端直上 2 寸，骶角之间凹陷中（图 5-3-2）。
【解剖要点】棘上韧带；第 2、3 骶神经后支分支及其伴行的动、静脉。
【主治】①癫痫，失眠，头痛；②便秘；③痔疮。
【刺灸法】向上平刺 1.0～1.5 寸；可灸。

第四节 上肢部奇穴

1. 肘尖 Zhǒujiān（EX-UE1）

【位置】在肘后区，尺骨鹰嘴的尖端（图 5-4-1）。
【解剖要点】鹰嘴皮下囊、肱三头肌腱；前臂后皮神经；肘关节周围动、静脉网。
【主治】①瘰疬，疔疮；②痈疽，肠痈；③霍乱。
【刺灸法】不针；可灸。

2. 二白*Èrbái（EX-UE2）

【位置】在前臂前区，腕掌侧远端横纹上 4 寸，桡侧腕屈肌腱的两侧，一侧 2 穴（图 5-4-2）。

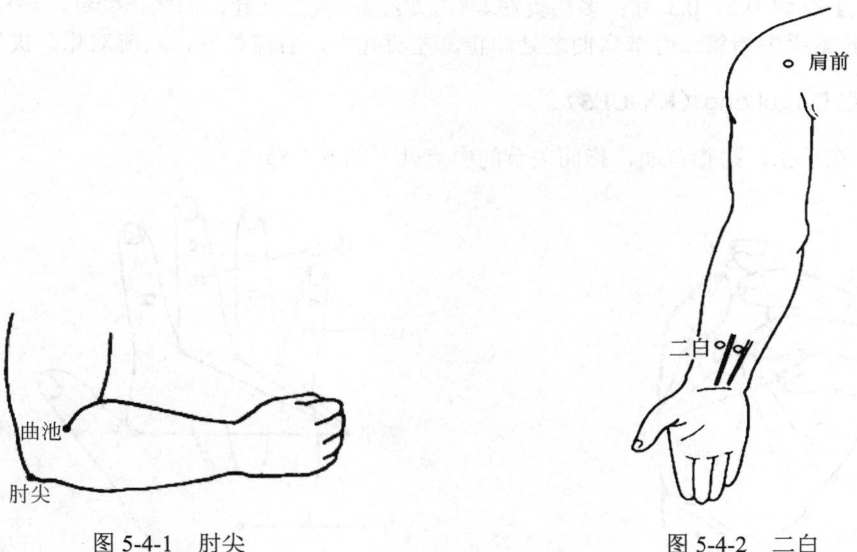

图 5-4-1 肘尖　　图 5-4-2 二白

【解剖要点】臂内侧穴：掌长肌腱与桡侧腕屈肌之间、指浅屈肌、拇长屈肌；前臂外侧皮神经、正中神经；正中动脉、前臂正中静脉属支。臂外侧穴：桡侧腕屈肌与肱桡肌腱之间、指浅屈肌、拇长屈肌；前臂外侧皮神经；头静脉属支，桡动、静脉。
【主治】①痔疮，脱肛，肠痈；②前臂痛，胸胁痛。
【刺灸法】直刺 0.5～0.8 寸；可灸。

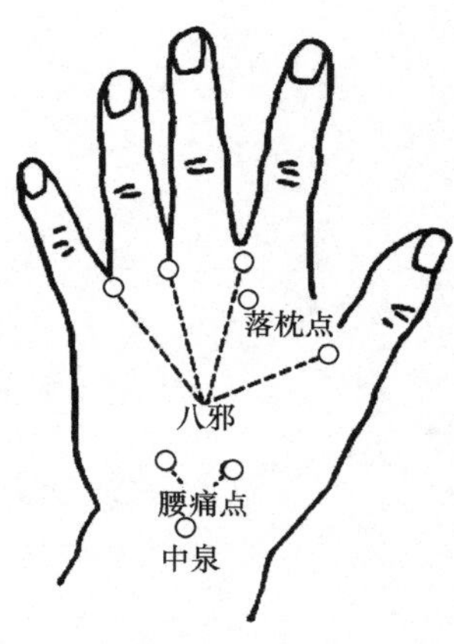

图 5-4-3 中泉、腰痛点

【文献摘要】

《纲目》：痔漏下血，里急后重，或痒或痛。二白，在掌后纵纹上四寸，手厥阴脉两穴相并，一穴在两筋中，一穴在大筋外。针入三分，泻两吸。

3. 中泉 Zhōngquán（EX-UE3）

【位置】在前臂后区，腕背侧远端横纹上，指总伸肌腱桡侧的凹陷处，即手背腕横纹上，当阳池穴与阳溪穴连线的中点处（图 5-4-3）。

【解剖要点】指伸肌腱与桡侧腕短伸肌腱之间；前臂后皮神经、桡神经浅支分支；手背静脉网、桡动脉腕背支分支。

【主治】①胸胁胀满，咳嗽，气喘，心痛；②胃脘疼痛；③掌中热；④目翳。

【刺灸法】直刺 0.3～0.5 寸；可灸。

4. 中魁 Zhōngkuí（EX-UE4）

【位置】在手指，中指背面，近侧指间关节的中点处（图 5-4-4）。

【解剖要点】指背腱膜；指背神经，其桡侧支来自桡神经，其尺侧支来自尺神经；掌背动脉的指背动脉、掌背静脉网的属支指背静脉。

【主治】①噎膈，反胃，食欲不振，呕吐，呃逆；②牙痛，鼻衄。

【刺灸法】直刺 0.2～0.3 寸；多用灸法。《玉龙经》：灸二七壮，泻之，禁针。《外治寿世方》：鼻衄，用线扎紧手中指第二骨节弯曲之处即止。左流扎右，右流扎左，双流双扎，极效。

5. 大骨空 Dàgǔkōng（EX-UE5）

【位置】在手指，拇指背面，指间关节的中点处（图 5-4-5）。

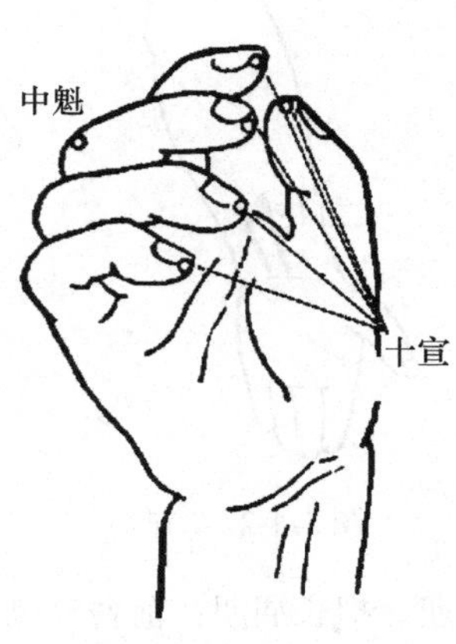

图 5-4-4 中魁、十宣

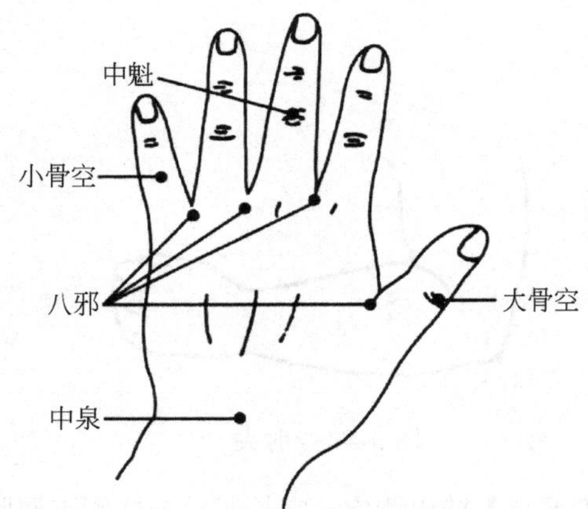

图 5-4-5 大骨空、小骨空

【解剖要点】拇长伸肌腱；桡神经的指背神经；指背动、静脉。

【主治】①目赤肿痛，目翳，白内障，迎风流泪；②吐泻，衄血，鼻衄。

【刺灸法】不针；多用灸法。《备急灸法》：衄多不止者，握手屈大指，灸骨端上三炷。炷如粟米大。男女同法，右衄灸左，左衄灸右。

6. 小骨空 Xiǎogǔkōng（EX-UE6）

【位置】在手指，小指背面，近侧指间关节中点处（图 5-4-5）。

【解剖要点】尺神经，指背神经的分支；指背动、静脉的分支及属支。

【主治】①目赤肿痛，目翳，迎风流泪，咽喉肿痛；②指关节痛。

【刺灸法】不针；多用灸法。

7. 腰痛点*Yāotòngdiǎn（EX-UE7）一名威灵（桡侧穴）、精灵（尺侧穴）

【位置】在手背，第 2、3 掌骨间及第 4、5 掌骨之间，腕背侧远端横纹与掌指关节中点处，一手 2 穴（图 5-4-3）。

【解剖要点】桡侧穴：桡侧腕短伸肌腱、指伸肌腱。尺侧穴：小指伸肌腱、第 4 指伸肌腱之间。桡神经浅支，尺神经手背支；手背静脉网、掌背动脉。

【主治】①急性腰扭伤，腰肌劳损；②手背红肿热痛；③小儿急、慢惊风。

【刺灸法】直刺 0.3～0.5 寸，或由两侧向掌中斜刺 0.5～0.8 寸；可灸。

【文献摘要】

《小儿推拿秘旨》：威灵穴，在虎口下两旁岐有圆骨处；精灵穴，在四五指夹界下半寸。

8. 外劳宫*Wàiláogōng（EX-UE8）

【位置】在手背，第 2、3 掌骨间，掌指关节后 0.5 寸（指寸）凹陷中（图 5-4-6）。

【解剖要点】第 2 骨间背侧肌、第 1 骨间掌侧肌；桡神经浅支的指背神经；手背静脉网、掌背动脉。

【主治】①落枕，颈项强痛；②手指麻木，手指红肿疼痛，手指屈伸不利；③小儿消化不良，粪白不变，腹痛泄泻。

【刺灸法】斜刺或直刺 0.5～0.8 寸；可灸。

【文献摘要】

《便览》：外劳宫，奇穴。手背中央。针二至三分。灸三壮。主治掌指麻痹，五指不能伸屈，小儿脐风；亦治手背红肿发痛。

《小儿推拿秘旨》：外劳宫，在指下，正对掌心是穴。治粪白不变，五谷不消，肚腹泄泻。

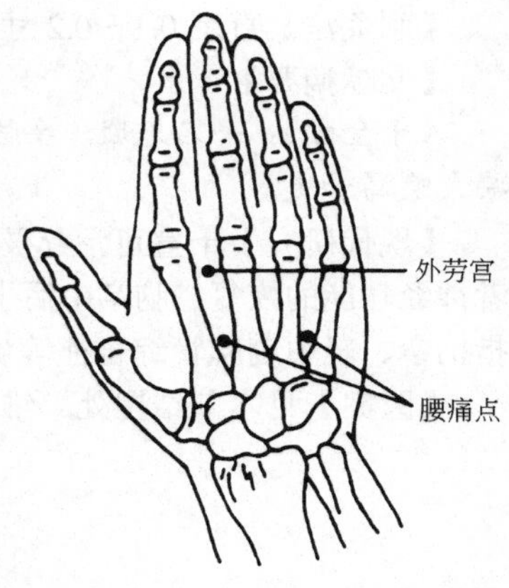

图 5-4-6 外劳宫

9. 八邪 Bāxié（EX-UE9）

【位置】在手背，第 1～5 指间，指蹼缘后方赤白肉际处，左右共 8 穴（图 5-4-3）。

【解剖要点】骨间背侧肌、骨间掌侧肌、蚓状肌；指背神经、指掌侧固有神经；指掌侧总动、静脉或指掌侧固有动、静脉，掌背动、静脉或指背动、静脉。

【主治】①目痛，齿痛，咽痛；②手背肿痛，手指麻木；③烦热，毒蛇咬伤。

【刺灸法】斜刺 0.5～0.8 寸，或点刺出血；可灸。

10. 四缝*Sìfèng（EX-UE10）

【位置】在手指，第 2～5 指掌面的近侧指间关节横纹的中央，一手 4 穴（图 5-4-7）。

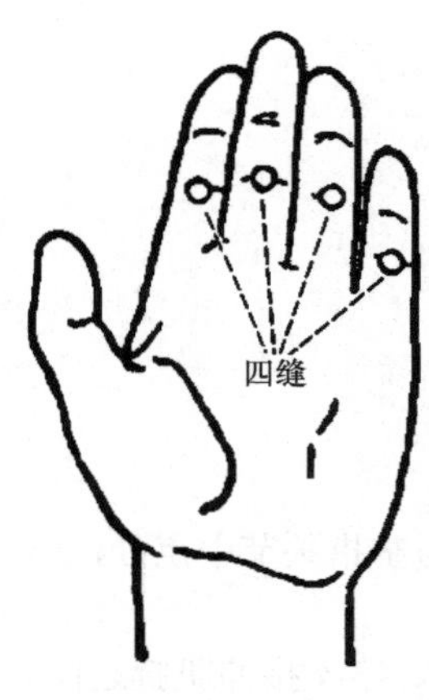

图 5-4-7 四缝

【解剖要点】指深屈肌腱；掌侧固有神经、正中神经肌支、尺神经肌支；指掌侧固有动、静脉分支或属支，指皮下静脉。

【主治】①小儿疳积，小儿腹泻，胆道蛔虫病；②百日咳，咳喘；③羸弱。

【刺灸法】直刺 0.1～0.2 寸；或用三棱针挑破皮肤，挤出少量黄白色透明黏液或出血。

【文献摘要】

《良方》：四缝四穴，在手四指内中节是穴。用三棱针出血。治小儿猢狲痨等证。

《便览》：用圆利针点刺挤出血。主治小儿消耗症，轻症点刺挤出血液，重症挤出黄白色透明液。据称针后二三天即有显著效果。

【现代研究】四缝可治疗疳证、小儿猢狲痨。

11. 十宣*Shíxuān（EX-UE11）

【位置】在手指，十指尖端，距指甲游离缘 0.1 寸（指寸），左右共 10 穴（图 5-4-4）。

【解剖要点】拇指到中指有正中神经分布；无名指有桡侧的正中神经和尺神经双重分布；小指有尺神经分布。

【主治】①昏迷，晕厥，癫痫，小儿惊厥；②高热，中暑，咽喉肿痛；③手指麻木，手指拘挛。

【刺灸法】直刺 0.1～0.2 寸，或用三棱针点刺出血。

【文献摘要】

《千金方》：一名鬼城。卒忤死，灸手十指爪下各三壮。短气不得语……灸手十指头合十壮。邪病大唤骂詈走。

【现代研究】十宣可治疗及改善急性脑梗死患者神经功能、高血压脑出血微创血肿清除术后患者神经功能的恢复、脑卒中后上肢痉挛、丘脑卒中后肢体麻木、发热、末梢神经损伤、脑梗死后手指拘挛、轻中度腕管综合征等疾病。

【医案】见本节结尾处二维码 09。

第五节 下肢部奇穴

1. 髋骨 Kuāngǔ（EX-LE1）

【位置】在股前区，梁丘两旁各 1.5 寸，一侧 2 穴（图 5-5-1）。

【解剖要点】外侧穴：股外侧肌；股神经前皮支、股外侧皮神经；旋股外侧动、静脉降支的分支或属支。内侧穴：股内侧肌；股神经前皮支；股深动脉肌支。

【主治】脚膝红肿疼痛，中风瘫痪，下肢疼痛无力，鹤膝风，下肢痿痹。

【刺灸法】直刺 0.5～1.0 寸；可灸。

2. 鹤顶 Hèdǐng（EX-LE2）

【位置】在膝前区，髌底中点的上方凹陷中（图 5-5-1）。

【解剖要点】股四头肌腱；股神经前皮支；大隐静脉属支，膝关节的动、静脉网。

【主治】膝关节酸痛，鹤膝风，腿足无力，中风瘫痪。

【刺灸法】直刺 0.5～0.8 寸；可灸。

3. 百虫窝*Bǎichóngwō（EX-LE3）

【位置】在股前区，髌底内侧端上 3 寸（图 5-5-2）。

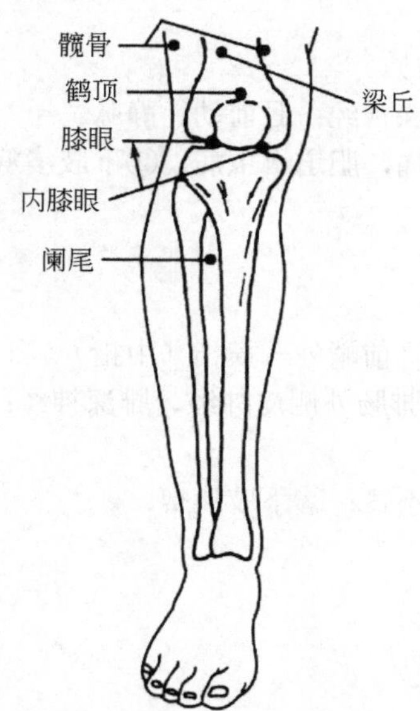

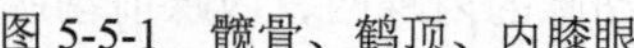

图 5-5-1 髋骨、鹤顶、内膝眼

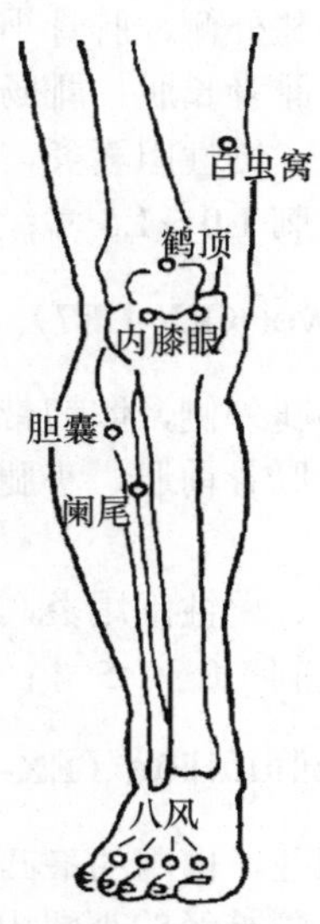

图 5-5-2 百虫窝、胆囊、阑尾、八风

【解剖要点】股内侧肌；股神经前皮支及分支；大隐静脉属支，股动、静脉肌支。

【主治】①皮肤瘙痒，风疹，湿疹，荨麻疹，疮疡；②虫积，蛲虫病，蛔虫病。

【刺灸法】直刺 0.5～1.0 寸；可灸。

【文献摘要】

《大成》：治下部生疮。

《集成》：血郄（即百虫窝，在膝内廉上膝三寸陷中），主肾脏风疮。针入二寸半，灸二七壮止。

【现代研究】百虫窝可治疗顽固性荨麻疹、神经性皮炎、湿疹、蛔虫病、蛲虫病、皮肤瘙痒症等疾病。

【医案】见本节结尾处二维码 10。

4. 内膝眼*Nèixīyǎn（EX-LE4）

【位置】在膝部，髌韧带内侧凹陷处的中央（图 5-5-1）。

【解剖要点】髌韧带与髌内侧支持带之间、膝关节囊、翼状皱襞；隐神经髌下支，股神经前皮支；膝关节动、静脉网。

【主治】①膝肿痛，鹤膝风，膝冷痛，腿痛；②脚气。

【刺灸法】向膝中斜刺 0.5～1.0 寸；可灸。

【文献摘要】

《外台》：苏恭云，脚气，若心腹气定，而两髀处连膝闷者，宜灸膝眼七炷。在膝头骨下相接处，在筋之外陷中是。若复更发，复灸三炷。

《图翼》：膝眼，在膝头骨下两旁陷中。刺五分。禁灸。主治膝冷痛不已，昔有人膝痛灸此，遂致不起，以禁灸也。

《圣惠方》：膝眼四穴，在膝头骨下两旁，陷者宛宛中，是穴。针入五分，留三呼，泻五吸。主膝冷疼痛不已。禁灸。

5. 胆囊*Dǎnnáng（EX-LE6）

【位置】在小腿外侧，腓骨小头直下 2 寸（图 5-5-2）。

【解剖要点】腓骨长肌；腓肠外侧皮神经，腓浅、深神经；胫前动、静脉。

【主治】①急、慢性胆囊炎，黄疸，胆石症，胆绞痛，胆道蛔虫病；②下肢痿痹。

【刺灸法】直刺 1.0～1.5 寸；可灸。

6. 阑尾*Lánwěi（EX-LE7）

【位置】在小腿外侧，髌韧带外侧凹陷下 5 寸，胫骨前嵴外一横指（中指）（图 5-5-2）。

【解剖要点】胫骨前肌、小腿骨间膜、胫骨后肌；腓肠外侧皮神经、腓深神经；浅静脉，胫前动、静脉。

【主治】①急、慢性阑尾炎，急、慢性肠炎，消化不良；②下肢痿痹。

【刺灸法】直刺 1.0～1.5 寸；可灸。

7. 内踝尖 Nèihuáijiān（EX-LE8）

【位置】在踝区，内踝的最凸起处（图 5-5-3）。

【解剖要点】隐神经的小腿内侧皮支的分支；胫前动脉的内踝网、内踝前动脉分支、胫后动脉内踝支。

【主治】①乳蛾，齿痛，咽喉肿痛；②小儿不语；③脚内廉转筋，霍乱转筋。

【刺灸法】禁刺；可灸。

8. 外踝尖 Wàihuáijiān（EX-LE9）

【位置】在踝区，外踝的最凸起处（图 5-5-4）。

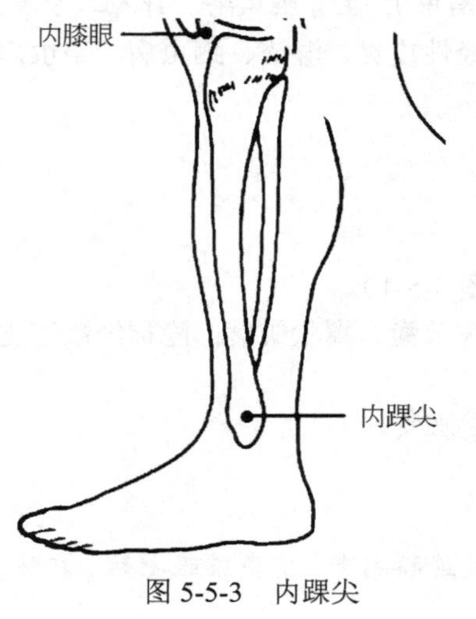

图 5-5-3　内踝尖

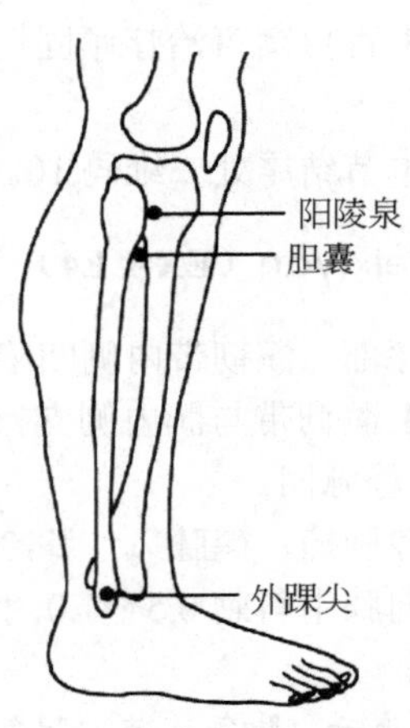

图 5-5-4　外踝尖

【解剖要点】腓肠神经、腓浅神经分支；胫前动脉的外踝网，腓动脉外踝支。
【主治】①十趾拘急，脚外廉转筋；②脚气；③齿痛，重舌，咽喉肿痛；④卒淋。
【刺灸法】禁刺；可灸。《大成》：治脚外廉转筋及治寒热脚气，宜三棱针出血。

9. 八风*Bāfēng（EX-LE10）

【位置】在足背，第1～5趾间，趾蹼缘后方赤白肉际处，左右共8穴（图5-5-2）。
【解剖要点】八风穴，第1、2趾之间穴解剖同行间穴。第2、3趾之间穴解剖同内庭穴。第4、5趾之间穴解剖同侠溪穴。第3、4趾之间穴：第3、4趾的趾长、短伸肌腱，第3、4跖骨头之间；趾背神经；足背浅静脉网，趾背动、静脉。
【主治】①趾痛，足趾青紫麻木，足跗肿痛，足无力，足下垂；②脚气；③头痛，齿疼；④毒蛇咬伤。
【刺灸法】斜刺0.5～0.8寸，或用三棱针点刺出血；可灸。
【文献摘要】
《千金方》：凡脚气初得脚弱，使速灸之……其足十趾去趾奇一分，两足凡八穴，曹氏名曰八冲，极下气有效。
《集成》：阴独八穴，主妇人月经不调，须持经定为度。
《便览》：八冲，奇穴。主治脚背红肿、脚气；亦治头痛、尺神经痛、间歇热、肺出血。
【现代研究】八风可治疗脑卒中后足下垂、硬化性脂膜炎、中风后患者感觉障碍、末梢神经炎等疾病。

10. 独阴 Dúyīn（EX-LE11）

【位置】在足底，第2趾的跖侧远端趾间关节的横纹中点（图5-5-5）。
【解剖要点】趾短、长屈肌腱；趾足底固有神经；趾底固有动、静脉分支或属支。
【主治】①胞衣不下，月经不调；②疝气；③尿失禁；④胸胁痛，腹痛，卒心痛；⑤呕吐。
【刺灸法】直刺0.1～0.2寸，孕妇禁用；可灸。《神应经》：小腹急痛不可忍及小肠气外肾吊疝气，诸气痛，心痛，灸足大指次指下中节横纹当中。灸五壮。男左女右，极妙。二足皆灸亦可。

11. 气端 Qìduān（EX-LE12）

【位置】在足趾，十趾端的中央，距趾甲游离缘0.1寸（指寸），左右共10穴（图5-5-6）。

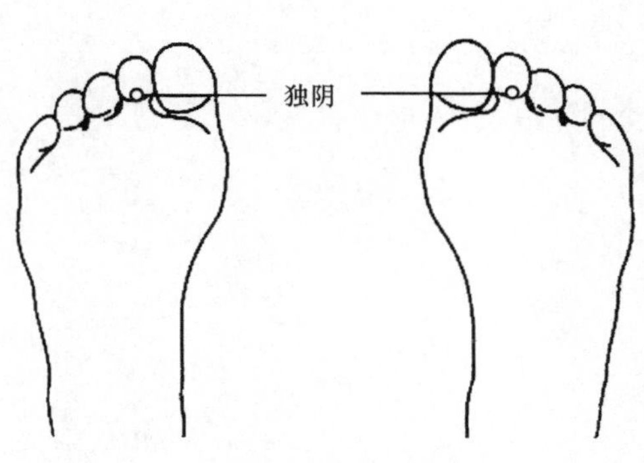

图5-5-5 独阴

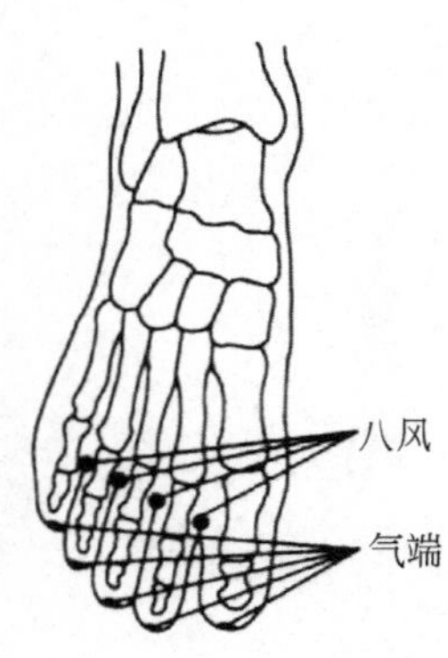

图5-5-6 气端

【解剖要点】十趾皆由来自腓浅神经的趾背神经及胫神经的趾底固有神经支配，大趾、二趾又有来自腓浅神经的趾背神经、腓深神经的趾背神经，小趾有来自腓肠神经的趾背神经。足底内、外动脉和趾底固有动脉、足背动脉的趾背动脉。

【主治】①足趾麻木，足背红肿疼痛，脚气；②卒中，急救。

【刺灸法】直刺 0.1～0.2 寸；可灸。

1. 何为奇穴？奇穴有何特点？
2. 能治疗脏腑病证的奇穴有哪些？

经外奇穴
拓展内容01~10

下篇　经络腧穴现代研究

第六章　经络的现代研究

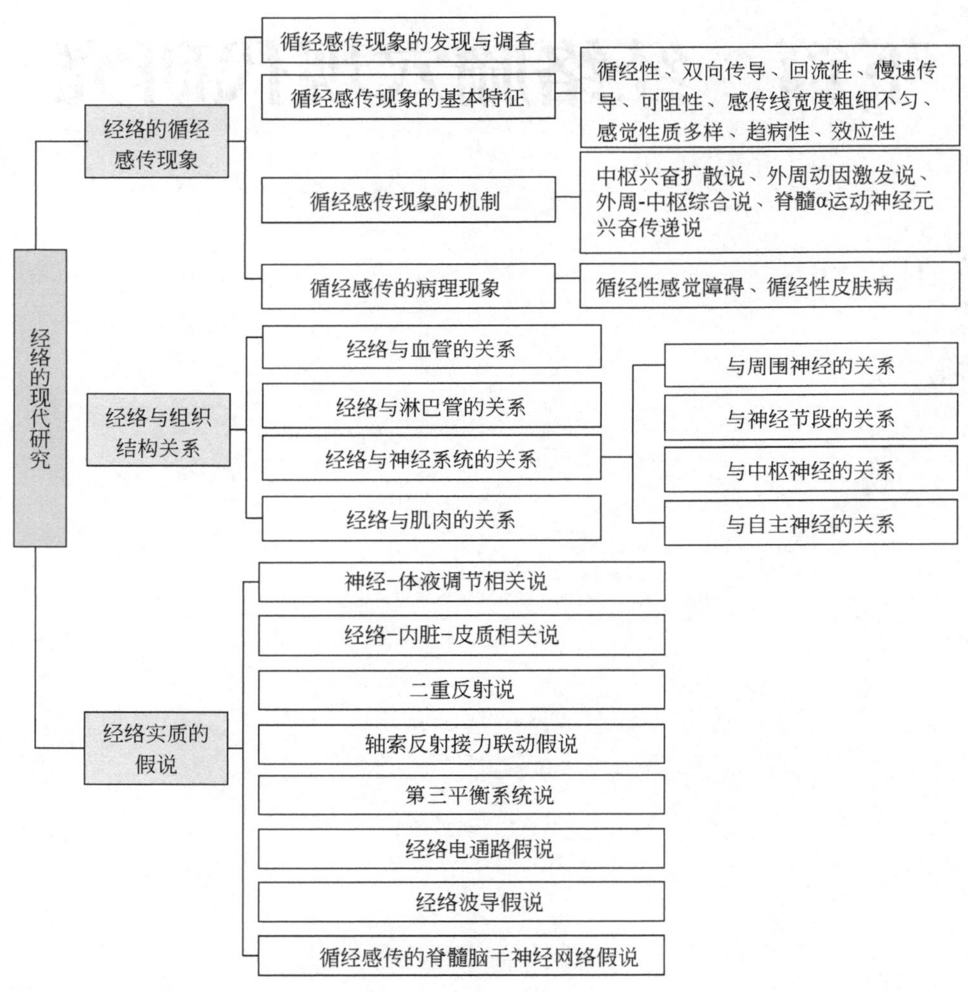

现代研究认为经络系统是人体的一个综合性生理病理调控体系，但对于经络实质的认识、经络系统调控生理病理的具体过程和机制，尚未能用现代科学语言全面、系统、准确地表述。国内外学者从不同角度对经络现象、经络与组织结构关系、经络实质等内容进行研究，取得了一定的进展。

第一节　经络的循经感传现象

经络现象是指沿古典经络路线出现特殊感觉传导、感觉障碍以及可见的皮肤色泽和组织形态变化等现象。经络现象一般是针刺、艾灸、推拿及电脉冲等刺激作用于经穴后而产生的，也可在机体某种病理状态下自发地出现，有时还可经入静诱导和意守丹田等气功锻炼而显现。经络现象的出现机制非常复杂，但各种经络现象从感觉到形态的多个侧面反映出古代记载的经络路线的客观存在。

“循经性”是各种经络现象的共同特征。循经感传（propagated sensation along channel，PSC）现象是指沿经络路线出现的感觉传导现象，在各类经络现象中最为多见，是有关经络问题现代研究中的重要内容。

一、循经感传现象的发现与调查

循经感传是针灸临床最常见的一种经络现象，通常在针刺、脉冲电、按压等方法刺激人体穴位时产生。循经感传现象在古书中早有记载。20 世纪 50 年代，日本长滨善夫和丸山昌朗报道了循经感传现象后，国内外类似的报道日益增多。我国率先开展了大规模普查研究。1973 年卫生部颁布了全国循经感传现象调查统一方法和分型标准后，研究工作走上了规范化的科学轨道。1972～1978 年，全国有关单位按照国家卫生部制订的统一方法和标准，对循经感传现象进行了大规模的调查工作。调查对象为不同地区、不同民族、不同性别、不同年龄和不同健康状况的人群 6 万多人次。主要采用低频脉冲电刺激方法，以刺激井穴为主，也可以刺激原穴或耳穴。脉冲电刺激强度一般以被测者产生明显的麻感为度（电流强度大致为 1mA）。如果在刺激井穴以后，有 2 条经脉以上的感传超过肘、膝关节或 1 条经脉以上的感传超过肩、髋关节者，称为循经感传阳性。按循经感传的程度，一般分为四型：显著型，6 条经脉以上全经路感传者，其余经脉经路感传能超过肩、髋关节，但不能到达终点者；较显著型，2 条以上经脉全经路感传者或 3 条以上经脉经路感传超越肩、髋关节者；稍显著型，刺激井穴时，1 条以上经脉经路感传超过肩、髋关节或 2 条以上经脉经路感传超过腕、踝关节，刺激原穴时，1 条以上经脉经路感传超过肘、膝关节者；不显著型，全部经脉经路感传不超过腕、踝关节，或刺激井穴时，仅 1 条经脉经路感传超过腕、踝关节，但不能超过肘、膝关节，刺激原穴时，仅 1 条经脉经路感传超过肘、膝关节，但不能超过肩、髋关节者。调查结果表明，感传出现率最高达 45.2%，最低为 5.6%，大多在 12%～25%。循经感传在不同地区、民族、性别和健康状况的人群中普遍存在，4 种感传类型在人群中的比例多少是按不显著型＞稍显著型＞较显著型＞显著型的顺序依次递减。

二、循经感传现象的基本特征

循经感传现象具有循经性、双向传导、回流性、慢速传导、可阻性、感传线宽度粗细不匀、感觉性质多样、趋病性和效应性等特征。

1. 循经性

感传路线的循经性是感传被列为经络现象的首要条件。从大量经络现象的调查结果来看，感传路线与古典经络路线基本一致，而与神经、血管等已知结构的分布在总体上存在显著差异。一般而言，感传线在四肢部与古典经络路线大体一致；在胸腹部常有偏离；头面部则变异较大。刺激经穴所引起的感传，除沿本经路线扩布外，有时还会窜入相邻或有关的经脉，或表现为超过、不及或另有旁支。

2. 双向传导

除经脉上的始穴和终穴外，刺激经脉线上的其他穴位所引发的感传多呈双向传导。例如，刺激曲池，感传可向肩髃传导，也可向合谷传导。

3. 回流性

这是感传最奇特的现象之一。在感传延伸过程中，若突然中止穴位刺激，大多数感传者会出现感传沿原路向原刺激穴位回流的现象。回流的感传抵达原刺激穴位或其附近时，逐渐“淡化”后便自行消失。回流的感传多呈匀速传导。

4. 慢速传导

与刺中神经干时的触电样传导不同，感传是一种慢速传导，传导速度一般为 10cm/s 左右。感传的延伸过程并非匀速进行，可出现时快时慢或间歇传导的现象。在经过肘、膝、肩、髋等关节时，感传常出现减速现象。

5. 可阻性

在感传线上施加机械压迫，常可阻断感传自压迫点继续传导，而刺激点与压迫点之间的感传依然存在，并常有增强甚至出现憋胀的感觉。如刺激合谷出现向曲池方向的传导后，压迫手三里，则感传中止于手三里，不再向曲池传导，而合谷与手三里之间的感传依然存在，并有增强的现象，甚至可出现憋胀的感觉。阻滞感传的有效压力因人而异，一般为 $500g/cm^2$。在感传线上注射普鲁卡因或生理盐水，可部分或完全阻滞感传，这种阻滞效应可能是由液体注入而增加局部压力所致，与机械压迫阻滞感传的机制相似。在感传线上放置冰袋，降低局部温度也可阻滞感传，一般将穴位深部温度降至（21.6±0.4）℃时便可产生这一效应。用软毛刷在感传线上轻刷 10～15 分钟，也可使感传逐渐减弱直至消失。感传一旦被阻滞，它所引起的相应脏腑功能的变化也显著降低甚至消失，解除阻滞，感传常可继续延伸，脏腑功能的改变又重新出现。此外，感传扩布的前方如遇手术切口、瘢痕、肿块或肿大的脏器时，感传常因此而被阻断。

6. 感传线宽度粗细不匀

多数感传显著者将感传线的粗细描述为线状、绳索状、琴弦或筷子状等。在感传过程中，感传线有保持不变的，也有线状和带状交替出现的。在带状感传中，感传带中间可有一条较两侧边缘更为清晰的中心线。一般感传线在四肢部较细，为 0.2～2.0cm，到达胸、腹部常变宽至 10cm 以上，有时还出现较大面积的扩散现象。

7. 感觉性质多样

用不同刺激方法，在不同部位或在不同个体身上可诱发不同感觉性质的感传。常见的感觉性质有酸、胀、重、麻、水流、气流、蚁行、冷、热等。一般针刺引发的感传性质较为多样；电针及穴位注射以酸、胀、重感为多；脉冲电穴位表面刺激常为电麻、虫跳或蠕动感；艾灸为温热感；指压多为酸胀、麻胀或热感。

8. 趋病性

在病理状态下，当感传邻近某一病灶时，常可偏离经脉，折向病灶部位，使局部证候即时缓解。

这种“气至病所”的现象有重要的临床治疗意义。

9. 效应性

感传不仅在经脉线上循行，还可抵达相应的脏腑器官，并改变其功能。如当心脏病患者的感传沿心包经上达胸部时，患者可觉心区舒畅，闷重感消失。

三、循经感传现象的机制

循经感传现象及其基本的特征已被大量的事实所证明，关于其形成机制，长期以来一直存在“中枢兴奋扩散”和“外周动因激发”两种不同的观点。1987 年，在首届世界针灸学术大会上，我国学者又提出了以外周循经过程为主导的外周中枢统一论的假说，在研究思路上日趋成熟。

1. 中枢兴奋扩散说

这种观点认为，感传的基本过程是在中枢神经系统内进行的，即感传的性质是兴奋在中枢神经系统内的定向扩散，是“感在中枢，传在中枢”。

其主要依据有：①循经感传的路线是以皮质感觉功能为基础的，一旦大脑皮质或中枢神经系统功能损害后，循经感传就不能发生。②幻肢感传。国内不少学者研究发现，针刺截肢患者断肢残端上穴位仍然引起感传，并可“通达”已不存在的肢体末端。大多数受试者的感传路线基本循经，速度缓慢，但也有一些受试者无法分清感传的路线和过程。这一事实说明，循经传布的感觉可能是由中枢的兴奋扩散所引起，是中枢兴奋扩散观点的一个重要证据。③颅内疾病可引起自发性感传和循经感觉异常。直接电刺激皮质的第一体感区，可在机体对侧引发蚁行感。

2. 外周动因激发说

这种观点认为，循经感传可能是由于体表的神经感受装置被针刺时，沿经传导的“动因”依次兴奋，神经冲动相继传入中枢神经系统，从而产生了主观感受到的感觉，即“感在中枢，传在体表”。

其主要依据有：①循经感传的路线与已知的神经、血管、淋巴管的分布很不一致，感传的速度较周围神经的传导速度慢。②感传不仅是一种主观感觉，有些人还可能继发产生循经的红线、白线、丘疹、水疱和皮下出血等，还可发生循经性皮肤病。③在经脉线上施加压迫、局部冷冻或注射液体能直接阻断感传，随着感传的受阻，针刺效应即减弱或消失。④肌肉、肌腱手术后感传改道，遇到创伤、关节或瘢痕时也会受阻或绕道。

3. 外周-中枢综合说

这种假说认为，上述两种看法各有一定的事实依据，但在推论上却走向了两个极端。在循经感传过程中，外周和中枢是不可分割的总体，经络如果作为一个实体存在，不应局限于机体的某一局部，应有从外周到中枢、从低级到高级的谱系。外周有循经的实质过程，中枢有循经的功能表现。在某种情况下，中枢环节可能表现出其存在和影响，但中枢的特定联系（或经络构型）只是外周实质过程的反映和投射，没有外周的循经性实质过程，也就不可能出现中枢的特定功能联系，亦即在外周和中枢的协调活动中，起决定作用的是外周的实质过程。其中“外周动因”乃其始动环节，为从更深的层次解决循经感传现象的机制奠定了基础。循经感传过程中，大脑皮质第一体感区诱发反应的空间分布与循经感传循行经过的体区一致。阻滞循经感传现象或沿经施加触觉刺激模拟循经感传现象，即可相应地改变第一体感区诱发反应的空间分布，说明“外周动因激发”是形成循经感传现象的始动环节。分析循经感传机制，综合循经特征及其他循经生理、病理现象，提示外周有循经现象，中枢有循经的投射及特定的功能联系，即循经感传是外周与中枢协同活动的结果。

4.脊髓α运动神经元兴奋传递说

脊髓α运动神经兴奋传递说是介于中枢说和外周说之间的一个假说，它认为循经感传是脊髓中枢内α运动神经元之间的兴奋传递，再通过感觉神经进入中枢。近年来，研究者运用神经生物电生理学方法发现，支配穴位某一肌肉的α神经元可被同一经其他穴位处的肌肉刺激和皮肤刺激所兴奋，进而应用辣根过氧化物酶（horseradish peroxidase，HRP）逆行性标记的方法发现支配同一经肌肉的α神经元的树突之间有互相投射，并形成有一定严格空间定位的纵行柱状排列，支持了此假说。类似的假说还有神经肌肉跨节段接续兴奋假说，认为一条肌肉的兴奋活动可以通过搭连的神经或直接的电扩散引起另一条肌肉的兴奋，从而使兴奋接续地跨阶段传播，肌肉感受器同时将感觉传入中枢形成循经感传。

四、循经感传的病理现象

1. 循经性感觉障碍

循经性感觉障碍是指沿着经脉循行路线自发出现的疼痛或其他感觉障碍，包括感觉麻痹、感觉异常和感觉过敏。感觉麻痹，即感觉消失或减退；感觉异常，是指在无外来刺激情况下机体出现的蚁行、虫爬、电麻等异常感觉；感觉过敏，是指对刺激异常敏感，如以棉花触及皮肤即引起不适，甚至疼痛等。

循经性感觉障碍的感觉性质多种多样，如麻、痛、冷、热、痒、胀、跳动、风吹、水流、蚁行等，其中以循经性麻痛最为多见，临床上常表现为循经性麻木反应带和痛敏反应带。循经性麻木反应带和痛敏反应带宽度与脏腑病变的程度常呈正相关，病变严重，反应带明显；病变轻，反应带亦轻；病变好转，反应带常变细、宽窄不匀、弯曲、断裂或消失；病变加重，反应带加宽，数目增多。麻木和痛敏在不同阶段可相互转化。发病初期或恢复期以痛敏为主，或呈痛、麻相间之带状区；病变重或慢性期以麻木反应带为主要表现形式。

2. 循经性皮肤病

循经性皮肤病是沿经络路线分布的呈带状的皮肤病，因其发病部位与经络有着某些契合，因此引起研究者的关注。从已有资料来看，目前已在25个病种的346个病例中观察到了478条循经性皮肤病。循经性皮肤病涉及的病种较多，常见的有神经性皮炎、扁平苔藓和贫血痣，还有疣状痣、色素痣、皮肤萎缩、色素沉着、白癜风、湿疹、银屑病、硬皮病、皮肤腺痣等。循经性皮肤病可分布于十四经和带脉上，其中以肾经、大肠经最为多见，肺经、心包经次之，分布范围可见于经脉的某一行程段或经脉的整个外行路线。有些皮肤病损，如贫血痣、色素痣等，边缘整齐，连续不断，宛若一条细带或细线。循经性皮肤病有时和相应脏腑病变有一定关系。发生于肾经的皮损常伴有泌尿系统、神经系统和精神方面的变化；出现于脾经的皮损常伴有消化不良和慢性泄泻；发生于心经的皮损多伴有心脏病。有些循经性皮肤病是先天性的，也有一些是在青春期前逐步形成的。这类循经性皮肤病是在个体发育过程中出现的，可能与遗传基因缺陷有关。循经性皮肤病以其直观的形态学变化，从侧面提示古人所描述的经络循行路线是客观存在的。

第二节　经络与组织结构关系

一、经络与血管的关系

古人在描述“经络”时，通常都将其分为“经脉”和“络脉”。《难经》还有“十二经皆有动脉”之说，不少腧穴位于“动脉应手”之处。刺法中也有泻“青络脉”（浅小静脉）和刺“小络”的描述。表明经络和血管系统可能有直接的联系，经脉和络脉的“脉”字，指的似乎就是动脉、静脉和毛细血管。古人认为经络是“血气”运行的通道，古人所说的“血”，可能就包括脉管中流动的血液。因此，血管系统与经络实质的关系，也同样是人们所关注的一个问题。

现代通过对经络的形态学研究，证实了经络与血管系统密切相关。首先是大体解剖的研究证实，穴位与血管的关系颇为密切。上海中医药大学观察了 309 穴，其中针入后正当动脉干者 24 穴，旁有动、静脉干者 262 穴；大连医学院观察 308 穴，发现针刺入穴位后刺中皮下静脉、深部血管者 106～141 穴。有学者按经脉循行次序详细地观察了各经脉循行部位的血管分布状况，如手太阴肺经循行部位与腋动静脉、胸肩峰动静脉、头静脉、肱动静脉、桡反动静脉之分支、桡动静脉、指静脉回流支、指掌侧固有动静脉所形成的动静脉网等血管系统有关；手阳明大肠经循行部位与指掌背动脉及静脉网、指背与掌侧动静脉、桡动脉、头静脉、桡反动脉、桡侧副动脉、肱深动脉、旋肱后动脉、肩胛上动静脉、颈外浅静脉、颈升动脉、面动静脉上唇支及眶下动脉分支等有关。对其他经脉所过之处的血管分布状况也都有详细的描述，限于篇幅，不再一一列举。

有研究者在 18 个截肢的新鲜肢体的太冲、涌泉、商丘等穴位注入墨汁，然后将肢体以福尔马林固定，逐层解剖。其中 13 个肢体出现了被墨汁充盈的纤细管道，向上或向下延伸，大部分可循经直达肢体的断面。其中循脾经者 7 例、循肝经者 1 例、循肾经者 9 例。有 3 例三条被墨汁充盈的细管在三阴交穴平面处接近靠拢，之后又各自散开。此结构的位置，循肝、脾两经者较浅，位于浅筋膜中或深筋膜表面；循肾经者位置较深，在足底及小腿后部，位于肌肉之间，常与血管、神经伴行。组织学的观察证明，此种结构系管径为 40～300μm 的小静脉。也有研究者用蓝点法对人或动物穴位下组织结构进行了观察，发现在蓝点区内普遍存在血管，甚至肌梭内也有血管分布。从针刺的效应来看，对于只保留股动静脉与躯体联系的动物肢体，针刺其“足三里”引起肠蠕动变化的效应与正常动物类似。而当用苯酚在血管壁外进行环状涂抹损毁血管壁上的自主神经丛后，上述针刺效应消失。这说明股动静脉在实现这一针刺效应中具有重要作用，针刺信号是通过血管壁上的自主神经丛传入中枢的。Hilton 所测血管壁上平滑肌兴奋时传导的速度为 10cm/s，与循经感传速度颇为相近。由此可见，经脉、络脉与血管系统的关系是十分密切的。

二、经络与淋巴管的关系

一些学者观察发现，下肢足三阴经和上肢手三阳经循行路线、方向同淋巴管系的分布、回流方向恰好一致。在胸部见到表浅淋巴管收集管丛密集分布处又正是穴位所在部位。还有人采用染料或放射性核素注入新鲜尸体穴位后，发现染料是沿淋巴管或小静脉扩散的，最后进入所属淋巴结。

有研究者根据《灵枢》对经络的描述，对比了经脉循行路线和淋巴系统的关系，并通过观察穴位处脉管的 X 线显微结构，脉管的传导功能和穴位经络电泳显示点的形态，认为经脉指的是淋巴管，而络脉则与血管有关。督脉、任脉和带脉与淋巴收集丛有关。手太阴肺经、足阳明胃经、手少阴心经、足太阴脾经和足太阳膀胱经循行路线几乎与分布在该处的淋巴管完全一致。连接头面和躯体主要经脉的主要穴位是缺盆，位于锁骨上淋巴结处；连接上肢和躯干经脉的穴位是缺盆、云门和极泉，分别与锁骨上淋巴结、锁骨下淋巴结和腋淋巴结有关；连接躯干与下肢经脉的穴位则包括冲门、维道、气冲、急脉、承扶和秩边，又与腹股沟淋巴结和臀淋巴结相一致。在16例6～7个月胎儿尸体的上肢观察到，注入少商的碳素墨水，沿皮下淋巴管上达第1掌骨的内侧后面，再沿腕部的桡侧上行至前臂肱二头肌的桡侧，然后斜行至腋下淋巴结，所显示出的淋巴管行程与手太阴肺经的主干相一致。在12例胎儿尸体的下肢三条阴经的近趾端穴位处注入碳素墨水，观察到墨水所显示的淋巴管循下肢阴经上行，在三阴交处交会或靠拢（但循肝经的只是分出一支参与交会），交会的部位是在胫骨后缘，内踝上3.11±0.10同身寸，深度为1/4～1/3同身寸处，与三阴交的三维度位置一致。此外，在胸腹部，浅表淋巴管收集丛密集处，穴位分布也比较集中。如胸腹部中线附近，由四级分支组成的淋巴管收集丛有19～21个，而在该区域内穴位的排列为20个，两者几乎一致；胸部淋巴管收集丛分布较疏，穴位的数目也较少，穴位之间的距离也较宽。在头面部同样也可以看到胃经、胆经等与相应部位的淋巴管系分布的一致性。一些外科教科书中所描述的相当于隐白、大都、少冲、少商等穴位处局部感染所致的急性淋巴管炎的走向分别与脾经、心经和肺经的走向基本一致。

根据上述观察结果，以及对《内经》中有关经脉记载的分析认为，古人所指的经络相当于现代的脉管系统，其中淋巴管相当于经脉，而动脉和静脉则属于“血络”的范畴，即“经络=经脉和络脉=淋巴管和血管（动脉和静脉）”；但由于脉管壁上具有或伴行着丰富的神经，脉管内又流动着大量的免疫细胞和生物介质，因而只是简单地用脉管来解释针刺的广泛效应是不够全面的，经络实质还应包含脉管内外的这些成分。

三、经络与神经系统的关系

（一）与周围神经的关系

经络的形态学研究结果表明，在穴位或其附近，常有神经干或较大的分支通过。显微镜观察也证明穴位处的各层组织中有丰富的神经末梢、神经丛和神经束。无论从穴位一个“点”的角度，还是从经脉一条“线”的角度，均可体现经络与周围神经的关系。

1. 经脉的某些行程段常与神经干及其主要分支的行程基本一致

经脉的某些行程段，特别是四肢肘膝关节以下的经脉路线，常和一根或几根神经干及其主要分支的行程基本一致。例如，手太阴肺经沿臂外侧皮神经、前臂外侧皮神经、肌皮神经及桡神经分布。手少阴心经沿臂内侧皮神经、前臂内侧皮神经及尺神经分布。手厥阴心包经沿正中神经分布。足太阳膀胱经沿腓肠神经、股后皮神经分布。足厥阴肝经沿腓深神经、腓浅神经和隐神经分布。

2. 经脉弯曲部位常有相应神经结构分布

膀胱经在骶部有两个弯曲，其中由上髎至下髎的一个弯曲相当于骶神经后支外侧支的第一次神经袢，而从小肠俞到白环俞的一个弯曲相当于该神经的第二次神经袢。膀胱经在腘窝由浮郄经委阳到委中的这一弯曲，可从腓总神经与胫神经之间的关系来理解。

3. 表里经络穴处常有相应神经分支吻合

有些络脉从经脉分出到另一经的部位正好是有关神经分支吻合的部位。例如，前臂外侧皮神经的分支与桡神经浅支在列缺和偏历处吻合，前臂外侧皮神经和肺经有关，桡神经浅支和大肠经有关。前臂骨间掌侧神经与前臂骨间背侧神经在内关和外关处相互吻合，前臂骨间掌侧神经与心包经有关，前臂骨间背侧神经与三焦经有关。一般表里两经的络穴都有相应神经分支的沟通。

4. 表里两经上常有相同神经或大致发自相同脊髓节段的神经分布

肺经和大肠经都与肌皮神经和桡神经有关，这两根神经均发自 $C_{5\sim8}$，心经和小肠经都与尺神经及前臂内侧皮神经有关，尺神经发自 $C_{7\sim8}$ 及 T_1，前臂内侧皮神经发自 C_8 和 T_1。脾经和胃经都有隐神经及腓浅神经分布。肾经和膀胱经都有胫神经分布。

5. 手足同名经的某些相应穴位处有类似的神经分布形式

前臂外侧皮神经与桡神经浅支在手太阴经列缺处吻合；小腿内侧皮神经与腓神经浅支在足太阴经公孙处吻合。在解剖学上，前臂外侧皮神经与小腿内侧皮神经相当，桡神经浅支和腓神经浅支相当，而列缺和公孙亦两穴相当，都是太阴经络穴。手三里处有桡神经深支分布，足三里处有腓深神经分布，两穴不仅同属阳明经穴，其名称、位置及神经分布亦均相当。

6. 手足三阴、三阳经的主治特点与相应脊神经和自主神经的联系有关

手三阴经分布于上肢掌面，通过上肢部脊神经组成的颈丛和臂丛，在颈部和胸部与支配心肺的交感神经联系，而主治胸部疾病。手三阳经分布于上肢背面，通过颈部脊神经和颈上交感神经节的联系，再经颈内动脉和脑神经与头部各器官联系，从而主治头部病证。足三阴经分布于下肢内侧，通过下肢脊神经组成的腰丛和骶丛，在腰骶部与分布于腹部的自主神经联系，故主治腹部病证。足三阳经分布于下肢外侧和后侧，通过腰骶部脊神经与交感神经相连，再上行与分布于背部和头部的神经联系，从而主治头部和五官病证。交感神经及其各交通支与脊神经联系点的体表投影，恰与背俞穴的位置重合或相近。有人采用免疫荧光组织化学方法，发现人和动物很多器官的结缔组织中细小阻力血管周围，都受到属于交感节后纤维的肾上腺素能和胆碱能神经末梢的双重支配，认为这种交感节后纤维与阻力血管的关系，与气血和经脉的关系有相似之处。可见，交感神经和经络也有重要关系。

此外，在针灸临床上，不少针刺方法和周围神经有关。如，早期的电针疗法，主要是在神经干部位或皮神经分布区进行针刺通电治疗。再如，“节刺”，即刺星状神经节；“傍神经刺”，即刺在神经干旁边。这些针刺方法所产生的经气传导及其效应也体现出了经络与周围神经之间的关系。

（二）与神经节段的关系

在四肢部，经络与周围神经的分布有相似之处。但在躯干部，经络主要是纵向分布，而神经则主要是横向分布。从躯干部腧穴及各经腧穴的主治特点来看，纵行的经脉也有前后的横向联系，经脉的横向联系与神经节段的划分有相似之处。经络与神经节段相关假说的提出，主要有以下几个方面的依据：

1. 经络腧穴与相关内脏在神经节段分布上的一致性

经络、腧穴的形态学研究表明，经穴在 0.5cm 的范围内几乎都有脊神经或脑神经的支配。每一经穴的神经节段常位于相关脏腑的神经节段上，或在相关脏腑所属的神经节段范围内。也就是说，经穴与其所主治的脏腑在神经节段上具有相当的一致性。

1）躯干部经穴与相应脏腑的神经节段关系：俞募穴是躯干部最具代表性、最常用的腧穴，是脏腑之气向背腰和腹胸部输注通达的部位。俞募穴与相应脏腑之间的关系，在神经节段的划分上也得到了体现。形态学研究表明，绝大多数俞募穴的神经节段位于相应脏腑的神经节段范围内，或邻近这些节段。

除俞募穴以外，循行于躯干部的任脉、督脉、胃经、肾经、脾经经穴及膀胱经的其他经穴，与相应脏腑的神经节段之间也存在这种关系。例如：

膻中属 T_4，主治属 $T_{2\sim4}$ 的呼吸系统疾病及属 $T_{1\sim5}$ 的心脏病证；

中脘属 T_8，主治属 $T_{6\sim10}$ 的脾胃病证；

关元属 T_{12}，主治属 $T_{10}\sim L_1$ 的泌尿生殖系统疾病；

魂门属 $T_{7\sim8}$，主治属 $T_{6\sim9}$ 的肝脏病证；

志室属 $T_{12}\sim L_1$，主治属 $T_{11}\sim L_1$ 的肾脏病证；

梁门属 T_8，主治属 $T_{6\sim10}$ 的脾胃病证；

水道属 T_{12}，主治属 $T_{10}\sim L_1$ 的泌尿生殖系统疾病。

通过分析躯干部腧穴与相应脏腑的神经节段之间的关系发现，同一经脉的腧穴，可因所处神经节段的不同而具有不同的主治特点，而不同经脉的腧穴，可因所处神经节段的相同而具有相同的主治。如上述中脘、关元同属任脉，但因所属神经节段的不同，其主治也不相同；胃经的梁门、水道也是如此。而任脉的中脘和胃经的梁门，因同属一个神经节段，故具有相似的主治特征；关元和水道也是如此。

2）四肢部经穴与相应脏腑的神经节段关系：一个皮节或一个感觉神经根的分布范围，可按脊髓单个后根的传入神经纤维在体表皮区的分布来确定。当人体四肢向下时，神经节段是沿四肢纵行分布的。若将皮节的分布特征和有关经脉的循行路线加以比较，便可看出经脉按皮节分布的迹象。如手少阴心经循行于上肢内侧后缘，其部位正属胸髓上部节段（$T_{1\sim3}$），与心经循行部位相关的躯体神经进入上部胸髓节段后角，而支配心脏的内脏传入神经也进入上部胸髓节段（$T_{1\sim5}$）后角，两者在这些节段后角内发生汇聚。因此，心经各穴皆主治心脏有关的病证，针刺心经各穴可通过上部胸髓节段而影响心脏功能，实现低位中枢的相关调整作用。

经穴与相应脏腑在神经节段分布上的这种关系，在近年的形态学研究中得到了证实。应用 HRP 等神经追踪显示法观察到，从经穴和相应内脏注入的 HRP 等标志物在若干脊髓节段有重叠标记的现象，提示经穴和相应内脏的初级传入神经在相关神经节段上确有汇聚。

3）表里两经的神经节段关系：表里两经不仅常由相同的神经分布，在神经节段的分布上也有相同之处。例如，肺经与大肠经相表里，两经都有肌皮神经和桡神经的分布，同属 $C_{5\sim8}$；心经与小肠经相表里，两经的分布与前臂内侧皮神经和尺神经有关，前者属 $C_8\sim T_1$，后者属 $C_{7\sim8}\sim T_1$。

2. 牵涉痛与相应经络在神经节段分布上的相关性

大量临床观察和研究资料表明，某些内脏器官病变引起的牵涉痛或某些神经痛的放射路线常与经络的循行路线相吻合，且具有明显的（神经）节段性。例如：

心绞痛常由心前区经左肩、沿上肢内侧后缘直向小指放射，所经部位与手少阴心经的循行路线相当，所属节段正是 $C_8\sim T_1$ 交感性皮节。

哮喘、肺结核病患者常出现从颈肩沿上肢桡侧向拇指方向的放射痛。这是副交感性（迷走神经）内脏感觉传入 C_2 节段脊髓后扩散到 $C_{3\sim5}$ 的牵涉痛，与手太阴肺经的循行路线一致，说明肺经循行部位与肺脏确有联系。

某些盆腔脏器的病变传入 S_2 形成牵涉痛，再向下肢后侧放射，其放射部位与膀胱经循行路线一致。这种放射痛的形成与沿膀胱经路线的肌紧张有关。因此，在治疗盆腔脏器及大肠下部疾病时，可考虑选用膀胱经的膀胱俞、白环俞等与骶髓节段有关的穴位。

肝脏和胆囊发生病变时所产生的放射痛部位通常在右颈部和右肩部，相当于该部位肝经和胆经的循行路线。

（三）与中枢神经的关系

体表发生的感传线，并非只是体表的简单表象，而是一种中枢神经系统里发生感传的过程，幻肢痛现象是支持本假说的有力证据。如截肢患者有时仍会感到幻肢疼痛，而在其肢体残端上方针刺，仍有针感传到幻肢末端。从而推断，经络是大脑皮质各部位之间特有的功能联系，穴位在大脑皮质上各有相应的点。针刺某一穴位引起大脑皮质相应点的兴奋灶，这一兴奋灶就按其特有的功能联系有规律地扩散到同一经脉上相对应的穴位，引起该经的兴奋，在主观上形成了体表的循经传导感觉。支持此假说最有力的依据就是循经感传现象，循经感传的发生、其循行路线的定位、感觉的性质、传导的快慢，以及其他经络现象等都与感觉有关，并以感觉功能为基础。如果感觉功能丧失，则上述的各种经络现象不会发生，也无法确认其是否存在或进行客观的描述。神经生理学知识已明确证实，人类的主观感觉是中枢神经系统，特别是大脑皮质功能活动的表现。现代生理学的研究还证实，大脑皮质体感区的功能分区有一定的空间构型，刺激体表可在大脑皮质相应代表区引起兴奋性诱发电位，继而形成感觉；反之，刺激皮质体感区也可引起相应躯体部位出现某种感觉。上述提示循经感传、循经性疼痛或循经性感觉异常这些以感觉为基础的经络活动现象，其实质都是皮质体感区相应部位逐次兴奋的结果。这种兴奋的扩散路线在体表的投射，可能就是循经感传现象发生的机制和物质基础。但是，此说无法解释感传的阻滞现象。

（四）与自主神经的关系

根据经络感传中有时伴有循经出汗、汗毛竖立、皮丘带等与自主神经有关的现象，设想经络可能是自主神经末梢结构的一种特殊联系。交感神经系统是经络实质的重要组成部分。但单用自主神经系统的功能活动并不能完全概括经络系统的所有功能和所有的经络现象。

四、经络与肌肉的关系

有人认为，肌肉系统与《灵枢》中的经筋类似，上下关联性非常明显，刺激下部肌肉会传导到上部，而促使组织液运动的肌肉群系统就是经筋。经筋即解剖中的肌肉、肌腱等组织。全身横纹肌大致纵向排列，经络的走向与此规律一致，而且凡是肌纤维交错排列之处，如面、颊、肩、臀，经筋也存在着“结”“聚”。同时，用肌纤维的生理也能解释一些经络现象。

根据古人关于“经脉伏行于分肉之间”的论述，有人观察统计了“分肉间”的经穴约占总穴位的 62.5%，其余的穴位则多分布于肌肉、肌腱及其起止点上。有人从尸体的横断面与纵剖面的解剖情况来看，发现在人体上臂与大腿等处均见到皮肤与肌肉、骨骼之间有着不规则的多角套管复合立体的筋膜间隙，这种间隙结构与手太阴肺经等古典经脉分布循行路线是基本一致的。有人还观察到某些经络的循行感传带状分布区与某些肌肉间隙中结缔组织的分布连接相一致，结缔组织发达处呈带状，不发达处呈线状。目前较为一致的观点认为，经络系统的重要组成部分之一十二经筋的实质就是沿经络循行路线分布，呈纵向连接延续走行的肌肉、肌腱部分。

第三节 经络实质的假说

为揭示经络的实质——经络的形态结构和物质基础，经络研究者们从不同的角度提出了各种关于经络实质的假说，并进行了相应的实验验证。这些假说可概括为以下三种观点：

第一，经络是一种已知结构及其已知功能的调控系统；

第二，经络是一种已知结构的未知功能或几种已知结构共同参与的未知的综合功能的调控系统；

第三，经络是一种未知的特殊结构及其功能的调控系统。

下面介绍的是其中有代表性的一些假说。

一、神经-体液调节相关说

神经与体液调节方式密切相关，形成一个以神经反射为主导的神经-体液调节体系。有学者提出经络与神经-体液调节相关说，推论经络系统与神经-体液的功能密切相关，在认识针刺对经气的激发和治疗作用时，认为针刺对周围神经的刺激，产生的针感冲动传入相应的各级中枢，即引起神经反射性调节作用。这种神经反射性调节作用既可以是通过突触间的相互作用来完成的，也可以是通过脊髓节段内或节段间的反射来完成的；有时也通过生理或病理反射引起的近距离或跨越几个节段的反射性联系而发挥作用；更可以通过特异性投射系统或非特异性投射系统影响大脑皮质和皮质边缘系统，以及下丘脑或高级中枢的各有关部位，通过中枢内部的功能联系，而产生更远距离或全身性的影响和调节作用。其传出途径可以是躯体神经，也可以是自主神经；如果反射过程中引起了体液因素的参加，则其调节作用表现得更加广泛而持久。

二、经络-内脏-皮质相关说

有学者根据经穴与皮质、皮质与内脏之间存在着肯定的联系，认为经络与内脏和大脑皮质之间也存在必然的联系。一系列的实验观察结果表明，针刺与心脏有直接关系的心包经、心经以及与心包经互为表里的三焦经的某些穴位，具有明显减弱肾上腺素所致兔心率变慢的作用，并促使心率恢复到正常水平，说明以上 3 条经脉对心脏活动有整复作用；在分布上与心脏有一定联系的肾经、肝经、脾经、胃经以及与心经互为表里的小肠经，对心脏活动也有一定程度的整复作用；而与心脏联系较少的膀胱经、大肠经、肺经及胆经，则无明显的作用。证明了十二经脉及其表里关系的存在，经络与其所属的脏腑之间有其特殊的联系。通过针刺犬的“足三里”穴可以建立食物性条件反射，针刺健康青年人的内关穴，同样也可以建立起血管收缩反应的条件反射，都说明经络与皮质之间有着密切的联系。

三、二重反射说

关于经络实质的二重反射假说是汪桐于 1977 年提出的。汪氏认为，针刺穴位时，一方面可通过中枢神经系统引起通常的反射效应，即长反射；另一方面，由于针刺部位局部组织的损伤可产生一些酶化学物质，这些物质作用于游离神经末梢，便引起局部的短反射。这里所谓的双重反射，是指针刺过程中长、短两种反射的同时出现。汪氏认为，二重反射假说可比较圆满地解释针刺穴位时出现的反射效应和各种循经出现的经络现象。

1. 二重反射假说的主要依据和观点

二重反射假说的提出主要基于以下依据和观点：

1）器官功能的神经调节可通过长、短两种反射形式实现：现代生理学认为，人和动物生理功能的调节是通过神经体液综合调节机制实现的，但其器官功能的神经调节可通过两种形式来实现。其一，中枢神经系统的长反射；其二，位于器官内部的局部神经丛而实现的短反射。消化系统功能活动的调节是这两种反射的典型例子，其他器官也有类似的情况。

2）经络线上有相对丰富的血管、淋巴管和神经丛或神经网：经络循行线上存在着相对丰富的血管和淋巴管，其分布可能有特殊的构型。经络循行线上的皮肤、皮下组织和血管周围有相对丰富的神经丛或神经网，主要由交感肾上腺素能和胆碱能纤维及传入神经组成，这些游离的神经末梢之间可相互影响。

3）针刺可引起循经相继触发的短反射：针刺时，由于局部组织损伤而产生的一些酶化学物质可作用于游离神经末梢而引起局部短反射。通过神经丛或神经网的相互作用，一个局部短反射的效应可成为引起另一个短反射的动因。如此，短反射相继触发，向一定的方向推进，从而引起循经出现的各种经络现象。在一系列局部短反射相继激发的过程中，每一个反射环节所引起的兴奋，可经传入神经传入中枢，上升为意识。各个短反射在大脑皮质上的相应代表区依次连接，便可形成经络在大脑皮质上的投影图。在经脉线上，以神经和血管为基础的局部短反射效应，可以被认为是一种比较低级、比较古老的外周整合系统，是进化过程中遗留下来的一种比较原始的功能。

2. 二重反射假说的实验验证

要肯定二重反射假说的成立，首先必须证明外周神经末梢之间确有传递兴奋的可能性。早在1950年，Habgood就曾报道，在只带有两根神经支配的蛙皮肤离体标本上，刺激其中一根神经的断端即能导致另一根神经的放电。迷走神经和交感神经之间也可形成突触联系。为证明短反射的存在，汪氏也进行了一系列的实验。

1）外周神经末梢之间兴奋传递的实验研究：在大鼠身上分离腓浅神经和腓深神经，并切断它们和中枢的联系，发现在通常情况下，电刺激腓浅神经的外周端，在腓深神经干上可引出动作电位（AP），其出现率为7.14%。刺激腓深神经外周端，在腓浅神经干上记录不到动作电位。但是，如果电针“足三里”30分钟后再进行观察，则电刺激腓浅神经外周端时，在腓深神经干上可引出动作电位，其出现率为44.44%；刺激腓深神经，在腓浅神经上也可引出动作电位，其出现率为39.29%。提示电针“足三里”前后动作电位的出现率有非常显著的差异。如果同时刺激同侧下肢交感神经干的外周端，则动作电位的出现率显著降低。进一步的研究表明，刺激一条神经干，可在另一条邻近神经的单纤维上记录到动作电位。实验结果表明，在一定条件下，兴奋可以在外周神经末梢之间传递。这种传递又可被交感神经所抑制。

2）针刺切断脊髓前后根大鼠“内关”穴对急性心肌缺血心电图的影响：对大鼠静脉注射垂体后叶素引起实验性急性心肌缺血，并将大鼠分为四组。A组：切断C_6～T_2前后根，针刺内关；B组：不切断前后根，针刺“内关”；C组：切断前后根，针刺非穴；D组：切断前后根，不予针刺。结果显示，对A、B两组大鼠电针双侧“内关”半分钟左右，急性心肌缺血心电图各项指标迅速得到纠正，除逆转期外，两组心电图数值的改变和恢复的时间均无显著差异，而C、D两组心肌缺血心电图恢复时间显著延长，与A、B组相比，差异显著，说明不依赖中枢的短反射确实存在，内关–心脏的联系有相对特异性。

3）刺激切断脊髓前后根大鼠正中神经对急性心肌缺血心电图的影响：切断大鼠右侧脊髓C_6～T_2前后根，并将其造成急性心肌缺血，再分别刺激两侧正中神经、尺神经以及“内关”穴区的肌肉，观察其对心肌缺血的影响。在对29只大鼠进行实验发现，刺激右侧正中神经对急性心肌缺血心电图也有明显的改善作用，进一步证明短反射的存在，而刺激尺神经作用较小，刺激“内关”穴区的肌肉则无作用，说明内关穴的主要神经通路是正中神经，尺神经也参与其中。

4）对切断前后根大鼠因急性心肌缺血引起的神经源性皮炎的研究：随着静脉注入垂体后叶素时间的延长，大鼠在出现急性心肌缺血心电图改变的同时，两前肢皮肤逐渐出现局灶性蓝色斑点，其中，两侧"内关"穴区的蓝斑明显而又恒定。在切断和保留脊髓前后根的两侧"内关"穴区皮肤内染料的含量基本相同，无明显差异，表明内关与心脏确有相对特异的联系，这种联系除通过中枢的长反射外，还存在着通过脊神经节的短反射。

5）经穴和相关内脏短反射的形态学研究：采用荧光双标记法，将快蓝（fast blue）和核黄（nuclear yellow）两种荧光素，分别注入穴位和相关内脏。结果在相应后根节内发现若干双标记细胞。双标记细胞主要是一些中小型细胞，其轴突的分支，一支支配体表，一支到达相关内脏，是短反射的形态学基础。

上述实验结果从几个侧面为验证经络实质的二重反射假说提供了必要的前提。

四、轴索反射接力联动假说

1980年，张保真根据经络路线皮肤反应和循经感传形态生理学等方面的大量文献资料提出了轴索反射接力联动假说，试图从组织生理学的角度对经络现象的产生机制和经络的组织结构基础做出合理的解释。轴索反射接力联动假说和二重反射假说在总体观点上有类似之处，但前者对某些细节的解释较后者更详细具体些。

轴索反射接力联动假说认为，穴位中的神经末梢属于某个感传神经元周围轴索的一个分支。当穴位受到各种形式的刺激时，分布于穴位的感觉神经末梢产生兴奋，其冲动传到该轴索分支的分歧处，反转逆向，沿其另一分支传向皮肤，在此分支的终末处释放扩血管或其他的效应物质，使皮肤的小动脉扩大，微血管通透性提高，接近此分支终末的肥大细胞进入活跃状态。小动脉扩张形成潮红，微血管通透性提高形成风团，由穴位刺激直接引起的和由轴索反射引起的肥大细胞活动改变了中间物质的成分和含量。这些中间物质可将信息从一个神经元的轴索终末传给下一个神经元的轴索终末，包括从上一轴索终末释放出的递质及存在于微环境中的各种生物活性物质或介质，也包括构成荷电基团的大分子物质和电解质。主要由于中间物质导电能力的增强，促使皮肤中按经络线特定排列的、与上一神经元末梢重叠分布的下一个神经元轴索终末产生兴奋，产生轴索反射。该轴索反射的结果同样形成相应区域的潮红和（或）风团，同样增强中间物质的导电能力。轴索反射如此一个接一个地传下去，潮红和（或）风团就从局部延长，成为跨过若干皮节的红线或皮丘带。

前述Habgood的实验对轴索反射接力联动假说是一个支持。Habgood认为，在皮肤内也许由于前一神经的刺激释放类似组胺的介质，这些介质降低了第2条神经兴奋的阈值。1983年Lembeck提出的关于Lewis三联反应机制的解释与轴索反射接力联动假说相似。他认为，当皮肤受刺激后会产生许多化学物质和缓激肽、钾离子、组胺、前列腺素等。它们作用于感觉神经的外周轴突末梢，形成刺激。这不仅引起感觉神经末梢向中枢的冲动传递，也产生向周围释放的P物质（substance P，SP），造成血管扩张，血浆外渗。同时，经轴索反射在轴索分支末梢也释放SP。这些SP诱发邻近的肥大细胞释放组胺。这些组胺再作用于下一节段的神经轴突末梢，使之兴奋。如此一连串的反应造成神经性炎症的扩散。

张氏在实验中发现，在人体足阳明胃经路线上的皮肤中确实存在两种不同的神经-肥大细胞连接。其中一种为传出性神经肥大细胞连接，或称之为A型连接。此种连接建立于轴突终末和肥大细胞之间，而不是轴突在其行程中与肥大细胞单纯的连接。参与连接的轴突终末有施万细胞相伴并被其包裹。终末呈特殊膨大，内有囊泡、线粒体、神经丝和复合小体等。肥大细胞表面的皱褶可参与连接的形成。这种连接可能与轴突反射时感觉神经纤维的传出性分支有联系。与肥大细胞形成连接的轴突终末似属 C 类纤维。另一种连接称 B 型连接，在构造上与 A 型连接有很大的差异。它的轴索终末不膨大，也不含任何已知的细胞器，陷入或偃卧在肥大细胞的凹窝中。根据这一结构特点，B 型连接可能是属于传入性的。在小鼠的皮肤中也观察到了神经肥大细胞连接。电生理学方面的研究也证明了 Lembeck 于 1983 年提出的关于 SP 可能是感觉神经传递物的著名假设，并证明 SP 确实存在于细初级传入神经纤维，它既可从细纤维的中枢端向脊髓背角释放，也可从外周端向皮肤释放。中枢端 SP 的释放成为感觉信息的传递物，外周端的 SP 释放则参与伤害性保护反应，成为神经性炎症的介质。进一步的研究表明，SP 和组胺均可在皮肤局部引起末梢神经的传入发放。这种化学物质对局部皮肤神经感觉末梢的直接兴奋作用证明这些物质确能作为轴索反射接力联动的中间介质，并表明在经络路线皮肤反应和循经感传过程中，不仅有形态学方面的变化，沿经络路线的信息也可不断地传入中枢。神经-肥大细胞连接是神经末梢释放 SP 进而诱发肥大细胞释放组胺的结构基础。微量 SP 和组胺都可引起外周感觉神经末梢的传入发放。SP 可来自直接受刺激的感觉神经末梢，也可经轴索反射而在邻近的其他分支末端释放。组胺可由受刺激部位的细胞释放，也可由肥大细胞在 SP 的作用下释放。局部 SP 及组胺含量的增加，又可作用于邻近的感觉神经末梢和肥大细胞。如此一连串接力联动的不断扩展，便形成沿经络路线的皮肤反应，并引起外周神经末梢间跨节段的冲动传递而造成循经感传（图 6-3-1）。张氏还通过在小白鼠皮肤内注射微量 SP、组胺等化学物质，成功地制成循经出现的红线和皮丘带等皮肤反应，为轴索反射接力联动假说提供了依据。

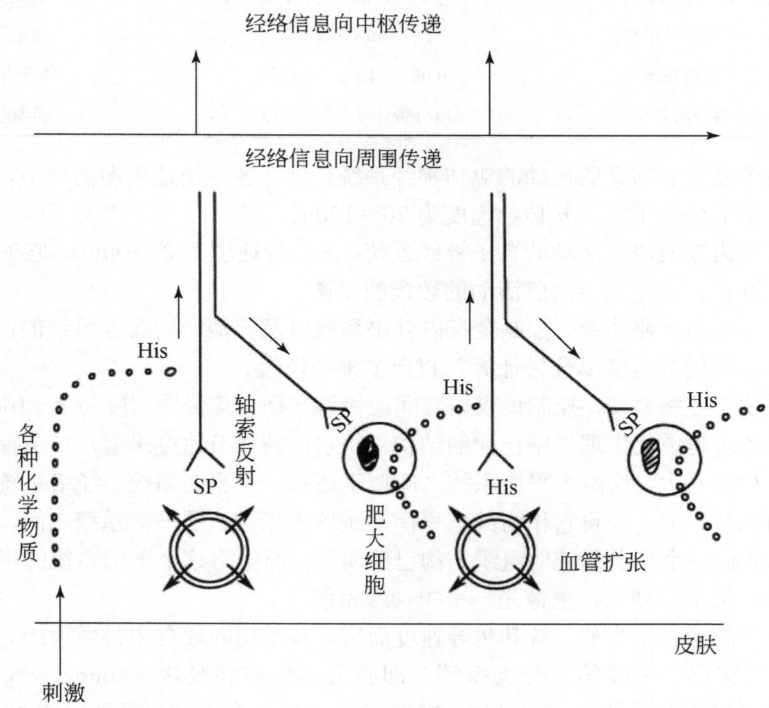

图 6-3-1　P 物质（SP）和组胺（His）在经络信息传递中的作用示意图

五、第三平衡系统说

根据大量循经感传现象的研究资料，孟昭威于 1978 年提出了有关经络实质的第三平衡系统假说。孟氏认为，《内经》所指的经脉实际上是循经感传线。书本上的经线来自生理上的循经感传线，而不是来自解剖形态的观察。《灵枢·脉度》中描述的许多关于经脉长度的尺寸，实际上是对经脉感传线的测量结果，而不是血管的长度。《内经》中所说的行于经脉中的“气”，应理解为感传。《灵枢·五十营》中所说的“呼吸定息，气行六寸”，指的是感传速度。这一速度合每秒2.8～3.6cm，与循经感传的速度接近，而绝非血流速度。经络有沟通体表和内脏之间的联系、调节两者间相对平衡的作用，孟氏据此认为，经络应是一个平衡系统。这个系统在现代医学体系中是没有的。现代生理学中没有根据平衡作用对人体进行系统分类，没有平衡系统的概念，只有内环境稳定（homeostasis）一词。然而，人体生命活动的关键在于如何维持身体的动态平衡，内环境稳定只是人体动态平衡的一个方面，从人体的各种功能活动来看，人体存在多个平衡系统，协同维持人体的生命活动。现代生理学中已知的具有调节功能的结构是神经系统和内分泌系统，经络系统也是平衡系统，和神经系统、内分泌系统等协作共同完成全身的平衡调节作用。调节系统主要根据各自不同的反应速度来划分，不同的反应速度具有不同的调节速度。神经系统中的躯体神经和自主神经的反应速度相差较大，分为两个调节系统，再加上经络系统和内分泌系统，人体有四个平衡系统（表6-3-1）。

表 6-3-1 人体四种平衡系统

平衡系统	调节及反应速度	作用
第一平衡系统（躯体神经系统）	70～120m/s（传导）	快速姿势平衡
第二平衡系统（自主神经系统）	2～14m/s（传导）	内脏活动平衡
第三平衡系统（经络系统）	0.02～0.1m/s（感传）	体表内脏间平衡
第四平衡系统（内分泌系统）	以分钟计（效应作用）	全身性慢平衡

第一平衡系统是控制随意肌运动的躯体神经系统，进行各种快速平衡的调节，如打乒乓球、赛跑等体育运动之类的快速平衡，其传导速度为70～120m/s。

第二平衡系统为控制内脏活动的自主神经系统，其传导速度为2～14m/s。它的平衡调节速度比躯体神经系统慢许多，主要调节内脏活动的较慢的平衡。

第四平衡系统是内分泌系统，控制全身内分泌系统以及其他一切器官组织的慢平衡，如血糖平衡、血压平衡等，其调节速度以分钟计算，较自主神经还慢。

第三平衡系统是经络系统，控制体表内脏间的协调平衡，其传导速度为2～10cm/s。上述第一、二、四三个平衡系统是现代生理学中已知的结构，从它们的调节速度来看，自主神经系统和内分泌系统的调节速度相差甚大，这两个平衡系统之间似乎还有一个平衡系统。经络系统的调节速度刚好介乎这两个平衡系统之间，故将它作为第三平衡系统置于第二、四平衡系统之间，正好填补两者之间的空缺。只是其他三个平衡系统的组织结构已经明了，而经络这个平衡系统的形态学基础尚未清楚。它既似神经，又不似神经，更像是一个类神经系统。

第三平衡系统的形态学实质，就其传导速度而言，其结构应较自主神经为细。英国学者皮尔斯（Pearse）1980年曾提出神经第三分支系统，即胺前体摄取和脱羧（amine precursor uptake and decarboxylation，APUD）系统。目前已知APUD系统包括分布于体内各器官的40余种细胞，可产生35种肽类物质和7种胺类物质。其中23种肽类物质既存在于神经系统，又可见于周围其他组织中。神经第三分支系统与已知的神经系统中的躯体神经和自主神经相比具有起动慢、作用时间长的特点。这和经络系统有相似之处。故孟氏认为，APUD系统与经络这个平衡系统有遥相呼应之势，或许它属于经络的范围。

六、经络电通路假说

经络研究者应用“经络测定仪”对人体十二经脉进行测定，探测经络线上皮肤的电参量，发现其路线和所通过的各个经穴基本上与古书的记载相同，并且经络的电特性与人体的生理状况、内脏疾病以及外环境的影响有密切的关系。人体本身就是一个放电体和导电体，其放电和导电在强度、方向和范围方面都有一定的规律性。经络电测定可以反映经络活动的生物电现象和它的某些规律。比如，当器官活动增强时，相应经络原穴的电位增高；器官摘除，或经络线路所经之处的组织被破坏，则相应经络原穴的电位降低。根据上述研究，该假说认为：经络的实质是人体内的电通路。从组织器官发出的电流，沿着特殊导电通路传导，纵横交叉，遍布全身，内联五脏六腑，外络四肢百节、五官九窍，其中纵横干路形成十二经脉及奇经八脉，其别出或横行线路则构成十二经别、十五络脉。该假说认为，身体内任何组织均可导电，因此，应当考虑此通路导电组织的多样性，即多种组织均可作为导电的介质。这样形成的经络系统是独立存在的，但与神经系统有密切联系。

与此同时，有研究也报道了对经络电活动的研究结果。用乏极化电极引导，在示波器上观察针刺“得气”前后本经经线上和经线外的波动电流变化的规律，发现当“得气”时，在本经的穴位及经络线上的非穴点都出现特有的电位变化，可以记录到频率为30～150Hz，强度为10～40μV的钝形慢波，潜伏期2～10秒。这种变化只出现在本经循行路线上，旁开2cm处即记录不到，而且各经变化的规律也基本相同。另外，以精密电位差计在经络的主要穴位上也可以记录到特有的静电位。穴位的电位一般都比其周围（上、下、左、右）的电位高，并随机体状态的不同而呈现明显的变化，针刺前后也有显著的改变。从而认为，经络活动可以通过经络线上的电变化表现出来，并有其特殊的规律。

有研究者以四电极法测量人体皮下约2mm处的导电特性，观察到大多数人皮下的低电阻点都可以连接成与古典经络线走行基本相同、左右两侧对称的稳定的低阻线，在受到刺激或机体的状况发生变化时，皮下的电阻值也会发生改变，但低阻线较之周围有更佳的稳定性。说明此低阻线具有与其周围组织不同的生理特性。将这种皮下低阻点连成的线，称为低阻经络，认为它证明了古典经络的客观实在性，在传统经络循行经过之处，确实存在与其他部位不同的性质，如低阻抗。

有研究者在研究隐性循经感传现象的基础上，用低频脉冲皮肤阻抗测定仪测定人体和动物的皮肤阻抗，认为人体经络线具有低阻抗的特点，是一条低阻抗线。其宽度约70μm，不受麻醉和失血的影响，截肢以后也没有明显的改变，说明它可以脱离神经和血液循环系统而独立存在。该研究认为，经络线的低阻抗性与表皮下的任何结构都没有直接关系，经络线上皮肤表面角质层变薄是产生低阻抗的根本原因。但同时也指出，除了表皮层的低阻抗特性之外，经络线下各层（真皮、结缔组织和肌肉层）均有与经络相关的物质结构。

七、经络波导假说

在生物体内，光、场这些物质与实体结构具有几乎相同重要的意义。从场的角度来看，“经气”类似于在体内不断运行传播着的，以红外线、微波波段为主体的电磁波。它们在体内的运行传播过程中，能产生与代谢相关的无线电波化学反应，经络由此成为引导电磁波传播的“波导管”，脏腑则类似于谐振腔。若此，则可对部分经络理论和经络现象进行较为合理的解释。

在20世纪50年代末期经络研究蓬勃发展的形势下，张秉武认为当代医学只着重研究以分子、原子所构成的实物的作用，却没有相应地研究人体光场等的成分；只注重讲述物质代谢，而没有相应地注意到能量代谢。光是物质，具有能量，而且还有波动性。当代医学忽视了体内所存在的波以及周期性变化着的物理因素，如光、磁场、宇宙射线等对生物体的影响。激光化学效应在人体代谢过程中可能有重要的作用。现代医学中"模拟"的研究方法也应用得很少。人体内的管状、分层结构对可见光来说是不均匀的介质（如反射系数、折射率的不同），这正是人们得以用肉眼及光学显微镜对它进行研究的物理学根据。由此可以推测这些介质对人体内本来就有的红外线和微波来说，同样也是不均匀的。因此，这些介质很可能构成一个对体内电磁辐射作波导性传输的波导系统。不过脏腑的结构较一般技术上用的谐振腔更复杂。因此，可以将模拟的方法和微波技术的理论成果用于经络研究，把中医所说的人体的"内气"看作是体内的电磁波，把经络看作是人体内传输"以红外线-微波为主体的电磁波"的波导系统。

经络波导假说的中心内容包括：第一，要像在微波学中，密切地把波导系统的元件、部件的实质结构与在其中传输着的微波的磁力线、电力线结构联系起来那样，把人体这个"小宇宙"中的"气光子"（从"内气"的角度着眼，特地把体内的电磁波称为气光子）看作是与实质"平分天下的角色"。第二，从波动角度也有可能阐明众多的与循经感传现象相关的难题。如以"不具明显边界但成层的"反射气光子之物来认识循经感传的宽度边线；以气光子的"行波"的群速代表循经感传的速度等。第三，把源自体内某"物点"的气光子密度极大点（或可遇见气光子概率极大处）称为"此物点的像中心"，在横截经络的平面内，把气光子密度极大点（一个或多个）定义为"经络轴心点"，把通过经络轴心点而作的直线定义为"经络径向线"，把由相邻的经络径向线上气光子密度陡度极大点（或密度不连续点）所组成的闭合线定义为"经络界线"。由相邻的横截经络的平面之经络轴心点在人体内形成了经络轴心线，围绕经络轴心线的不同平面内的经络界线所形成的管状面即"经络界面"。经络即"经络波导"，"经络界面"就是经络波导管的"管壁"。第四，不同的经脉之间以及经脉与穴位、经脉与脏腑等的联系，可用波导系统来模拟。经络与有关神经体液的实物之间的联系也具有光（广义的）与分子、原子的物理学通性。

经络波导假说是从电磁波的生物学效应和场的角度探讨经络实质的一个新尝试。

八、循经感传的脊髓脑干神经网络假说

循经感传是最典型的经络现象，被认为是古人创立经络学说的主要依据。从生理学角度看，循经感传是一种主观感觉，它的形成包括从外周感受器、传入神经到中枢神经活动的全过程，并与兴奋在中枢神经系统内的扩散有关。但无论是大脑皮质或丘脑腹内外侧核，其下肢、躯干和面部的代表区都被上肢的代表区分隔，难以解释足三阳经的感传现象。鉴于脊髓和低位脑干仍保持着节段和类节段的痕迹结构，刺激脊髓、脑干某些部位，可出现类似循经感传的感觉传导，许多针灸基本效应如针刺镇痛等在脊髓、脑干水平则可完成。因此，林文注等根据现代神经解剖学和神经生理学研究资料，在穴位针感、循经感传、针刺镇痛等研究成果的基础上，于 1995 年提出了循经感传的脊髓脑干神经网络假说。脊髓脑干神经网络假说认为：①脊髓后角胶状质区和低位脑干存在与体表经络相对应的、多突触的、高度并联及互联的神经网络链。②在下行抑制减弱或下行易化增强、神经网络链兴奋性提高和适当的穴位刺激或穴位传入纤维敏感性提高的条件下，脊髓脑干神经网络链内可产生具有循经感传基本特征的兴奋扩布。③这种兴奋扩布，一方面通过相应节段胶状质区的突触三联体等接替给相应节段的脊髓束神经元，传向丘脑和大脑皮质感觉区，产生循经感传的感觉；另一方面接替给相应节段的脊髓前角或侧角的有关神经元，产生循经肌电反应、循经神经血管反应和改变相应脏腑的功能活动反应。支持这一假说的临床和实验依据有：①用类霍乱原亚单位-辣根过氧化物酶（CB-HRP）穴位注射跨神经节追踪研究表明，脊髓后角胶状质区和低位脑干存在与体表胃经相对应的神经网络链；同一节段的胃经与膀胱经的穴位一级传入终末在脊髓胶状质区形成了既相互重叠又有一定部位差异的相对特异关系。②计算机仿真结果表明，该神经网络链在一定条件下可产生具有循经感传基本特征的兴奋扩布。③根据计算机仿真结果，应用能提高脊髓胶状质区中间

神经元自然放电频率、减低系统自然频率差的脊髓兴奋剂，可在动物体节段性脊髓场电位的基础上诱发出跨越 20 余个脊髓节段的和以 P_2N_3 波为主的传导性脊髓场电位，初步的工作表明这种脊髓内的兴奋扩布可能与循经感传的产生有一定的关系。④减低下行抑制的入静诱导者和脊髓兴奋性明显提高的不完全性截瘫患者循经感传的出现率明显提高。⑤脊髓腹外侧索损伤的患者几乎不能产生穴位针感和循经感传。⑥刺激周围神经包括离断神经的向心端可诱发出双向性的循经感传，其传入纤维可以是粗纤维也可以是细纤维。⑦在一定条件下感传的距离随刺激强度的增强而延长。⑧穴位肌电和循经肌电都是一种需要中枢神经系统参与的反射性活动。

以上扼要地介绍了有关经络实质的几个有代表性的假说。除此以外，我国学者还对经络的实质提出过许多不同的看法。比如，有人认为经络是某种类传导系统，古老的应激系统，特化的胚胎“表皮传导”量子系统，或者是与代谢作用梯度分布有关的点线结构等。也有人从系统论、控制论、信息论和耗散结构理论的角度来探讨经络实质。当然，各种假说和设想都还有待于在今后的工作中加以验证，但活跃的思路和从各个不同角度进行的广泛探讨，对于阐明经络的实质，无疑是必要和有益的。

第七章 腧穴的现代研究

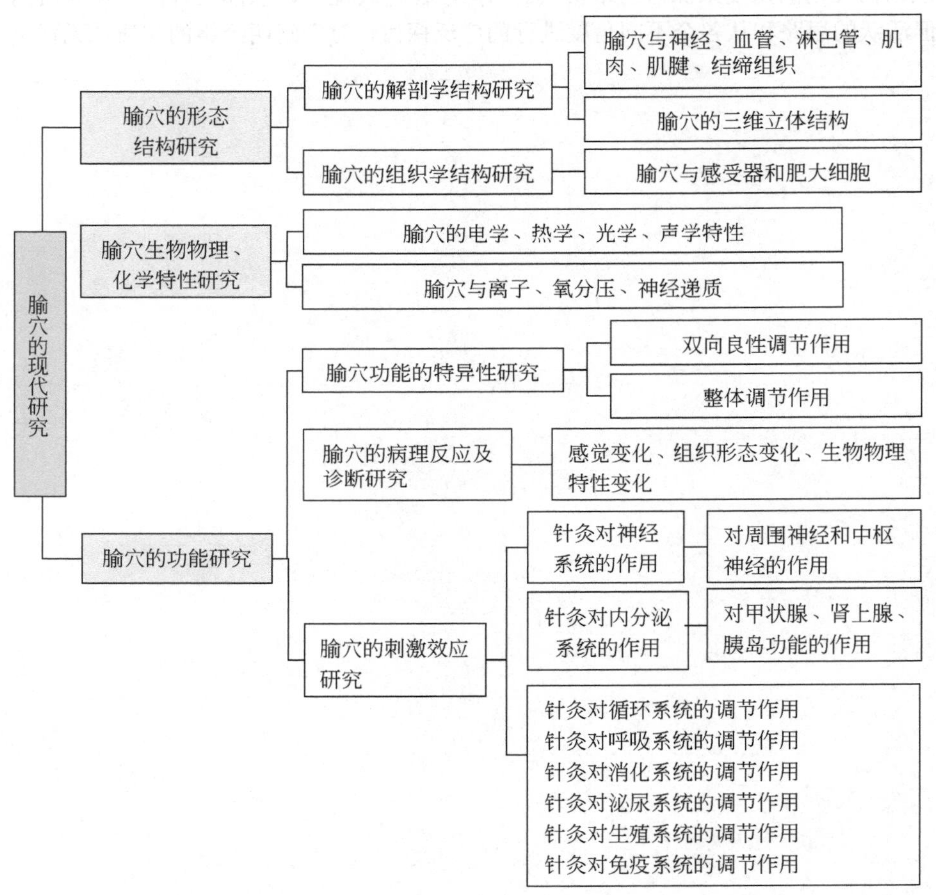

腧穴是人体脏腑经络之气输注于体表的特殊部位，是脏腑经络之气生理、病理变化的感受点和反应点，也是针灸施术的刺激点，在人体生理、病理乃至诊治中都具有至关重要的作用。新中国成立后，国内外学者应用现代科学技术和方法对腧穴结构、功能等进行了大量的临床与基础研究，为临床针灸治疗疾病以及腧穴效应机制等关键问题提供了理论依据。本章内容主要从腧穴的形态结构、生物物理特性、腧穴病理反应、腧穴刺激效应研究等方面对腧穴的现代研究进行阐述。

第一节　腧穴的形态结构研究

我国对腧穴形态结构研究始于 20 世纪 50 年代，主要利用现代解剖学方法从宏观角度对腧穴进行层次解剖、断面解剖等研究，初步证实腧穴与神经、血管、肌肉、肌腱之间的关系，并用组织学、组织化学或形态结构与功能相结合的方法从微观上对腧穴进行了研究和探讨，对腧穴功能的形态学基础、针感与针刺效应的发生机制有了进一步理解。目前认为腧穴是一个由多种组织构成的立体构筑。

一、腧穴的解剖学结构研究

1. 腧穴与神经

在腧穴形态结构的研究中，最多见的是腧穴和神经的关系，研究方法主要为层次解剖和断面解剖。上海中医药大学对 309 个腧穴进行针刺解剖，观察到以上腧穴均处于神经干或针刺点旁 0.5cm 内有神经干的部位。有学者研究手少阳三焦经主要腧穴与周围神经关系的局部解剖，结果显示 7 个主要腧穴中除液门和中渚穴在穴区内有单一神经分布外，其余腧穴的神经支大多有不同的神经来源，说明各穴处于不同神经干分支的边缘邻接带，属于多神经干分支共同分布的区域。其他单位所做的大量腧穴解剖学和组织学观察均得到了类似的结果，表明穴区表皮、真皮、皮下、筋膜、肌层及血管壁等组织中有丰富而多样的神经末梢、神经束、神经支或神经干，而非穴区的神经干支均较穴区少。

2. 腧穴与血管

解剖学和组织学研究均表明，腧穴与血管的关系也很密切。上海中医药大学对十二经 309 穴针下结构的观察表明，处于动脉干或穴旁有动、静脉干者占观察腧穴的 92.6%。有学者用乳胶或墨汁灌注等方法，经巨微解剖、光镜辅以图像分析测量，又以质子激发 X 线荧光发射技术观察到骨间膜外丘穴位处血管密集。与非穴位区域比较，穴位区域毛细血管排列有一定的规律性。复旦大学、上海第二军医大学、上海中医药大学等研究发现，穴位区域有丰富的毛细血管存在，这些毛细血管的排列并非杂乱无章，而是呈平行于经络的走向一层一层分布的。对 7 条经脉上的 295 个腧穴进行解剖学研究，发现主要腧穴及其循行路线同神经和血管以及血管周围的自主神经丛支有密切关系。例如胃经的足三里穴区恰是腓总神经、胫神经至胫前动脉血管支的汇合区；心包经的劳宫穴内有正中神经和尺神经发出到血管的吻合支。这些在腧穴下躯体神经与血管周围或血管壁自主神经丛相联系的吻合支或汇合区，很可能就是沟通躯体神经与自主神经之间功能联系和相互影响的枢纽与通路，也是得气感与自主神经性效应往往同时发生的原因之一。

3. 腧穴与淋巴管

关于腧穴与淋巴管的关系，有研究表明，足三里的淋巴管分支丰富集中，与对照组相比有明显不同。另有学者综合探讨了循经感传现象与淋巴系统之间的关系，认为给予经穴针刺刺激时，引起相关神经末梢分泌 P 物质，通过毛细淋巴管吸收进入淋巴管，引起淋巴管平滑肌的节律性收缩运动，这种运动的信息传至大脑皮质产生感传现象。与此同时，P 物质经淋巴管进入淋巴结后激活全身免疫系统，产生一系列的免疫活动。

4. 腧穴与肌肉、肌腱

据统计，占经穴总数 62.5%的腧穴分布于肌肉分界处、有神经干支进入的部位，其余 37.5%的腧穴则多位于肌肉、肌腱之中或其起止点上。有研究表明，相当一部分腧穴位于肌肉运动点上，处于肌肉神经最接近皮肤的位点，对电刺激最敏感。上海第二军医大学和上海中医药大学近年的研究表明，胆经、胃经在小腿的腧穴均位于肌肉起点范围内。有关腧穴与肌肉和肌腱关系方面的研究开展得比较少，但这些已有资料也说明了腧穴与非穴两者在与肌肉和肌腱关系上的差别。

5. 腧穴与结缔组织

众多研究证明，腧穴大多分布于肌肉之间或肌肉与骨骼之间的结缔组织层。有学者对人尸体标本中胆经、胃经、肺经上 73 个腧穴的位置进行了研究。先将针刺入腧穴中相当于“地”的深度，然后解剖观察针尖所在的位置。统计结果表明：胆经、胃经和肺经上的各个腧穴“地”深度的位置均与结缔组织结构关系密切，最相关的是筋膜，其次是骨膜，最后是关节囊，提示结缔组织可能在腧穴功能的发挥中起重要作用。针刺腧穴时，针体与周围结缔组织相互作用，使弹性纤维和胶原纤维缠绕针体，引起结缔组织的扭曲带动相应的细胞和神经末梢反应；同时，针刺使针体周围结缔组织细胞外基质持续变化，该变化可对组织细胞产生各种影响。有学者提出腧穴是以结缔组织为基础，连带其中的血管、神经丛和淋巴管等交织而成的复杂体。

6. 腧穴的三维立体结构

对腧穴部位进行解剖学和组织学观察，迄今没有找到目前尚未认识的特殊结构，所见到的都是神经、血管、淋巴、肌肉、肌腱等已知结构。故有学者提出腧穴是由多种组织构成的一个多层次“立体构筑”。腧穴处是由多种组织组成的空间立体结构，共同决定了腧穴的功能。目前，已有人运用计算机三维重建技术，研究了足三里、内关、风府、命门、中脘等穴的空间立体构筑，也是近年来对腧穴形态的研究方向之一。研究表明数学建模可以解决腧穴三维重建研究中神经血管难以表达的问题，多层次、多角度立体显示腧穴的解剖结构和仿真模拟针刺全过程，为避免针刺意外以及提高临床针刺疗效奠定了基础；同时，也将使腧穴解剖学的教学更加生动。

二、腧穴的组织学结构研究

1. 腧穴与感受器

感受器是动物体表、体腔或组织内能接受内、外环境刺激，并将之转换成神经过程的结构。腧穴作为针灸治病时的一个刺激点，与人体的很多感受器密切相关。研究表明，腧穴所处部位的不同，其感受器的类别和数量也不同。采用组织形态学方法观察到，足三里、合谷、内关等肌肉丰厚处的穴位以肌梭为主；肌腱附近的曲泽、昆仑等穴多为环层小体；肌腱接头处的承山等穴的中心多为腱器官，周围为肌梭；头皮处的百会、印堂、攒竹、丝竹空等穴主要是游离神经末梢和包囊感受器；关节囊处的内、外膝眼等穴以鲁菲尼小体为主。在指尖部穴位观察到，其表皮基层细胞之间，有新月状或小环状游离神经末梢；在足三里、三阴交、内关等穴处还可见到各种游离神经末梢、鲁菲尼小体、麦氏小体、克劳泽终球、环层小体和高尔基-马佐尼氏小体等无囊感受器和有囊感受器。因此虽然未见穴位中有任何普遍存在的穴位感受器和新的特殊结构，但穴处的感受器有相对密集的趋势，不同部位的腧穴，其感受器的类型亦不尽相同。

2. 腧穴与肥大细胞

肥大细胞是与血液的嗜碱性粒细胞同样具有强嗜碱性颗粒的组织细胞。主要分布于黏膜（黏膜肥大细胞）和皮下疏松结缔组织（结缔肥大细胞），腧穴与结缔肥大细胞关系尤为密切。很多研究发现，人体的一些主要穴区（如足三里、合谷、内关等）肥大细胞数量较非穴区多，且多沿经线走行方向上的小血管、神经囊分布。还有研究证实，人体深层经穴的肥大细胞密集成群，数量众多，而浅层则单个分布，数量少；深层穴区肥大细胞数量明显高于非穴区，而浅层无显著性差异。有研究发现手针大鼠“足三里”5 分钟后，皮下组织内小血管周围、肌束和肌纤维间结缔组织内有散在的肥大细胞颗粒释放；人体截肢穴区肥大细胞明显高于相应非穴区，腧穴真皮组织中有大量的肥大细胞，呈弥散或成群分布，在小血管、小神经束或神经末梢处分布最多。国外也有报道，在针刺的局部组织内有肥大细胞释放的组胺、5-羟色胺等活性物质。以上充分说明腧穴与肥大细胞有着十分密切的关系。

上述研究资料显示了腧穴在不同的、单一的组织结构上的特异性。但也有些研究认为，腧穴并非以单一组织成分存在，也不是单一组织为腧穴的效应提供物质基础，而是多种组织的共同功能。腧穴是由多种组织组成的空间立体结构，共同决定了腧穴的功能。目前，已有人运用计算机三维重建技术，研究了足三里、内关、风府、命门等穴的空间立体构筑，证实了腧穴的这种立体结构特性。此外，还有研究认为，胶原蛋白、人体内液晶物质、反射弧等也与腧穴的功能之间存在着密切联系，是构成腧穴的物质基础之一。

第二节　腧穴生物物理、化学特性研究

腧穴作为机体联络、反应、调节的功能单元，在机体物质、能量和信息的传递及调控过程中发挥着重要作用，具有其特定的生物理化特性。自 20 世纪 50 年代至今的大量实验已经从电学特性、热学特性、光学特性、声传导特性等不同角度显示了腧穴的客观存在。应用智能型腧穴伏安特性计算机检测系统、经络腧穴动态特性（温度）体表监测系统、激光多普勒等定量定性分析和动态监测的仪器设备对腧穴的生物物理特性进行了观测。目前对腧穴的电学特性及热学特性的研究较为活跃。

一、腧穴的生物物理学特性研究

1. 腧穴的电学特性

腧穴在电学方面的特性研究已经较为成熟和全面，证明了电学特性在腧穴中是普遍存在的，腧穴具有高导电量、低电阻、高电压等电学特性，且具有非线性和惯性两大特征。继 1955 年日本中谷义雄发现腧穴“良导点”之后，国内许多研究人员也开展了大量的腧穴电阻的研究工作。进入 20 世纪 80 年代以来，随着微电子和计算机技术的发展，经穴电阻抗特性的研究进入一个新阶段，已经初步证实经络、腧穴具有低电阻特性，而且经穴的电阻抗特性与人体的健康状态密切相关。应用皮肤电阻抗检测的微机系统对人体皮肤低阻点分布检测结果表明，皮肤低阻点基本上是循经分布的，但排列并不相连。对家兔“内关”穴皮肤电阻的测定及其影响因素的观察显示，穴区皮肤电阻明显低于非穴区，麻醉和死亡均不改变穴区低电阻特性，穴区局部皮肤状态的变化，如温度、湿度和损伤等，使皮肤电阻降低。对排卵前后三阴交等穴电阻变化及雌激素对其影响的观察表明，腧穴

电阻的增高与排卵活动存在着一定关系，雌激素可降低腧穴电阻。对妇女月经周期和妇科虚实证经穴电阻变化的研究显示，育龄妇女在月经周期各期中，经前与经后冲脉、任脉电阻有明显差异；在病理状态下，虚证组的电阻比正常组高，实证与正常组均较低。有研究人员发现大鼠腧穴皮肤导电量较腧穴旁对照点大，声波波幅值较腧穴旁对照点高，腧穴能够产生脏腑效应。

中国中医科学院将多头探测电极分别固定于腧穴和非穴上测试，结果有70%的腧穴皮肤电位明显高于非穴。尽管不少资料显示腧穴皮肤电位与非穴比较具有特异性，但由于测试方法和测试条件方面存在一定问题，对结果的可靠性及其意义的评价尚有争议。因此，这方面的工作有待理论和实验上的进一步验证。

近年来，有专家认为腧穴伏安特性曲线更能反映腧穴与疾病的相关性。研究者对测得的6000多条伏安曲线定性观察结果显示，正常人腧穴及对照点的伏安曲线具有非线性和惯性两大特征。公孙、冲阳、足三里、梁丘、中脘、太溪、太白、太渊、大陵穴的惯性面积显著小于对照点，公孙、足三里、中脘穴伏安面积低于对照点，其余腧穴伏安面积与对照点比较均无显著性差异。伏安面积大小可反映电阻的高低，与对照点比较伏安面积有高有低，表明腧穴低电阻现象并非普遍存在，而低惯性特征较普遍。对腧穴伏安特性的昼夜变化研究也提示，伏安面积和惯性面积在反映人体生理变化的敏感性上存在差异，腧穴惯性面积在反映人体生理病理变化方面具有特异性，提示腧穴惯性面积比伏安面积能更敏感地反映人体的生理变化，可作为腧穴电学特性的一个主要观察指标。

2. 腧穴的热学特性

腧穴的热学特性也得到了广泛认可。物体温度大于绝对零度（−273℃）存在分子的热运动，所产生的能量以红外热辐射能的形式散发。红外热成像技术利用红外辐射原理，通过测取目标物体表面的红外辐射能将被测物体表面的温度分布转换为形象直观的热图像。1970年，法国的J.Brsarllo最早应用红外线热像图摄影术来显示人体经络腧穴。此后，国内外研究者在这方面开展了许多研究。研究人员利用红外辐射成像技术，显示出300名健康志愿者十四经的红外辐射轨迹，并认为其分布与皮肤微循环状态密切相关。有实验表明，人体红外辐射存在较大的个体差异但所有光谱的峰值都在7.5μm附近，主要辐射光谱的峰值范围在5～12μm。

腧穴的红外辐射特性研究除了采用红外热像仪测试穴区的温度变化之外，还用红外辐射光谱分析仪对腧穴处的能量代谢进行了深入研究。研究人员运用高灵敏度的红外光谱检测装置，检测到人体腧穴处红外辐射的光谱信号，并从中发现，同一个腧穴在不同个体之间存在强度上的差异性，但关于光谱特性具有较强的一致性。这表明人体红外辐射具有相同的生物物理学基础。在使用高灵敏度红外光谱测量装置中，记录到人体体表腧穴和ATP水解反应过程中释放的红外光谱，在扣除同温度的黑体辐射本底后发现在3μm附近存在明显辐射峰，且发现人体腧穴辐射光谱与ATP水解过程发射的红外光谱存在同样峰值，这进一步证实了人体腧穴红外辐射不仅含有人体热信息，而且含有ATP能量代谢的生物医学信息。

3. 腧穴的光学特性

腧穴光学特性探测研究主要是腧穴超微弱发光的探测。超微弱发光是反应机体代谢状态的灵敏性指标。从20世纪70年代起，一些学者对腧穴的超微弱发光进行了研究。腧穴处的发光强度高于周围非穴处的发光强度，某一固定部位发光强度相对恒定。对144人的139个腧穴和278个非穴的10 000多次的超微弱发光测试显示，腧穴的发光强度均明显高于非穴点；特定穴与非特定穴的发光强度也有差异。健康人井穴的发光强度明显高于四肢部的其他经穴，上肢经穴的发光强度高于下肢，左右同名经穴的发光强度基本相同，三阳经和三阴经经穴的发光强度也基本相同。可见不同腧穴之间以及非穴在超微弱发光强度上具有特异性。

4. 腧穴的声学特性

中国科学院生物物理经络研究所发现，经络具有发声和导声的特性。其发声特性系指当一定机械力作用于隐形循经感传线上的某一点时，通过该点发出的声音与非经络线的皮肤发出的声音有显著差别，表现为音量加大、声调变高。经络的导声性是指当压迫经络上的某一腧穴后，该点可以发出一种特殊的声音，循经向两个方向传导。足阳明胃经体表循行路线的声测实验研究证实，每一个检测点上均测到了与输入声波频率、波形一致的波，说明检测波均由输入波传导而来，经络循行线上测得的声波波幅值明显大于两侧对照点，其传导轨迹与古典文献描述的胃经体表循行路线基本一致，并得出胃经各穴的最佳输入声波频率均在 39.8～50.2Hz。有关腧穴超声波特性的报道比较少，这方面的研究有待进一步深入。

二、腧穴的化学特性研究

1. 腧穴与离子

已有研究表明穴位部位的 Ca^{2+}浓度均比相应旁开非穴点高。针刺穴位或在经非穴点可使在经穴位处 Ca^{2+}浓度上升，同时使相应旁开 0.5cm 点的 Ca^{2+}浓度下降。脏腑有病变时，相应外周经脉线上的 Ca^{2+}浓度会明显下降，且下降的幅度与病变的程度呈明显正相关。穴位与非穴位的 K^+浓度也同样存在差异。测试足三里、手三里和命门三个穴点，结果发现 K^+在穴位的浓度高，在旁开非穴点浓度低。针刺本经穴位或经上非穴点，可使同经穴位的 K^+浓度升高，而对同经穴位旁开点处的 K^+浓度影响不大，还观察了 K^+对家兔痛阈的影响，发现于外周胃经线上注射 K^+通道阻断剂后，可使针刺镇痛效应减弱或者消失，而在臀部非穴位处注射 K^+通道阻断剂，则不能使针效丧失，表明针刺镇痛效应的产生与 K^+有关。Na^+浓度在穴位点比相应旁开 0.5cm 点低，针刺本经穴位同样可使同经穴位处的 Na^+浓度上升，针刺旁开点则无变化。在病理模型下，经穴处 K^+、Na^+、Ca^{2+}浓度变化具有一定的趋势，胃痛时足三里穴处的浓度存在着 K^+上升，Na^+、Ca^{2+}下降的趋势。当针刺足三里线上其他穴，K^+、Na^+、Ca^{2+}浓度又都恢复正常，且这种离子变化具有经穴脏腑相关特异性。当人为改变穴位处离子浓度时，表现为降低时针效减弱或消失，增加时能替代针效。说明 K^+、Na^+、Ca^{2+}确实参与了针刺镇痛时的外周经络活动。此外，穴位处的 H^+浓度也比非经穴处高。

2. 腧穴与氧分压

湖北中医药大学研究发现穴位深部的氧分压（PO_2）均较相应非穴位的为低。穴位深部组织由能量代谢旺盛、耗氧量较大的细胞群组成，以维持穴位深部旺盛的组织能量代谢。湖南中医药大学研究发现，针刺前家兔足阳明经线上各测试点与左、右旁开对照线上相对应点组织氧分压值基本上一致，电针刺激足阳明经穴位后氧分压值不论在针后即刻或是针后 15 分钟均较针前明显降低，而对照点虽有下降趋势，但作用不显著。穴位中的氧分压比非穴位高，穴位组织的氧含量较高。由此提示，腧穴的物质代谢和信息传输的生理生化特征与一般组织不同，有其独特性。这一结果从一方面揭示了针灸治病的机理和腧穴的客观存在。福建中医药研究院观察了针刺合谷对大肠经上偏历、手三里和手五里各点经皮氧分压的影响，发现各个水平的经皮氧分压都有不同程度的降低。

3. 腧穴与神经递质

有研究发现，在大多数经络和腧穴的中心处有高度集中的神经递质和激素包括乙酰胆碱、β-内啡肽、促肾上腺皮质激素、去甲肾上腺素、血管活性肠肽等，而这些神经递质和激素在经线和腧穴外的周围区域较少。

一氧化氮是重要的化学物质，作为信号分子参与调节中枢和外周神经系统、免疫系统和循环系统三大系统。中国中医科学院针灸研究所通过对 20 例健康志愿受试者进行穴位及非穴位皮肤一氧化氮含量的检测，发现针刺可使穴位一氧化氮含量及皮肤导电量升高。有研究发现，一氧化氮在经穴组织含量明显增高，组织化学检测显示一氧化氮合酶表达在穴位的神经纤维、轴突、神经元和毛囊处增加。

P 物质是广泛分布于全身各个组织的神经递质，能激活肥大细胞释放多种活性物质，还具有多种生物学作用，主要存在于肥大细胞内，由肥大细胞脱颗粒而释放。吴景兰等通过实验观察到，人体一些主要穴位肥大细胞数量较非穴区多，肥大细胞多沿经线走行方向上的小血管、神经囊分布。林继海等观察到人体深层经穴肥大细胞密集成群，数量多，而浅层则单个存在，数量少。深层区肥大细胞数量明显高于非穴区，浅层无显著性差异。

以上有关腧穴的生物物理、生物化学特异性的研究成果，从整体上说是有很大意义的。但有些结论尚存在争议，有待进一步通过实验加以证实。随着科学技术的不断进步，更多的现代高科技手段应用于腧穴的研究，将从根本上揭示腧穴的理化特征。

第三节　腧穴的功能研究

近几年来，腧穴的功能研究涉及腧穴与非腧穴之间、不同经脉腧穴与腧穴之间、同经的不同腧穴以及不同腧穴组合，这些腧穴在功能作用上存在着差异。研究腧穴功能的特异性效应，除了能揭示腧穴特异性外，还是指导针灸临床治疗的重要基础。

一、腧穴功能的特异性研究

腧穴功能具有一定的特异性，这种特异性与其所在部位、所属经脉及其所联系脏腑相关。归属于不同经脉的腧穴可产生不同的效应，并对不同部位产生影响；同一经脉的腧穴因其所在位置不同，作用也有一定的差异。

（一）腧穴的双向良性调节作用

近代临床及实验研究表明，一些腧穴对机体各器官、系统功能有显著的良性、整体、双向调节作用，而腧穴对机体各器官、系统功能的这种双向、良性调整作用是针灸治疗机体各系统多种疾病的基础。历代针灸医籍记载，针灸合谷、复溜既可发汗，又可止汗；针灸天枢既能通便，又能止泻；针灸中极既能治癃闭，又能治遗尿等。针灸对机体的调整体现了“损有余而补不足”，从而“归于平复”，达到“阴平阳秘”的状态。例如针刺内关对心率具有双向调节作用。通过观察针刺健康人内关后的脉率变化，发现内关对越接近正常脉率平均值者，调节作用越小，对离正常脉率平均值越远者，调节作用越大，而且脉率减慢效应大于增快效应。

（二）腧穴的整体调节作用

针灸某些腧穴可有整体性的调节作用。如至阴矫正胎位；内关可治疗心胸疾病以及失眠、神志病；合谷、曲池、大椎治疗外感发热病；足三里可调整消化系统功能；肾俞对红细胞免疫功能具有调节作用，针刺肾俞可以明显升高红细胞免疫黏附促进因子水平，改善红细胞免疫功能，在抗衰老及疾病防治方面有积极作用。

二、腧穴的病理反应及诊断研究

腧穴的病理反应是指腧穴能反映相应脏腑器官的病理变化。《灵枢·九针十一原》曰："五脏有疾也，应出十二原，而原各有所出，明知其原，睹其应，而知五脏之害矣。"《灵枢·邪客》曰："肺心有邪，其气留于两肘；肝有邪，其气流于两腋；脾有邪，其气留于两髀；肾有邪，其气留于两腘。"上述表明，脏腑发生病变时，会在相关的腧穴处出现特定的病理反应，尤其是俞、募、原、郄、井穴更是反映相应脏腑病变的主要腧穴。

（一）腧穴的感觉变化

腧穴的感觉变化主要表现在穴位处的各种感觉异常，如压痛或痛、酸、麻、胀、热、凉等。比如胃部病变多在胃俞、中脘、梁丘、足三里出现压痛；胆囊炎患者疼痛除放射到肩臂外，胆俞也有压痛；阑尾穴出现压痛表明有患阑尾炎的可能等；关元穴是足三阴经、任脉交会穴，小肠腑病、下元虚冷和生殖泌尿系统的一些病证多在此出现压痛及异常反应。

（二）腧穴的组织形态变化

通过观、按、切、循等方法可发现，当脏腑器官发生病变时，就会在相应的腧穴上表现出异常的组织形态变化，如皮肤凹陷、隆起、皱纹、脱屑、丘疹、斑点、色泽改变等，或按之有异物感，如出现结节或条索状病理反应物。这些异常变化对诊断相应脏腑病证有一定价值。医者根据体表异常反应的部位和现象，推测可能有病变的脏腑或器官，通过调整体表的病理变化，从而达到治疗内脏病的目的。比如胃癌病变多在胃俞出现病理反应物；肺俞部位出现条索状物时多为慢性支气管炎，出现扁平或椭圆结节多见于肺结核等。

（三）腧穴的生物物理特性变化

腧穴的生物物理特性变化，是指当脏腑器官发生病变时，其相应穴位失去正常的生物物理特性。当机体患病时，在电学特性方面主要表现为穴位皮肤电阻、电位变化或左右失衡光值存在明显差异。有人观察了呼吸系统疾病（正常组、外感组、支气管哮喘组）传变过程中十二经井穴皮肤电阻失衡水平的变化规律，初步证实左右经穴电阻失衡情况与病变程度和病变脏腑密切相关，可在相当程度上反映出已受累的经与脏。有人测定了30名19～20岁健康女青年月经周期中任脉关元、督脉命门的电学变化规律，发现在月经周期中关元、命门穴呈规律性电学变化，但两者表现出不同的电学变化特征，提示任督脉在月经周期中不同的功能特性，由此也提示了经穴电位改变与经脉气血功能的相关性。

在研究经穴与脏腑相关性的同时，人们对腧穴的临床诊断也进行了研究。通过对冠心病、高心病之心气虚证患者心经、心包经原穴导电量的测定，发现心气虚证患者两经原穴导电量数值普遍偏低，而其他四经原穴导电量仍在正常范围。结果提示心经、心包经原穴导电量的测定对心气虚证的辨证诊断有着定位、定性、定量的意义。通过研究，有人发现十二指肠溃疡患者，其中脘、右梁门和右胃仓旁开 2 寸处均有明显压痛，观察 109 例，有 107 例与 X 线诊断相符。还有人报道，对 66 名受试者观测发现，耳穴心、小肠和皮质下的温度值与冠心病相关，其疾病发生、发展和治疗效果与内关、外关、阳池、神门等体穴的温度信息相关，为临床诊断和治疗疾病提供了参考。

三、腧穴的刺激效应研究

临床及实验研究表明，腧穴效应具有一定的特异性，如俞募穴主治相应脏腑病，“合治内腑”，《四总穴歌》中“肚腹三里留，腰背委中求，头项寻列缺，面口合谷收”就是体现有关穴位“特异性”的典型。许多研究也表明，不同经脉的穴位效应存在明显差异，如胃经的足三里可治疗胃肠系统疾病；脾经的隐白治疗功能性子宫出血；大肠经的曲池降血压；膀胱经的肾俞有调节免疫及促进泌尿功能；心包经的内关调整心率，改善心血管功能；任脉的关元治疗尿潴留；督脉的水沟对失血性休克患者具有升压苏醒效果等。针灸不同腧穴会对机体产生不同的影响，即腧穴的刺激效应具有特异性，刺激不同穴位可特异地对相应脏腑器官产生调治效应，不同针刺手法亦可产生不同效应。

（一）对神经系统的作用

针灸可有效改善周围神经、中枢神经功能。针灸对周围神经的作用主要体现在针灸刺激神经干所引发的肌肉、关节运动的生理调节作用以及对周围性面神经麻痹等外周神经功能受损性疾病的治疗作用。针刺神经干可引起其支配的多个肌肉的较强收缩，可引发关节运动，导致肢体抽动。针刺环跳穴时，刺中坐骨神经可引起整个下肢抽动。电针直接刺激腋神经、桡神经、正中神经、尺神经、股神经、腓总神经等神经干刺激点，能带动所支配的肌群产生收缩，促使患肢出现与健侧相似的运动，或使独立收缩的肌肉在共同运动模式中增强收缩力，促使肌力恢复。有研究表明，针灸治疗特发性面神经麻痹的最佳介入时机为急性期和静止期（发病后的 1～3 周），较在恢复期介入针灸效果好。针刺能使原有病理改变的肌电图随临床症状的恢复而好转，使失去神经支配的肌纤维重新获得神经支配，使病损的神经功能逐渐恢复。

针灸对中枢神经的作用主要体现在针灸对大脑皮质功能的调节作用以及对脊髓损伤、突发性耳聋等中枢神经功能受损性疾病的治疗作用。临床及实验研究表明，针刺能双向调节和改善大脑皮质神经条件反射的强度、均衡性和灵活性，从而促使大脑皮质病变部位功能的恢复。电针头部穴及督脉穴、腧穴注射、针药结合等针灸方法可有效改善帕金森病患者震颤、运动障碍等症状，延缓病程。

（二）对内分泌系统的作用

针灸既能治疗甲状腺功能亢进，改善易饿多食、畏热多汗、消瘦乏力、心悸等高代谢率症候群，缓解和消除突眼等症状；也能治疗甲状腺功能低下，使黏液性水肿消退，并可使已肿大的甲状腺腺体显著缩小，同时使单位腺组织或腺细胞活动能力提高，还能纠正由于甲状腺肿造成的机体功能紊乱。针灸治疗对甲状腺功能和形态大小都有影响。

针灸可调节皮质激素分泌，改善肾上腺皮质功能。针刺风湿性心瓣膜病患者内关，可使原血浆皮质醇含量降低者升高，亦可使原血浆皮质醇含量升高者降低，而原皮质醇含量正常者仍在正常范围内波动，说明针刺对血浆皮质醇的含量具有双向调节作用。针灸还可调节肾上腺髓质激素的含量，对肾上腺髓质功能具有良性调节作用。针刺中风后遗症患者，随着针刺次数的增加，血浆肾上腺素和去甲肾上腺素的含量均有明显的下降趋势。针刺能明显升高躯体化障碍患者和女性更年期抑郁症患者血清降低的多巴胺和去甲肾上腺素含量，改善机体全身功能，从而起到抗抑郁、抗焦虑和治疗躯体化障碍的作用。

针灸可以调节胰岛素的分泌及改善胰岛β细胞的功能结构。针灸对非胰岛素依赖型糖尿病患者胰岛β细胞的结构和功能改善有良性作用，对于胰岛素分泌不足者，针刺后胰岛素水平上升；分泌过多者，针刺后胰岛素水平下降。

（三）对循环系统的调节作用

针灸治疗在循环系统中运用广泛，临床和动物实验都表明，内关、神门、膻中、心俞、足三里、曲池等穴在冠心病、心律失常及高血压等治疗方面疗效较佳。在以内关为主穴对急性心肌梗死合并心律失常的临床观察中发现，内关对心率、心律具有双向调节作用。对300例冠心病患者针刺内关、心俞等十穴后，患者左右心功能多呈良性变化，在改善指标的数量、程度、心肌氧耗量和心电图疗效上，以内关、三阴交最为明显。另有临床研究显示，电针曲泽、足三里能显著降低急性缺氧所致的心排血量、心率、左心做功的升高，显著延长左心室射血时间。有实验研究结果显示，电针“内关”、“神门”和“支正”可显著改善急性心肌缺血家兔的心功能，且“内关”和“神门”的效应更明显，而电针“太渊”和“三阴交”对心功能的改善无明显作用。有研究应用“心俞”“肾俞”“神门”“太溪”等穴治疗心肌梗死，结果发现对大鼠心电图、心率及心肌酶学均有影响，说明心俞、神门为主的腧穴具有对心脏靶器官的腧穴特异性。

（四）对呼吸系统的调节作用

针灸膻中、天突、鱼际、孔最等穴在治疗呼吸系统疾病特别是支气管哮喘方面疗效较好。针灸治疗哮喘主要与调整机体的肺通气功能、生化功能、体液和细胞免疫功能以及改善微循环和血液流变学指标等方面有关。针刺“鱼际”对哮喘豚鼠肺脏环核苷酸变化的即时效应观察显示，鱼际对肺的功能影响有密切关系。针刺“膻中”“天突”对急性过敏性支气管痉挛家兔的呼吸频率、幅度、恢复时间、哮鸣音消失的时间均有明显改善，体现一定的腧穴特异性。

（五）对消化系统的调节作用

针灸天枢、足三里、中脘、内关、神阙、胃俞、脾俞、上巨虚、下巨虚、梁门等穴治疗急慢性胃炎、急性胃溃疡、功能性消化不良等多种消化系统疾病效果显著。国内研究者发现针刺健康人足阳明经穴，能使胃窦容积明显增大。针灸足阳明胃经足三里改善十二指肠溃疡疼痛消失时间、幽门螺杆菌清除率以及次要症状等方面疗效明显优于上巨虚及下巨虚。研究人员针刺功能性消化不良患者足三里，对胃电、胃阻抗总功率以及血浆胃动素、促胃液素含量的影响具有腧穴特异性。针刺足三里可明显促进葡萄糖的生成，并降低酮体、游离胆固醇和游离脂肪酸含量。针刺足三里、胆俞、心俞、丘墟、阳陵泉等穴，可使胆囊明显收缩，其中正常人以针刺阳陵泉效果最为明显，非胆经穴和非腧穴无明显作用，而患者则以针刺足三里效果最为明显。

（六）对泌尿系统的调节作用

临床研究表明，针灸对肾脏的泌尿功能及输尿管运动具有良好的双向调节作用，并与机体的功能状态密切相关。针刺肾炎患者肾俞、气海、照海、列缺、太溪、飞扬等穴，可使患者肾脏泌尿功能明显增强，酚红排出量较针前增加，尿蛋白减少，高血压及浮肿亦有明显好转。针刺关元、三阴交等穴对功能性尿失禁的疗效非常显著。以肾俞、关元、阴陵泉为主穴，对泌尿系结石及由于结石梗阻所致的痉挛都有良好的调整作用。

（七）对生殖系统的调节作用

临床研究表明，针灸可以改善女性月经紊乱、性激素水平异常等状况。有研究发现，针刺肝俞、肾俞可改善功能性月经紊乱、原发性闭经和原发性不孕症等在内的内分泌失调等临床症状，还有明显的促排卵作用。实验研究表明，针灸对子宫的痉挛状态有很好的缓解作用。电针“三阴交”和“合谷”可兴奋子宫平滑肌的电活动，而电针“内关”则抑制子宫平滑肌的活动，表明不同腧穴的作用具有相对特异性。

针灸对男性的性功能等也有一定影响。有研究发现，针灸能改善性障碍家兔生精功能，精子数量、精液质量参数明显提高。

（八）对免疫系统的调节作用

近年来的研究显示，针灸对免疫功能的调节是明确的，既能维护机体自身的稳定，又能有效地执行防御感染和免疫监视，调节机体失衡的免疫功能。针灸可增加固有免疫系统中相关细胞的数量，增强细胞的功能，促进细胞分泌。研究发现针刺“足三里”和“关元”对老年大鼠肝内巨噬细胞的影响是多方面的，首先是使巨噬细胞的数量明显增加，其次是增大了细胞体积，最后是增强了细胞的吞噬功能，并且使细胞处于激活状态。另有研究发现艾灸可以显著促进巨噬细胞对已被吞噬细菌的杀灭和清除作用，并且能够明显下调多种炎症细胞因子的表达。针灸“关元”“气海”对气虚证小鼠耐疲劳能力与免疫指标有一定影响，具有提高机体免疫功能等作用。

和腧穴的病理反应具有特异性一样，腧穴刺激效应的特异性也是相对的。腧穴的主治作用有时不只局限于某一特定的、相应的脏或腑的病变。如内关除主要用于心脏病的治疗外，又可用来和胃止呕，有时还可用于头痛等脑部病变的治疗。合谷除对头面部相应器官和部位产生镇痛作用外，有时还可产生全身性的镇痛效应。因此，腧穴的主治作用具有相对性。

以上仅从腧穴的形态结构、生物物理学和化学特性以及腧穴的功能三大方面对腧穴的现代研究概况做了简单介绍。随着现代科学技术的迅猛发展，人们对腧穴研究的广度和深度正以日新月异的速度发展，文献报道也层出不穷，本章内容只是选择性地对代表性内容进行了综述。要真正掌握腧穴现代研究的最新动态，有待于学者跟踪查询最新文献。

附　录

一、常用经络腧穴歌诀

1. 十二经气血多少歌[1]

多气多血经须记，手足阳明大肠胃；少血多气有六经，少阳少阴太阴配；
多血少气共四经，手足太阳厥阴计。

2. 井荥输原经合歌[2]（六十六穴歌）

少商鱼际与太渊，经渠尺泽肺相连；商阳二三间合谷，阳溪曲池大肠牵。
隐白大都太白脾，商丘阴陵泉要知；厉兑内庭陷谷胃，冲阳解溪三里随。
少冲少府属于心，神门灵道少海寻；少泽前谷后溪腕，阳谷小海小肠经。
涌泉然谷与太溪，复溜阴谷肾所宜；至阴通谷束京骨，昆仑委中膀胱知。
中冲劳宫心包络，大陵间使传曲泽；关冲液门中渚焦，阳池支沟天井索。
大敦行间太冲看，中封曲泉属于肝；窍阴侠溪临泣胆，丘墟阳辅阳陵泉。

3. 十二原穴歌

太冲原肝丘墟胆，心包大陵胃冲阳，太渊肺而太溪肾，京骨之原本膀胱，
神门心兮太白脾，合谷腕骨大小肠，三焦要从阳池取，十二原穴仔细详。

4. 十五络穴歌

列缺偏历肺大肠，通里支正心小肠，心包内关三焦外，公孙丰隆脾胃详，
胆络光明肝蠡沟，大钟肾络胱飞扬，脾络大包胃虚里，任络尾翳督长强。

5. 十六郄穴歌

郄即孔隙义，气血深藏聚，病症反映点，救急可赖之。肺向孔最取，大肠温溜医；
胃经是梁丘，脾经地机宜；心则取阴郄，小肠寻养老；膀胱金门守，肾向水泉施；
心包郄门刺，三焦会宗持；胆郄在外丘，肝经中都是；阳跷附阳走，阴跷交信期；
阳维阳交穴，阴维筑宾知。

6. 十二募穴歌

天枢大肠中府肺，关元小肠巨阙心，中极膀胱京门肾，胆日月肝期门寻，
脾募章门胃中脘，气化三焦石门针，心包募穴何处取，胸前膻中窥浅深。

7. 十二背俞穴歌

三椎肺俞四厥阴，心五肝九十胆俞，十一脾俞十二胃，十三三焦椎旁居，

---

[1] 本歌出自明·刘纯《医经小学》，是刘氏根据《素问·血气形志》的内容以歌诀文体编写而成；现按手足六经名称修改。
[2] 原名《十二经井荥输原经合歌》，首见于明·刘纯《医经小学》。现据杨继洲《大成》所载收录。

肾俞却与命门平，十四椎外穴是真，大肠十六小十七，膀胱俞与十九平。

8. 八会穴歌

腑会中脘脏章门，髓会绝骨筋阳陵，骨会大杼血膈俞，气在膻中脉太渊。

9. 八脉交会八穴歌[1]

公孙冲脉胃心胸，内关阴维下总同；临泣[2]胆经连带脉，阳维目锐外关逢；
后溪督脉内眦颈，申脉阳跷络亦通；列缺任脉行肺系，阴跷照海膈喉咙。

10. 下合穴歌

胃腑下合足三里，上下巨虚大小肠，膀胱当合委中穴，三焦下合属委阳，
胆之下合阳陵取，腑病用之效必彰。

11. 四总穴歌[3]

肚腹三里留，腰背委中求，头项寻列缺，面口合谷收。

12. 八脉八穴歌（西江月调）[4]

（1）公孙
九种心疼涎闷，结胸翻胃难停，酒食积聚胃肠鸣，水食气疾膈病。
脐痛腹疼胁胀，肠风疟疾心疼，胎衣不下血迷心，泄泻公孙立应。
（2）内关
中满心胸痞胀，肠鸣泄泻脱肛，食难下膈酒来伤，积块坚横胁抢。
妇女胁疼心痛，结胸里急难当，伤寒不解结胸膛，疟疾内关独当。
（3）临泣
手足中风不举，痛麻发热拘挛，头风痛肿项腮连，眼肿赤疼头旋。
齿痛耳聋咽肿，浮风瘙痒筋牵，腿疼胁胀肋肢偏，临泣针时有验。
（4）外关
肢节肿疼臂冷，四肢不遂头风，背胯内外骨筋攻，头项眉棱皆痛。
手足热麻盗汗，破伤眼肿睛红，伤寒自汗表烘烘，独会外关为重。
（5）后溪
手足拘挛战掉，中风不语痫癫，头疼眼肿泪涟涟，腿膝背腰痛遍。
项强伤寒不解，牙齿腮肿喉咽，手麻足麻破伤牵，盗汗后溪先砭。
（6）申脉
腰背屈强腿肿，恶风自汗头疼，雷头赤目痛眉棱，手足麻挛臂冷。
吹乳耳聋鼻衄，痫癫肢节烦憎，遍身肿满汗头淋，申脉先针有应。

---

[1]《八脉交会八穴歌》，原名《经脉交会八穴歌》，首见于明·刘纯《医经小学》。明代徐凤《大全》、高武《聚英》、杨继洲《大成》等书中均有载录。

[2] 临泣，此指足临泣。

[3] 本歌始见于明·徐凤《大全》。

后人又增加四穴，合为《八总穴歌》：肚腹三里留，腰背委中求，头项寻列缺，面口合谷收；胁肋支沟取，心胸内关谋，两臂曲池妙，两足肩井收。

李鼎《针灸学释难（重修本）》：头项后溪取，面口合谷收；心胸内关穴，肚腹三里留；小腹三阴交，腰背委中求；肝胆阳陵泉，脑脊刺水沟。

[4] 本歌选自明·高武《聚英》，“八脉”原作“八法”。部分据《大成》的转载稍作修改。

（7）列缺

痔疟便肿泄痢，唾红溺血咳痰，牙疼喉肿小便难，心胸腹疼饮噎。

产后发强不语，腰痛血疾脐寒，死胎不下膈中寒，列缺乳痈多散。

（8）照海

喉塞小便淋涩，膀胱气痛肠鸣，食黄酒积腹脐并，呕泻胃翻便紧。

难产昏迷积块，肠风下血常频，膈中快气气痃侵，照海有功必定。

13. 孙思邈十三鬼穴歌[1]

百邪癫狂所为病，针有十三穴须认。凡针之体先鬼宫，次针鬼信无不应。

一一从头逐一求，男从左起女从右。一针人中鬼宫停，左边下针右出针。

第二手大指甲下，名鬼信[2]刺三分深。三针足大指甲下，名曰鬼垒[3]入二分。

四针掌后大陵穴，入寸五分为鬼心。五针申脉为鬼路，火针三下七锃锃[4]。

第六却寻大椎上，入发一寸名鬼枕[5]。七刺耳垂下五分，名曰鬼床[6]针要温。

八针承浆名鬼市，从左出右君须记。九针间使鬼营上，十针上星名鬼堂。

十一阴下缝[7]三壮，女玉门头[8]为鬼藏[9]。十二曲池名鬼臣，火针仍要七锃锃。

十三舌头当舌中，此穴须名是鬼封[10]。手足两边相对刺，若逢孤穴只单通。

此是先师妙口诀，狂猖恶鬼走无踪。

14. 秋夫疗鬼十三穴歌[11]

人中神庭风府始，舌缝承浆颊车次，少商大陵间使连，乳中阳陵泉有据，

隐白行间不可差，十三穴是秋夫置。

15. 马丹阳天星十二穴并治杂病歌[12]

三里内庭穴，曲池合谷彻。委中配承山，太冲昆仑穴。

环跳与阳陵，通里并列缺。合担用法担，合截用法截。

三百六十穴，不出十二诀。治病如神灵，浑如汤泼雪。

北斗降真机，金锁教开彻。至人可传授，匪人莫浪说。

---

[1] 本歌首见于明・徐凤《大全》。“鬼穴”，为治疗古人以为由鬼邪作祟所致精神神志病的经验穴。

[2] 鬼信：少商穴。

[3] 鬼垒：隐白穴。

[4] 锃（zèng）：指针具的光亮。

[5] 鬼枕：风府穴。

[6] 鬼床：颊车穴。

[7] 阴下缝：奇穴，又名男阴缝，在男子阴茎根部与阴囊相交处正中。

[8] 玉门头：奇穴，又名女阴缝，在女子外生殖器之阴蒂头处。

[9] 鬼藏：阴下缝（男），玉门头（女）。

[10] 鬼封：即海泉穴，在舌系带中点处。

[11] 本歌载自《凌门传授铜人指穴》。

（按：徐秋夫疗鬼十三穴和孙真人十三鬼穴相比，有四穴不同，徐氏不同的穴位是神庭、乳中、阳陵泉、行间四穴，孙氏不同的穴位是申脉、上星、会阴、曲池）

[12] 本歌首见于明・徐凤《大全》。本教材中摘自《大全・卷十一》，以黄龙祥《大全》为底版，参黄幼民版和古版略作修改。

（1）三里

三里足膝下，三寸两筋间。能除心腹痛，善治胃中寒。
肠鸣并积聚，肿满脚胫酸。伤寒羸瘦损，气蛊疾诸般。
人过三旬后，针灸眼重观。取穴举足取，去病不为难。

（2）内庭

内庭足指内，胃脘属阳明。善疗四肢厥，喜静恶闻声。
耳内鸣喉痛，数欠及牙疼。疟疾不思食，针后便醒醒。

（3）曲池

曲池曲肘里，曲骨陷中求。能治肘中痛，偏风半不收。
弯弓开不得，臂痪怎梳头。喉闭促欲死，发热更无休。
遍身风疙瘩，针后即时瘳。

（4）合谷

合谷在虎口，两指歧骨间。头疼并面肿，疟疾热又寒。
体热身汗出，目暗视朦胧。牙疼并鼻衄，口禁更难言。
针入看深浅，令人病自安。

（5）委中

委中曲腘里，动脉正中央。腰重不能举，沉沉夹脊梁。
风痫及筋转，热病不能当。膝头难伸屈，针入即安康。

（6）承山

承山在鱼腰，腨肠分肉间。善理腰疼痛，痔疾大便难。
脚气足下肿，两足尽寒酸。霍乱转筋急，穴中刺便安。

（7）太冲

太冲足大指，节后二寸中。动脉知生死，能除惊痫风。
咽喉肿心胀，两足不能动。七疝偏坠肿，眼目似云朦。
亦能疗腰痛，针下有神功。

（8）昆仑

昆仑足外踝，后跟微脉寻。膊重腰尻痛，阳踝更连阴。
头疼脊背急，暴喘满中心。踏地行不得，动足即呻吟。
若欲求安好，须寻此穴针。

（9）环跳

环跳在足髀，侧卧下足舒。上足屈乃得，针能废毒躯。
冷风并冷痹，身体似绳拘。腿重腨痛甚，屈伸转侧嘘。
有病须针灸，此穴最苏危。

（10）阳陵泉

阳陵泉膝下，外廉一寸中。膝肿并麻木，起坐腰背重。
面肿胸中满，冷痹与偏风。努力坐不得，起卧似衰翁。
针入五分后，神功实不同。

（11）通里

通里腕侧后，掌后一寸中。欲言言不出，懊憹在心中。
实则四肢重，头腮面颊红。平声仍欠数，喉闭气难通。

虚则不能食，咳嗽面无容。毫针微微刺，方信有神功。

（12）列缺

列缺腕侧上，盐指手交叉。专疗偏头患，偏风肘木麻。

痰涎频壅上，口噤不开牙。若能明补泻，应手疾如拿。

二、常用腧穴穴名释义

1. 手太阴肺经

中府　中，中焦。府，聚集。手太阴肺经起于中焦，其气血物质来源于脾胃化生水谷之精微。且本穴为肺之募穴，脏气输注聚集之处，故名中府。

尺泽　尺，肘横纹至寸口约尺余长。泽，水液停聚的地方。本穴为合穴，比喻手太阴肺经经气至此如水入大泽，故名尺泽。

孔最　孔，孔隙。最，甚也，聚也。穴属手太阴肺经之郄穴，郄即孔隙，是本经气血深聚之处。

列缺　古称雷电之神为列缺。手太阴肺经自此穴别走阳明，脉气由此别裂而去，似闪电之形。

太渊　太，大也。渊，深也。本穴为脉气所大会，故名太渊。

鱼际　手掌侧，第1掌骨处肌肉形如鱼腹，穴在其旁际，故名鱼际。

少商　少，小也。商，五音之一，肺属金，其音商。穴为手太阴经之末，故名少商。

2. 手阳明大肠经

商阳　商，五音之一。大肠与肺相表里，同属金，金音商。手阳明为阳经，故名商阳。

三间　间，隙也。该穴位于手次指本节（即食指第3节）之后凹陷处，又为本经第三个穴位，故名三间。

合谷　合，开合、合拢。谷，山谷，指肌肉之间较大的缝隙或凹陷。穴在第1、2掌骨间，两骨开合如谷，故名。

阳溪　溪，溪涧，指肌肉之间较小的缝隙或凹陷。穴在手腕上方两筋间凹陷中，为阳脉所经之溪，故名阳溪。

偏历　偏，偏斜。历，经过。本穴为手阳明之络，为手阳明之别走太阴者，故名。

手三里　一里为一寸，穴距手臂肘端三寸，故名。

曲池　曲，曲肘之处。池，如池之凹陷处。穴在曲肘横纹外侧端如池之凹陷中，故名。

肩髃　髃，指髃骨，为肩端之骨。穴位于肩峰与肱骨大结节之间，举臂肩峰前凹陷中，故名肩髃。

扶突　扶，扶持。突，突起。穴位于颈部胸锁乳突肌突出明显处，为扶持头部所必须，故名。

迎香　迎，迎接。本穴在鼻孔旁，可治鼻塞不闻香臭，故名迎香。

3. 足阳明胃经

承泣　承，承受。泣，泪水。本穴位于瞳孔直下，眼球与眶下缘之间，是承接眼泪之处，故名。

四白　四，四方，四野。白，明也。针刺本穴能使目明四方，故名。

地仓　仓，谷仓。穴在口吻旁四分，口以入谷，因喻其处为仓，口通地气，故名地仓。

颊车　颊，面颊。车，牙车，即牙床骨。穴位于侧面颊部下颌骨牙床附近，故名。

下关　关，开阖之枢机，这里指牙关。本穴位于颧弓下方牙关处，在上关穴之下，故名下关。

头维　维，隅、角。穴在头部额角发际，故名。

人迎　人，人体。迎，迎接。此穴在人体颈动脉搏动处，正值切脉部位的人迎脉，古以此候人体三阳之气，喻为人气所迎会处，故名。

缺盆　本穴位于锁骨上缘凹陷中，因其形缺陷如盆，故名。

乳根 本穴位于乳房下缘，喻为乳房根部，故名。

梁门 心之积曰伏梁，本穴为治心下痞满积聚之伏梁病的常用穴。又梁，通粱。借喻为五谷入胃之通路，故名。

天枢 枢，枢纽。脐下应地，脐上应天，穴当脐旁，为人身上下枢要之处，故名。天枢又为星名，为北斗第一星，主持天际各星运行之律。穴居腹部，犹天之中枢，应天枢之星象，故名。

水道 本穴位于下焦，下焦为水道之所出。穴下为输尿管之所过，针之能通调水道，故名。

归来 针灸本穴可使下垂之疾复归原处，故名。

气冲 穴在腹股沟动脉搏动处，又名气街，为气所冲行之街。主治疝气奔豚，气上冲心等气机上冲之症，故名。

梁丘 丘，丘陵。本穴位于股直肌与股外侧肌之间，喻肌肉隆起如梁、如丘，故名。

犊鼻 犊，指小牛。穴在髌韧带外侧凹陷中，形如牛犊鼻孔，故名。

足三里 一里为一寸，本穴位于膝下 3 寸，胫骨外廉，故名足三里。另“里”通“理”，本穴可治腹部上中下三部诸症，故名三里。

上巨虚 巨虚，这里指胫骨外侧的巨大空虚凹陷处。本穴位于此大空隙之上端，故名上巨虚。

条口 条，狭长为条。口，指破裂、凹陷之处。本穴与上巨虚、下巨虚同在一条缝隙中，上巨虚在缝隙上端，下巨虚在缝隙下端，本穴位于两穴之中。是处若足尖跷起，则出现一条狭长的凹陷，故名。

下巨虚 巨虚，这里指胫骨外侧的巨大空虚凹陷处。本穴位于此大空隙之下端，故名上巨虚。

丰隆 足阳明胃经谷气隆盛，至此处丰溢。又本穴位于肌肉丰满隆起之处，故名。

解溪 解，解开。溪，指凹陷处。本穴位于踝关节前面中央凹陷系鞋带处，故名。

冲阳 冲，冲要。阳，指足背。本穴在足背最高点，足背动脉（趺阳脉）搏动处，故名。

内庭 内、入也。庭，宫中也。此穴在足 2、3 趾间趾缝处，居于井穴之次。经气由井穴发出，渐流于荥、俞，以致入于内脏，似通于内部之庭堂，故喻此穴名为内庭。

厉兑 厉，通“砺”。兑，通“锐”。厉在足大指次指端，正足趾尖锐处，故名。

4. 足太阴脾经

隐白 隐，隐藏。白，肺属金，在色为白。脾为土脏，金隐土中，取之有生金荣肺之用，且本穴居隐处而肉色白，故名。

太白 太，大也。白，星名，金星别名太白星。本穴为土经土穴，有土生金之功，故名。

公孙 公，平分也。孙，子之子曰孙。足太阴经脉由此别出为公，络之别则称为孙，故名。

三阴交 本穴为足太阴、足少阴、足厥阴三经之交会处，故名。

地机 机，要也。脾属土，土为地之体。本穴为足太阴郄穴，为足太阴气血所聚之要穴，故名。

阴陵泉 穴位于膝之内侧，胫骨内侧髁突下凹陷中，犹阴侧陵下之深泉也，故名。

血海 血，气血。海，百川之归也。此穴可以统血摄血，治疗血证，故名。

大横 横，平。本穴横平脐旁，内应大肠，主治大肠疾病，故名。

大包 为脾之大络，总统阴阳诸络，灌溉五脏，无所不包，故名大包。

5. 手少阴心经

极泉 极，穷尽、最高点。泉，水源。此穴在腋窝正中，为臂之极尽处，手少阴脉由此而下行，犹如泉源之水流溢于下，故名极泉。

灵道 道，通路。灵，神灵、心灵。穴属手少阴心经之所行，犹心灵出入的道路，主治神志疾病，故名。

通里 通，通达。里，内部，或居处。本穴为手少阴络穴，手少阴络脉既与手太阳相接，又入于心中，系舌本，属目系，通达手少阴之里，故名。又穴为手少阴脉气别通，为络之居处，故名。

阴郄　本穴为手少阴心经的郄穴，为心经气血深聚的孔隙，故名。

神门　神，心神。心藏神，本穴为心之原穴，为心气、心神所出入之门。

少冲　少，小。冲，动。喻手少阴经脉之气冲出之所，又穴在手小指之端，故名。

6. 手太阳小肠经

少泽　少，小。泽，水积聚处。本穴为手太阳小肠经之井穴，位于手小指之端，为本经脉气之所出，其气微小，其病主液，故名少泽。

后溪　后，指穴位于手小指本节后。溪，小水沟。手小指外侧握拳肉起如山峰，按之似小溪之曲处，故名后溪。

腕骨　本穴位于腕骨之三角骨前，以穴处解剖部位命名。

养老　本穴主治耳聋、目视不明、肩臂疼痛等老年病，针此穴有益于老人的健康长寿，故名。

支正　正，正经。支，络脉。本穴为络穴，手太阳络脉自此别走手少阴，故名。

肩贞　贞，正。穴在肩部，当腋后纹头上1寸，两骨（肩胛骨与肱骨）分解间之正中，肩髃后方凹陷中，是肩之正处，故名。

天宗　天，上部。天宗，星名，又统指日、月、星。穴当肩胛冈下，与曲垣、秉风诸穴排列如星象，故名。

颧髎　颧，颧骨。髎，骨的空隙处。穴在颧骨下缘凹陷中，故名。

听宫　宫，室也，又为五音之首。穴当耳屏前方，主治耳聋、耳鸣，针之可恢复听力，故名。

7. 足太阳膀胱经

睛明　睛，眼睛。明，光明。为治目疾之要穴，取之可使目明，故名。

攒竹　攒，聚集。穴在眉头凹陷中，眉似簇聚之竹，故名。

通天　通，通达。鼻通天气，该穴主治肺气不利，鼻塞鼽衄，故名。

天柱　天，上部，头部。柱，颈项似柱。颈椎又称柱骨或天柱骨。穴在天柱骨两旁，故名。

大杼　杼，织布机上的梭。椎骨横突，行秩整齐，有如织机上的梭子。又古称椎骨为杼骨，第1胸椎横突尤大，又穴位于杼骨之端，故名。

风门　风，风邪。本穴为风邪出入之门户，主治外感风邪，故名。

肺俞　俞，转输、输注。本穴为肺之气输注于背部之处，是治肺要穴，故名。

厥阴俞　厥阴，指手厥阴心包。本穴为心包之气输注背部之处，主治心包之疾病，故名。

心俞　本穴为心之气输注于背部之处，主治心脏疾病，故名。

膈俞　本穴内应横膈膜，主治呕逆、打嗝等膈肌疾病，故名。

肝俞　本穴为肝之气输注于背部之处，主治肝脏疾病，故名。

胆俞　本穴为胆之气输注于背部之处，主治胆腑疾病，故名。

脾俞　本穴为脾之气输注于背部之处，主治脾脏疾病，故名。

胃俞　本穴为胃之气输注于背部之处，主治胃腑疾病，故名。

肾俞　本穴为肾之气输注于腰部之处，主治肾脏疾病，故名。

大肠俞　本穴为大肠之气输注于腰部之处，主治大肠疾病，故名。

小肠俞　本穴为小肠之气输注于腰骶部之处，主治小肠疾病，故名。

膀胱俞　本穴为膀胱之气输注于腰骶部之处，主治膀胱疾病，故名。

次髎　次，第二。髎，骨的空隙处。穴在第2骶后孔中，故名次髎。

承扶　承受扶持。此穴有承受上身、辅助下肢的作用，故名。

委阳 委，屈、曲。阳，外为阳。穴在腘横纹外侧端，股二头肌腱的内侧缘，当委中之外，可委曲膝关节而取之，故名。

委中 委，屈、曲。穴在腘窝中央，委曲膝关节而取之，故名。

膏肓 膏肓的部位，历史上有多种不同的解释。膏，一说指心尖脂肪，还有指胸腹腔间的膈膜。肓，一说指心脏与膈膜之间，还有指胃肠之外的腹膜（肓膜）。此处膏肓概指心脏与横膈膜之间。穴与心膈间相应，邪正之气可由此出入转输，故名。

志室 志，志向，意志，此指肾之精气。室，居室。本穴与肾俞相平，为肾气所居之处，主治肾疾，肾藏志，故名。

秩边 秩，序。边，旁、远。足太阳经背部诸穴，秩序井然，依次而下，本穴当其最下之边际，故名。

承筋 承，承受。筋，筋肉，此处指腓肠肌。本穴在腓肠肌中央，承受全身躯体筋肉之重，故名。

承山 承，承受。本穴在腓肠肌两肌腹之间凹陷处，其上为腓肠肌肌腹，其状如山形，穴在其下，有承之义。又喻可承载一身如山之重，故名。

飞扬 本穴为足太阳经之别络，有飞而走足少阴之意，又喻针此穴可使人扬步如飞，故名。

昆仑 喻高山。外踝突起如昆仑山，穴在外踝后方，故名。

申脉 申，通“伸”。阳跷脉出申脉穴，可治屈伸不能、筋脉拘挛诸病，故名。又申时气血注于膀胱经，故名。

京骨 京，大。足外侧缘中间隆起的大骨（即第 5 跖骨粗隆）名为京骨，穴在其下，故名。

束骨 束，束缚、收束。穴在小趾本节（第 5 跖趾关节）后凹陷中，喻为骨之收束处，此处亦称为束骨，故名。

至阴 至，尽，到。本穴位于足太阳脉气终止处，由此与足少阴肾经交接，表示阳气已尽，阴气将起，由此进入阴经，故名。

8. 足少阴肾经

涌泉 本穴位于足心，是肾经井穴，脉气所出如泉水涌出，故名。

然谷 谷，凹陷如谷。古称足舟骨粗隆为然骨，本穴在足舟骨粗隆下方凹陷中，故名。又本穴为荥穴，属火。然，通“燃”。比喻本穴如火之燃于谷间，故名。

太溪 太，大。溪，溪谷。本穴位于内踝与跟腱之间凹陷如溪谷之处，又为肾之原气大会处，故名。

大钟 钟，聚也；又通“踵”，足跟部。穴在足跟，又为足少阴络脉别注之处，故名。

照海 本穴在内踝尖下 1 寸凹陷中，喻为海。下与然谷相对，如火之照于海，故名。又肾为水脏，内寓真阳，即水中有火，可照明四海，故名。

复溜 复，重返。溜，流。足少阴脉气出于涌泉、溜于然谷、注于太溪而别出下历大钟、水泉，回归于照海，由照海复行流经此穴，故名。

阴谷 阴，指内侧。谷，此指两筋间凹陷如谷。本穴位于腘窝内侧，半腱肌腱与半膜肌腱之间的凹陷中，故名。

气穴 关元为元气交关之处，本穴位于关元穴旁开半寸，为元气生发之处，故名。

肓俞 肓，肓膜。俞，腧穴。意为肓膜之俞。

9. 手厥阴心包经

天池 穴在胸部，居天位。又穴近乳房，乳房为储藏乳汁之所，喻之为池，故名。

曲泽 曲，弯曲。穴在肘关节屈曲处内侧凹陷中。泽，指水汇聚的地方，喻手厥阴经气之汇聚处，故名。

郄门 郄，通“隙”，空隙。本穴为手厥阴心包经的郄穴，处于两筋之间隙，为手厥阴脉气深聚出入之门户，故名。

间使　间，间隙。心包为臣使之官。穴在前臂两筋间，为手厥阴心包经行经间隙之处，故名。

内关　本穴位于臂内侧，当关脉后方，故名内关。关，又有联络、关要之意。穴居前臂内侧之冲要，可通胸膈闭塞诸症，为联络手厥阴与手少阳关要之处，故名。

大陵　陵，丘陵。穴在掌后高骨形如丘陵之下方，故名。

劳宫　劳，劳作。宫，宫廷，中央。手掌为操劳的要所，穴当掌中，故名。

中冲　冲，冲要、冲出。穴位于中指尖端正中，为手厥阴脉气冲出之处，故名中冲。

10. 手少阳三焦经

中渚　渚，水中之小洲。三焦水道似江，穴居其中如渚，故名。

阳池　手背为阳，陷者为池。穴当腕背凹陷如池处，故名。

外关　关，联络、关要。本穴为手少阳络穴，联络手厥阴经，居前臂外侧之要冲，又与内关相对，故名。

支沟　支，通"肢"。本穴位于上肢两骨（尺骨与桡骨）间隙之中，形似沟渠，故名。

四渎　渎，沟渠。四渎，古代江、淮、河、济诸水的总称。三焦为决渎之官，水道出焉。喻本穴为经气运行之川渎也。

肩髎　髎，骨之空隙处。本穴位于肩峰后之凹陷中，故名。

翳风　翳，蔽也。风，风邪。穴在耳后凹陷中，前为耳垂，其形如遮蔽风邪之屏障，故名。

角孙　角，耳郭上角。孙，孙络。穴当耳角直上小络脉处，故名。

耳门　穴当耳前，有耳的门户之意，故名。

丝竹空　空，窍也。眉毛如丝，眉形似竹叶，穴居眉梢凹陷中，故名。

11. 足少阳胆经

瞳子髎　瞳，瞳孔、眼珠。髎，骨之空隙。因穴在目外眦外侧凹陷中，故名。

听会　会，聚。穴当耳前，为音声会合聚集之处，主治耳鸣耳聋，故名。

率谷　率，循也。谷，凹陷处。循耳上入发际 1.5 寸处凹陷处是穴，故名。

完骨　即耳后隆起的颞骨乳突。穴在耳后乳突的后下方，故名。

本神　本，根本。神，心神、神明。穴位于头部，神庭旁开 3 寸，内应脑，脑为元神之府，为神之根本也，故名。

阳白　阳，指阳光与头之阳部。白，光明。穴在头之前额处，主治目疾，针之可使目恢复光明，故名。

头临泣　临，居高临下。泣，泪下。因穴在头部，居目上，治目疾泣出，故名。

目窗　目，眼也。窗，透光通气之洞孔。穴在头部，两目直上，入发际 1.5 寸，主目疾，有明目之功，是通目气之孔穴，故名。

风池　风，风邪。本穴位于胸锁乳突肌与斜方肌之间凹陷处，穴处似池，为治风之要穴，故名。

肩井　凹陷深处为井。穴在肩上凹陷如井之处，故名。

日月　穴为胆募，胆为中正之官，决断出焉，决断务求其明。"明"字从日从月，故名。

带脉　本穴为足少阳经与带脉之交会穴。带脉为奇经八脉之一，如带绕身，管束诸经。且本穴主治带脉病与妇人经带疾病，故名带脉。

环跳　环，环转、弯曲。跳，跃起。穴在环转跳动之处，故名。又形容取穴时弯身环腿如跳跃状之体姿，针刺本穴能治疗环而难跳之腿病，故名。

风市　风，风邪。市，杂聚之处。指本穴为风邪聚集之处，亦为治风之要穴，故名。

膝阳关　关，关节、关要。穴位于膝关节外侧凹陷之处，外为阳，故名。

阳陵泉　穴位于膝关节外侧隆起处腓骨头前下方凹陷处，犹如阳侧陵下之深泉，与阴陵泉相对，故名。

光明 本穴为足少阳胆经络穴，足少阳络脉由此别走足厥阴肝经，肝开窍于目，主治目疾，针之可使眼睛重见光明，故名。

悬钟 本穴在足外踝上 3 寸，其下外踝形状如钟，穴至外踝像一悬挂的钟，故名。又与儿童悬挂脚铃似钟之处相当，故名。

丘墟 墟，土丘。穴当足外踝前下方的凹陷中，因外踝高起似丘似墟，故名。

足临泣 穴位于足部，其气上通于目，泣从目出。因主目疾，故名足临泣，与头临泣相应。

侠溪 侠，通"夹"。本穴位于第 4、5 趾相夹之间隙如溪处，故名。

12. 足厥阴肝经

大敦 敦，厚也。本穴在足大趾末节外侧，足大趾趾端最为敦厚，故名。

行间 行，经过。间，间隙。穴当第 1、2 趾的趾缝间，为肝经经气流过之间隙，故名。

太冲 太，大。冲，冲要，通道。本穴在第 1、2 跖骨间，跖骨底结合部前方凹陷中，此处为太冲脉与足厥阴脉交会处，故名。

蠡沟 蠡，虫啮木中也。用毫针针刺此穴，似虫啮木。蠡，又作瓢。腓肠肌肌腹似瓢状，本穴近腓肠肌下际沟中，故名。

曲泉 曲，弯曲。泉，水泉。本穴位于膝关节屈曲时，其内侧面凹陷处，且为合穴，当经气聚盛处，故名。

章门 章，通"障"，山丘上平者亦曰章。指季肋形状如平顶之丘，穴在其下方，为屏障内脏之门户，故名。

期门 期，一周。本穴为十二经之终穴，十二经气血运行至此为一周，故名。

13. 任脉

中极 中，指人身中间的部位，又指人体内部。穴位于人身之中，内应胞宫、精室，为人体极内之处，故名。

关元 本穴为人身元阴元阳交关之所，故名。

气海 本穴位于脐下，为先天元气之海，亦为生气之海，故名。

神阙 神，人之元神。阙，宫阙、门观。本穴位于脐中，喻为元神出入之处与所居之宫阙，故名。

水分 本穴在脐上 1 寸，内应小肠，至此而泌别清浊。该穴主治水肿，小便不利，针之利水，故名。

下脘 脘，胃脘。本穴位于胃的下方，故名。

中脘 脘，胃脘。本穴对应胃脘中部，故名。

巨阙 阙，门观、宫阙。穴在肋下，两肋如门之两阙；又穴为心之募穴，穴居心君至尊之地，喻为心之宫阙，故名。

膻中 膻，袒露。本穴位于两乳之中，需袒胸而取，故名。

天突 天，上部。突，烟囱。天气通于肺，胸骨上窝处如肺气出入之烟囱，故名。

廉泉 廉，棱角，喉结突出如棱角。穴当喉结上方，内应颌下腺，可分泌唾液如泉，故名。

承浆 承，受。浆，口涎。本穴位于唇下颏唇沟中，可承接流出的口涎，故名。

14. 督脉

腰俞 本穴位于腰骶部，为腰部经气输注之处，故名。

腰阳关 本穴内应下焦元气交关之所，背为阳，穴为腰部阳气之关要处，故名。

命门 本穴位于两肾之间，平肾俞，是人生命的重要门户，故名。

筋缩 缩，指搐。肝主筋，本穴能治疗狂痫瘛疭、痉挛抽搐诸病，故名。

至阳 至，达。阳，背为阳。本穴内应横膈，横膈以下为阳中之阴，横膈以上为阳中之阳，督脉之气上行至此，乃由阳中之阴达于阳中之阳，故名。

身柱 本穴在第3胸椎棘突下，上接头项，下通腰背，平齐两肩，居冲要之地，为一身之柱，故名。

大椎 第7颈椎棘突为颈背部最大、最突出的棘突，穴在其下，故名。

哑门 本穴内应舌咽，主治喑哑，为治哑之门户，故名。

风府 风，风邪。府，府聚。穴为风邪会聚处，又主治一切风疾，故名。

脑户 户，门。督脉上至风府，入属于脑。本穴位于枕外隆凸上缘，如入脑之门户，故名。

百会 百，形容多的意思。头为诸阳之会，穴居巅顶正中，为三阳五会之所，即穴为督脉与足太阳之交会穴，手足少阳、足厥阴亦会于此，故名。

上星 本穴位于头上，入前发际上1寸，如星之居上，故名。

神庭 庭，庭堂，额部中央亦称庭。脑为元神之府，本穴位于额上，喻为元神之居所，故名。

水沟 本穴位于鼻柱下人中沟中，形如水沟，故名。

印堂 印，泛指图章。堂，庭堂。古代称额部两眉间为阙，星相家称此处为印堂，穴在其上，故名。

15. 经外奇穴

四神聪 四，数量词。神，神志。聪，聪明。穴在百会前后左右各1寸，共四穴，主治神志失调、耳目不聪等病证，故名。

太阳 太，高、大、极、最之意。阳，阴阳之阳。头颞部之微凹陷处，俗称太阳穴，穴在其上，故名。

耳尖 耳，耳郭。尖，顶端。耳郭之顶端称耳尖，穴在其上，故名。

内迎香 内，内侧。穴在鼻腔内，与鼻外的迎香穴隔鼻翼相对，故名。

海泉 海，海洋。泉，泉水。穴在口腔内舌下系带中点处，古人认为口腔内的津液由此而来，状如海水、泉水，永不间断，故名。

金津、玉液 金、玉，在此比喻贵重。津、液，指唾液。穴在口腔内舌下系带两侧的静脉上，近舌下腺管开口处。口腔内的唾液是人体津液之精华，故名金津、玉液。

夹脊 夹，从两旁钳住。脊，脊柱。穴在第1胸椎至第5腰椎棘突下两侧，后正中线旁开0.5寸，一侧17穴，从两旁将脊柱夹于其中，故名。

十宣 十，数量词。宣，宣泄。本穴宣泄因邪气引起的高热、头痛、咽喉肿痛等病证的作用，左右共十穴，故名。

百虫窝 百，数量词，众多之意。虫窝，致病之虫类寄居之处。本穴有祛风止痒之功，故名。

八邪 八，数量词。邪，泛指引起疾病的因素。本穴能治疗因受邪气所致的病证，位于手部第1～5指间，指蹼缘后方赤白肉际处，左右共八穴，故名。

八风 八，数量词。风，风寒之邪，致病因素之一。穴在足部第1～5趾间，趾蹼缘后方赤白肉际处，左右共八穴，故名。

三、常用古代体表标志释义

1. 头颈部

囟（xìn 信） 巅顶前为囟，即现代解剖学上的前囟。婴儿额骨与左右顶骨未闭合时，称作囟门，可触及动脉搏动；已闭合时，称作顶骨。

颜 又称庭、天庭，即额部中央。

阙（què 确） 又名阙中、印堂，指两眉之间的部位。额下至眉间的部位称阙上。

眉本 与眉梢对举，俗称眉头，即眉毛之内侧端。后世作攒竹穴之别名。

目窠（kē 科） 窠，即窝穴。目窠指眼的凹陷处。又称眼窝。

目胞 俗称眼胞，现称眼睑，又名目裹。上面称上眼睑，下面称下眼睑。

目纲 纲，或作网。目纲又称眼弦，现称睑缘，即眼睑边缘生长睫毛处。上面称目上纲（网），或上弦，即上睑缘；下面称目下纲（网），或下弦，即下睑缘。

目内眦 又称大眦，即内眼角。

目锐眦 又称小眦、目外眦，即外眼角。

頞（è 扼） 鼻梁，亦名山根、下极、王宫，指两目内眦间的鼻梁部分，即鼻根凹陷处。

王宫 即頞，又称下极或山根，即鼻根部。《灵枢·五色》曰："王宫在于下极。"其内应于心，心为君主之官，故称该处为王宫。

明堂 指鼻，以其位居面部中央，故名。《灵枢·五色》曰："明堂者，鼻也。"明堂骨即鼻柱，亦特指鼻尖。《东医宝鉴·卷一》曰："山根之下曰鼻准，即明堂也。"

鼻准 指鼻尖、鼻头、准头，又称面王。

𩒨（zhuō 拙） 指眼眶下缘的骨。相当于解剖学上的上颌骨与颧骨构成眼眶的下侧部分。

頄（qiú 求） 亦称颧，即颧骨，为眼眶下外侧之高骨。

颃颡（háng sǎng 杭嗓） 指上腭与鼻相通的部位，相当于鼻咽部。

颏（kē 科） 指下颌骨下方。俗称下巴或下巴颏，又称地阁。

吻 《说文解字》："口边也。"泛指口唇。一说指两口角。

顑（kǎn 砍）①《太素》《甲乙经》中"顑"与"颔"通用。指两腮部。杨上善注："顑谓牙车骨，上抵颅以下为顑骨。"《刺灸心法要诀·周身名位骨度》曰："顑者，俗呼为腮，口旁颊前肉之空软处也。"②两太阳穴部。《灵枢·杂病》曰："顑痛，刺手阳明与顑之盛脉出血。"张介宾注："顑，鬓前两太阳也。"《灵枢·动输》曰："胃气……入络脑，出顑，下客主人。"

颐（yí 宜） 泛指下颌骨。①下颌正中部，俗称下巴。《类经·卷七》张介宾注："腮下为颔，颔中为颐。"《素问·骨空论》曰：任脉"上颐，循面入目"。《灵枢·经脉》曰："胃足阳明之脉……下交承浆，却循颐后下廉，出大迎。"《灵枢·经别》曰："足少阳之正……以上挟咽，出颐颔中。"②口角外下方。《刺灸心法要诀》："颐者，口角后，顑之下也。"

颌 又称辅车，即下颌骨支，为下颌骨的耳下部分。

颔（hàn 汉） ①指颏下结喉上两侧肉之软处。《刺灸心法要诀》："颔者，颏下结喉上，两侧肉之空软处也。"《灵枢·经脉》曰：手太阳小肠经病候"嗌痛，颔肿"。②颞颌关节处。《灵枢·经筋》曰："手阳明之筋……下右颔。""手太阳之筋……下结于颔。"③颞前侧部，指"颔厌"之颔。《灵枢·经筋》曰："手少阳之筋……上乘颔"；《灵枢·经脉》曰：足少阳胆经病候"头痛颔痛"。

颞颥（niè rú 聂如） 耳前方、眼眶外后方，相当于蝶骨的颞面部位。

曲隅 又名曲角、曲周，俗称鬓角。位于额角外下两旁，耳前上方的发际呈弯曲下垂的部分。

蔽 耳前小珠，俗称耳门，现称耳屏。《灵枢·五色》曰："蔽者，耳门也。"

耳缺 耳屏上切迹。

耳郭 亦称耳壳，耳廓。俗称耳朵。为外耳道以外的外耳部的统称。

引垂 即耳垂。

齿本 即牙齿的根部。

牙车 即牙床，牙槽骨。指口腔内载齿之骨，分上、下两部分。

曲牙 ①指下颌角的上方，下颌关节处。《灵枢·经筋》曰："手少阳经筋……其支者上曲牙，循耳前。"②指下牙床。因其弯曲向前，故名。

曲颊 指下颌角部。颊，指面的两旁，因其屈而向前，故称曲颊。《灵枢·本输》曰："手太阳当曲颊。足少阳在耳下曲颊之后。”《灵枢·经脉》曰：“手阳明之别……上曲颊偏齿。”

颊车　①指下颌角部，相当于颊车穴所在处。《灵枢·经脉》曰：“胃足阳明之脉……出大迎，循颊车。”②指整个下颌骨。《金鉴》曰：“颊车者，下牙床骨也，总载诸齿，能咀食物，故名颊车。”

舌本　即舌根。

嗌　指食管上口（咽腔），又指喉咙。另指咽喉部的总称。

玉枕骨　即枕骨，尤指枕外隆凸两旁高起之骨，包括枕骨最高、上、下项线。

完骨　指耳后隆起的颞骨乳突，又称寿台骨。

2. 躯干部

柱骨　①指颈椎。又称天柱骨。沈彤《释骨》载：“骨三节，植颈项者，通曰柱骨。”②指锁骨。《灵枢·经脉》曰：“手阳明之正，从手循膺乳，别于肩髃，入柱骨。”

缺盆　指锁骨上窝。

髺（kuò 括）骨　骨之端称（骨舌），如胸骨之端。

两叉骨　指肩胛骨与锁骨相接之处，相当于肩锁关节部。古书所说巨骨穴，在两叉骨间。

髃（yú 于）骨　简称髃。又名肩髃、肩端骨，俗称肩头。相当于肩胛冈之肩峰角。

肩解　指肩端之骨节解处，现称肩关节。

膺（yīng 英）　胸前两旁肌肉隆起处。相当于胸大肌处。

膻中　①胸部两乳之间的部位。②胸内心脏之外，两肺之间的部位。《灵枢·胀论》曰：“膻中者，心主之宫城也。”

䯏骬（héyú 合鱼）　又称鸠尾、前蔽骨。胸骨下端蔽心之骨。现称胸骨剑突。

胠（qū 区）　腋下胁上，是胁肋的总称。

季胁　又称季肋、软肋、橛（jué决）肋。指侧胸部最下面的肋骨，即第 11、12 肋骨部位。

曲甲　甲，通“胛”。现称肩胛冈。

肩髆　指肩胛部。《说文解字》曰：“髆，肩甲也。”《灵枢·经脉》曰：“膀胱足太阳之脉……循肩髆内……从髆内左右别下贯胛。”

眇（miǎo 秒）　季胁下无肋骨之空软处。相当于腹部九分法之腰部。

丹田　指脐直下 3 寸左右的部位，内为男子精室、女子胞宫之所在。

横骨　①指两股之间的横起之骨，相当于现代解剖学上的耻骨上缘。②指舌骨。《灵枢·忧恚无言》曰：“横骨者，神气所使主发舌者也。”

鼠蹊（xī 夕）　即腹股沟部。

气街　指腹股沟中可扪及动脉搏动处，气冲穴部。

廷孔　又作庭孔，指尿道口。

篡（zuǎn）　原为“纂”。又名下极，指肛门。《素问·骨空论》曰：“督脉者……其络循阴器，合篡间，绕篡后。”

下极　指肛门。《难经·二十八难》曰：“督脉者，起于下极之俞。”《灵枢·五色》中下极指鼻根部。

脊骨　指脊椎骨（脊柱）。又名膂骨，俗名脊梁骨。中医指的脊多从第 1 胸椎至第 4 骶椎，共 21 节。

膂（lǚ 旅）　又称膂筋。指脊柱两旁的肌肉，约当竖脊肌分布处。膂骨指脊骨，一指脊柱之统称，一指第 1 胸椎棘突。

胂（shēn 申）　泛指脊柱两侧的肌群。或指髂嵴以下的肌肉部分。

腰髁（kē 科）　指腰部两旁凸起之骨，为今之髂后上棘。

尻　臀部。尻骨，指尾骶骨部分的统称。

骶端 又称骶、尾骶、尾闾、穷骨、撅骨。指尻骨的末节，即尾骨。

3. 四肢部

膊 又称臂膊。指肩以下手腕以上的部分。一说指上臂外侧。

臑（nào 闹） 臂部。其屈侧称臑内，伸侧称臑外。

分肉 指界限分明有分理的肌肉。

辅骨 辅助骨干的骨骼。在上肢，指桡骨或肱骨外上髁。在下肢指腓骨，又称外辅骨。还指膝两侧突出的高骨。内侧的称内辅骨，即股骨下端的内侧髁与胫骨上端的内侧髁组成的骨突；外侧的称外辅骨，即股骨外侧髁与胫骨外侧髁组成的骨突。

兑骨 又称锐骨，泛指较突出的骨性隆起。可指尺骨下端的骨性隆起，相当于尺骨茎突；掌后锐骨指豌豆骨；肘内锐骨指肱骨内上髁。

高骨 体表高突之骨的通称，或指腕后高骨，即桡骨茎突。

寸口 又名气口、脉口。两手桡骨茎突内侧桡动脉搏动处。

鱼 手拇指近侧第 1 掌骨处有明显肌肉隆起，状如鱼腹的部位。其外侧赤白肉分界处称为鱼际。

将指 手的中指或足的大趾。因足之用力，大趾居多。手之取物，中指为长。

髀（bì 闭） 指股（大腿）外侧或泛指股部。

髀骨 指股骨。

髀枢 指髋关节部。当股骨大转子处，又称髀厌。

髀关 髀，大腿。关，关节，此指髋关节。髀关指大腿前上端交纹处，即股四头肌之上端，髀关穴居此。

髀阳 指大腿外侧部。

股 膝以上通称股，俗称大腿。

股阴 指大腿内侧部。

鱼腹 指小腿肚形如鱼腹。

伏兔 大腿前隆起的股四头肌，形如兔伏，故名。

腘 膝部后面，腿部弯曲时形成凹窝，并呈现横缝（纹），分别称腘窝和腘横纹。

膝解 膝骨分解处，今膝关节。

膑 膝前的圆形骨，亦称膝盖骨。今称髌骨。

犊鼻 即膝眼，状若牛鼻之两孔，故名。

骱（héng 横） 同“胻”，指膝以下足胫部分。骱骨，亦作胻骨，指胫骨。

腨（shuàn 涮） 指小腿肚，腓肠肌部。

踠 胫下尽处之曲节，今称踝关节。

然骨 内踝下前方隆起之大骨，即舟骨粗隆。

绝骨 外辅骨（腓骨）未被肌肉覆盖的部分。

跗 又称趺或足趺，即足背。

核骨 足第 1 跖趾关节内侧的圆形突起。

京骨 足外侧缘中间隆起的大骨，即第 5 跖骨粗隆部。

三毛 足大趾爪甲后方有毫毛处，又称丛毛、聚毛。

踵 即足跟部。

赤白肉际 指手（足）的掌（跖）面与背面肤色明显差别的分界处。掌侧皮色较浅，称白肉；背侧肤色较深，称赤肉；两者交接之处称赤白肉际。

岐骨　泛指两骨连接成角之处，状如分枝，故名。如锁骨肩峰端与肩胛冈肩峰之连接处；第 1、2 掌骨连接处；胸骨体下端与左右肋软骨结合处等。

本节　即指掌指关节或跖趾关节的圆形突起。

四、引用文献著作简称表

著作名称	简称	备注
《黄帝内经》	《内经》	
《黄帝内经素问》	《素问》	
《灵枢经》	《灵枢》	
《黄帝八十一难经》	《难经》	秦越人
《金匮要略》	《金匮》	东汉・张仲景
《针灸甲乙经》	《甲乙经》	晋・皇甫谧
《黄帝内经太素》	《太素》	隋・杨上善
《备急千金要方》	《千金方》	唐・孙思邈
《千金翼方》	《千金翼》	唐・孙思邈
《重广补注黄帝内经素问》	《素问》王冰注	唐・王冰
《外台秘要》	《外台》	唐・王焘
《太平圣惠方》	《圣惠方》	宋・王怀隐
《铜人腧穴针灸图经》	《铜人》	宋・王惟一
《针灸资生经》	《资生经》	宋・王执中
《十四经发挥》	《发挥》	元・滑寿
《扁鹊神应针灸玉龙经》	《玉龙经》	元・王国瑞
《针灸大全》	《大全》	明・徐凤
《针灸聚英》	《聚英》	明・高武
《类经图翼》	《图翼》	明・张介宾
《奇经八脉考》	《八脉考》	明・李时珍
《针灸大成》	《大成》	明・杨继洲
《奇效简便良方》	《良方》	清・丁尧臣
《医学纲目》	《纲目》	明・楼英
《小儿推拿方脉活婴秘旨全书》	《小儿推拿秘旨》	明・龚廷贤
《循经考穴编》	《考穴编》	不详
《医宗金鉴》	《金鉴》	清・吴谦
《勉学堂针灸集成》	《集成》	清・廖润鸿
《针灸逢源》	《逢源》	清・李学川
《针灸孔穴及其疗法便览》	《便览》	池澄清